# Einführung in manuelle Techniken

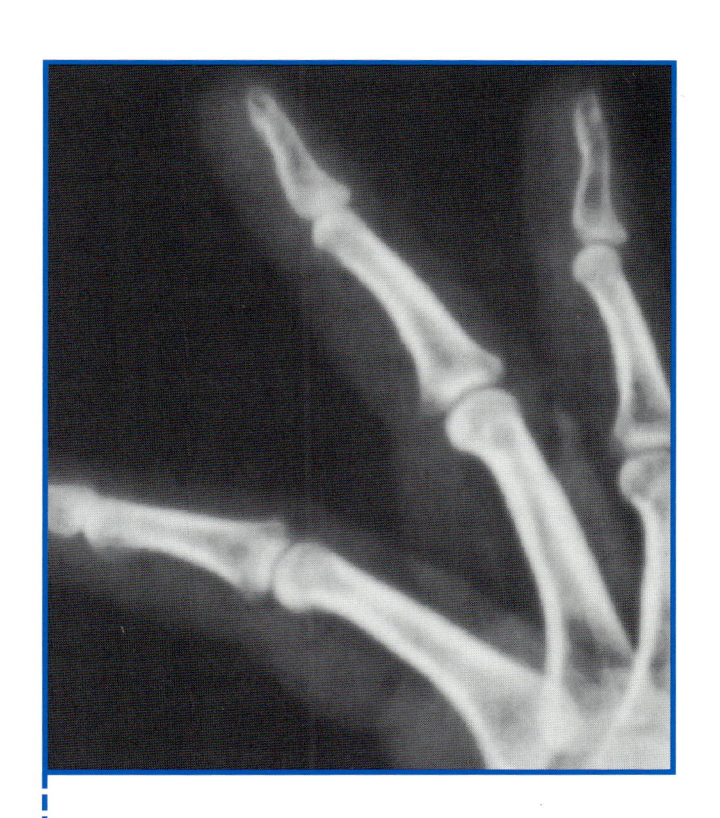

# Einführung in manuelle Techniken

## Oberflächen- und Röntgenanatomie, Palpation und Weichteiltechniken

Fritz Zahnd
Daniel Mühlemann

263 Abbildungen

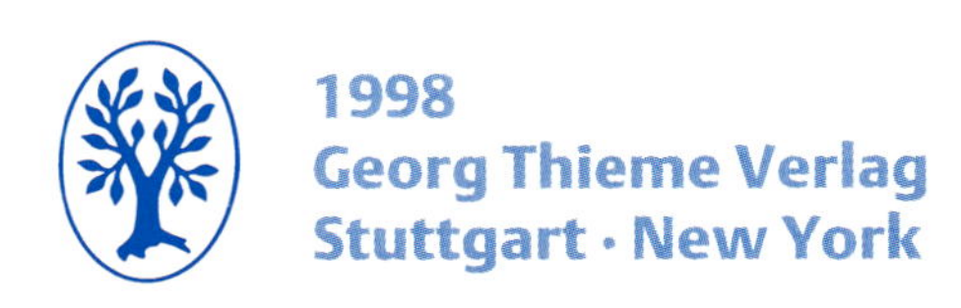

1998
Georg Thieme Verlag
Stuttgart · New York

Fotograf: Peter Knup

Umschlaggrafik: Martina Berge, Erbach/Ernsbach

Fritz Zahnd
Hans-Rölli-Str. 20b
CH-8127 Forch

Daniel Mühlemann
Zeltweg 81
CH-8032 Zürich

Die Deutsche Bibliothek – CIP-Einheitsaufnahme

**Zahnd, Fritz**
Einführung in manuelle Techniken : Oberflächen- und Röntgenanatomie, Palpation und Weichteiltechniken / Fritz Zahnd ; Daniel Mühlemann. -
Stuttgart ; New York : Thieme, 1998



Printed in Germany

Satz: Satz + mehr, D-74354 Besigheim
gesetzt auf Apple Macintosh PPC 9500/132
(QuarkXPress 3.3.2)

Druck: Offizin Andersen Nexö Leipzig,
D-04442 Zwenkau

ISBN 3-13-114851-9 1 2 3 4 5 6

# Vorwort

Dieses Buch entstand aus dem Wunsch, die Oberflächenanatomie des Bewegungsapparates auf möglichst einfache Weise und mit größtmöglicher Kompetenz zu vermitteln. In zahlreichen Kursen in Manueller Therapie haben wir immer wieder festgestellt, daß alle Berufsgruppen, die sich mit der Diagnostik und der Behandlung des Bewegungsapparates befassen, ihre anatomischen Kenntnisse nur unzureichend in die Praxis umsetzen können. Diese Diskrepanz zwischen Theorie und Praxis kann zum Teil durch die Tatsache erklärt werden, daß die Anatomie oft nur aus Lehrmitteln, die ausschließlich zweidimensionale Darstellungen des Bewegungsapparates zeigen, erlernt wird. Theoretische und praktische Kenntnisse in Anatomie sind die Grundlage und die wichtigste Voraussetzung für die manuelle Arbeit am Bewegungsapparat.

Die Fähigkeit, verschiedene anatomische Strukturen durch gezielte Palpation zu differenzieren, wird durch den praxisbezogenen Aufbau dieses Buches gefördert. Trotzdem sind wir der Meinung, daß praktische Fertigkeiten nur unter Anleitung optimal erlernt werden können. Die Palpation am Bewegungsapparat ist auch für erfahrene Therapeuten eine Herausforderung. Für den Lernprozeß sind Übung, dauernde Wiederholung und kritisches Hinterfragen unerläßlich.

Die Weichteiltechniken, die in diesem Buch vorgestellt werden, schaffen eine Synthese zwischen Oberflächenanatomie und strukturorientierter Behandlung. Sie stehen als Beispiele für Behandlungsprinzipien, die in abgewandelter Form am gesamten Bewegungsapparat angewendet werden können.

Das vorliegende Buch entstand aus diversen Kursskripten zur Palpation und Oberflächenanatomie am Bewegungsapparat. Der Aufbau nach Körperregionen hat deshalb keinen klinischen, sondern ausschließlich einen methodisch-didaktischen Hintergrund.

Wir danken unseren Lehrern Freddy M. Kaltenborn und Olaf Evjenth für ihre Unterstützung bei unserer Ausbildung in Manueller Therapie, PD. Dr. med. O. Schubiger, Klinik im Park, Zürich, Dr. med. D. Huber, Klinik Hirslanden, Zürich, und Prof. Ch. Gerber, Orthopädische Universitätsklinik, Zürich, für ihre Hilfe bei der Beschaffung von Röntgenbildern.

Dem Thieme Verlag, vor allem Frau Rosi Haarer-Becker, danken wir für die Betreuung dieses Buchprojektes.

Forch, Zürich
im Sommer 1998

Fritz Zahnd
Daniel Mühlemann

# Inhaltsverzeichnis

# 1 Theoretische Grundlagen

# 1.1 Befunderhebung

## 1.1.1 Voraussetzungen und Methodik

*„To know the normal and to recognize the deviation from normal; to be able to reproduce the pain by reproducing the abnormal position or movement; and to understand the mechanism by which the pain is caused – this is the formula for the clinical evaluation of the patient with . . . pain“.*

*René Cailliet*

### Einleitung

Die Untersuchung von Patienten mit Funktionsstörungen des muskuloskelettalen Systems beschränkt sich nicht auf reine Funktionsdiagnostik und Palpation. Die manualtherapeutische Untersuchung des Bewegungsapparates ist nur Teil einer systematisierten Diagnostik. Sie soll vorerst klären, ob die Ursache der Beschwerden im Bewegungsapparat zu finden ist. Zweifel an einer muskuloskelettalen Genese der Beschwerden sollten zu weiteren Abklärungen führen.

Hände, Augen, Verstand und Erfahrung des Behandlers sind trotz ihrer Subjektivität die zuverlässigsten und bewährtesten Mittel, um Weichteilprobleme zu diagnostizieren (1). Meßband und Goniometer sind altbewährt, aber relativ unspezifisch und nicht sehr genau, und das Röntgenbild ist hauptsächlich bei der Beurteilung ossärer Strukturen von Nutzen. Periartikuläre Weichteilveränderungen werden nicht oder nur ungenügend dargestellt. Die hochentwickelte Arthroskopie beschränkt sich auf die Darstellung intraartikulärer Strukturen. Ultraschall und Magnetresonanz sind für die Darstellung der Weichteile die Methoden der Wahl. Sie sind zur Ergänzung und Sicherung der klinisch gestellten Diagnose oft unerläßlich. Trotzdem ist man für die Beurteilung der Weichteile noch immer hauptsächlich auf manuelle und deshalb subjektive Untersuchungsmethoden angewiesen. Diese müssen, wenn sie einigermaßen verläßliche und reproduzierbare Resultate erbringen sollen,

a) standardisiert,
b) mit Methodik erlernt und
c) durch Übung perfektioniert werden.

Der englische Orthopäde James Cyriax ist Wegbereiter in der Diagnostik von Weichteilläsionen (2). Mit seinen Publikationen hat er entscheidend zur Verbreitung einer standardisierten, strukturbezogenen Untersuchungsmethodik beigetragen.

### Anatomisch-physiologische Grundlagen

#### Innervation

Das Gelenk und gelenknahe Weichteile werden von Ästen umliegender sensorischer Nerven und von Ästen der Nerven, die gelenknahe Muskeln versorgen, innerviert. Vier verschiedene Typen von Gelenkrezeptoren mit spezifischen Aufgaben in der sensomotorischen Integration der Gelenksfunktion sind bekannt. Stimulation dieser Rezeptoren ermöglicht (3):

- ⇨ Positionssinn (Typ I, statisch)
- ⇨ Registration von Beschleunigung (Typ II, dynamisch) und Bewegungsrichtung (Typ I und III, Golgi-Sehnenorgan)
- ⇨ Regulation des Tonus der posturalen Muskulatur (Typ I), des Tonus während des Bewegungsablaufes (Typ II) und potentiell schädlichen Bewegungen (Typ III)
- ⇨ Schmerzempfindung (Typ IV, Nozizeptor)

Die reiche Innervation der gelenknahen Strukturen ist klinisch von einiger Bedeutung. Abnormale Stimulation der Propriozeptoren kann zu reflektorischer Inhibition ganzer Muskelgruppen und massiven Koordinationsstörungen führen (4).

#### Schmerz: Lokalisation

Muskuloskelettaler Schmerz ist normalerweise schlecht lokalisiert. Der Ort der Schmerzempfindung und die Lokalisation der schmerzverursachenden Struktur sind oft nicht identisch. Dieser Effekt ist ausgeprägter, wenn der nozizeptive Stimulus aus tieferliegenden Geweben stammt. Die Lokalisation der Schmerzempfindung ist oft charakteristisch für den Reizort und resultiert in einem typischen Ausbreitungsmuster. Das Ausstrahlungsgebiet ist meist distal gelegen und in seiner Größe proportional zum Stimulus, d. h., je intensiver der Reiz, desto großflächiger das Gebiet, in dem Schmerz registriert wird. Intensive Schmerzen aus tiefliegenden somatischen Strukturen verursachen reflektorisch oft vegetative Phänomene wie Schwitzen, Blässe, Blutdruckabfall, Nausea und Schwäche.

#### Schmerz: Modulation

Melzack und Wall (4) postulieren mit ihrer „Gate Theory“ eine periphere Modulation der Schmerzafferenzen durch Interneurone in der Substantia gelatinosa. Diese Interneurone werden durch Stimulation von Mechanorezeptoren (Propriozeption, Vibration, Druck) aktiviert und durch Stimulation von Nozizeptoren gehemmt. Ihre Aktivierung bewirkt Inhibition der T- Zellen (T = transmission) in der Lamina V, die verantwortlich sind für die Fortleitung von Impulsen, die zur Schmerzempfindung führen.

Schmerz wird also durch Immobilisation (durch reflektorische oder passive Ruhigstellung etc.) gefördert und durch Aktivität reduziert (man reibt sich das Schienbein, wenn man es angeschlagen hat). Die Physiotherapie macht sich dieses Phänomen seit langem zunutze: Massage, Vibration, Gelenkmobilisationen und Oszillationen sind bewährte Maßnahmen zur Schmerzlinderung.
Schmerz wird auch auf zentralem Niveau moduliert, z.B. hemmt die Formatio reticularis im Hirnstamm via Tractus reticulospinalis die Übertragung der Schmerzafferenzen in der Substantia gelatinosa. Dies wird u. a. demonstriert durch die Tatsache, daß man von Schmerzen bis zu einem gewissen Maße abgelenkt werden kann, indem man sich auf erfreulichere oder wichtigere Dinge konzentriert. Schmerzfreiheit in Hypnose und Schlaf und die analgetische Wirkung von schmerzlindernden Medikamenten basieren auf ähnlichen Modulationsmechanismen.
Manche Phänomene der Schmerzempfindung sind durch Melzacks und Walls Theorien nicht oder nur unvollständig erklärbar. Der interessierte Leser sei für ein detailliertes Studium des Gebietes auf die einschlägige Fachliteratur verwiesen.

## 1.1.2 Methodik der Weichteiluntersuchung

### Anamnese

Eine ausführliche Anamnese nach einem möglichst fixen Schema, z. B. die 5/5 Anamnese nach Frisch (5), gibt wichtige Aufschlüsse über das Krankheitsbild. Lokalisation, Störungszeiten und -charakter, Irritabilität und Begleitphänomene der Hauptbeschwerden müssen berücksichtigt werden. Vorangegangene Behandlungen und deren Wirksamkeit, die Vitalfunktionen, frühere Gelenkbeschwerden und eventuell parallel auftretende andere Probleme sollen auch erfaßt werden. Die soziale Anamnese, die gesundheitliche Entwicklung und die Familienanamnese vervollständigen das Bild.
Es kann nicht genug betont werden, wie wichtig eine komplette Anamnese für das Stellen einer korrekten Diagnose ist (6).

### Untersuchung

Die Untersuchung soll ausführlich, organisiert und gezielt vor sich gehen. Eine komplette Untersuchung eines Quadranten, wie sie u. a. von Barak (7) empfohlen wird, vermeidet, daß Probleme übersehen werden und ist effizient. Patienten mit einem Schulterproblem werden sich also einer Untersuchung von Nacken, Schulter, Brustwirbelsäule und Thorax, Ellbogen und Hand unterziehen müssen.
Die Befunde verändern sich während der Behandlung. Sie sollen als Verlaufsparameter dienen und sowohl Art als auch Dosierung der Behandlungstechniken beeinflussen.
Die Untersuchung hat zum Ziel, die Strukturen zu lokalisieren, die für die Funktionsstörung verantwortlich sind. Eine möglichst exakte Reproduktion des Schmerzes und die genaue Erfassung der Weichteilveränderungen sowie der Gelenkdysfunktion (Hypo- oder Hypermobilität) sind Voraussetzung für eine adäquate Diagnose. Die Weichteiluntersuchung ist deshalb immer Bestandteil einer kompletten Analyse des Bewegungsapparates.

Der Untersuchungsgang des Bewegungsapparates kann wie folgt gegliedert werden:

- ⇨ Inspektion
- ⇨ Bereichslokalisation
- ⇨ Funktion
  - aktiv
  - passiv
    - angulär
    - translatorisch
  - resistiv
- ⇨ Palpation
- ⇨ neurologische Tests
- ⇨ Zusatzuntersuchungen

### Inspektion

Sorgfältiges Beobachten des Patienten gibt Aufschluß über:

- ⇨ Ausmaß der durch die Gelenkdysfunktion verursachten Behinderung
- ⇨ Haltung des Patienten
- ⇨ Veränderungen der normalen Konturen
- ⇨ Zustand der Haut
- ⇨ Eventuelle Verwendung von Hilfsmitteln

### Bereichslokalisation

#### Lokalisationstests

Der Versuch, die Symptome durch spezifische Bewegungen zu reproduzieren bzw. zu verstärken oder zu eliminieren bzw. zu lindern, dient der Lokalisation der Schmerzquelle.

Die Methode besteht aus:

**Provokationstest**
Eine spezifische Bewegung, welche die Beschwerden des Patienten reproduziert oder verstärkt.

**Eliminationstest**
Eine spezifische Bewegung, welche die Beschwerden des Patienten eliminiert oder vermindert.

**Provokation**
Der Patient führt exakt die Bewegung aus, die Beschwerden verursacht oder verstärkt. Dann bewegt er langsam in die umgekehrte Richtung, bis die Beschwerden verschwinden. Er befindet sich jetzt an der Schmerzschwelle. Die Stellung ist schmerzfrei.
Der Untersucher bewegt jetzt in die schmerzprovozierende Richtung, bis die Symptome auftreten oder verstärkt werden. Die spezifische Bewegungsausführung ermöglicht es dem Untersucher, die Schmerzquelle zu lokalisieren.

**Elimination**
Der Patient führt exakt die Bewegung aus, die Beschwerden verursacht oder verstärkt, bis zum Einsetzen der Symptome. Er verharrt in dieser Stellung. Er befindet sich jenseits der Schmerzschwelle. Die Stellung ist schmerzhaft.
Der Untersucher bewegt jetzt in die umgekehrte Richtung bis die Beschwerden vermindert werden oder verschwinden. Die spezifische Bewegungsausführung ermöglicht es dem Therapeuten wiederum, die Schmerzquelle zu identifizieren und seine Hypothese aus dem Provokationstest zu bestätigen.
Für Beispiele verweisen wir auf das Skript von Evjenth und Gloeck (8).

## Funktionstests

### Aktive Bewegungen
Sie geben nur bedingt Aufschluß über Bewegungsausmaß und -qualität, da hier der Patient die Bewegung ausführt und deshalb auch limitiert. Schmerz, Angst vor Schmerz, Funktionseinschränkung oder mangelnde Kooperationsbereitschaft können nur aufgrund der Aussagen der Patienten differenziert werden. Aktive Bewegungen unter Belastung (Kompression des Gelenkes in verschiedenen Stellungen), insbesondere der unteren Extremität und der Wirbelsäule, geben aber wertvolle Hinweise auf das Ausmaß der Behinderung. Bewegungsausschlag, eventuelle Schmerzen (wann, wo?), Ausweichbewegungen und Krepitation etc. sollten vermerkt werden.

### Passive Bewegungen
Sie geben im Vergleich mit den aktiven Bewegungstests Aufschluß über den Zustand des Gelenkes und spezifisch über Art und Ausmaß einer Dysfunktion.

**Anguläre passive Bewegungen**
Sie geben Aufschluß über die Quantität und die Qualität der Bewegung. Die Dysfunktion ist meist charakteristisch für die verursachende Pathologie. Die folgenden Kriterien sind hier ausschlaggebend:

*1. Die Qualität* der Bewegung während des Bewegungsablaufs von der Nullstellung bis zu den verschiedenen Endstellungen hilft bei der Beurteilung der Funktionsstörung.

*2. Das Endgefühl* bezeichnet die Qualität der Bewegung am Ende des passiven Bewegungsausschlages. Kaltenborn (9) bezeichnet dies als „die Qualität nach dem ersten Stop".
Beim physiologischen Endgefühl unterscheidet man zwischen:
- ⇨ hart-elastisch („knöchern"), z. B. Ellbogenextension
- ⇨ fest-elastisch (kapsulär oder ligamentär), z. B. Knieextension
- ⇨ weich-elastisch (Weichteilapproximation oder passive Muskeldehnung), z. B. Ellbogenflexion oder Hüftflexion mit gestrecktem Knie

Als pathologisches Endgefühl wird bezeichnet:
- ⇨ ein physiologisches Endgefühl an einem anderen Ort in der Bewegungsbahn (Veränderung der Quantität)
- ⇨ ein abnormales Endgefühl, unabhängig vom Ort des Auftretens in der Bewegungsbahn (Veränderung der Qualität)
- ⇨ Verlust der Elastizität
- ⇨ Cyriax (2) beschreibt weitere pathologische Endgefühle wie
  - Muskelspasmus
  - leeres Endgefühl, z. B. bei extremen Schmerzzuständen
  - federnde Blockierung („Springy block") bei mechanischer intraartikulärer Blockierung des Gelenkes

*3. Das kapsuläre Zeichen* („Capsular pattern") ist eine gelenktypische, charakteristische Bewegungseinschränkung, die aus einem Elastizitätsverlust der ganzen Kapsel resultiert. Arthritiden, Arthrosen, langdauernde Immobilisation, Gelenkergüsse etc. können zu einer Gelenkdysfunktion mit kapsulärem Zeichen führen. Eine nicht kapsuläre Bewegungseinschränkung ist oft das Resultat einer Läsion eines Ligamentes oder eines Kapselanteils, einer intraartikulären mechanischen Blockierung oder einer extraartikulären Läsion (2).

*4. Schmerz:* Schmerz während des Bewegungsablaufes kann differenziert werden:
- ⇨ Schmerz irgendwo in der Bewegungsbahn kann verursacht werden durch Einklemmen und/oder Zug an einer irritierten Struktur. Nerven, Bursen, Sehnen (die Sehne des M. supraspinatus ist wohl das Paradebeispiel) und Kapselanteile, vor allem der Wirbelbogengelenke (10) sind hier gefährdet.
- ⇨ Der schmerzhafte Bogen „Painful arc" (2) bezeichnet Schmerz mit oder ohne Ausweichbewegung in einem Abschnitt der Bewegungsbahn. Er ist das Resultat vorübergehender Einklemmung (s. o.) oder Zugbeanspruchung einer irritierten Struktur.
- ⇨ Schmerz bei Erreichen der (aktuellen) Endstellung kann folgende Ursachen haben:
  - Läsionen der nicht kontraktilen Gewebe (Kapsel,

Bänder, Nerven, intraartikuläre Strukturen)
  - Läsionen der kontraktilen Gewebe (Muskel, Sehne und Insertion in das Periost).
  - Kompression der Gelenkpartner.

Schmerzen werden durch Testen der Muskellänge und durch Widerstandstests, durch Zugbelastung der Nerven, durch Traktion und Kompression der Gelenke in verschiedenen Stellungen und durch Ligamentteste differenziert.
Wenn die Läsion in Muskel, Sehne oder Insertion liegt, so wird Dehnung und Kontraktion des betroffenen Muskels Schmerzen verursachen.
Liegt die Läsion in Band oder Kapsel, so ist meist nur die Endstellung schmerzhaft.
Entsteht der Schmerz am Ende der Bewegung durch Kompression der Gelenkpartner, läßt er sich in dieser Stellung durch Separation der Gelenkspartner reduzieren. Provoziert die Zugbelastung eines Nervs Schmerzen, können Verstärkungsmanöver von distal oder proximal her die Schmerzen beeinflussen (11).

**Translatorische passive Bewegungen**
Translatorische passive Bewegungen (Separation und Gleiten) dienen zur Beurteilung des Gelenkspiels. Ein verändertes Gelenkspiel gibt Information über die Art der Gelenkdysfunktion (Hypo- oder Hypermobilität). Separation und Gleiten sollen sowohl in Ruhestellung als auch in verschiedenen anderen Stellungen durchgeführt werden.

**Resistive Bewegungen (Widerstandstests)**
Resistive Bewegungen geben Aufschluß über den Zustand der kontraktilen Gewebe. Muskel, Muskel-Sehnenübergang, Sehne und tenoperiostale Übergangsregion werden evaluiert. Idealerweise werden beim Test nur diese Strukturen belastet. Kompression im Gelenk ist in den wenigsten Fällen zu vermeiden. Kompression der Gelenkflächen kann gelegentlich zu falsch positiven Resultaten führen. Distraktion der Gelenkflächen während des Widerstandstests kann Kompressionskräfte reduzieren.
Der Muskel soll von seinen Synergisten möglichst isoliert werden und in einer Stellung, in welcher eine maximale Kontraktion möglich ist, getestet werden.
Folgende Befunde sind möglich (2):

⇨ kräftig und schmerzfrei:
  keine Läsion, kein neurologisches Defizit
⇨ kräftig und schmerzhaft:
  kleinere Läsion der kontraktilen Elemente, meist der Sehne
⇨ schwach und schmerzfrei:
  - gestörte nervöse Versorgung des Muskels
  - komplette Ruptur von Muskel oder Sehne
⇨ schwach und schmerzhaft:
  - partielle Ruptur der Strukturen, einige Fasern sind intakt und verursachen den Schmerz
  - Schmerzinhibition durch eine signifikante Pathologie, z. B. Fraktur, Tumor oder akute Infektion

Es soll hier daran erinnert werden, daß:

⇨ nur einige wenige neurologische Krankheitsbilder Schwäche eines isolierten Muskels zeigen
⇨ Schmerzfreiheit bei Kontraktion in Verbindung mit einer schmerzhaften Entspannungsphase oft auf eine kleine Läsion der kontraktilen Elemente schließen läßt und deshalb als positiver Befund zu werten ist.

**Palpation** **s. 1.1.3, S. 6**

**Neurologische Tests**
Im neurologischen Test werden geprüft:

⇨ Reflexe und Kennmuskeln
⇨ Sensibilität
⇨ Motorik
⇨ Koordination
⇨ Mobilität der neuralen Strukturen
⇨ Spannungstoleranz der neuralen Strukturen
⇨ vegetative Regulation
⇨ Hirnnervenfunktion

**Zusatzuntersuchungen**
Eventuell kommen auch folgende Untersuchungen in Frage:

⇨ bildgebende Verfahren
⇨ Laboruntersuchungen
⇨ elektrodiagnostische Verfahren (EMG, EEG etc.)
⇨ spezialärztliche Abklärungen

## Häufige Fehler beim Untersuchungsprozeß

Es hat sich gezeigt, daß einige wenige vermeidbare Fehler häufig zu Fehldiagnosen führen (12):

⇨ voreilige Annahmen und Schlußfolgerungen
⇨ Erwägen von zu wenig Hypothesen
⇨ Sammeln von zu wenig Information
⇨ Sammeln von zu viel Informationen, die nichts zur Diagnosestellung beitragen
⇨ Überbetonung von Befunden, welche die existierende Hypothese unterstützen
⇨ Ignorieren von Befunden, welche die bevorzugte Hypothese nicht unterstützen

### Diskussion:

Eine detaillierte Untersuchung der Weichteile zieht eine Untersuchung des ganzen Bewegungsapparates nach sich. Auch eine Betrachtung des Bewegungsapparates als Ganzes ist nur sinnvoll, wenn man sich nicht nur auf mechanische Begebenheiten beschränkt, sondern auch viszerale und psychosomatische Komponenten berücksichtigt.
Die Dysfunktion ist nur eines von vielen Problemen, die den Patienten beschäftigen, was unsere Aufgabe als Untersucher nicht eben vereinfacht. Insbesondere die Schmerzkomponente bedeutet oft eine sehr reale Einschränkung der Lebensqua-

lität des Patienten. Schmerz hat nicht nur physische, sondern auch nicht zu unterschätzende psychologische Aspekte. Vor allem Patienten mit chronischen Schmerzen unterliegen sekundären Persönlichkeitsveränderungen (4), die soziale und berufliche Konsequenzen haben können. Die Tatsache, daß nur die Hälfte aller Individuen, die wegen Rückenschmerzen länger als ein halbes Jahr arbeitsunfähig waren, je wieder ins Erwerbsleben zurückkehren, soll dies illustrieren.

## 1.1.3 Palpation

### Einleitung

Unter Palpation verstehen wir eine manuelle Untersuchung durch die Wahrnehmung der Summe aller spürbaren Eigenschaften in Form komplexer Empfindungen (13).
Das Fehlen adäquater sprachlicher Ausdrücke für diese komplexen Empfindungen ist verantwortlich für Schwierigkeiten bezüglich der Qualifizierung und Quantifizierung, der Kommunikation und Dokumentation. Als nicht meßbare Größen sind Palpationsbefunde nicht objektivierbar. Sie werden deshalb diagnostisch oft nicht verwertet und gehen als klinische Information verloren.
Funktionstests ermöglichen die Lokalisation einer Läsion und eine Differenzierung zwischen kontraktiler und nicht kontraktiler Struktur. Die oft nicht sichtbaren Gewebeveränderungen einer somatischen Dysfunktion können nur durch Palpation beurteilt werden. Auch die Lokalisation der Läsion in einer schon bekannten, für eine Störung verantwortlichen Struktur ist nur palpatorisch möglich.

Für die Diagnostik am Bewegungsapparat bewähren sich zwei Arten der Palpation:
- ⇨ Palpation in Ruhe (auch „statische" Palpation)
- ⇨ Bewegungspalpation (auch „dynamische" Palpation)

### Palpation in Ruhe

Bei der Palpation in Ruhe bewegen sich die Hände auf und in verschiedenen Geweben und Gewebeschichten, die nicht bewegt werden. Die Hand wird so eingesetzt, daß durch Variation von Fläche und Druck des Kontaktes gewebespezifisch palpiert werden kann und die verschiedenen Palpationsqualitäten erfaßt werden können.

**Palpierbare Gewebe sind:**
- ⇨ Haut und Unterhaut
- ⇨ Fettschicht
- ⇨ Faszien (System zur Auf- und Abteilung von individuellen Hohlräumen)
- ⇨ Muskulatur
- ⇨ Sehnen
- ⇨ Sehnenscheiden
- ⇨ Bursen
- ⇨ Gelenkkapsel
- ⇨ Bänder
- ⇨ Gefäße
- ⇨ Nerven
- ⇨ Viszera
- ⇨ knöchernes Skelett

**Palpierbare Qualitäten sind:**
- ⇨ Temperatur via Konvektion (Strahlung) ohne direkten Kontakt
- ⇨ Temperatur via Konduktion (Leitung) mit Kontakt
- ⇨ Feuchtigkeit der Haut als Indikator für sudomotorische Aktivität (Sympathikus)
- ⇨ Turgor (Wassergehalt/Hydration) der oberflächlichen Gewebe
- ⇨ Elastizität und Plastizität der Gewebe
- ⇨ Verschieblichkeit der Gewebeschichten und der einzelnen Strukturen
- ⇨ Tonus bzw. Spannungszustand der Muskulatur
- ⇨ Beschaffenheit der Sehnen, Ligamente des Periosts, der Nerven und Gefäße
- ⇨ normale Anordnung (Schichtung) der Gewebe
- ⇨ Adäquate Druckdolenz der palpierten Gewebe
- ⇨ Klopf- und Rütteldolenz
- ⇨ die dem palpierten Gewebe entsprechende, „richtige" Palpationsqualität

**Palpationsmittel sind:**
- ⇨ Handrücken und Dorsalseite der Finger ohne und mit Kontakt für Temperatur
- ⇨ Fingerkuppen des Zeige-, Mittel- und Ringfingers oder des Daumens:
  - flach, ohne Druck über die Haut gezogen für Feuchtigkeit
  - flach, mit leichtem Druck auf der Haut für Verschieblichkeit und Turgor
  - flach, mit sukzessive gesteigertem Druck für Elastizität/Plastizität, Tonus der Muskulatur, normale Anordnung der Gewebe, Druckdolenz
- ⇨ Kibler'scher Handgriff für Verschieblichkeit der Gewebeschichten
- ⇨ Fingerkuppe des „bestqualifizierten" Palpationsfingers für speziell schwierig zu erfassende Palpationsqualitäten. Bei tief liegenden Geweben können andere Finger den Gewebedruck auffangen und so den Palpationsfinger für die Palpation entlasten.
- ⇨ Fingernagel für den Verlauf von Nerven.

## Voraussetzungen für die diagnostisch verwertbare Palpation

Detaillierte Kenntnisse der topographischen Anatomie und ein gutes räumliches Vorstellungsvermögen ergeben ein dreidimensionales Bild des anatomischen Aufbaus der zu palpierenden Region. Die gewebespezifischen Palpationsqualitäten müssen an einfachen Beispielen vermittelt und erlernt werden. Dies ermöglicht dann die Zuordnung der anatomischen Struktur zur jeweiligen Palpationsinformation.
Der Erwerb palpatorischer Fertigkeit braucht Zeit, Geduld und viel Übung. Die erlernten Fähigkeiten bleiben nur erhalten, wenn sie regelmäßig gepflegt werden. Nur wer täglich Patienten untersucht und behandelt, wird fähig sein, spezifisch zu palpieren.

## Interpretation des Palpationsbefundes

„Das Normale zu kennen und Abweichungen vom Normalen zu erkennen, die Fähigkeit Schmerzen zu reproduzieren, indem die abnormale Position oder Bewegung reproduziert wird, und den Mechanismus der Schmerzentstehung zu verstehen – dies ist das Rezept für die klinische Untersuchung..." (14).
Palpation des gesunden Bewegungsapparates schafft gute Voraussetzungen für das palpatorische Erkennen von Strukturen, die vom Normalen in irgendeiner Art abweichen. Es lohnt sich deshalb, sich einen Grundstock an palpatorischen Erfahrungen an Gesunden anzueignen. Erst später sollte man sein palpatorisches Repertoire erweitern, indem man nicht normale Gewebe palpiert und sie, wenn möglich, mit gesunden Geweben vergleicht. Der Vergleich mit den palpatorischen „Normalwerten" erlaubt eine diagnostische Interpretation des Palpationsbefundes. Durch dieses Vorgehen werden Fehlinterpretationen weitgehend vermieden. Palpatorisches „Erhärten" einer nur vermuteten Diagnose als Abkürzung des diagnostischen Verfahrens ist unklug und führt zu Fehldiagnosen.

## Technik der statischen Palpation

### Allgemeines

**Konzentration**
Konzentration ausschließlich auf die taktilen Erfahrungen verbessert die Wahrnehmung. Das Konzentrationsvermögen kann durch Ausschluss visueller und akustischer Stimuli gefördert werden (Augen schließen und Ruhe).

**Beschränkung der Informationsmenge**
Das Gehirn kann große Mengen ungewohnter Information nicht differenziert verarbeiten. Es lohnt sich deshalb, vorerst mit einem Kontakt und einhändig zu palpieren.

Die Auswahl einer geeigneten Handpartie als Palpationsmittel erfolgt abhängig von der gewünschten Information.

**Palpationstiefe**
Die Eindringtiefe des Palpationskontaktes ist abhängig von dessen Fläche, dem ausgeübten Druck und der Konsistenz des palpierten Gewebes. Ein „Grunddruck" verbindet den Palpationskontakt und das Gewebe zwischen dem Kontakt und der palpierten Gewebeschicht zu einer mechanischen Einheit. Diese Einheit gleitet auf der palpatorisch untersuchten Struktur (10).
Großflächige Kontakte erlauben ein schmerzloses Eindringen auch in tiefliegende Gewebeschichten. Das Auffangen des Gewebedruckes mit großflächigen Kontakten zur Entlastung des Palpationskontaktes ermöglicht eine differenzierte Stimulation der Mechanorezeptoren des Palpationskontaktes. Je tiefer die palpierte Struktur liegt, desto genauer muß der Palpationskontakt plaziert werden, da die Verschieblichkeit der Gewebe zwischen Palpationskontakt und palpierter Struktur den Gewebebezirk begrenzt, aus dem Information beschafft werden kann.

**Mechanorezeptoren**
Die meisten Druckrezeptoren zeigen ein dynamisches Adaptationsverhalten, reagieren also nur auf Druckveränderungen bei leichtem Druck, sind aber unempfindlich auf konstant hohen Druck. Das Adaptationsverhalten der Rezeptoren wird verändert durch Druckmodulation, Richtungswechsel und Kontaktwechsel.
Bei der Palpation in Ruhe (statische Palpation) wird deshalb der Palpationskontakt bewegt, bei der Palpation in Bewegung kann der Palpationskontakt ruhig gehalten werden.

**Schmerzempfindung des Patienten**
Schmerzempfindung ist subjektiv und individuell verschieden. Sie wird durch verschiedene Faktoren wie zum Beispiel Angst, frühere Erfahrungen, kulturellen Hintergrund etc. moduliert.
Der Zustand des palpierten Gewebes entscheidet, ob Druck als Druck oder als Schmerz empfunden wird. Dabei werden neben der direkten Stimulation der Nozizeptoren die lokalen Milieuveränderungen im Gewebe als Hauptursache für die Schmerzempfindung angesehen. Der Schmerz, der eventuell durch die Palpation ausgelöst wird, beeinträchtigt die Druckempfindung des Patienten. Deshalb ist es wichtig, daß der Patient den Behandler über massive Veränderungen bezüglich der Druck- und Schmerzempfindung bei der Palpation informiert.
Druckdolente Strukturen sind am leichtesten zu palpieren, weil der Patient den Behandler über die Schmerzlokalisation informieren kann. Druckdolenz allein ist kein zuverlässiges Zeichen für eine pathologische Veränderung des Gewebes und rechtfertigt keine diagnostischen Schlußfolgerungen.

Schmerz wird nicht immer am Entstehungsort wahrgenommen. So können zum Beispiel Kopfschmerzen, die frontal wahrgenommen werden ihren Ursprung in Spannungsveränderungen der subokzipitalen Muskulatur haben und Druck auf einen verspannten Muskel kann Schmerzen in der Peripherie auslösen (15). Dies sind nur zwei Beispiele für die mannigfaltigen Möglichkeiten der Schmerzprojektion.
Stark schmerzende Stellen sollten zuletzt palpiert werden. Große Irritabilität einer palpierten Struktur kann das Fortsetzen der palpatorischen Untersuchung wegen Dauerschmerz unmöglich machen.

#### Optimaler Palpationsdruck

Der Druck ist optimal, wenn so leicht wie möglich und so fest wie notwendig palpiert wird. Anfänger haben generell die Tendenz den Druck zu erhöhen, um mehr zu spüren. Druckerhöhung führt zu vermehrter Adaptation der Mechanorezeptoren und damit zu einer Reduktion der Information.

#### Struktur und Gewebe

Palpation soll systematisch nach Art und Topographie der Gewebe erfolgen.
Oberflächliche Gewebe werden zuerst palpiert, tiefer liegende dann nacheinander, entsprechend ihrer Lage. Die logische Reihenfolge in einer Extremität wäre also: Haut, Unterhaut, Fettgewebe, Muskulatur mit Sehnen, Gelenk mit Ligamenten und Kapsel, Knochen. Je härter das palpierte Gewebe, desto oberflächlicher gelegen wird es empfunden.

### Ausführung

#### Palpationsrichtung

Strukturen und deren Begrenzungen können am leichtesten lokalisiert werden, wenn sie rechtwinklig zu ihrem Verlauf palpiert werden.

#### Gegenhalt und Unterlage

Palpation mit Gegenhalt oder gegen eine feste Unterlage hält das Gewebe gegen den Palpationskontakt. Beispiele: Palpiertes Gewebe zwischen zwei Fingern (Pinzettengriff), gegen die andere Hand oder gegen Knochen.

#### Kontinuität

Während der Palpation sollte der Kontakt mit der Haut des Patienten möglichst nicht unterbrochen werden. Die Hände sollen ruhig und sicher bewegt werden.

## Palpationsregeln für das Auffinden bestimmter Strukturen

### Ligamente

Ligamente sind in der Regel nicht einfach zu palpieren weil sie oft

- in der Tiefe liegen und durch viel Gewebe überdeckt sind
- eng am Knochen anliegen
- strukturell nicht von der Gelenkkapsel zu trennen sind, da sie nur Verstärkungszüge darstellen
- flach sind

Deshalb sollen Ligamente, wenn immer möglich, in gespanntem Zustand palpiert werden.

### Muskulatur

Muskeln sind in der Regel einfach zu finden und zu palpieren weil sie willkürlich angespannt und entspannt werden und auch passiv unter Zug gesetzt werden können. Tiefliegende Muskeln werden am besten quer zu ihrem Faserverlauf palpiert.
Zusätzlich wird das Auffinden von tiefliegenden Muskeln erleichtert, wenn sie unter Zug gesetzt werden. Kleine tiefliegende Muskeln können vom umliegenden Gewebe oft nur abgegrenzt werden wenn sie hart, verspannt und druckdolent sind.

### Sehnen

Sehnen werden durch Muskelkontraktion oder -dehnung gespannt und so prominent und damit leichter zu palpieren.

### Nerven

Nerven werden durch bestimmte Stellungskombinationen der Extremitäten- und Wirbelsäulengelenke unter Zug gesetzt und können so gespannt leichter palpiert werden.

### Gefäße

Arterielle Gefäße werden durch Ertasten des Pulses lokalisiert. Dazu werden die Fingerkuppen von Zeige-, Mittel- und Ringfinger leicht auf das zu palpierende Gefäß gelegt. Kleinere Gefäße können besser palpiert werden wenn sie durch feste Gewebe abgestützt werden. Beispiel: A. tibialis retromalleolär wird leicht gegen die Tibia gedrückt.

## Technik der dynamischen Palpation (Bewegungspalpation)

### Allgemeines

siehe statische Palpation
Die Bewegungspalpation „misst" aktiv und passiv mögliches Bewegungsausmaß, Bewegungsqualität und Endgefühl im Gelenk. Dazu wird eine Fingerkuppe auf den Gelenkspalt oder zwei andere knöcherne Referenzpunkte gelegt und das Gelenk aktiv und/oder passiv aus der Mittelstellung durch die ganze Bewegungsbahn bewegt. Dabei bleibt der Palpationsfinger während der ganzen Bewegung in Kontakt mit beiden Gelenkpartnern und palpiert deren relative Beweglichkeit. Die Bewegung ist einfacher zu beurteilen, wenn nur ein Gelenkpartner bewegt und der andere ruhig gehalten wird.

Beurteilt werden folgende Kriterien:

⇨ **Quantität**
Beurteilung des Bewegungsausmaßes der (knöchernen) Gelenkpartner im Verhältnis zueinander.

⇨ **Qualität**
Qualitative Beurteilung der Bewegung durch die ganze Bewegungsbahn bis zum physiologischen Stopp. Wichtige Informationen können schon am Anfang oder erst ganz am Ende des Bewegungsausschlags gewonnen werden!

⇨ **Endgefühl**
Beurteilung der endgradigen Beweglichkeit bis zum anatomischen Stopp.

⇨ **Symptome**
Beurteilung der Veränderung der Symptome in Bezug auf Intensität und Lokalisation.

⇨ **Palpationsmittel**
Fingerkuppen: Es bestehen folgende Variationsmöglichkeiten:
- Ein Finger palpiert beide Gelenkpartner gleichzeitig und überkreuzt den Gelenkspalt.
- Zwei Finger derselben Hand können knöcherne Kontaktpunkte je eines Gelenkpartners palpieren.
- Je ein Finger jeder Hand kontaktiert knöcherne Kontaktpunkte je eines Gelenkpartners.

**Ausführung**
⇨ Das Gelenk wird von der Mittelstellung durch die ganze Bewegungsbahn und wieder zurück zur Mittelstellung bewegt.
⇨ Die Bewegung erfolgt zuerst um eine Achse, in einer Bewegungsebene und in einem Gelenk. Später kann um mehrere Achsen gleichzeitig bewegt werden.
⇨ Das Gelenk wird langsam und mit kleinstmöglicher Kraft bewegt.
⇨ Die Palpationshand palpiert und „beobachtet", ohne sich zu bewegen. Sie führt oder behindert die Bewegung in keiner Weise.
⇨ Die Bewegung der Weichteile kann die Beurteilung der Bewegung der knöchernen Gelenkpartner erschweren. Deshalb palpiert der Palpationsfinger mit kleinstmöglichem, aber doch genügendem Druck, so daß der Kontakt mit den Gelenkpartnern erhalten bleibt.
⇨ Es ist leichter, eine Bewegung des Kontaktpunktes zum palpierenden Finger hin zu fühlen als eine Bewegung weg vom Finger. Der Palpationsfinger wird deshalb so plaziert, daß sich ein Kontaktpunkt zum Finger hin bewegt.

## 1.1.4 Bewegungen der Wirbelsäule

Bei der Beschreibung der Bewegungen der Wirbelsäule kann man von den Bewegungsmöglichkeiten des Wirbelsegments ausgehen. Wie bei den anderen Gelenken im menschlichen Körper unterscheidet man am Wirbelsegment
⇨ rotatorische Bewegungen (Flexion, Extension, Lateralflexion und Rotation) und
⇨ translatorische Bewegungen (Separation durch Traktion, Approximation durch Kompression und translatorische Gleitbewegungen in alle möglichen Richtungen).

Da das Wirbelsegment einen Gelenkkomplex darstellt, der aus mehr als nur einem Gelenk besteht (ein Bandscheibengelenk, und zwei Facettengelenke) und da sich diese Gelenke gemeinsam bewegen, müssen die Bewegungen der einzelnen Gelenke eines Wirbelsegments beschrieben werden.
Bewegungen der Brustwirbelsäule führen zu Mitbewegungen der Kostotransversal- und Kostovertebralgelenke, auf die hier nicht weiter eingegangen wird.

### Segmentale Bewegung

Das Wirbelsegment wird nach dem kranialliegenden der zwei am Segment beteiligten Wirbel benannt.
Die Bewegungen im Segment werden nach der Bewegung des kranial liegenden Wirbels bezeichnet, unabhängig davon ob der kraniale oder der kaudale Wirbel im Segment bewegt wird.

**Beispiel:**

| Effektive Bewegung | | Bezeichnung der Bewegung |
|---|---|---|
| C4 rotiert auf C5 nach rechts | ⟶ | Rechtsrotation von C4 im Segment C4 |
| C5 rotiert unter C4 nach links | ⟶ | Rechtsrotation von C4 im Segment C4 |
| C5 rotiert im Raum (zwischen C4 und C6) nach links | ⟶ | Rechtsrotation von C4 im Segment C4 |
| | ⟶ | Linksrotation von C5 im Segment C5 |

**Flexion–Extension**
Bei der Flexionsbewegung gleiten die Gelenkflächen beider Facettengelenke auseinander. Der kranial liegende Wirbelkörper kommt dabei an seiner Ventralseite etwas näher an den kaudal liegenden Wirbelkörper heran und entfernt sich an seiner Dorsalseite etwas vom kaudal liegenden Wirbelkörper. Die Bandscheibe wird dabei keilförmig deformiert. Der Winkel zwischen den Endplatten öffnet sich hinten. Gleichzeitig bewegt sich der kranial liegende Wirbel nach ventral.
Bei der Extensionsbewegung gleiten die Gelenkflächen beider Facettengelenke übereinander (zusammen). Der kranial liegende Wirbelkörper kommt dabei an seiner Dorsalseite etwas näher an den kaudal liegenden Wirbelkörper heran und entfernt sich an seiner Ventralseite etwas vom kaudal liegenden Wirbelkörper. Die Bandscheibe wird dabei keilförmig deformiert. Der Winkel zwischen den Endplatten öffnet sich vorne. Gleichzeitig bewegt sich der kranial liegende Wirbel nach dorsal.

**Lateralflexion**
Bei der Lateralflexion gleiten die Gelenkflächen des Facettengelenks der einen Seite auseinander, währenddessen sie an der anderen Seite übereinandergleiten (zusammengleiten).
Bei Lateralflexion nach rechts gleiten die Gelenkflächen auf der linken Seite auseinander. Die Gelenkflächen auf der rechten Seite gleiten übereinander (zusammen). Der kranial liegende Wirbelkörper kommt dabei an seiner rechten Seite etwas näher an den kaudal liegenden Wirbelkörper heran und entfernt sich an seiner linken Seite etwas vom kaudal liegenden Wirbelkörper. Die Bandscheibe wird dabei keilförmig deformiert. Der Winkel zwischen den Endplatten öffnet sich auf der linken Seite. Gleichzeitig bewegt sich der kranial liegende Wirbel nach rechts.

**Rotation**
Bei der Linksrotation des Wirbelkörpers gleiten die unteren Gelenkfortsätze des obenliegenden Wirbels nach rechts, bei Rechtsrotation des Wirbelkörpers nach links. Am Ende der Bewegung entsteht auf der Seite, zu der man hinrotiert, zwischen den Gelenkflächen des Facettengelenks Separation. Auf der anderen Seite der Facettengelenke kommt es zu einer Kompression.
In der Regel kann die Wirbelsäule nicht rotieren, ohne daß gleichzeitig eine Lateralflexion stattfindet, weil für isolierte Bewegungen keine gemeinsame Rotationsachse für die drei an der Bewegung beteiligten Gelenke exisitiert.
Diese Bewegungskoppelung von Lateralflexion und Rotation, welche in den verschiedenen Abschnitten der Wirbelsäule unterschiedlich abläuft und von der Stellung der Wirbelsäule abhängig ist, soll im weiteren beschrieben werden.

## Bewegungskoppelung von Lateralflexion und Rotation

Alle komplexen (zusammengesetzten) Bewegungen der Wirbelsäule werden als eine aus drei Bewegungskomponenten zusammengesetzte Bewegung beschrieben. Diese Komponenten sind:
⇨ die Bewegungen in der Sagittalebene (Flexion–Extension)
⇨ die Bewegungen in der Frontalebene (Lateralflexion links und rechts) und
⇨ die Bewegungen in der Transversalebene (Rotation links und rechts).
Auf die zusätzlich immer auftretenden translatorischen Bewegungskomponenten wird hier nicht speziell eingegangen.

Ventral- und Dorsalflexion haben einen unterschiedlichen Einfluß auf die anderen Bewegungskomponenten. Dies ist abhängig:
⇨ vom Abschnitt der Wirbelsäule (HWS, BWS, LWS), der bewegt werden soll und
⇨ von der momentanen Stellung dieses Wirbelsäulenabschnittes, wenn die anderen zwei Bewegungskomponenten zur Ventralflexion oder Dorsalflexion hinzugefügt werden.

Dies äußert sich als:
⇨ unterschiedlicher Bewegungsausschlag (Quantität der Bewegung)
⇨ unterschiedliche Leichtigkeit der Bewegungsausführung (Qualität der Bewegung)
⇨ unterschiedlicher Stop (Endgefühl) der Bewegung (Qualität am Ende der Bewegung)

Die normale Wirbelsäule kann zu beiden Seiten gleich gut seitneigen, egal ob sie in Ventral- oder in Dorsalflexion steht. Entscheidet man sich in Ventralflexion oder in Dorsalflexion für eine bestimmte Lateralflexion, so wird man zur einen Seite weit und leicht rotieren können. In die Gegenrichtung wird die Rotationsbewegung kleiner, schwerer durchführbar und mit einem festeren Endgefühl verbunden sein.

Von den drei Bewegungspaaren einer komplexen (zusammengesetzten) Bewegung der Wirbelsäule –
⇨ Flexion–Extension
⇨ Lateralflexion links–Lateralflexion rechts
⇨ Rotation links–Rotation rechts
– wird die zuletzt zugefügte Bewegungskomponente in eine Richtung weit und leicht durchführbar sein. In die Gegenrichtung wird sie kleiner, schwerer durchführbar und mit einem festeren Endgefühl verbunden sein.

Die Bewegungskombinationen, welche einen weiten Bewegungsausschlag zulassen und mit Leichtigkeit durchführbar sind, werden „gekoppelte Bewegungen“ genannt. Die Bewegungskombinationen mit kleinerem Bewegungsausschlag und festerem Endgefühl werden „Nichtgekoppelte Bewegungen“ genannt.

Die „gekoppelten Bewegungen“ sind die automatisch ausgeführten Bewegungen im täglichen Leben. „Nichtgekoppelte Bewegungen“ müssen bewußt ausgeführt werden. Sie laufen nicht automatisch ab.

In der Manuellen Therapie werden „gekoppelte Bewegungen“ gewählt:

⇨ beim Testen der Größe des segmentalen Bewegungsausmaßes
⇨ zur Mobilisation von Wirbelsäulensegmenten
⇨ bei Weichteilbehandlungen mit Mitbewegung der Wirbelsäule

„Nichtgekoppelte Bewegungen“ werden zur präziseren Lokalisation einer Behandlungstechnik durch Verriegelung von einem oder zwei Wirbelsäulenabschnitten gewählt:

⇨ zur Erschwerung der Mitbewegung eines Wirbelsäulenabschnittes in eine bestimmte Richtung (in der Regel Rotation in eine Richtung)
⇨ zum Erreichen eines stabilen Hebels an einem Wirbelsäulenabschnitt

## Bewegungskoppelung von Lateralflexion und Rotation in den verschiedenen Wirbelsäulenabschnitten

**Obere Halswirbelsäule (Occiput-C2)**
In Flexion und in Extension ist Rotation gekoppelt mit Lateralflexion zur Gegenseite.

**Mittlere und untere Halswirbelsäule (C2-C7)**
In Flexion und in Extension ist Rotation gekoppelt mit Lateralflexion zur selben Seite.

**Brustwirbelsäule (Th1-Th12)**
In Neutralstellung und in Flexion ist Rotation gekoppelt mit Lateralflexion zur selben Seite.
In Extension ist Rotation gekoppelt mit Lateralflexion zur Gegenseite.

**Lendenwirbelsäule (L1-L5)**
In Flexion ist Rotation gekoppelt mit Lateralflexion zur selben Seite. In Neutralstellung und in Extension ist Rotation gekoppelt mit Lateralflexion zur Gegenseite.

**Übergangsregionen**
In den Übergangsregionen zwischen den einzelnen Wirbelsäulenabschnitten kann die Bewegungskoppelung abhängig vom Bau des Wirbelsegmentes und von der Kurvatur des Wirbelsäulenabschnittes von diesen Regeln abweichen.

# 1.2 Weichteiltechniken am Bewegungsapparat

## 1.2.1 Indikationen für Weichteiltechniken am Bewegungsapparat

Weichteiltechniken am Bewegungsapparat haben ein sehr breites Wirkungsspektrum. Sie werden angewandt:

- ⇨ zur Vorbereitung für andere Behandlungen
- ⇨ zur Beschleunigung der Regeneration
- ⇨ zur Verbesserung der Zirkulation (Durchblutung, venöser Abfluß, Stimulation des lymphatischen Systems)
- ⇨ zur Verbesserung bzw. Erhaltung der Beweglichkeit
- ⇨ zur Entspannung der Muskulatur
- ⇨ zur Verbesserung der Propriozeption
- ⇨ zum Lösen von Adhäsionen
- ⇨ zur Stimulation einer funktionellen Narbenbildung
- ⇨ als Schmerzbehandlung

Wir sind der Meinung, daß die Befunde als Ergebnis einer spezifischen Untersuchung der Weichteile für die Indikationsstellung ausschlaggebend sein sollten. Für die Wahl und die Dosierung einer geeigneten Technik sind weniger die pathoanatomische Diagnose, sondern vor allem das momentane Krankheitsstadium, die Befunde und die Symptome entscheidend.

Für Weichteiltechniken am Bewegungsapparat gelten dieselben Kontraindikationen wie für andere manuelle physiotherapeutische Behandlungstechniken.

Diese allgemeingültigen Kontraindikationen sind:

- ⇨ pathologische Veränderungen des Skeletts durch
  - Neoplasmen
  - Entzündungen und Infekte
  - massive Osteopenie und Frakturgefahr
  - massive Osteoporose, Osteomalazie, etc.

- ⇨ Stabilitätsverluste des Bewegungsapparats (knöchern oder ligamentär)
  z. B. nach
  - Trauma
  - Entzündungen und Infekten
- ⇨ Koagulationsprobleme
  - Antikoagulation (Quick ≤ 16)
  - Hämophilie, etc.
- ⇨ Hautprobleme
- ⇨ mangelnde Kooperationsbereitschaft der Patienten
- ⇨ andere Situationen, in denen der gesunde Menschenverstand eine Behandlung verbietet

### Komplikationen

Schwerwiegende Komplikationen nach Weichteiltechniken am Bewegungsapparat sind bei korrekter Indikationsstellung und Applikation nicht zu erwarten.

Voraussetzungen dafür sind:

- ⇨ die vollständige, korrekte und problemorientierte Untersuchung des Patienten und speziell des Bewegungsapparates
- ⇨ die Durchführung von eventuell notwendigen Zusatzuntersuchungen und fachmännische Interpretation ihrer Ergebnisse (z.B. des Röntgenbefundes)
- ⇨ die Stellung der Diagnose unter Berücksichtigung des momentanen Zustandes
- ⇨ die Beachtung der Nicht- bzw. Kontraindikationen und die Wahl angepaßter Techniken

Keine Behandlung ist risikofrei und komplikationslos. Solch ein Risiko an sich stellt natürlich keine Kontraindikation dar, da sonst ja keine Behandlungen irgendwelcher Art durchgeführt werden könnten. Das Risiko des Auftretens von Komplikationen bei der Anwendung von Weichteiltechniken am Bewegungsapparat kann durch gewissenhafte Untersuchung und die richtige Interpretation ihrer Ergebnisse, Beachtung der Kontraindikationen, Wahl der Behandlungstechnik und Durchführung der Technik unter Patientenkontrolle vernachlässigbar klein gehalten werden.

## 1.2.3 Manuelle Behandlungstechniken für häufige Weichteilläsionen – Wirkungsmechanismen und Technik

### Quermassage (Friktionsmassage) nach Cyriax

#### Definition

Quermassage ist eine tiefe, lokale, gewebespezifische Friktionsmassage. Sie erfolgt quer zum Faserverlauf der behandelten Struktur.

### Wirkungsmechanismus

#### Mechanisch

Repetitiver, dosierter Zug stimuliert die Bildung von längsgerichteten, zugfesten funktionellen Kollagenfasern.

**Reflektorisch**
Hyperämie der behandelten und der umgebenden Muskulatur und Weichteile u.a. durch Freisetzung von Histamin und anderen Entzündungsmediatoren.
Reflektorische Entspannung der behandelten und der umgebenden Muskulatur.
Schmerzlinderung durch Stimulation von Mechanorezeptoren und Reduktion des Sympathikotonus.
Die biochemischen Veränderungen, die durch Querfriktionen verursacht werden, sind abhängig von der Applikationsdauer (16):

Kurze Applikationsdauer (3–5 Minuten):
Ziel: Mehrdurchblutung
Histamin-Freisetzung durch Mastzellen ⟶
Vasodilatation ⟶
Stimulation der Neubildung von Kollagen-Matrix ⟶
Lösen von pathologischen „cross-links" in Form von H+-Brücken ⟶
Verbesserung der Beweglichkeit

Lange Applikationsdauer (15–20 Minuten):
Ziel: Aktivierung der Entzündungsreaktion
Freisetzung von Prostaglandin F1-alpha ⟶
Stimulation der Fibroblasten ⟶
Aktivierung der Entzündungsreaktion

### Indikationen
Makro- und Mikrotraumata und nachfolgende Veränderungen der Muskulatur, der Muskel-Sehnen-Übergangsregion, der Sehnen, der Sehnen-Knochen Übergangsregion, der Sehnenscheiden, der Bänder etc.

### Kontraindikationen
- bakterielle Infektionen in der Behandlungszone
- chronische Polyarthritis (CP) und ähnliche entzündlich rheumatische Krankheiten mit Sehnenbefall
- akute Bursitiden
- Ossifikationen und Kalzifikationen von Weichteilen
- Friktionen auf oberflächlich verlaufenden Nerven
- sinngemäß alle anderen Kontraindikationen für physiotherapeutische (Weichteil-) Behandlungen

## Technik

**Lokalisation**
Voraussetzung für eine erfolgreiche Behandlung ist die korrekte Lokalisation der Läsion.

**Information**
Die Patienten sollen über Schmerzintensität, -qualität und -dauer während der Behandlung informiert werden.

**Lagerung**
Die Patienten sollen möglichst entspannt gelagert werden. Die Behandlungsregion muß gut zugänglich sein.
Muskeln werden in approximierter, entspannter Stellung behandelt.
Sehnen und Ligamente werden in verlängertem, gespanntem Zustand behandelt.

**Ausgangsstellung des Therapeuten**
Querfriktionen sollten wenn möglich stehend appliziert werden. Nur so kann ergonomisch vernünftig behandelt und gleichzeitig der eigene Bewegungsapparat geschont werden.

**Ausführung**
- Der Kontakt bewegt sich mitsamt der Haut des Patienten als mechanische Einheit. Reibung auf der Haut kann zu Hautläsionen führen, die eine weitere Behandlung verunmöglicht.
- Der Kontakt wird rechtwinklig zum Faserverlauf mit Druck quer über die betroffene Struktur und ohne Druck zurück bewegt.
- Wenn immer möglich verstärken andere Finger, der Daumen, oder die Handwurzel den Kontakt.
- Die Bewegung erfolgt rhythmisch aus dem Handgelenk, dem Ellbogen und der Schulter. Die Hand und die Finger bewegen sich mit den Geweben über der behandelten Struktur als mechanische Einheit.
- Die Tiefe und die Breite des Kontaktes müssen dauernd der Schmerztoleranz des Patienten angepaßt werden.

**Intensität der Behandlung**
Die Behandlung sollte so dosiert werden, daß nach der Behandlung keine Schmerzen persistieren. Dumpfer, protopathischer Schmerz mit vegetativer Komponente (C-Faser-Schmerz) führt zu einer Erhöhung des Sympathikotonus. Dies kann dem Heilungsprozeß abträglich sein. Hypothesen dafür sind:
- periphere Vasokonstriktion ⟶ Minderdurchblutung
- Ausschüttung von Noradrenalin ⟶ Erhöhung der Nebennierenmark-Aktivität mit Ausschüttung von Adrenalin ⟶ Förderung der ACTH-Freisetzung im Hypophysenvorderlappen ⟶ Vermehrte Ausschüttung von Glukokortikosteroiden (Kortisol und Kortison) aus der Nebennierenrinde (Zona fasciculata) ⟶ Hemmung der Histaminausschüttung, der Proteinsynthese und der Lymphozytenbildung, Stabilisierung der an der Phagozytose beteiligten Lysosomen ⟶ Entzündungshemmung

**Dauer der Behandlung**
Die Behandlungsdauer ist abhängig vom aktuellen Zustand der Läsion (siehe Wirkungsmechanismus).

**Frequenz der Behandlung**
Die Behandlungsfrequenz ist abhängig vom aktuellen Zustand der Läsion.

**Nebenwirkungen**
Druckempfindlichkeit nach der Behandlung ist normal und kann für einige Zeit anhalten. Entscheidend ist eine Verbesserung der gestörten Funktion.

## Funktionsmassage nach Evjenth

### Definition
Funktionsmassage ist eine muskelspezifische Muskelknetung parallel zur Faserrichtung. Sie erfolgt unter gleichzeitiger Verlängerung des behandelten Muskels.

### Wirkungsmechanismus
- reflektorische Entspannung der behandelten und der umgebenden Muskulatur
- Schmerzlinderung durch Stimulation von Mechanorezeptoren
- kontrollierte Mobilisation der Gelenke
- Hyperämie der behandelten und der umgebenden Muskulatur bzw. Weichteile
- Stimulation der Propriozeptoren
- Bildung von längsgerichteten, zugfesten Fasern

### Indikationen
- Muskelschmerzen
- posttraumatische Veränderungen der Muskulatur (Adhäsionen und Narbenbildung)
- verspannte Muskulatur
- degenerative Erkrankungen des Muskel-Sehnen-Knochenkomplexes
- Als vorbereitende Behandlung zum Beispiel für Muskeldehnungen

### Kontraindikationen
- frisches Trauma der Muskulatur mit Hämatom
- Verkalkungen der Weichteile
- Infektionen in der Behandlungszone
- Spastizität
- Instabilität/Hypermobilität der Gelenke, über welche die Bewegung erfolgt
- singemäß alle anderen Kontraindikationen für physiotherapeutische (Weichteil-) Behandlungen

### Technik

**Lokalisation**
Voraussetzung für eine erfolgreiche Behandlung ist die korrekte Lokalisation der Läsion.

**Information**
Die Behandlung soll schmerzlos und angenehm sein. Der Behandler muß über auftretende Schmerzen informiert werden.

**Lagerung**
Die Patienten sollen möglichst entspannt gelagert werden. Die Behandlungsregion muß gut zugänglich sein. Die für die Muskelverlängerung erforderliche Bewegung darf nicht behindert werden.

**Ausgangsstellung des Therapeuten**
Funktionsmassage soll wenn möglich stehend appliziert werden. Nur so kann ergonomisch vernünftig behandelt und gleichzeitig der eigene Bewegungsapparat geschont werden.

**Ausführung**
Die Kontakthand übt Druck parallel zum Faserverlauf des behandelten Muskels in Richtung des Ursprungs aus. Gleichzeitig wird der Muskel passiv verlängert. Wenn der Muskel nicht vom unterliegenden Gewebe abgehoben werden kann (z.B. Mm. rhomboidei), wird Druck mit Hand-, Daumen- oder Kleinfingerballen gegen die Unterlage ausgeübt. Falls es möglich ist, den Muskel abzuheben (z.B. M. biceps brachii), kann auch ein pinzettenartiger Griff verwendet werden.
Die Kontakthand bewegt sich nicht auf der Haut (keine Friktion). Der Druck ist fest, aber nicht schmerzhaft. Starke Kompression des Muskels gegen unterliegende knöcherne Strukturen soll vermieden werden. Die Verlängerung des Muskels ist abhängig von der gewählten Ausgangsstellung und geschieht in die Gegenrichtung der Zugrichtung des Muskels.

**Ablauf**
- Ursprung und Ansatz des zu behandelnden Muskels annähern
- Druck gegen den Muskel in Richtung des Ursprungs
- Ursprung und Ansatz voneinander entfernen mit gleichzeitiger Knetung in Längsrichtung (parallel zu den Muskelfasern)
- Druckentlastung
- zurück zur Ausgangsposition

**Dauer der Behandlung**
Die Technik soll langsam und rhythmisch während 2–3 Minuten oder bis zur Entspannung des Muskels appliziert werden.

**Frequenz der Behandlung**
2–3mal proWoche bis der Muskel schmerzfrei und entspannt ist.

**Nebenwirkungen**
Keine bekannt

# 2 Praktische Grundlagen

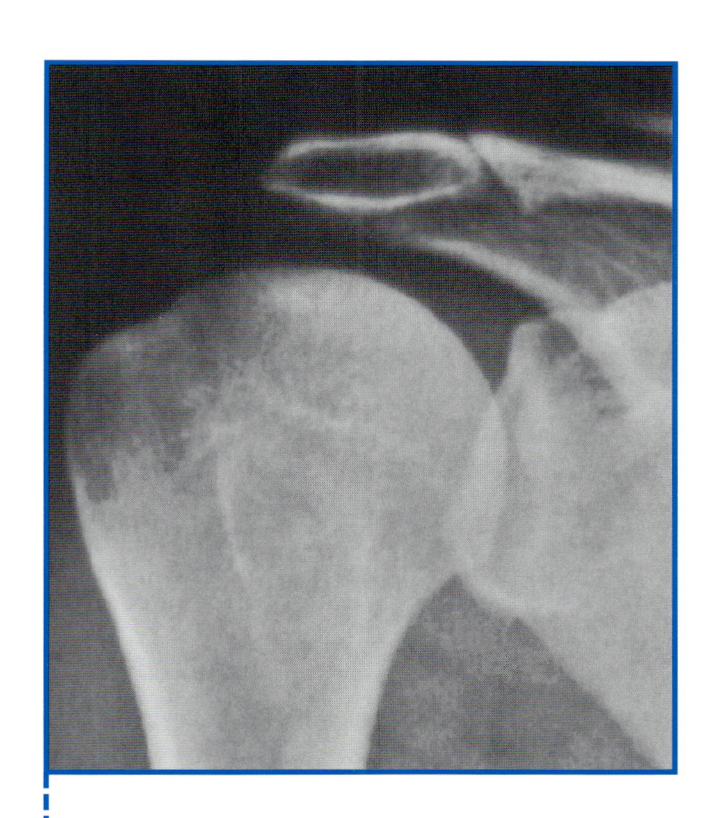

## 2.1 Schulterregion

# 2.1 Schulterregion

## 2.1.1 Übersicht: Anatomie und Funktion

Die Schulterregion setzt sich aus dem Schulter-Arm-Komplex (seinen Gelenken, Muskeln, Nerven und Gefäßen und anderen Weichteilen) zusammen.
Zu den Gelenken gehören das Schultergelenk (Articulatio glenohumeralis), das Akromioklavikulargelenk (Articulatio acromio clavicularis) und das Sternoklavikulargelenk (Articulatio sternoclavicularis).
Bei den Muskeln unterscheidet man zwischen den Schultergürtelmuskeln, welche die Skapula und die Klavikula bewegen und den Schultermuskeln, welche den Arm bewegen.

### Schultergelenk

Das Schultergelenk ist das beweglichste Gelenk des menschlichen Körpers. Es dient zusammen mit dem Ellbogengelenk, den Unterarmgelenken und dem Handgelenk dazu, die Hand als Greifwerkzeug in jede innerhalb der Reichweite des gestreckten Arms liegende Position um den Körper herum zu bringen.

#### Gelenkbau

Der Humeruskopf bildet eine konvexe Gelenkfläche, welche nach medial, superior und posterior gerichtet ist. Sie artikuliert mit der viel kleineren konkaven Gelenkfläche der Skapula, der Cavitas glenoidalis, welche nach lateral, anterior und etwas superior gerichtet ist. Die Cavitas glenoidalis wird durch eine faserknorpelige Gelenklippe, das Labrum glenoidale, etwas vergrößert. Die Gelenkkapsel ist schlaff und zeigt an ihrer medialen Seite bei herabhängendem Arm eine Aussackung, den Recessus axillaris. Die Kapsel wird durch das Lig. coracohumerale und die Ligg. glenohumeralia in ihrem oberen Anteil verstärkt.

#### Anatomische Bewegungen

- ⇨ Flexion-Extension um eine frontale Achse
- ⇨ Abduktion-Adduktion um eine sagittale Achse
- ⇨ Horizontale Abduktion-Adduktion um eine vertikale Achse
- ⇨ Außenrotation-Innenrotation um eine longitudinale Achse durch den Humerus

#### Muskeln und Innervation

| *Muskeln* | *Segment. Innervation* | *Nerven* | *Segment. Ursprung* |
|---|---|---|---|
| M. deltoideus | C4-C6 | N. axillaris | (C4) C5-C6 |
| M. supraspinatus | C5-C6 | N. suprascapularis | C5-C6 |
| M. infraspinatus | C5-C6 | N. suprascapularis | C5-C6 |
| M. teres minor | C5-C6 | N. axillaris | (C4) C5-C6 |
| M. biceps brachii | C5-C6 | N. musculocutaneus | (C4) C5-C7 |
| M. subscapularis | C5-C8 | N. subscapularis | C5-C6, (C7) |
| M. pectoralis major | C5-C8, Th1 | Nn. pectorales | C5-C8, Th1 |
| M. teres major | C6-C7 | N. thoracodorsalis | C6-C8 |
| M. coracobrachialis | C6-C7 | N. musculocutaneus | (C4) C5-C7 |
| M. latissimus dorsi | C6-C8 | N. thoracodorsalis | C6-C8 |
| M. triceps caput longum | C7-C8 | N. radialis | C5-C8, Th1 |

### Schultergürtelgelenke

Die Skapula wird vor allem durch Muskelschlingen am Thorax aufgehängt. Die einzige knöcherne Verbindung geschieht über die Schultergürtelgelenke, welche die Skapula via Klavikula mit dem Sternum verbinden. Dabei wirkt die Klavikula wie ein Distanzhalter, an dem sich die Skapula um den Thorax herumbewegen kann. Dadurch verändert sich die Position, von der aus sich der Arm im Verhältnis zum Rumpf bewegt. Durch diese Bewegungsmöglichkeit in den Schultergürtelgelenken (sowie in der Wirbelsäule) wird die natürliche Bewegungsbegrenzung im Schultergelenk kompensiert, so daß eine möglichst große Reichweite der Hand resultiert.

#### Akromioklavikulargelenk

Das Akromion bildet an seiner antero-medialen Seite eine flache oder leicht konvexe Gelenkfläche, welche nach anterior, medial und superior gerichtet ist. Sie artikuliert mit dem lateralsten Teil der Klavikula, die an ihrer Unterseite eine flache oder leicht konvexe

Gelenkfläche bildet, welche nach inferior, posterior und lateral gerichtet ist. Im Innern der Gelenkhöhle findet man einen in Form und Bau variablen Discus articularis. Die Gelenkkapsel ist schlaff und wird vom Lig. acromioclaviculare verstärkt. Zwischen dem Processus coracoideus und der Klavikula spannt sich das Lig. coracoclaviculare aus. Es gliedert sich in einen lateralen Teil, das Lig. trapezoideum und einen medialen Teil, das Lig. conoideum. Zwischen dem Processus coracoideus und dem Akromion spannt sich das Lig. coracoacromiale aus, welches einen Teil des Schulterdachs darstellt.

### Sternoklavikulargelenk

Das Manubrium sterni bildet an seinem kranialen lateralen Ende eine sattelförmige Gelenkfläche, welche in mediokraniale-laterokaudale Richtung konkav und in postero-anteriore Richtung konvex gekrümmt ist. Sie artikuliert mit der Gelenkfläche an der Extremitas sternalis der Klavikula, welche in mediokraniale-laterokaudale Richtung konvex und in postero-anteriore Richtung konkav gekrümmt ist. Ein Discus articularis teilt das Gelenk in zwei Teile und gleicht Inkongruenzen aus. Die Gelenkkapsel ist schlaff und wird von den Ligg. sternoclavicularia anterius und posterius verstärkt. Beide Schlüsselbeine sind an ihrem superioren sternalen Ende durch das Lig. interclaviculare miteinander verbunden. Die Klavikula wird an ihrem sternalen Ende zusätzlich durch das Lig. costoclaviculare gegen die 1. Rippe fixiert.

### Anatomische Bewegungen

- ⇨ Schultergürtel Elevation
- ⇨ Schultergürtel Depression
- ⇨ Schultergürtel Protraktion
- ⇨ Schultergürtel Retraktion
- ⇨ Abduktion der Skapula (Angulus inferior nach lateral)
- ⇨ Adduktion der Skapula (Angulus inferior nach medial)
- ⇨ Abduktion der Skapula (Margo medialis nach dorsal)
- ⇨ Adduktion der Skapula (Margo medialis nach ventral)
- ⇨ Außenrotation der Skapula (Angulus inferior nach lateral ventral) um eine longitudinale Achse der Klavikula
- ⇨ Innenrotation der Skapula (Angulus inferior nach medial dorsal) um eine longitudinale Achse der Klavikula

## Muskeln und Innervation

| *Muskeln* | *Segment. Innervation* | *Nerven* | *Segment. Ursprung* |
|---|---|---|---|
| M. omohyoideus | C1-C3 | Ansa cervicalis profunda | C1-C3 |
| M. sternocleidomastoideus | C1-C2 | N. accessorius | Hirnnerv Nr. XI |
| M. trapezius | C2-C4 | N. accessorius | Hirnnerv Nr. XI |
| M. rhomboideus major | C4-C5 | N. dorsalis scapulae | C4, C5 |
| M. rhomboideus minor | C4-C5 | N. dorsalis scapulae | C4, C5 |
| M. levator scapulae | C4-C5 | N. dorsalis scapulae | C4, C5 |
| M. subclavius | C5-C6 | N. subclavius | C5-C6 |
| M.serratus anterior | C5-C7 | N. thoracicus longus | C5-C7 |
| M. pectoralis minor | C6-C8 | Nn. pectorales | C5-C8, Th1 |

## 2.1.2 Oberflächenanatomie

### Dorsalseite

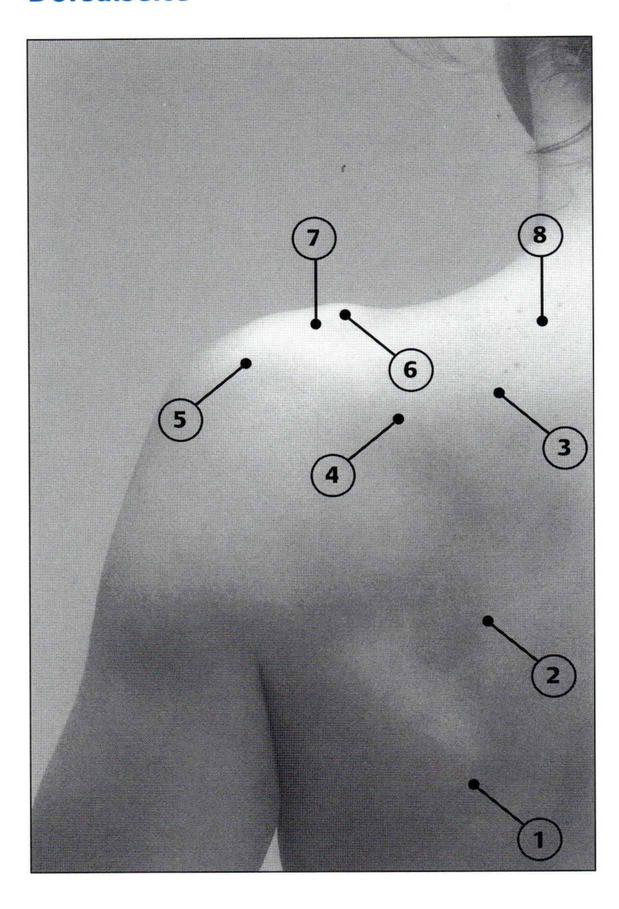


**Knochen**

1 Angulus inferior scapulae
2 Margo medialis
3 Angulus superior
4 Spina scapulae
5 Hinterer Anteil des Akromion
6 Lateraler Anteil der Klavikula
7 Gelenkspalt des Akromioklavikulargelenkes
8 1. Rippe

*Ausgangsstellung des Patienten:* Sitz.
*Ausgangsstellung des Untersuchers:* Stehend seitlich des Patienten.

**1 Angulus inferior scapulae**
Der Handrücken des Patienten liegt auf der Lendenwirbelsäule. Die Innenrotation im Schultergelenk bringt den Angulus inferior scapulae und die Margo medialis scapulae nach dorsal. Der Angulus inferior scapulae (distales Ende der Skapula) kann in dieser Stellung leicht gefunden werden.

**2 Margo medialis scapulae**
Vom Angulus inferior scapulae palpiert man entlang der prominenten Margo medialis in kraniale Richtung über den Ursprung der Spina scapulae hinaus bis zum kraniomedialen Ende der Skapula. Dies ist der

**3 Angulus superior scapulae**
Vom Angulus superior scapulae palpiert man entlang der Margo medialis nach kaudal bis zum Ursprung der Spina scapulae, dem Trigonum spinae scapulae.

**4 Spina scapulae**
Entlang der Spina scapulae erfolgt die Palpation in laterale kraniale Richtung. Oberhalb der Spina scapulae befindet sich die Fossa supraspinata, unterhalb die Fossa infraspinata. Das dorsale laterale Ende der Spina scapulae bildet den

**5 Hinteren Anteil des Akromion**
Der hintere Anteil des Akromion ist rechtwinklig ausgeformt.

**6 Lateraler Anteil der Klavikula**
Vom mittleren Drittel der Spina scapulae palpiert man nach kranial über die Fossa supraspinata weiter nach ventral bis zur Klavikula. Palpation auf der dorsalen Seite der Klavikula nach lateral bis zum lateralen Ende der Klavikula. Dieses ist kugelförmig ausgeformt und artikuliert mit der Gelenkfläche am anteromedialen Anteil des Akromion. Lateral davon befindet sich der

**7 Gelenkspalt des Akromioklavikulargelenks**
Der Gelenkspalt des Akromioklavikulargelenks verläuft in ventrale und leicht laterale Richtung. Die Palpation erfolgt quer zum Verlauf des Gelenkspaltes.

**8 1. Rippe**
Palpation vom Angulus superior scapulae 1–2 fingerbreit 45° nach kranial medial. Durch die Muskulatur hindurch kann dort in der Tiefe die 1. Rippe ertastet werden.
Zur Überprüfung können Kopf und Hals zur palpierten Rippe hin geneigt werden. Dies führt zu einem spürbaren Absinken der ersten Rippe.

## Muskeln, Sehnen und Insertionen

**1** M. latissimus dorsi
**2** M. trapezius, pars ascendens
**3** M. trapezius, pars transversus
**4** M. trapezius, pars descendens
**5** M. rhomboideus major
**6** M. rhomboideus minor
**7** M. levator scapulae

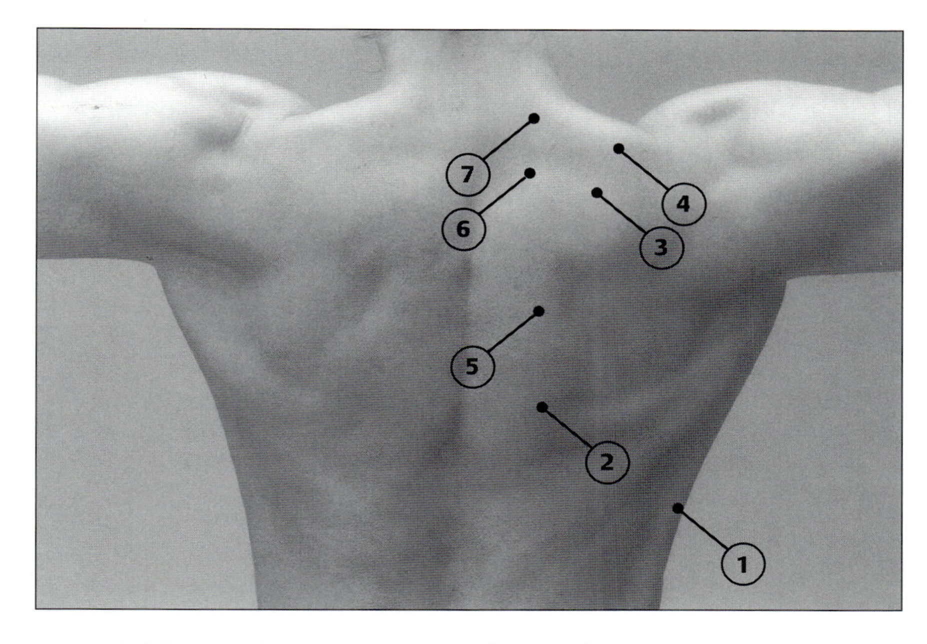


*Ausgangsstellung des Patienten:* Sitz, Arme in 90° Abduktion und Außenrotation im Schultergelenk.
*Ausgangsstellung des Untersuchers:* Stehend hinter dem Patienten.

*Alternative Ausgangsstellung des Patienten:* Bauchlage, Arme in 90° Abduktion und Außenrotation im Schultergelenk.
*Alternative Ausgangsstellung des Untersuchers:* Stehend neben dem Patienten.

### 1 M. latissimus dorsi

*Ursprung:* Processus spinosi Th 7–12, Fascia thoracolumbalis, Crista iliaca, 10.–12. Rippe, Angulus inferior scapulae.
*Ansatz:* Crista tuberculi minoris.
*Kontraktion:* Adduktion, Extension, Innenrotation im Schultergelenk.
*Faserverlauf:* Von den Processus spinosi Th 7–12, der Fascia thoracolumbalis, der Crista iliaca, der 10.–12. Rippe und dem Angulus inferior scapulae nach kranial lateral ventral zur Crista tuberculi minoris, bildet die dorsale laterale Begrenzung des Thorax.
*Palpation:* Flächig vom Ursprung von den Rippen aus nach kranial lateral, dann mit Pinzettengriff weiter in Richtung hintere Achselfalte bis zum unteren Rand des M. deltoideus, pars spinalis. Palpation in angespanntem und entspanntem Zustand.

### 2 M. trapezius, pars ascendens

*Ursprung:* Processus spinosi Th 3–12, Ligamenta supraspinalia.
*Ansatz:* Trigonum spinae scapulae bzw. angrenzender Teil der Spina scapulae.
*Kontraktion:* Retraktion und Depression der Skapula.
*Faserverlauf:* Von den Processus spinosi der Brustwirbel nach kranial lateral bis zur Spina scapulae.
*Palpation:* Flächig entlang der Rippen bis zur lateralen Begrenzung des Muskels, dann entlang der lateralen Begrenzung quer zum Faserverlauf des Muskels.
Palpation in angespanntem und entspanntem Zustand.

### 3 M. trapezius, pars transversus

*Ursprung:* Processus spinosi C7–Th3, Ligamenta supraspinalia.
*Ansatz:* Acromiales Ende der Klavikula, Akromion und lateraler Anteil der Spina scapulae.
*Kontraktion:* Retraktion der Skapula.
*Faserverlauf:* Von den Processus spinosi der Brustwirbel nach lateral zum Akromion und zur Spina scapulae.
*Palpation:* Flächig quer zum Faserverlauf des Muskels, in angespanntem und entspanntem Zustand.

### 4 M. trapezius, pars descendens

*Ursprung:* Linea nuchae superior, Protuberantia occipitalis externa, Lig. nuchae.
*Ansatz:* Laterales Drittel der Klavikula.
*Kontraktion:* Skapula: Elevation, Drehung des Angulus inferior nach ventral lateral.
Halswirbelsäule: Extension, Lateralflexion zur gleichen Seite, Rotation zur Gegenseite.
*Faserverlauf:* Vom distalen Ende der Klavikula nach kranial medial zum Okziput.

*Palpation:* Mit Pinzettengriff und flächig quer zum Faserverlauf bis zum Okziput, in angespanntem und entspanntem Zustand.

**5 M. rhomboideus major**

*Ursprung:* Processus spinosi Th1–4.
*Ansatz:* Margo medialis scapulae unterhalb der Spina scapulae.
*Kontraktion:* Retraktion und Elevation der Skapula.
*Faserverlauf:* Von der Margo medialis nach medial kranial zu den Processus spinosi.
*Palpation:* Flächig quer zum Faserverlauf des Muskels, in angespanntem und entspanntem Zustand.

**6 M. rhomboideus minor**

*Ursprung:* Processus spinosi C6–7.
*Ansatz:* Margo medialis scapulae oberhalb der Spina scapulae.
*Kontraktion:* Retraktion und Elevation der Skapula.
*Faserverlauf:* Von der Margo medialis nach medial kranial zu den Processus spinosi.
*Palpation:* Flächig quer zum Faserverlauf des Muskels, in angespanntem und entspanntem Zustand.

**7 M. levator scapulae**

*Ursprung:* Tubercula posteriora der Processus transversi C1–4.
*Ansatz:* Angulus superior scapulae.
*Kontraktion:* Skapula: Elevation, Drehung des Angulus inferior nach medial.
Halswirbelsäule: Extension, Lateralflexion und Rotation zur gleichen Seite.
*Faserverlauf:* Vom Angulus superior scapulae nach ventral kranial über die Dorsalfläche der 1. Rippe zu den Processus transversi C1–4.
*Palpation:* Quer zum Faserverlauf des Muskels, in angespanntem und entspanntem Zustand.

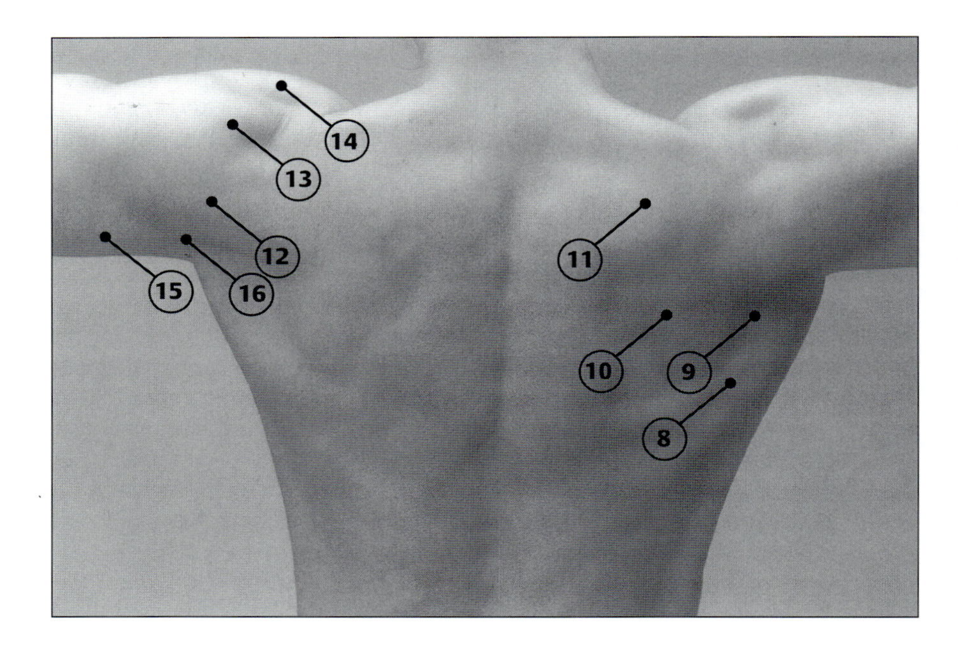


**8** M. teres major
**9** M. teres minor
**10** M. infraspinatus
**11** M. supraspinatus
**12** M. deltoideus, pars spinalis
**13** M. deltoideus, pars acromialis
**14** M. deltoideus, pars clavicularis
**15** M. triceps, caput longum
**16** N. axillaris zwischen M. teres minor, M. teres major, M. triceps brachii, caput longum und humerus

*Ausgangsstellung des Patienten:* Sitz, Arme in 90° Abduktion und Außenrotation im Schultergelenk.
*Ausgangsstellung des Untersuchers:* Stehend hinter dem Patienten.

*Alternative Ausgangsstellung des Patienten:* Bauchlage, Arme in 90° Abduktion und Außenrotation im Schultergelenk.
*Alternative Ausgangsstellung des Untersuchers:* Stehend neben dem Patienten.

**8 M. teres major**

*Ursprung:* Angulus inferior scapulae.
*Ansatz:* Crista tuberculi minoris.
*Kontraktion:* Extension, Innenrotation, Adduktion im Schultergelenk.
*Faserverlauf:* Vom Angulus inferior scapulae nach kranial lateral und ventral durch die Axilla zur Crista tuberculi minoris. Der Muskel legt sich dorsal auf den M. latissimus dorsi.

*Palpation:* Mit Pinzettengriff und flächig quer zum Faserverlauf des Muskels bis zum Rand des M. deltoideus pars spinalis, in angespanntem und entspanntem Zustand.

**9 M. teres minor**

*Ursprung:* Margo lateralis scapulae.
*Ansatz:* Untere dorsale Facette des Tuberculum majus.
*Kontraktion:* Außenrotation, Adduktion im Schultergelenk.
*Faserverlauf:* Von der Margo lateralis scapulae nach kranial lateral zur unteren dorsalen Facette des tuberculum majus.
*Palpation:* Quer zum Faserverlauf des Muskels, in angespanntem und entspanntem Zustand.

**10 M. infraspinatus**

*Ursprung:* Fossa infraspinata, Spina scapulae.
*Ansatz:* Mittlere dorsale Facette des Tuberculum majus.
*Kontraktion:* Außenrotation im Schultergelenk.
*Faserverlauf:* Von der Fossa infraspinata nach kranial lateral zur mittleren dorsalen Facette des Tuberculum majus.
*Palpation:* Flächig quer zum Faserverlauf des Muskels, in angespanntem und entspanntem Zustand.

**11 M. supraspinatus**

*Ursprung:* Fossa supraspinata.
*Ansatz:* Obere Facette des Tuberculum majus.
*Kontraktion:* Abduktion im Schultergelenk, Zentrierung des Caput humeri in der Cavitas glenoidalis.
*Faserverlauf:* Von der Fossa supraspinata nach lateral ventral zur oberen Facette des Tuberculum majus.
*Palpation:* Mit den Fingerkuppen quer zum Faserverlauf des Muskels, in entspanntem Zustand.

**12 M. deltoideus, pars spinalis**

*Ursprung:* Unterrand der Spina scapulae.
*Ansatz:* Tuberositas deltoidea.
*Kontraktion:* Abhängig von der Ausgangsstellung Abduktion, horizontale Abduktion, Adduktion, Aussenrotation im Schultergelenk.
*Faserverlauf:* Vom Unterrand der Spina scapulae nach kaudal lateral ventral zur Tuberositas deltoidea.
*Palpation:* Quer zum Faserverlauf des Muskels, in angespanntem und entspanntem Zustand.

**13 M. deltoideus, pars acromialis**

*Ursprung:* Akromion.
*Ansatz:* Tuberositas deltoidea.
*Kontraktion:* Abduktion im Schultergelenk.
*Faserverlauf:* Vom Akromion nach kaudal zur Tuberositas deltoidea.
*Palpation:* Quer zum Faserverlauf des Muskels, in angespanntem und entspanntem Zustand.

**14 M. deltoideus, pars clavicularis**

*Ursprung:* Laterales Drittel der Klavikula.
*Ansatz:* Tuberositas deltoidea.
*Kontraktion:* abhängig von der Ausgangsstellung Abduktion, horizontale Adduktion, Adduktion, Innenrotation im Schultergelenk.
*Faserverlauf:* Vom lateralen Drittel der Klavikula nach kaudal lateral dorsal zur Tuberositas deltoidea.
*Palpation:* Quer zum Faserverlauf des Muskels, in angespanntem und entspanntem Zustand.

**15 M. triceps, caput longum**

*Ursprung:* Tuberculum infraglenoidale scapulae
*Ansatz:* Olecranon ulnae.
*Kontraktion:* Ellbogengelenk: Extension.
Schultergelenk: abhängig von der Ausgangsstellung Adduktion, Extension.
*Faserverlauf:* Vom Tuberculum infraglenoidale scapulae nach distal zum Olecranon ulnae.
*Palpation:* Mit Pinzettengriff quer zum Faserverlauf des Muskels, in angespanntem und entspanntem Zustand.

**16 N. axillaris**

*Leitstrukturen:* M. teres minor, M. teres major, M. triceps brachii caput longum, Humerus.
*Verlauf:* Vom Fasciculus posterior des Plexus brachialis unter dem M. subscapularis und der Schultergelenkkapsel hindurch in die laterale Achsellücke. Die laterale Achsellücke wird kranial durch den M. teres minor, kaudal durch den M. teres major, medial durch den M. triceps brachii caput longum und lateral durch den Humerus begrenzt. Nach dem Austritt aus der lateralen Achsellücke erfolgt die Teilung in einen hinteren und einen vorderen Ast. Der vordere Ast verläuft zwischen Collum chirurgicum humeri und M. deltoideus, den er innerviert, und weiter zum Hautareal über der kaudalen Hälfte des M. deltoideus. Der hintere Ast innerviert ebenfalls den M. deltoideus, weiter auch den M. teres minor und endet als N. cutaneus brachii lateralis.
*Palpation:* Auffinden der lateralen Achsellücke und des Nerven dorsal am Collum chirurgicum humeri. Palpation quer zum Verlauf.

## Ventralseite

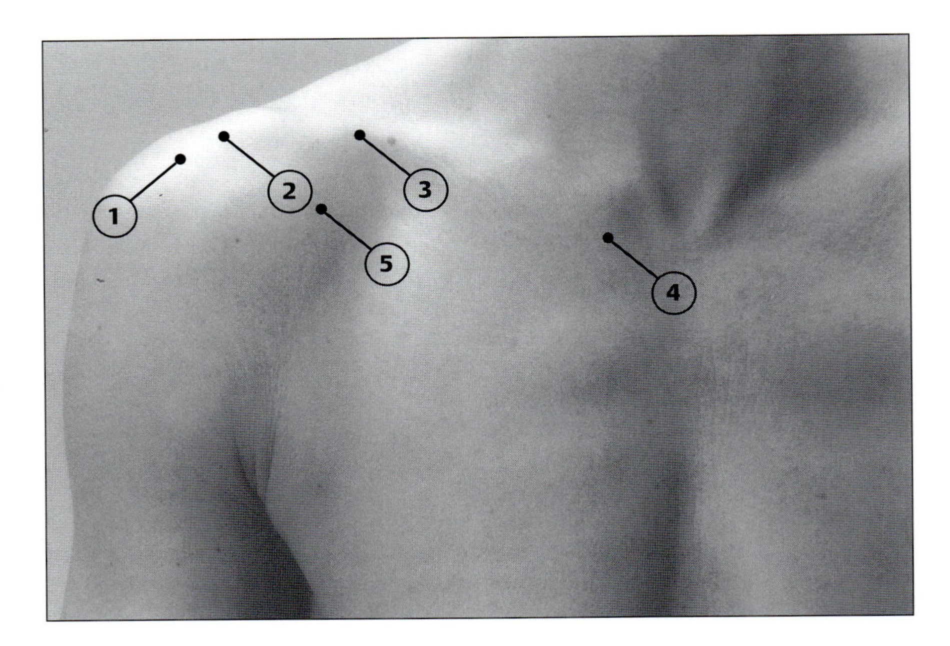


**Knochen**
1 Vordere Ecke des Akromion
2 Ventraler Gelenkspalt des Akromioklavikulargelenkes
3 Klavikula
4 Sternoklavikulargelenk
5 Processus coracoideus

*Ausgangsstellung des Patienten:* Sitz, Arme neben dem Körper.
*Ausgangsstellung des Untersuchers:* Stehend hinter dem Patienten.

*Alternative Ausgangsstellung des Patienten:* Rückenlage, Arme neben dem Körper.
*Alternative Ausgangsstellung des Untersuchers:* Stehend neben dem Patienten.

### 1 Vordere Ecke des Akromion

Vom lateralen Rand des Akromion Palpation in ventrale Richtung zur vorderen Ecke des Akromion, dann in mediale Richtung entlang dem ventralen Rand des Akromion.

### 2 Ventraler Teil des Gelenkspaltes des Akromioklavikulargelenkes

Der ventrale Zugang zum Gelenkspalt ist V-förmig ausgebildet. Die spürbare Bewegung zwischen Akromion und Klavikula beim Heben und Senken der Schulter hilft bei der Lokalisation des Gelenkspaltes.

### 3 Klavikula

Vom ventralen Anteil des Gelenkspaltes des Akromioklavikulargelenkes verfolgt man die Klavikula nach medial zum

### 4 Gelenkspalt des Sternoklavikulargelenkes

Die spürbare Bewegung zwischen Sternum und Klavikula beim Heben und Senken der Schulter hilft bei der Lokalisation des Gelenkspaltes.

### 5 Processus coracoideus

Direkt kaudal des lateralen Drittels der Klavikula kann der Processus coracoideus getastet werden. Der Processus coracoideus bewegt sich bei Rotationsbewegungen des Humerus im Schultergelenk praktisch nicht.

**6** Tuberculum minus
**7** Crista tuberculi minoris
**8** Sulcus intertubercularis
**9** Tuberculum majus
**10** Crista tuberculi majoris

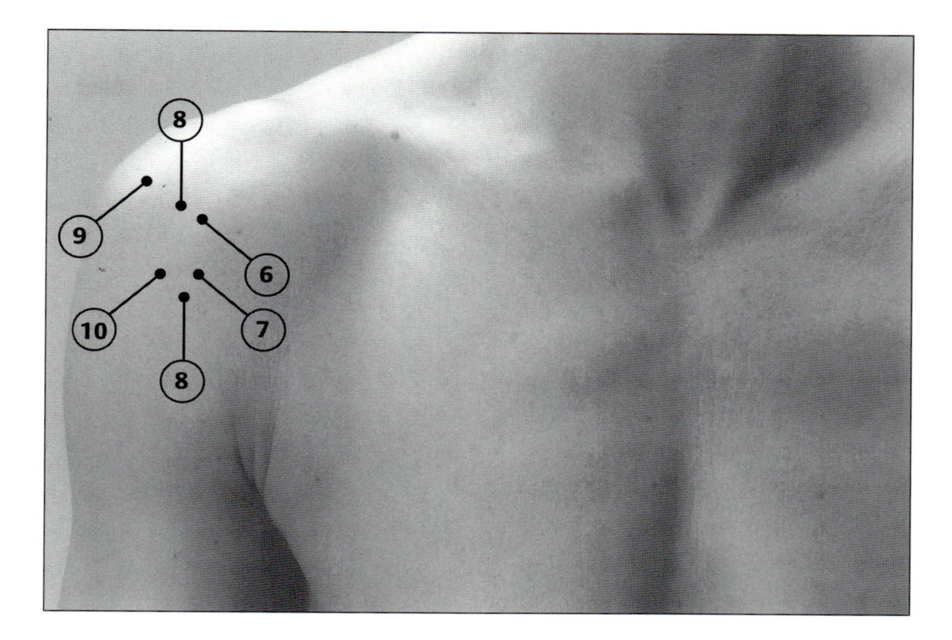


*Ausgangsstellung des Patienten:* Sitz, Arme neben dem Körper, Unterarm im Ellbogengelenk 90° flektiert.
*Ausgangsstellung des Untersuchers:* Stehend hinter dem Patienten.

*Alternative Ausgangsstellung des Patienten:* Rückenlage, Arme neben dem Körper, Unterarm im Ellbogengelenk 90° flektiert.
*Alternative Ausgangsstellung des Untersuchers:* Stehend neben dem Patienten.

Die folgenden fünf Palpationspunkte (6–10) werden mit ruhendem Palpationsfinger bei gleichzeitig passiv bewegtem Humerus palpiert. Der Humerus wird passiv in Innenrotation und Außenrotation im Schultergelenk bewegt. Die palpierten Strukturen bewegen sich dabei unter dem ruhenden Palpationsfinger.

### 6 Tuberculum minus

Vom Processus coracoideus aus erfolgt die Palpation nach lateral durch die Weichteilgrube zwischen Processus coracoideus und Caput humeri zum Tuberculum minus, das als medialer knöcherner Vorsprung am Caput humeri zu palpieren ist. Der Palpationsfinger liegt flach auf der medioventralen Fläche des Caput humeri währenddem die andere Hand den Humerus mehrmals passiv nach innen und außen rotiert. Das Tuberculum minus bewegt sich unter dem ruhenden Palpationsfinger bei Außenrotation des humerus nach lateral, bei Innenrotation nach medial.

### 7 Crista tuberculi minoris

Die Crista tuberculi minoris ist als Knochenleiste in kaudaler Verlängerung des Tuberculum minus humeri ausgebildet. Der Palpationsfinger liegt direkt distal des Tuberculum minus humeri, währenddem die andere Hand den Humerus mehrmals passiv nach innen und außen rotiert. Die Crista tuberculi minoris bewegt sich unter dem ruhenden Palpationsfinger bei Außenrotation des humerus nach lateral, bei Innenrotation nach medial.

### 8 Sulcus intertubercularis

Der Sulcus intertubercularis befindet sich zwischen Crista tuberculi minoris und Crista tuberculi majoris, sein kranialer Ausgang zwischen Tuberculum minus humeri und ventralem Teil des Tuberculum majus humeri. Bei der passiven Rotation des Humerus im Schultergelenk spürt man, wie sich die mediale Begrenzung des Sulcus intertubercularis (Tuberculum minus und Crista tuberculi minoris) und die laterale Begrenzung des Sulcus intertubercularis (ventraler Teil des Tuberculum majus und Crista tuberculi majoris) unter dem ruhenden Palpationsfinger bewegen. Bei 10–15° Außenrotation des Humerus im Schultergelenk befindet sich der Sulcus intertubercularis ventral in der Mitte des Humerus.

### 9 Tuberculum majus

Das Tuberculum majus bildet den lateralen Anteil des Caput humeri.
Der Palpationsfinger liegt flach auf der lateralen Vorderfläche des Caput humeri, währenddem die andere Hand den Humerus mehrmals passiv nach innen und außen rotiert. Das tuberculum majus bewegt sich unter dem ruhenden Palpationsfinger bei Außenrotation des humerus nach lateral, bei Innenrotation nach medial.

### 10 Crista tuberculi majoris

Die Crista tuberculi majoris ist als Knochenleiste in kaudaler Verlängerung des Tuberculum majus humeri ausgebildet. Der Palpationsfinger liegt direkt distal des Tuberculum majus humeri, währenddem die andere Hand den Humerus mehrmals passiv nach innen und außen rotiert. Die Crista tuberculi majoris bewegt sich unter dem ruhenden Palpationsfinger bei Außenrotation des humerus nach lateral, bei Innenrotation nach medial.

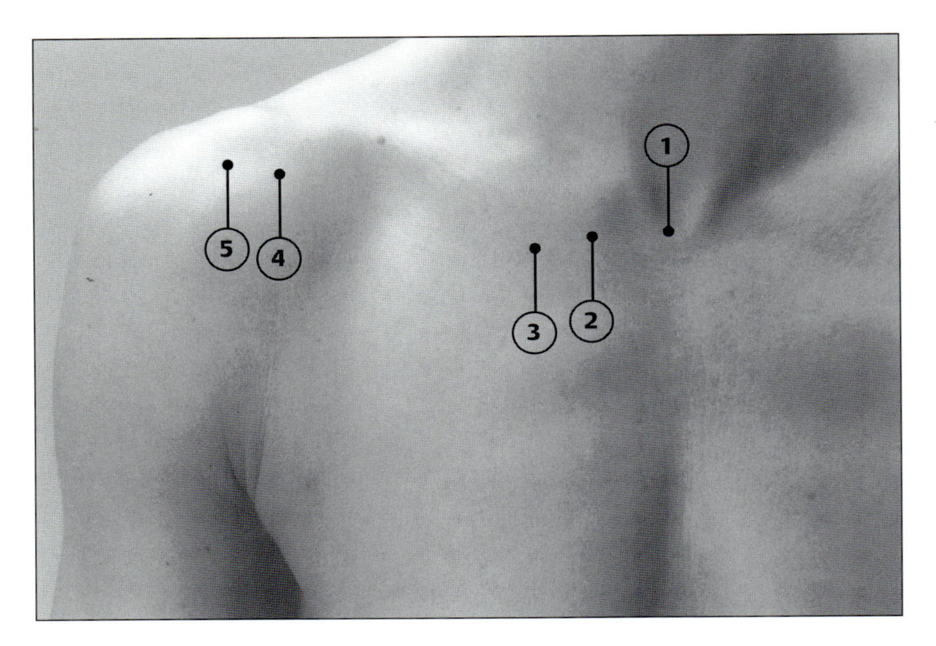


## Ligamente, Bursen, Nerven und Gefäße

1 Lig. interclaviculare
2 Lig. sternoclaviculare
3 Lig. costoclaviculare
4 Lig. coracoclaviculare (Lig. conoideum, Lig. trapezoideum)
5 Lig. coracoacromiale

*Ausgangsstellung des Patienten:* Sitz, Arme neben dem Körper.
*Ausgangsstellung des Untersuchers:* Stehend hinter dem Patienten.

*Alternative Ausgangsstellung des Patienten:* Rückenlage, Arme neben dem Körper.
*Alternative Ausgangsstellung des Untersuchers:* Stehend neben dem Patienten.

### 1 Lig. interclaviculare

*Ursprung und Ansatz:* Verbindet die medialen kranialen Enden der beiden Klavikulae.
*Anspannung:* Entfällt.
*Faserverlauf:* Vom medialen kranialen Ende der Klavikula über die Incisura jugularis des Manubrium sterni zum medialen kranialen Ende der anderen Klavikula.
*Palpation:* Quer zum Faserverlauf des Ligamentes in der Incisura jugularis sterni, in entspanntem Zustand.

### 2 Lig. sternoclaviculare

*Ursprung:* Kaudal der Incisura clavicularis am Manubrium sterni.
*Ansatz:* Mediales kraniales Ende der Klavikula.
*Anspannung:* Entfällt.
*Faserverlauf:* Vom Manubrium sterni über den Gelenkspalt des Sternoklavikulargelenkes nach lateral kranial zum medialen kranialen Ende der Klavikula.
*Palpation:* Quer zum Faserverlauf des Ligamentes, in entspanntem Zustand.

### 3 Lig. costoclaviculare

*Ursprung:* Mediales kraniales Ende der ersten Rippe (Rippenknorpel).
*Ansatz:* Kaudal am medialen Drittel der Klavikula.
*Anspannung:* Entfällt.
*Faserverlauf:* Vom medialen kranialen Ende der ersten Rippe nach lateral kranial zur Kaudalfläche des medialen Drittels der Klavikula.
*Palpation:* Quer zum Faserverlauf des Ligamentes, in entspanntem Zustand.

### 4 Lig. coracoclaviculare

*Lateraler Anteil:* Lig. trapezoideum.
*Ursprung:* Oberer medialer Rand des Processus coracoideus.
*Ansatz:* Linea trapezoidea der Klavikula.
*Anspannung:* Entfällt.
*Faserverlauf:* Vom oberen medialen Rand des Processus coracoideus nach kranial lateral und dorsal zur Linea trapezoidea der Klavikula.
*Palpation:* Quer zum Faserverlauf des Ligamentes, in entspanntem Zustand.

*Medialer Anteil:* Lig. conoideum.
*Ursprung:* Mediale Basis des Processus coracoideus.
*Ansatz:* Tuberculum conoideum der Klavikula.
*Anspannung:* Entfällt.
*Faserverlauf:* Von der medialen Basis des Processus coracoideus nach kranial medial und dorsal zum Tuberculum conoideum der Klavikula.
*Palpation:* Quer zum Faserverlauf des Ligamentes, in entspanntem Zustand.

**5 Lig. coracoacromiale**

*Ursprung:* Superiorer lateraler Anteil des Processus coracoideus.
*Ansatz:* Anteriorer inferiorer Anteil des Akromion.
*Anspannung:* Entfällt.
*Faserverlauf:* Vom superioren lateralen Anteil des Processus coracoideus nach lateral kranial und dorsal zum anterioren inferioren Anteil des Akromion.
*Palpation:* Quer zum Faserverlauf des Ligamentes.

## Muskeln, Sehnen und Insertionen

1 M. pectoralis major, pars abdominalis
2 M. pectoralis major, pars sternalis
3 M. pectoralis major, pars clavicularis
4 M. pectoralis minor
5 Ursprung des M. coracobrachialis

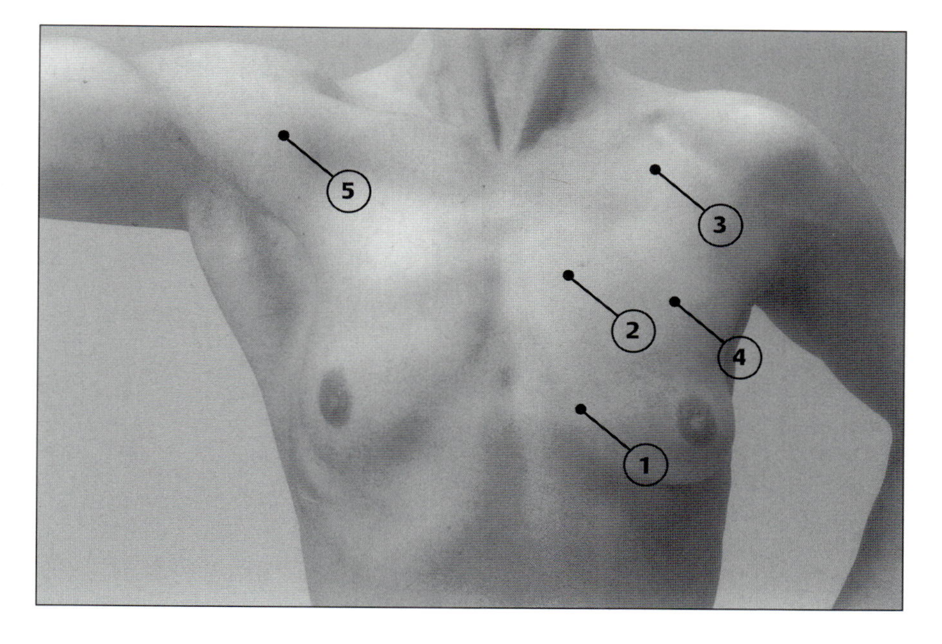


*Ausgangsstellung des Patienten:* Sitz, Arme neben dem Körper.
*Ausgangsstellung des Untersuchers:* Stehend neben dem Patienten.

*Alternative Ausgangsstellung des Patienten:* Rückenlage, Arme neben dem Körper.
*Alternative Ausgangsstellung des Untersuchers:* Stehend neben dem Patienten.

**1 M. pectoralis major, pars abdominalis**

*Ursprung:* Oberster Anteil des vorderen Blattes der Rectusscheide im Bereich der siebten Rippe.
*Ansatz:* Proximaler Anteil der Crista tuberculi majoris.
*Kontraktion:* Adduktion und Innenrotation des Humerus im Schultergelenk.
*Faserverlauf:* Von der Rectusscheide nach kranial lateral zum proximalen Anteil der Crista tuberculi majoris.
*Palpation:* Flächig, quer zum Faserverlauf des Muskels. Der laterale Anteil (ventrale Axillarfalte) kann mit dem Pinzettengriff palpiert werden. Palpation in angespanntem und entspanntem Zustand.

**2 M. pectoralis major, pars sternalis**

*Ursprung:* Membrana sterni und Rippenknorpel der 2.–6. Rippe.
*Ansatz:* Mittlerer Anteil der Crista tuberculi majoris.
*Kontraktion:* Horizontale Adduktion und Innenrotation des Humerus im Schultergelenk.
*Faserverlauf:* Von der Membrana sterni und den Rippenknorpeln der 2.–6. Rippe nach (kranial) lateral zum mittleren Anteil der Crista tuberculi majoris.
*Palpation:* Flächig quer zum Faserverlauf des Muskels. Der laterale Anteil (ventrale Axillarfalte) kann mit dem Pinzettengriff palpiert werden. Palpation in angespanntem und entspanntem Zustand.

**3 M. pectoralis major, pars clavicularis**

*Ursprung:* Mediale Hälfte der Vorder- und Unterseite der Klavikula.
*Ansatz:* Distaler Anteil der Crista tuberculi majoris.
*Kontraktion:* Flexion, Adduktion und Innenrotation des Humerus im Schultergelenk.
*Faserverlauf:* Von der medialen Hälfte der Vorder- und Unterseite der Klavikula nach (kaudal) lateral zum distalen Anteil der Crista tuberculi majoris.
*Palpation:* Flächig quer zum Faserverlauf des Muskels. Der laterale Anteil (ventrale Axillarfalte) kann mit dem Pinzettengriff palpiert werden. Palpation in angespanntem und entspanntem Zustand.

**4 M. pectoralis minor**

*Ursprung:* 3.–5. Rippe.
*Ansatz:* Processus coracoideus.
*Kontraktion:* Depression und Protraktion der Skapula
*Faserverlauf:* Von der 3.–5. Rippe nach kranial zum Processus coracoideus.
*Palpation:* Oberarm in voller Flexion im Schultergelenk. Die laterale Begrenzung des M. pectoralis minor befindet sich lateral dorsal der lateralen Begrenzung des M. pectoralis major und kann darunter flächig palpiert werden. Palpation in angespanntem und entspanntem Zustand.

**5 M. coracobrachialis**

*Ursprung:* Processus coracoideus.
*Ansatz:* Mediale Fläche des Humerus in Verlängerung der Crista tuberculi minoris.
*Kontraktion:* Flexion, Adduktion im Schultergelenk.
*Faserverlauf:* Vom Processus coracoideus nach distal zur medialen Fläche des Humerus in Verlängerung der Crista tuberculi minoris.
*Palpation:* Oberarm in leichter Abduktion, Palpation in angespanntem und entspanntem Zustand.

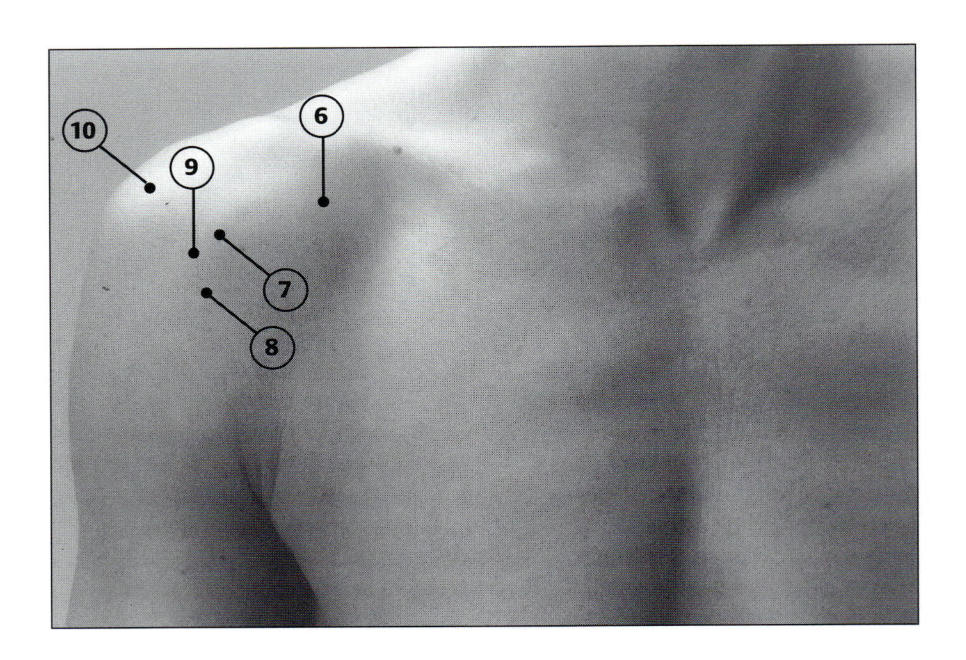


**6** Ursprung des M. biceps brachii, caput breve
**7** Insertion des M. subscapularis
**8** Insertion der Mm. latissimus dorsi und teres major
**9** Sehne des M. biceps brachii, caput longum
**10** Insertion des M. supraspinatus

*Ausgangsstellung des Patienten:* Sitz, Arme neben dem Körper.
*Ausgangsstellung des Untersuchers:* Stehend neben dem Patienten.

*Alternative Ausgangsstellung des Patienten:* Rückenlage, Arme neben dem Körper.
*Alternative Ausgangsstellung des Untersuchers:* Stehend neben dem Patienten.

**6 M. biceps brachii, caput breve**

*Ursprung:* Processus coracoideus.
*Ansatz:* Tuberositas radii, Unterarmfaszie an der ulnaren Seite via Aponeurosis M. bicipitis brachii (Lacertus fibrosus).
*Kontraktion:* Schultergelenk: Flexion, Adduktion, Innenrotation.
Ellbogengelenk: Flexion, Supination.
*Faserverlauf:* Vom Processus coracoideus nach distal, vereinigt sich mit dem M. biceps brachii caput longum auf Höhe der Tuberositas deltoidea als M. biceps brachii zum Ellbogen, dort Aufteilung in zwei Endsehnen: zur Tuberositas radii und zur Unterarmfaszie an der ulnaren Seite via Aponeurosis M. bicipitis brachii (Lacertus fibrosus).
*Palpation:* Mit Pinzettengriff in angespanntem und entspanntem Zustand.

**7 Insertion des M. subscapularis**

*Ursprung:* Ventralfläche der Skapula.
*Ansatz:* Tuberculum minus.
*Kontraktion:* Innenrotation des Humerus im Schultergelenk.
*Faserverlauf:* Von der Ventralfläche der Skapula nach ventral lateral zum Tuberculum minus.
*Palpation:* Auffinden der Insertion am Tuberculum minus. Der Palpationsfinger liegt flach auf der medialen-ventralen Fläche des Caput humeri, währenddem die andere Hand den Humerus passiv nach innen und außen rotiert. Man spürt, wie sich das Tuberculum minus (und die Inserti-

on des M. subscapularis) unter dem ruhenden Palpationsfinger bewegt. Palpation der Sehne bei leicht außenrotiertem Oberarm vom Tuberculum minus aus nach medial-dorsal, in angespanntem und entspanntem Zustand.

**8 Insertion der Mm. latissimus dorsi und teres major**

**M. latissimus dorsi**

*Ursprung:* Processus spinosi Th7–12, Fascia thoracolumbalis, Crista iliaca, 10.–12. Rippe, Angulus inferior scapulae.

*Ansatz:* Crista tuberculi minoris.

*Kontraktion:* Adduktion, Extension, Innenrotation im Schultergelenk.

*Faserverlauf:* nach kranial lateral, bildet die dorsale laterale Begrenzung des Thorax.

**M. teres major**

*Ursprung:* Angulus inferior scapulae.

*Ansatz:* Crista tuberculi minoris.

*Kontraktion:* Innenrotation, Adduktion im Schultergelenk.

*Faserverlauf:* Vom Angulus inferior scapulae nach kranial lateral und ventral durch die Axilla zur Crista tuberculi minoris. Der Muskel legt sich dorsal auf den M. latissimus dorsi

*Palpation:* Auffinden der Insertion an der Crista tuberculi minoris (in kaudaler Verlängerung des Tuberculum minus humeri). Der Palpationsfinger liegt direkt unter dem Tuberculum minus humeri, währenddem die andere Hand den Humerus im Schultergelenk passiv nach innen und außen rotiert. Man spürt, wie sich die Crista tuberculi minoris unter dem ruhenden Palpationsfinger bewegt. Palpation der Sehne bei leicht außenrotiertem Oberarm von der Crista tuberculi minoris aus in dorsale mediale Richtung, quer zum Faserverlauf, in angespanntem und entspanntem Zustand.

**9 Sehne des M. biceps brachii caput longum**

*Ursprung:* Tuberculum supraglenoidale.

*Ansatz:* Tuberositas radii, Unterarmfaszie an der ulnaren Seite via Aponeurosis M. bicipitis brachii (Lacertus fibrosus).

*Kontraktion:* Schultergelenk: Flexion, Abduktion, Innenrotation.
Ellbogengelenk: Flexion, Supination.

*Faserverlauf:* Vom Tuberculum supraglenoidale nach ventral lateral, Umlenkung nach distal durch das Tuberculum minus, durch den Sulcus intertubercularis, vereinigt sich mit dem M. biceps brachii caput breve auf Höhe der Tuberositas deltoidea, als M. biceps brachii zum Ellbogen, dort Aufteilung in zwei Endsehnen: zur Tuberositas radii und zur Unterarmfaszie an der ulnaren Seite via Aponeurosis M. bicipitis brachii (Lacertus fibrosus).

*Palpation:* Im Sulcus intertubercularis zwischen Crista tuberculi minoris und Crista tuberculi majoris und zwischen Tuberculum minus humeri und ventralem Teil des Tuberculum majus humeri. Bei der passiven Rotation des Humerus im Schultergelenk spürt man, wie sich die mediale Begrenzung des Sulcus intertubercularis (Tuberculum minus und Crista tuberculi minoris) und die laterale Begrenzung des Sulcus intertubercularis (ventraler Teil des Tuberculum majus und Crista tuberculi majoris) unter dem ruhenden Palpationsfinger bewegen. Die Sehne des M. biceps brachii, caput longum liegt im Sulcus und wird zum Teil durch das Lig. transversum humeri bedeckt. Sie kann im Sulcus palpatorisch nicht differenziert werden. Von kaudal her können Muskel und Sehne bis zum unteren Rand des M. pectoralis major, pars abdominalis verfolgt werden. Dort erfolgt die Palpation mit Pinzettengriff in angespanntem und entspanntem Zustand.

**10 Insertion des M. supraspinatus**

*Ursprung:* Fossa supraspinata.

*Ansatz:* Obere Facette des Tuberculum majus.

*Kontraktion:* Abduktion im Schultergelenk, Zentrierung des Caput humeri in der Cavitas glenoidalis.

*Faserverlauf:* Von der Fossa supraspinata nach lateral zur oberen Facette des Tuberculum majus.

*Palpation:* Auffinden des Tuberculum majus.
Der Palpationsfinger liegt flach auf der lateralen-ventralen Fläche des Caput humeri währenddem die andere Hand den Humerus im Schultergelenk passiv nach innen und außen rotiert. Bei der passiven Rotation des Humerus spürt man, wie sich der ventrale Anteil des Tuberculum majus unter dem ruhenden Palpationsfinger bewegt. Auffinden der Insertion durch Positionierung des Oberarmes in leichter Außenrotation, Extension und Adduktion. Durch diese Bewegungskombination des Oberarmes bewegt sich die Insertionsstelle der Sehne nach ventral-lateral und wird so nicht mehr vom Akromion bedeckt. Der Palpationsfinger bewegt sich von der ventralen Fläche des Tuberculum majus auf die obere Facette des Tuberculum majus und palpiert quer zum Faserverlauf in angespanntem und entspanntem Zustand.

## Medialseite

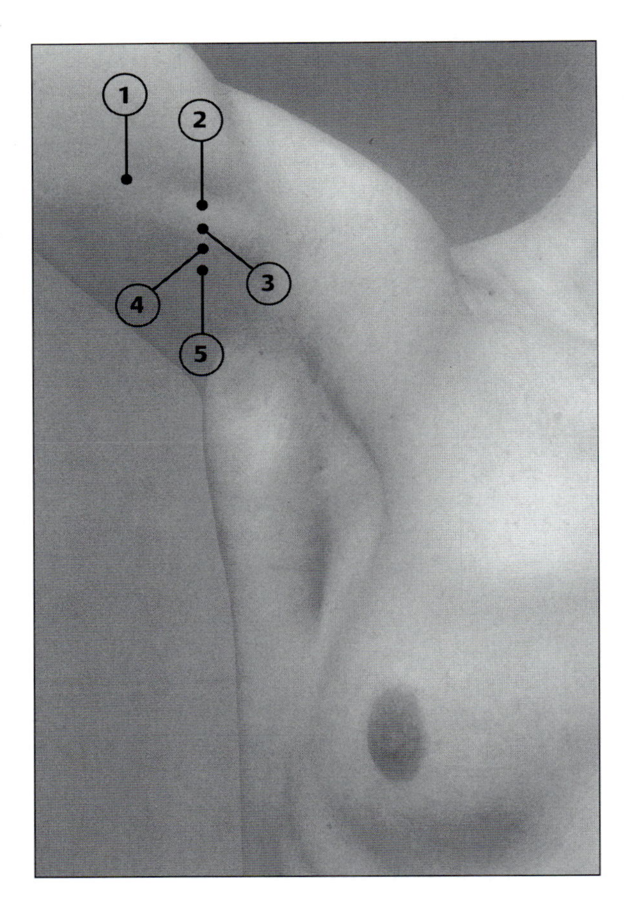


### Knochen

**1** Humerus

### Ligamente, Bursen, Nerven und Gefäße

von ventral nach dorsal
**2** N. medianus
**3** N. ulnaris
**4** A. brachialis
**5** N. radialis

*Ausgangsstellung des Patienten:* Sitz, Arm in 90° Abduktion und Außenrotation im Schultergelenk.
*Ausgangsstellung des Untersuchers:* Stehend neben dem Patienten.

*Alternative Ausgangsstellung des Patienten:* Rückenlage, Arm in 90° Abduktion und Außenrotation im Schultergelenk.
*Alternative Ausgangsstellung des Untersuchers:* Stehend neben dem Patienten.

**1 1 Humerus**

Der Humerus kann von dorsal medial her zwischen der Beuge- und Streckmuskulatur des Oberarmes distal der Axilla palpiert werden. Es ist dabei auf die Schonung des neurovaskulären Bündels zu achten, welches ventral medial parallel zum Humerus verläuft.

**2 N. medianus**

*Leitstrukturen:* M. biceps brachii, M. triceps brachii, Humerus

*Verlauf:* Durch den Sulcus bicipitalis medialis zwischen M. biceps brachii und M. triceps brachii verläuft der N. medianus zunächst oberflächlich von der A. brachialis. Auf Höhe der Insertion des M. coracobrachialis überkreuzt er die A. brachialis und zieht entlang der medialen Oberfläche des M. brachialis in die Ellenbeuge.

*Palpation:* Auffinden des neurovaskulären Bündels medial am Oberarm. Durch Dorsalflexion des Handgelenks bei gestrecktem Ellenbogen, supiniertem Unterarm und abduziertem, außenrotierten Oberarm im Schultergelenk und Depression, verbunden mit Retraktion des Schultergürtels, wird der N. medianus gespannt, prominent und oft auch sichtbar. Palpation quer zum Verlauf. Charakteristisch bei der Palpation von Nerven ist ein Palpationsgefühl, welches dem bei der Palpation einer „Spaghetti al dente“ entspricht.

**3 N. ulnaris**

*Leitstrukturen:* M. biceps brachii, M. triceps brachii, Humerus

*Verlauf:* Durch den Sulcus bicipitalis medialis. Der N. ulnaris gelangt bei seinem Eintritt in den Oberarm an die mediale Seite der A. brachialis. In der Mitte des Oberarmes durchstößt er das Septum intermusculare brachii mediale und zieht vor dem medialen Kopf des M. triceps brachii nach distal. Im distalen Oberarmdrittel wendet er sich nach hinten in die Lücke zwischen Epicondylus medialis humeri und Olecranon (Sulcus nervi ulnaris).

*Palpation:* Auffinden des neurovaskulären Bündels medial am Oberarm. Durch Flexion des Ellbogens bei dorsalflektiertem Handgelenk mit proniertem Unterarm, abduziertem, außenrotiertem Oberarm im Schultergelenk und Depression, verbunden mit Retraktion des Schultergürtels, wird der N. ulnaris prominent und oft auch sichtbar. Palpation quer zum Verlauf.
Palpationsgefühl: „Spaghetti al dente"

### 4 A. brachialis

*Leitstrukturen:* M. biceps brachii, M. triceps brachii, Humerus

*Verlauf:* Durch den Sulcus bicipitalis medialis. Bei außenrotiertem und abduziertem Oberarm im Schultergelenk verläuft die Arterie entlang einer Verbindungslinie von der Mitte der Klavikula zur Fossa cubiti medial der Bizepssehne. Im distalen Drittel des Oberarms wird die A. brachialis vom N. medianus von lateral nach medial zum Ellbogen hin überkreuzt.

*Palpation:* Auffinden des neurovaskulären Bündels medial am Oberarm. Das neurovaskuläre Bündel wird nach lateral gegen den Humerus gebracht. Durch die Abstützung der Arterie gegen den Knochen kann der Puls leichter gespürt werden. Palpation mit drei Fingerkuppen im Verlauf der Arterie.

### 5 N. radialis

*Leitstrukturen:* M. biceps brachii, M. triceps brachii, Humerus.

*Verlauf:* Aus dem proximalen Drittel des Sulcus bicipitalis medialis schlingt sich der N. radialis im Sulcus nervi radialis um die Dorsal- und Lateralfläche des Humerus. Weiter distal liegt er zwischen M. brachialis und M. brachioradialis und überquert das Ellbogengelenk auf der Flexorenseite. Palpation im Sulcus nervi radialis quer zum Verlauf.
Palpationsgefühl: „Spaghetti al dente"

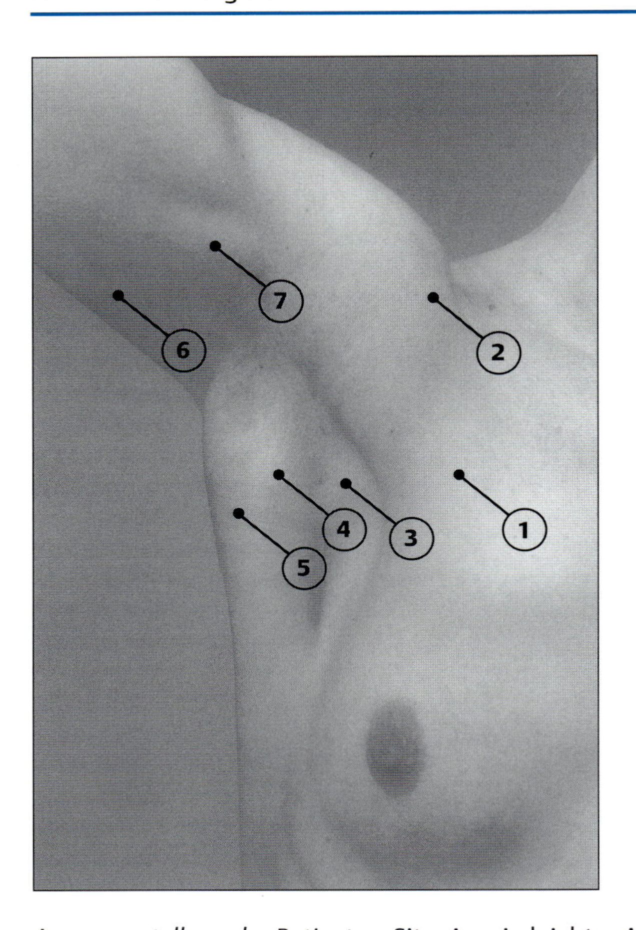


## Muskeln, Sehnen und Insertionen

1 M. pectoralis major
2 M. deltoideus, pars clavicularis
3 M. subscapularis
4 M. teres major
5 M. latissimus dorsi
6 M. triceps, caput longum
7 M. coracobrachialis

*Ausgangsstellung des Patienten:* Sitz, Arm in leichter Abduktion und Außenrotation im Schultergelenk.
*Ausgangsstellung des Untersuchers:* Stehend neben dem Patienten.

*Alternative Ausgangsstellung des Patienten:* Rückenlage, Arm in 90° Abduktion und Außenrotation.
*Alternative Ausgangsstellung des Untersuchers:* Stehend neben dem Patienten.

### 1 M. pectoralis major

*Ursprung:* Mediale Hälfte der Vorderfläche der Klavikula (Pars clavicularis), Membrana sterni und Knorpel der 2.–6. Rippe (Pars sternalis), vorderes Blatt der Rectusscheide im oberen Bereich (Pars abdominalis).
*Ansatz:* Crista tuberculi majoris.
*Kontraktion:* Schultergelenk: Flexion, Adduktion, Innenrotation, horizontale Adduktion, Extension aus flektierter Stellung.
Schultergürtel: Depression–Protraktion
*Faserverlauf:* Die Fasern der Pars abdominalis setzen am weitesten proximal, die Fasern der Pars clavicularis am meisten distal an der Crista tuberculi majoris an.
*Palpation:* Mit Pinzettengriff in angespanntem und entspanntem Zustand quer zum Faserverlauf.

### 2 M. deltoideus, pars clavicularis

*Ursprung:* Laterales Drittel der Klavikula.
*Ansatz:* Tuberositas deltoidea.
*Kontraktion:* Flexion, Innenrotation, je nach Ausgangsstellung Abduktion oder Adduktion im Schultergelenk.
*Faserverlauf:* Vom lateralen Drittel der Klavikula nach distal lateral zur Tuberositas deltoidea.
*Palpation:* Mit Pinzettengriff oder mit den Fingerkuppen quer zum Faserverlauf in angespanntem und entspanntem Zustand.

### 3 M. subscapularis

*Ursprung:* Fossa subscapularis.
*Ansatz:* Tuberculum minus und proximaler Teil der Crista tuberculi minoris.
*Kontraktion:* Innenrotation im Schultergelenk.
*Faserverlauf:* Von der Fossa subscapularis nach ventral entlang der Medialseite des Caput humeri zum Tuberculum minus und zum proximalen Teil der Crista tuberculi minoris.

*Palpation:* Mit den Fingerkuppen vom lateralen Rand der Ventralfläche der Skapula via mediale Fläche des proximalen Humerus in Richtung Tuberculum minus. Der distale Anteil des Muskels ist schwierig vom Verlauf der Mm. latissimus dorsi und teres major, welche den M. subscapularis bedecken, abzugrenzen.

### 4 M. teres major

*Ursprung:* Margo lateralis scapulae und Angulus inferior scapulae.
*Ansatz:* Crista tuberculi minoris.
*Kontraktion:* Extension, Innenrotation und Adduktion im Schultergelenk.
*Faserverlauf:* Von der Margo lateralis scapulae und dem Angulus inferior scapulae nach kranial lateral und ventral durch die Axilla zur Crista tuberculi minoris.
*Palpation:* Mit Pinzettengriff medial des M. latissimus dorsi in angespanntem und entspanntem Zustand.

### 5 M. latissimus dorsi

*Ursprung:* Processus spinosi Th7–12, Fascia thoracolumbalis, hinteres Drittel der Crista iliaca, 10.–12. Rippe, Angulus inferior scapulae.
*Ansatz:* Crista tuberculi minoris.
*Kontraktion:* Schultergelenk: Extension, Innenrotation, Adduktion.
Schultergürtel: Retraktion, Depression.
*Faserverlauf:* Von den Processus spinosi Th7–12, der Fascia thoracolumbalis, dem hinteren Drittel der Crista iliaca, der 10.–12. Rippe und dem Angulus inferior scapulae nach kranial lateral und ventral zur Crista tuberculi minoris.
*Palpation:* Mit Pinzettengriff von der hinteren Achselfalte durch die Axilla zur Crista tuberculi minoris.

### 6 M. triceps, caput longum

*Ursprung:* Tuberculum infraglenoidale scapulae.
*Ansatz:* Olecranon ulnae, Hinterwand der Gelenkkapsel des Ellbogengelenks, Unterarmfaszie.
*Kontraktion:* Schultergelenk: Extension, Adduktion.
Ellbogengelenk: Extension.
*Faserverlauf:* Vom Tuberculum infraglenoidale scapulae nach distal zum Olecranon ulnae, der Hinterwand der Gelenkkapsel des Ellbogengelenks und der Unterarmfaszie.
*Palpation:* Mit Pinzettengriff oder mit den Fingerkuppen quer zum Faserverlauf in angespanntem und entspanntem Zustand.

### 7 M. coracobrachialis

*Ursprung:* Processus coracoideus.
*Ansatz:* Mediale Fläche des Humerus in Verlängerung der Crista tuberculi minoris.
*Kontraktion:* Flexion Adduktion im Schultergelenk, zieht den Humeruskopf nach kranial und medial in die Fossa glenoidalis.
*Faserverlauf:* Vom Processus coracoideus nach distal zur medialen Fläche des Humerus in Verlängerung der Crista tuberculi minoris.
*Palpation:* Mit den Fingerkuppen dorsal und medial des M. biceps brachii und dorsal des M. pectoralis major nach proximal in Richtung Processus coracoideus quer zum Faserverlauf. Palpation in angespanntem und entspanntem Zustand.

## Lateralseite

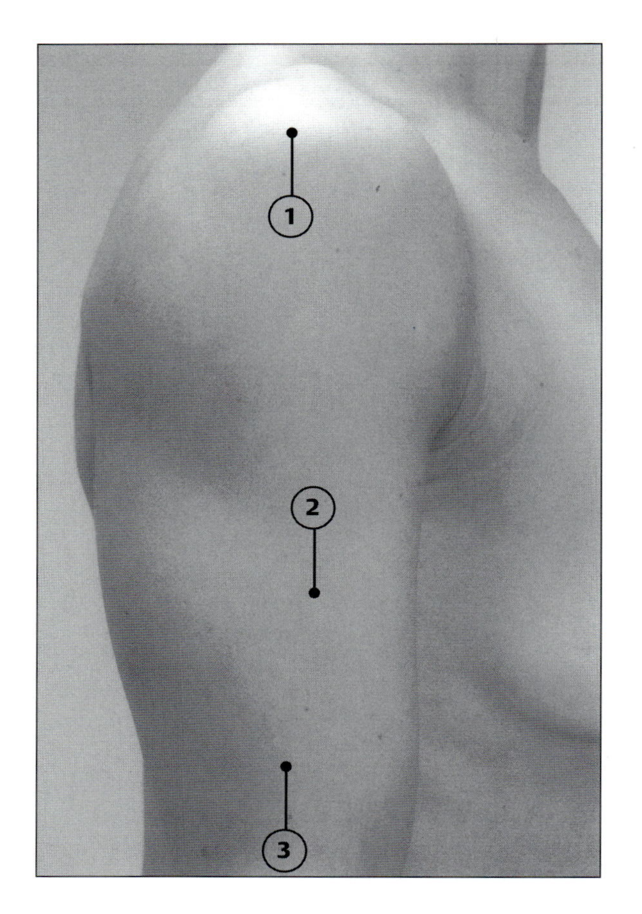


### Knochen

1 Laterale Begrenzung des Akromion
2 Tuberositas deltoidea

### Ligamente, Bursen, Nerven und Gefäße

3 N. radialis

*Ausgangsstellung des Patienten:* Sitz, Arme neben dem Körper.
*Ausgangsstellung des Untersuchers:* Stehend neben oder hinter dem Patienten.

**1 Laterale Begrenzung des Akromion**
Palpation von der hinteren Ecke des Akromions in ventrale Richtung entlang und quer zur lateralen Begrenzung des Akromions. Durch Längszug am Humerus in kaudaler Richtung ist die laterale Begrenzung des Akromions besser zu lokalisieren.

**2 Tuberositas deltoidea**
Palpation entlang der lateralen Fläche des Humerus (Ansatz des M. deltoideus). Die Tuberositas befindet sich leicht oberhalb der Mitte des Humerus.

**3 N. radialis**
Der N. radialis verläuft im proximalen Drittel des Sulcus bicipitalis medialis und schlingt sich im Sulcus nervi radialis um die Dorsal- und Lateralfläche des Humerus. Weiter distal liegt er zwischen M. brachialis und M. brachioradialis und überquert das Ellbogengelenk auf der Flexorenseite. Zwei bis drei fingerbreit distal der Tuberositas deltoidea kann der N. radialis im Sulcus nervi radialis quer zu seinem Verlauf palpiert werden.
Palpationsgefühl: „Spaghetti al dente“

## Muskeln, Sehnen und Insertionen

1 M. deltoideus, pars clavicularis
2 M. deltoideus, pars acromialis
3 M. deltoideus, pars spinalis
4 M. triceps, caput laterale

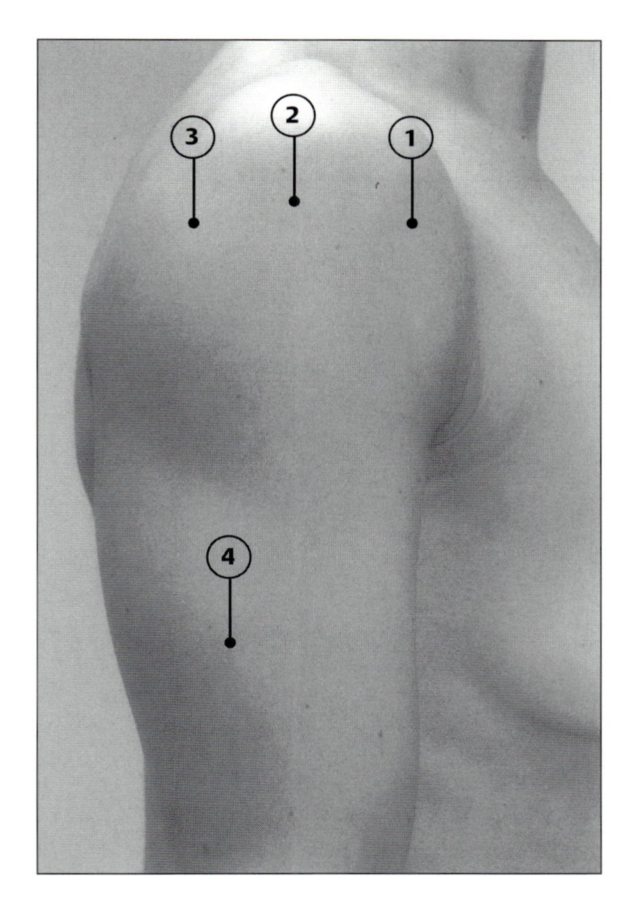


*Ausgangsstellung des Patienten:* Sitz, Arme neben dem Körper.
*Ausgangsstellung des Untersuchers:* Stehend neben oder hinter dem Patienten.

### 1 M. deltoideus, pars clavicularis

*Ursprung:* Laterales Drittel der Klavikula.
*Ansatz:* Tuberositas deltoidea.
*Kontraktion:* Flexion, Innenrotation, je nach Ausgangsstellung Abduktion oder Adduktion im Schultergelenk.
*Faserverlauf:* Vom lateralen Drittel der Klavikula nach distal lateral zur Tuberositas deltoidea.
*Palpation:* Mit Pinzettengriff oder mit den Fingerkuppen quer zum Faserverlauf in angespanntem und entspanntem Zustand.

### 2 M. deltoideus, pars acromialis

*Ursprung:* Akromion.
*Ansatz:* Tuberositas deltoidea.
*Kontraktion:* Abduktion im Schultergelenk.
*Faserverlauf:* Vom Akromion nach distal zur Tuberositas deltoidea.
*Palpation:* Mit Pinzettengriff oder mit den Fingerkuppen quer zum Faserverlauf in angespanntem und entspanntem Zustand.

### 3 M. deltoideus, pars spinalis

*Ursprung:* Unterrand der Spina scapulae.
*Ansatz:* Tuberositas deltoidea.
*Kontraktion:* Extension, Außenrotation, je nach Ausgangsstellung Abduktion oder Adduktion im Schultergelenk.
*Faserverlauf:* Vom Unterrand der Spina scapulae nach distal lateral zur Tuberositas deltoidea.
*Palpation:* Mit Pinzettengriff oder mit den Fingerkuppen quer zum Faserverlauf in angespanntem und entspanntem Zustand.

### 4 M. triceps, caput laterale

*Ursprung:* Dorsale Humerusfläche von distal des Tuberculum majus bis proximal und lateral des Sulcus nervi radialis.
*Ansatz:* Olecranon ulnae, Hinterwand der Gelenkkapsel des Ellbogengelenks, Unterarmfaszie.
*Kontraktion:* Extension im Ellbogengelenk.
*Faserverlauf:* Von der dorsalen Humerusfläche nach distal zum Olecranon ulnae, der Hinterwand der Gelenkkapsel des Ellbogengelenks und der Unterarmfaszie.
*Palpation:* Mit Pinzettengriff oder mit den Fingerkuppen quer zum Faserverlauf in angespanntem und entspanntem Zustand.

## 2.1.3 Weichteiltechniken

### Friktionsmassagen

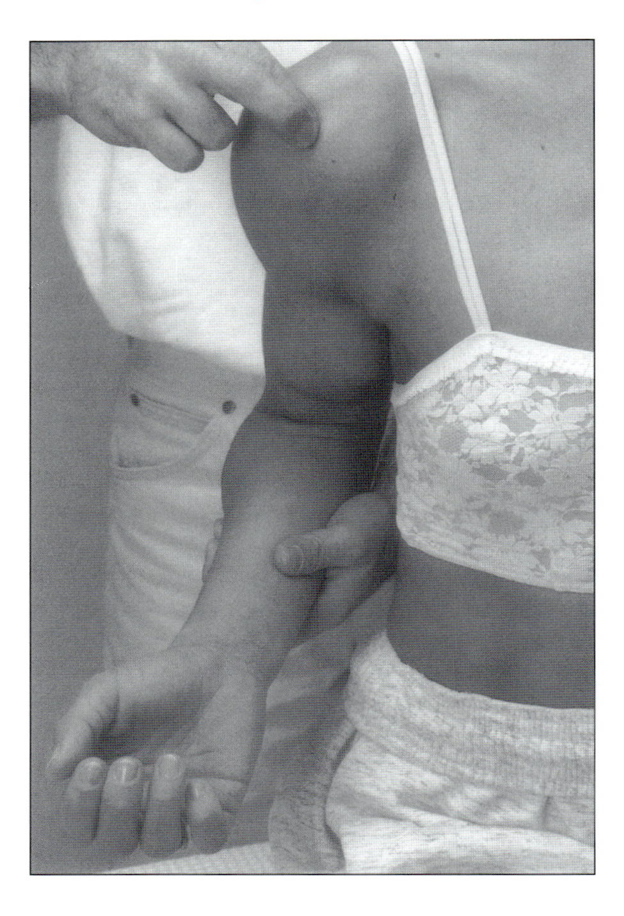

**Friktionsmassage an der Insertion des M. supraspinatus**

*Ausgangsstellung des Patienten:*

Sitz, Oberarm in leichter Extension, Adduktion und Außenrotation im Schultergelenk. Der Ellbogen ist leicht flektiert.
Wir empfehlen die oft beschriebene Ausgangsstellung, bei der der Patient die Hand auf den Rücken legt nicht, da Patienten mit einer Insertionstendopathie der Supraspinatussehne diese Stellung häufig nicht einnehmen können.

*Ausgangsstellung des Behandlers:*

Stehend hinter dem Patienten.
Der Oberarm des Patienten wird vom Behandler in der oben beschriebenen Ausgangsstellung gehalten.

*Kontakt:*

Auffinden der Insertion durch Bewegung des Palpationsfingers von der ventralen Fläche des Tuberculum majus auf die obere Facette des Tuberculum majus.
Kontakt auf der Insertion mit dem Zeigefinger, verstärkt durch den Mittelfinger.

*Bewegungsrichtung:*

Der Kontakt wird zusammen mit den darunterliegenden mobilen Gewebeschichten unter Druck quer zur Sehne über die Insertion der Supraspinatussehne dorsal lateral gezogen, ohne auf der Haut zu gleiten, und kehrt dann ohne Druck in die Ausgangsposition zurück.

## Friktionsmassage an der Insertion des M. subscapularis

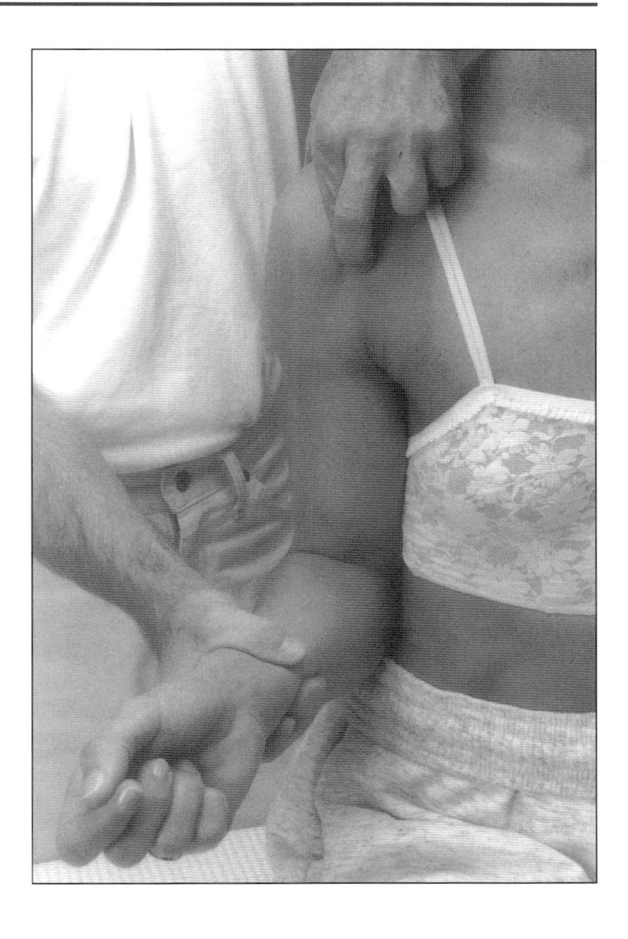

*Ausgangsstellung des Patienten:* Sitz, Oberarm in leichter Außenrotation im Schultergelenk, Ellbogen 90° flektiert.

*Ausgangsstellung des Behandlers:* Stehend hinter dem Patienten. Der Oberarm des Patienten wird vom Behandler in der oben beschriebenen Ausgangsstellung gehalten.

*Kontakt:* Mit der Fingerkuppe des Zeigefingers, verstärkt durch den Mittelfinger (siehe Bild) auf der Insertion am Tuberculum minus.

*Bewegungsrichtung:* Der Kontakt wird zusammen mit den darunterliegenden mobilen Gewebeschichten unter Druck quer zur Sehne über die Insertion der Subskapularissehne nach proximal gezogen, ohne auf der Haut zu gleiten, und kehrt dann ohne Druck in die Ausgangsposition zurück.

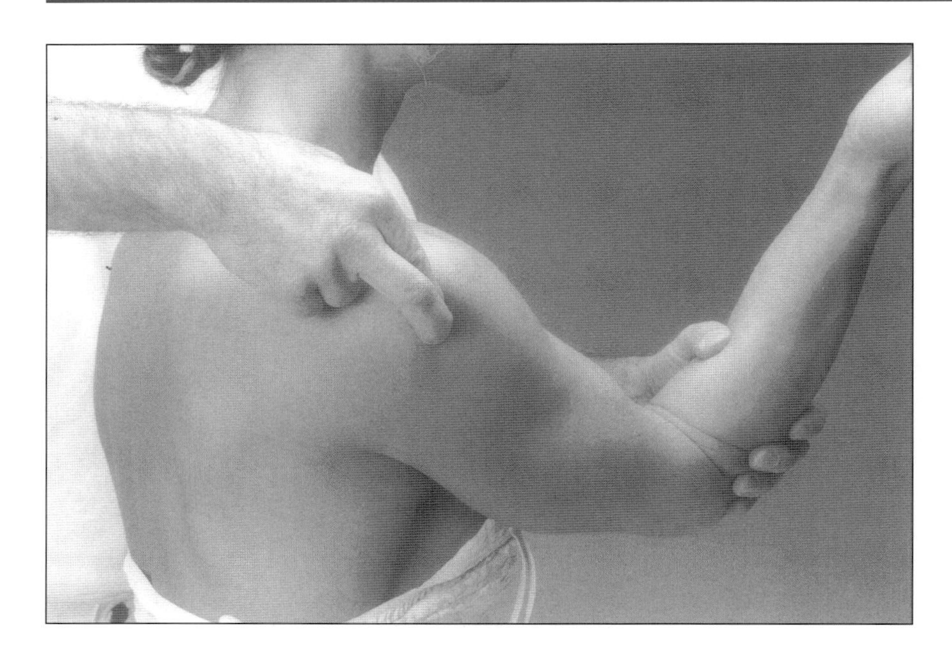

## Friktionsmassage an der Insertion des M. infraspinatus

*Ausgangsstellung des Patienten:* Sitz, Oberarm in ca. 45° Flexion, leichter Adduktion und Außenrotation im Schultergelenk, Ellbogen 90° flektiert.

*Ausgangsstellung des Behandlers:* Stehend schräg hinter dem Patienten bei der nichtbehandelten Schulter.
Der Oberarm des Patienten wird vom Behandler in der oben beschriebenen Ausgangsstellung gehalten.

*Kontakt:* Mit der Fingerkuppe des Zeigefingers, verstärkt durch den Mittelfinger auf der Insertion auf der mittleren hinteren Facette des Tuberculum majus.

*Bewegungsrichtung:* Der Kontakt wird zusammen mit den darunterliegenden mobilen Gewebeschichten unter Druck quer zur Sehne über die Insertion der Infraspinatussehne nach proximal gezogen, ohne auf der Haut zu gleiten, und kehrt dann ohne Druck in die Ausgangsposition zurück.

## Friktionsmassage im Sulcus intertubercularis (Sehne des M. biceps brachii, caput longum)

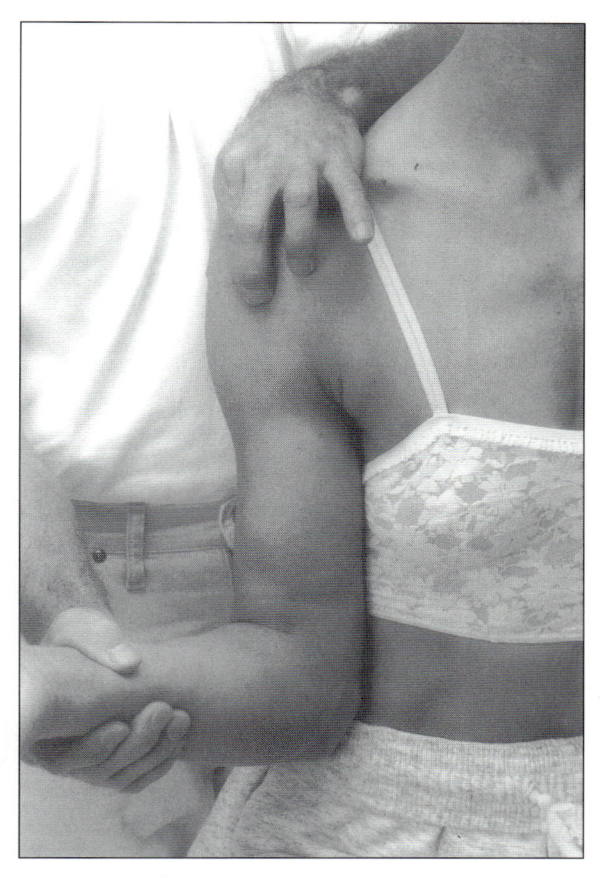

Ausgangsstellung

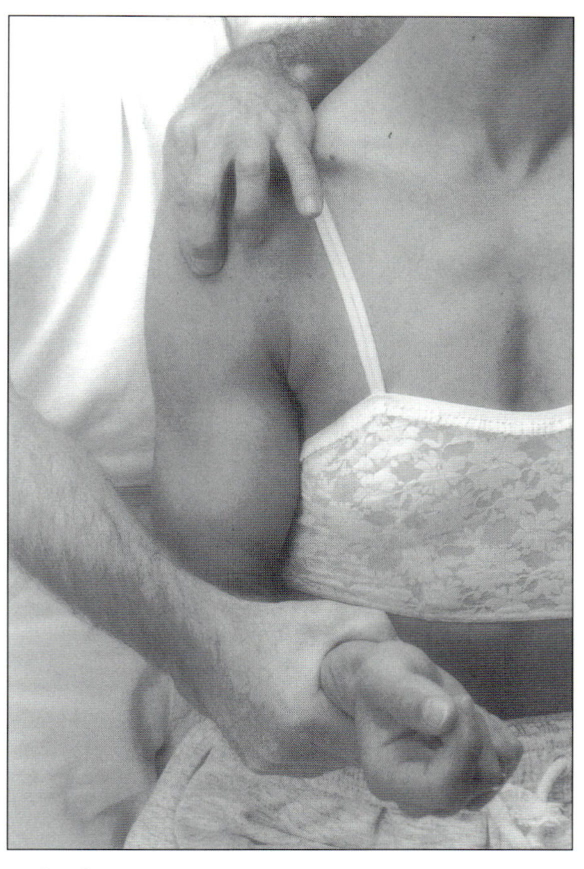

Endstellung

*Ausgangsstellung des Patienten:* Sitz, Oberarm in leichter Außenrotation im Schultergelenk, Ellbogen 90° flektiert.

*Ausgangsstellung des Behandlers:* Stehend hinter dem Patienten bei der behandelten Schulter.
Der Oberarm des Patienten wird vom Behandler in der oben beschriebenen Ausgangsstellung gehalten.

*Kontakt:* Mit der Fingerkuppe und der Radialseite des Zeigefingers, verstärkt durch den Mittelfinger.

*Bewegungsrichtung:* Der Zeigefinger wird mit Druck flach gegen den Sulcus intertubercularis gehalten. Während der Humerus im Schultergelenk durch den Behandler passiv nach innen rotiert wird, wird der Druck auf den Kontakt verstärkt. Bei dieser Technik wird ausnahmsweise das behandelte Gewebe unter dem ruhenden Kontakt bewegt. Der Humerus wird durch den Behandler passiv ohne Druck in die Ausgangsposition zurückbewegt.

## Funktionsmassagen

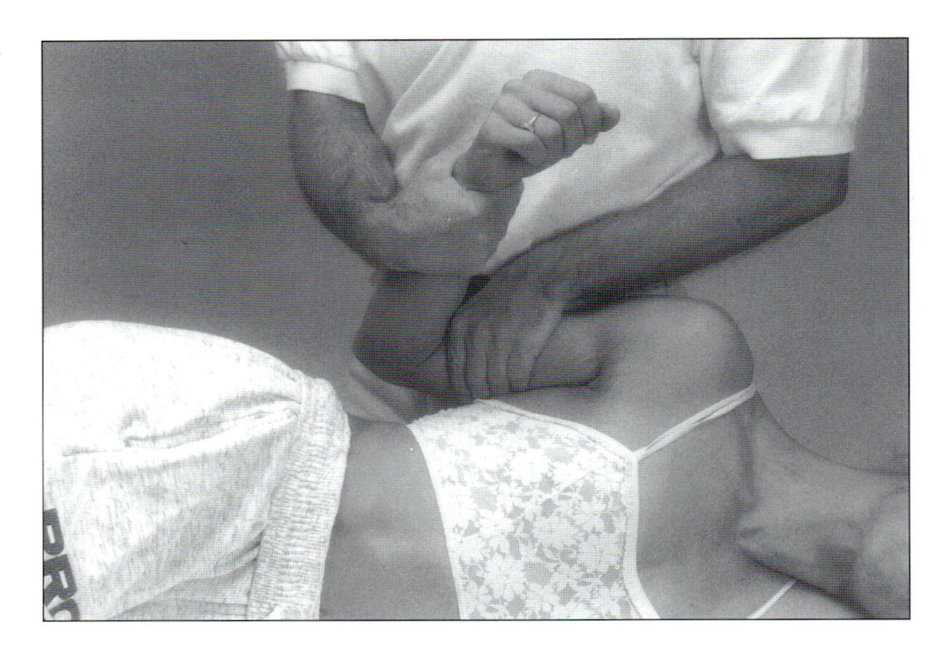

### Funktionsmassage des M. biceps brachii

Verlängerung des Muskels durch Ellbogenextension und Pronation des Unterarms.
Die Ausgangsstellung im Schultergelenk bestimmt, wie weit der Muskel verlängert wird.
Vermeide Endstellungen in den Gelenken.

Ausgangsstellung

*Ausgangsstellung des Patienten:* Seitlage, Oberarm im Schultergelenk extendiert, adduziert und leicht außenrotiert, Ellbogen flektiert, Unterarm supiniert.

*Ausgangsstellung des Behandlers:* Stehend hinter dem Patienten. Der Behandler faßt den Unterarm des Patienten proximal des Handgelenks.

*Kontakt:* Die Hand umgreift den Bauch des M. biceps brachii.

*Bewegungsrichtung:* Parallel zur Faserrichtung des Muskels, hier von distal nach proximal.

*Verlängerung des Muskels:* Ellbogen: Extension, Unterarm: Pronation. Der Behandler hält den Oberarm des Patienten stabil an seiner Hüfte.
Während der Verlängerung des Muskels wird der Muskel gleichzeitig mit der Kontakthand komprimiert.

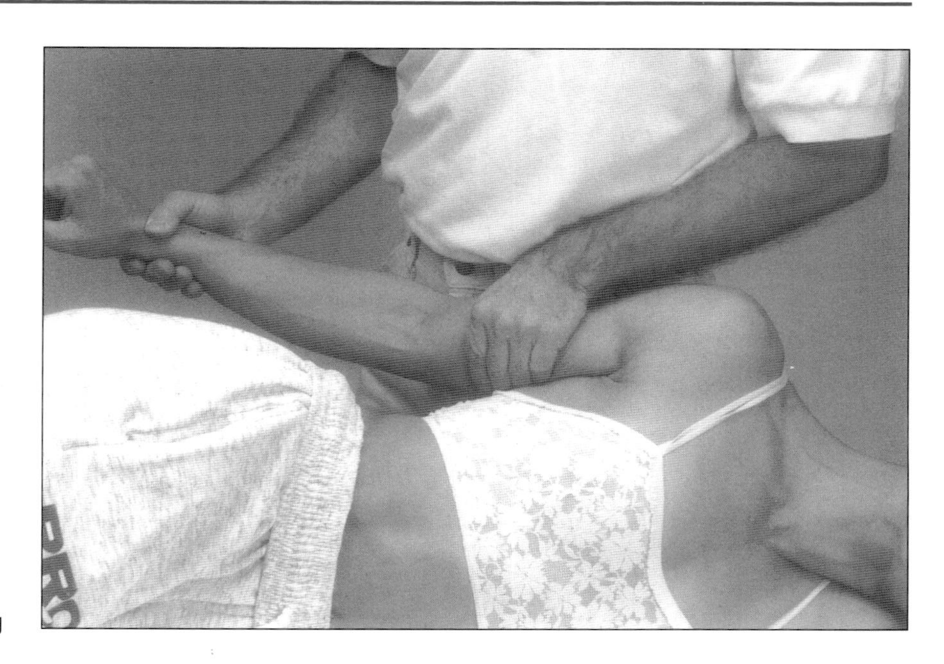

Endstellung

*Endstellung des Patienten:* Seitlage, Oberarm im Schultergelenk extendiert, adduziert und leicht außenrotiert, Ellbogen extendiert, Unterarm proniert.

*Endstellung des Behandlers:* Der Behandler hält den Ellbogen in extendierter, den Unterarm in pronierter Stellung.

*Rückkehr zur Ausgangsstellung:* Nach der Verlängerung des Muskels wird der Kompressionsdruck der Kontakthand gelöst. Der Ellbogen wird durch den Behandler passiv flektiert, der Unterarm supiniert.

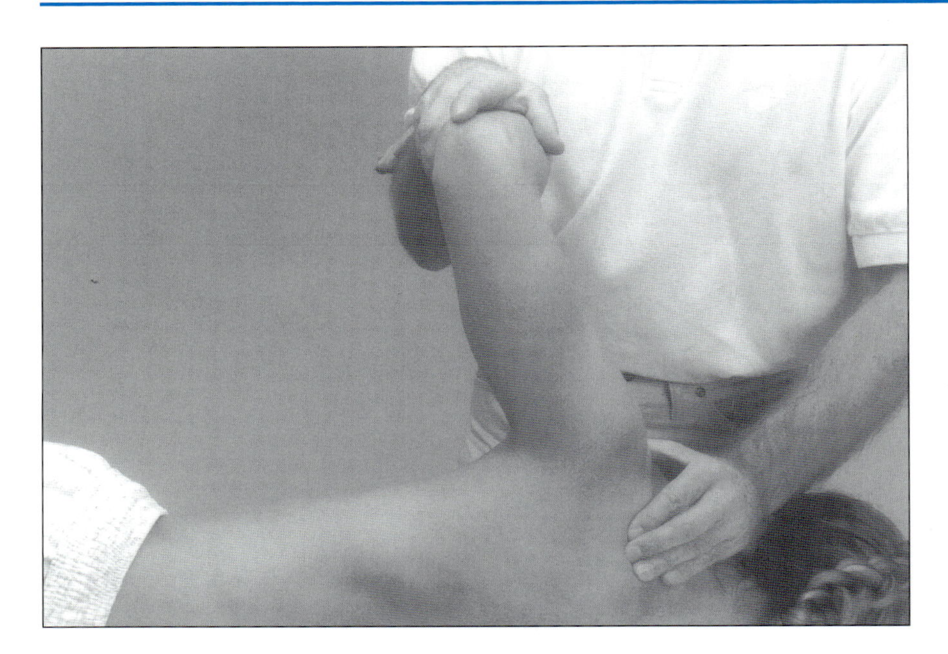

## Funktionsmassage des M. supraspinatus

Verlängerung des Muslels durch Adduktion im Schultergelenk.
Für maximale Verlängerung wird der Humerus ventral am Rumpf vorbeigeführt.
Die Adduktion kann mit Innenrotation oder Aussenrotation im Schultergelenk ausgeführt werden.

Ausgangsstellung

*Ausgangsstellung des Patienten:* Seitlage, Oberarm im Schultergelenk 90° abduziert, Ellbogen 90° flektiert.

*Ausgangsstellung des Behandlers:* Stehend vor dem Patienten. Der Behandler umfaßt den Unterarm und den Ellenbogen des Patienten.

*Kontakt:* Die Fingerkuppen liegen flach auf dem M. supraspinatus in der Fossa supraspinata.

*Behandlungsrichtung:* Parallel zur Faserrichtung des Muskels, hier von lateral nach medial.

*Verlängerung des Muskels:* Adduktion im Schultergelenk.
Während der Verlängerung des Muskels wird der Muskel gleichzeitig mit der Kontakthand komprimiert.

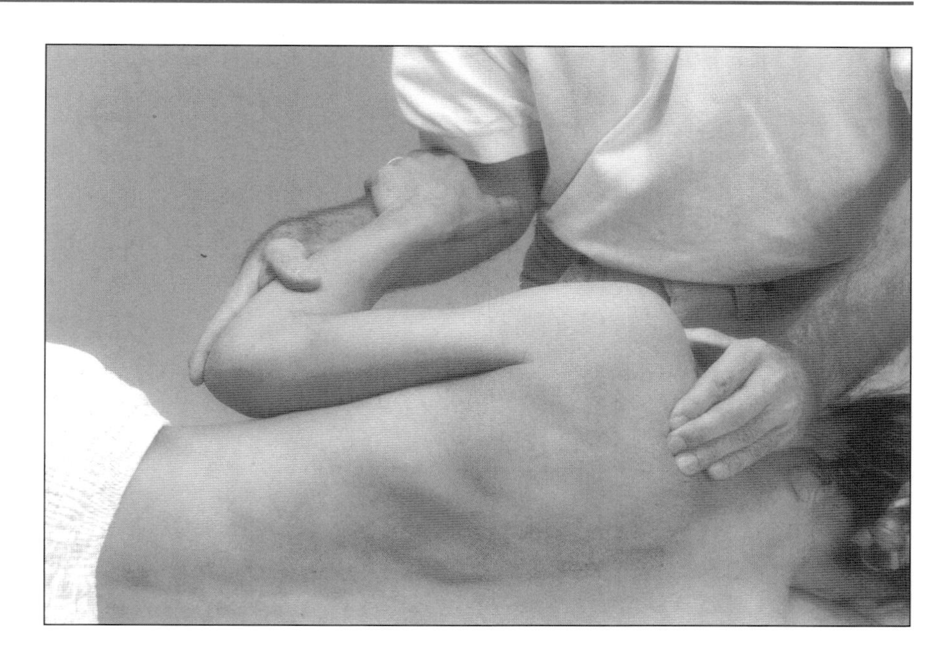

Endstellung

*Endstellung des Patienten:* Seitlage, Oberarm im Schultergelenk adduziert, Ellbogen 90° flektiert.

*Endstellung des Behandlers:* Stehend vor dem Patienten. Der Behandler umfaßt den Unterarm und den Ellenbogen des Patienten und hält den Oberarm des Patienten gegen den Thorax.

*Rückkehr zur Ausgangsstellung:* Nach der Verlängerung des Muskels wird der Kompressionsdruck der Kontakthand gelöst. Der Oberarm wird durch den Behandler passiv abduziert.

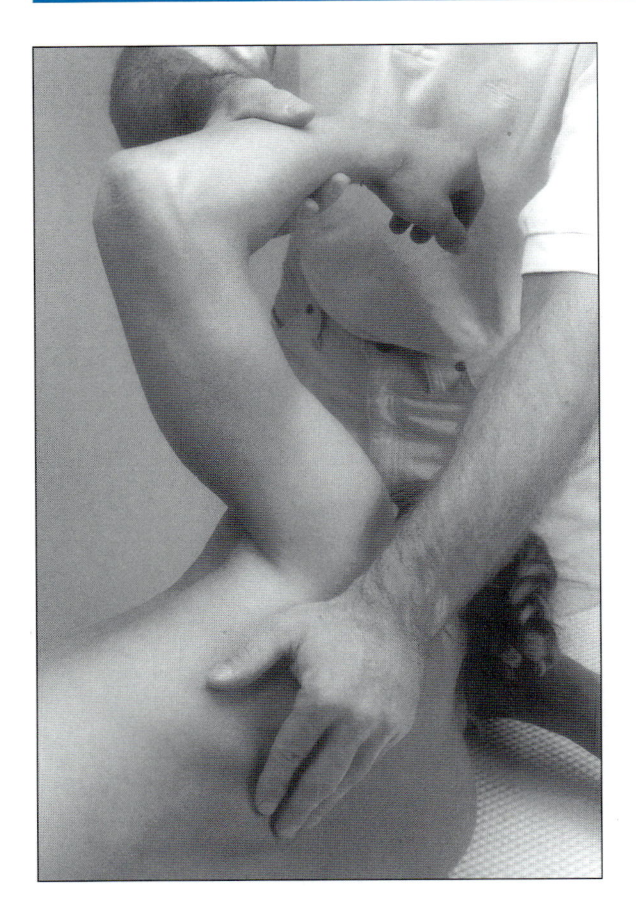

## Funktionsmassage des M. infraspinatus

Verlängerung des Muskels durch Innenrotation und horizontale Adduktion im Schultergelenk.

Ausgangsstellung

*Ausgangsstellung des Patienten:* Seitlage, Oberarm im Schultergelenk 90° abduziert und außenrotiert. Ellbogen 90° flektiert.

*Ausgangsstellung des Behandlers:* Stehend auf Höhe des Kopfes vor dem Patienten. Der Behandler umfaßt von unten den Unterarm des Patienten.

*Kontakt:* Der Handballen liegt flach auf dem M. infraspinatus.

*Behandlungsrichtung:* Parallel zur Faserrichtung des Muskels, hier von kranial lateral nach kaudal medial.

*Verlängerung des Muskels:* Innenrotation und horizontale Adduktion im Schultergelenk.

Während der Verlängerung des Muskels wird der Muskel gleichzeitig mit der Kontakthand komprimiert.

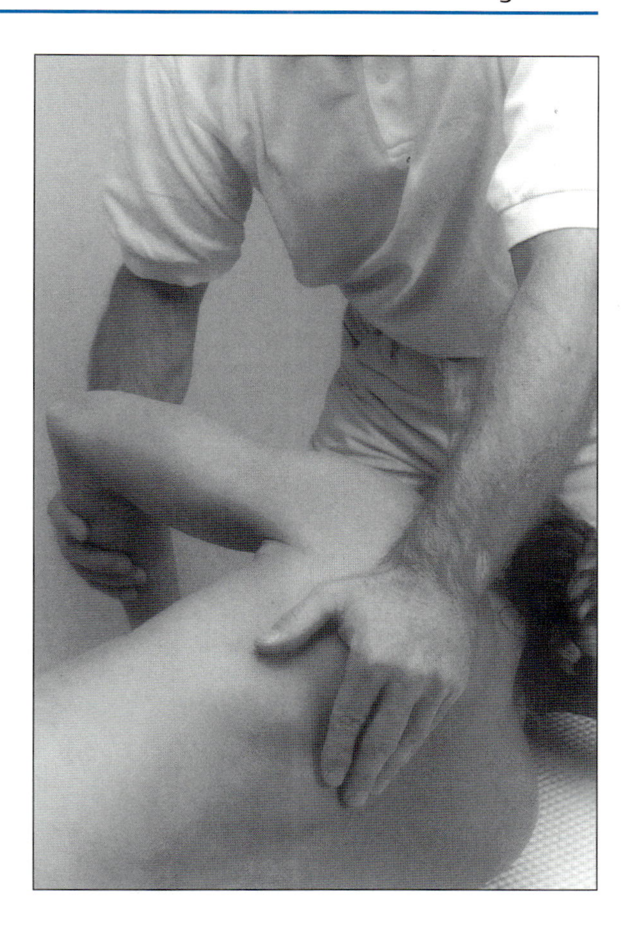
Endstellung

*Endstellung des Patienten:* Seitlage, Oberarm im Schultergelenk innenrotiert und horizontal adduziert. Ellbogen 90° flektiert.

*Endstellung des Behandlers:* Stehend auf Höhe des Kopfes vor dem Patienten. Der Behandler umfaßt von unten den Unterarm des Patienten und hält das Schultergelenk in Innenrotation und horizontaler Adduktion.

*Rückkehr zur Ausgangsstellung:* Nach der Verlängerung des Muskels wird der Kompressionsdruck der Kontakthand gelöst. Der Oberarm wird durch den Behandler passiv horizontal abduziert und außenrotiert.

## 2.1.4 Röntgenanatomie Schulter

**Schulter a.p.**

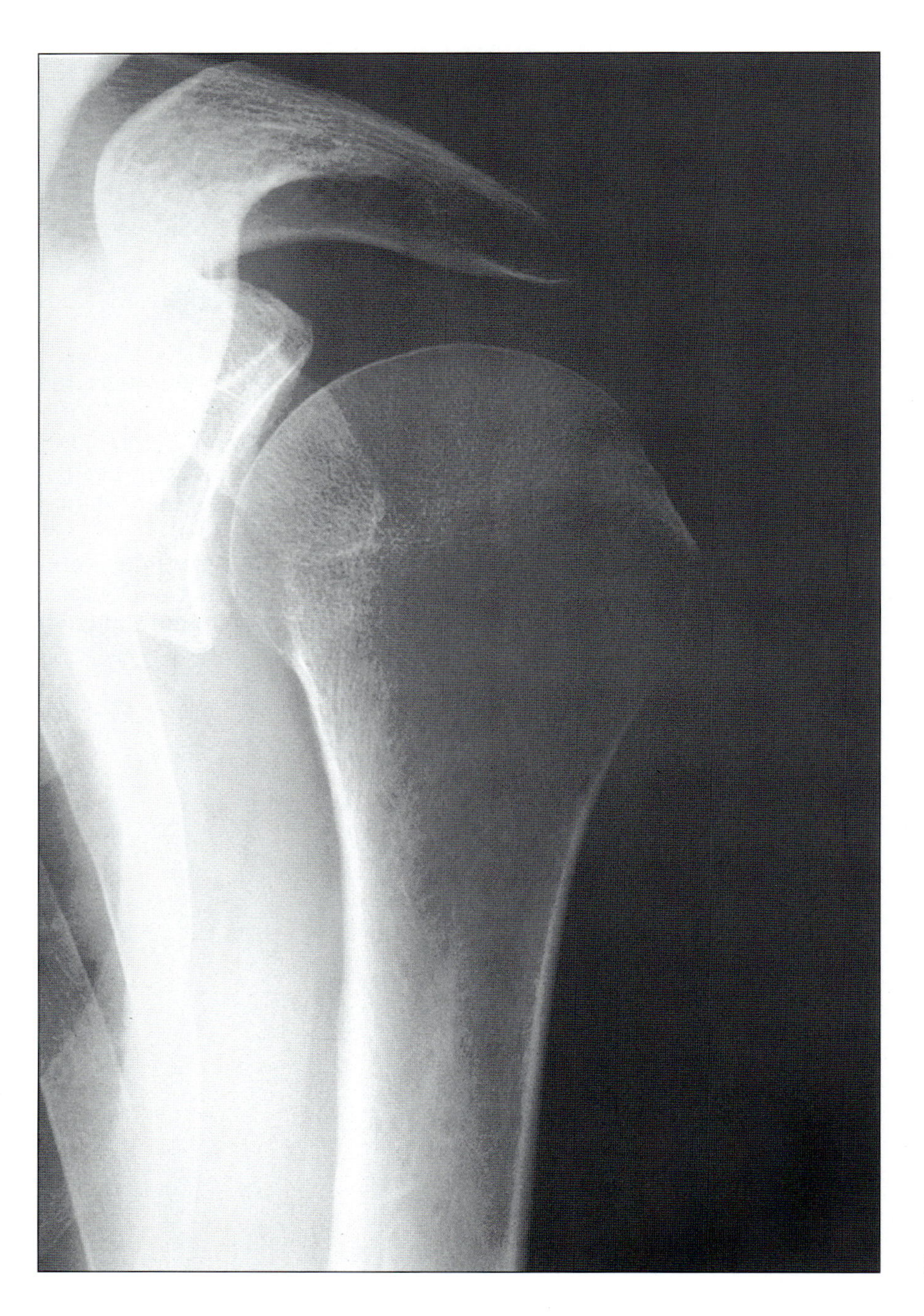

Nativröntgenbild

## Schulter a.p.

1 Humerus
2 Skapula
3 Klavikula
4 Caput humeri
5 Tuberculum majus
6 Tuberculum minus
7 Sulcus intertubercularis
8 Cavitas glenoidalis
9 Akromion
10 Processus coracoideus
11 Akromioklavikulargelenk
12 Costae

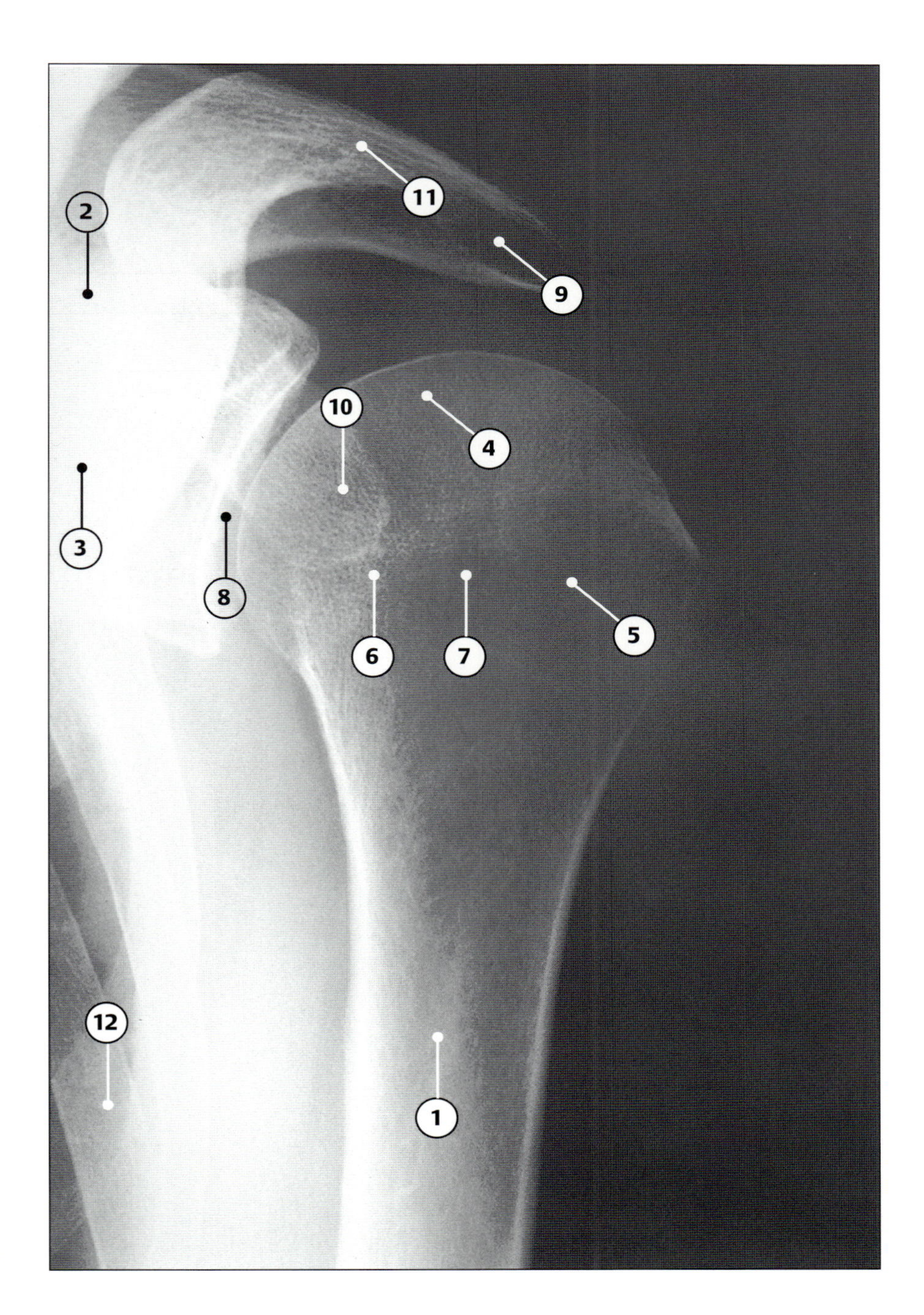


Nativröntgenbild

## Schulter a.p. in Außenrotation

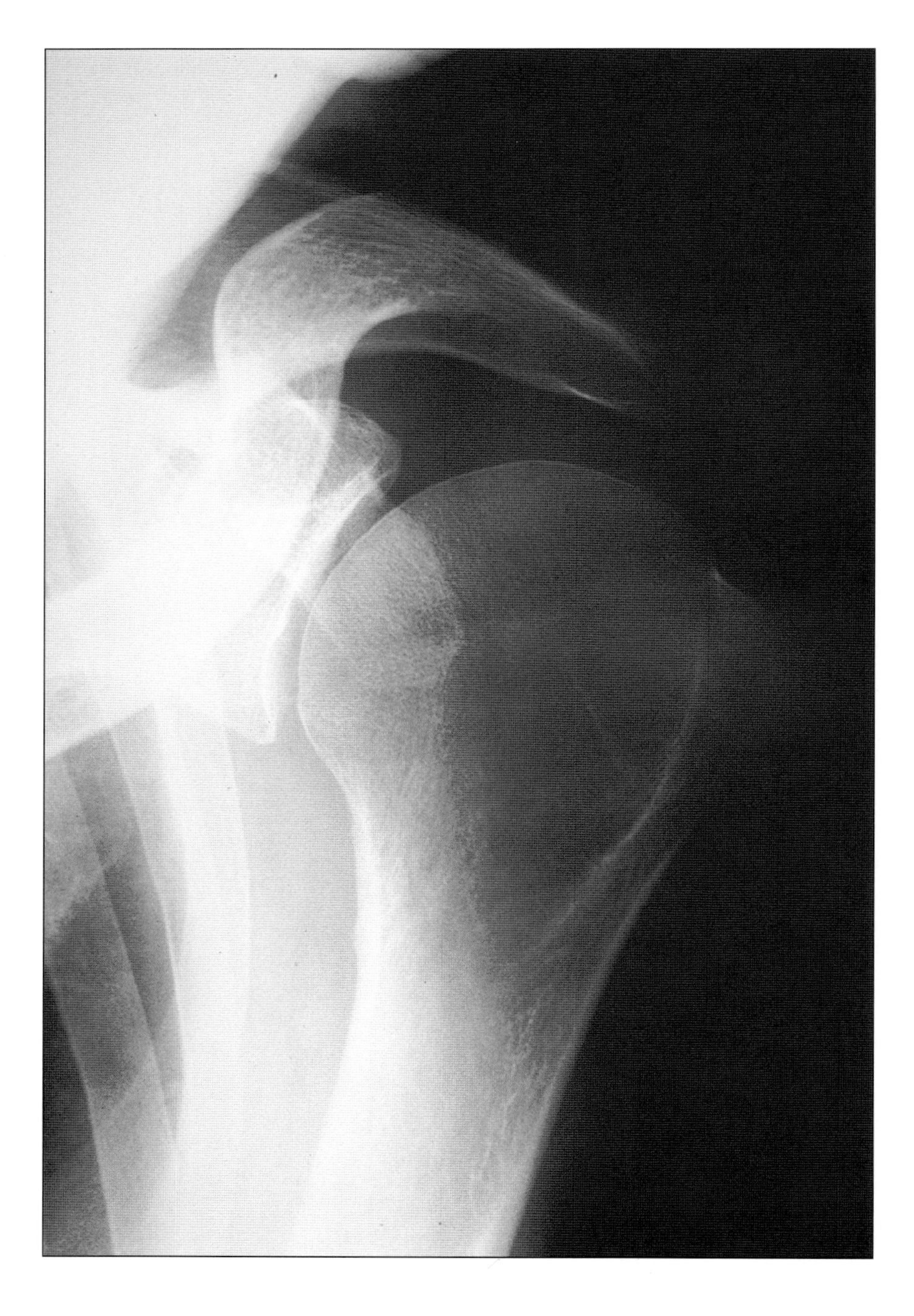

Nativröntgenbild

## Schulter a.p. in Außenrotation

1 Humerus
2 Skapula
3 Klavikula
4 Caput humeri
5 Tuberculum majus
6 Tuberculum minus
7 Sulcus intertubercularis
8 Cavitas glenoidalis
9 Akromion
10 Processus coracoideus
11 Akromioklavikulargelenk
12 Costae

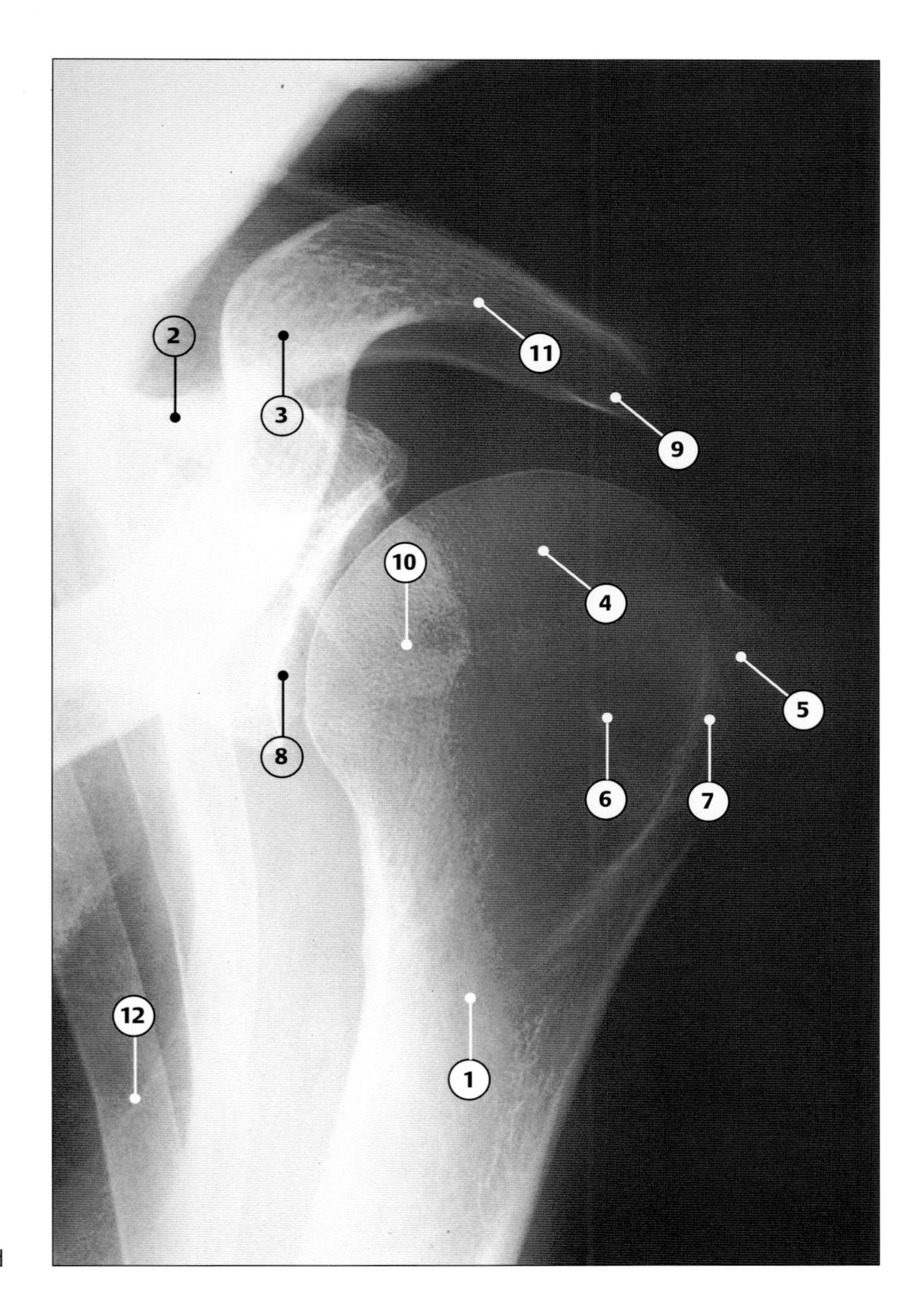


Nativröntgenbild

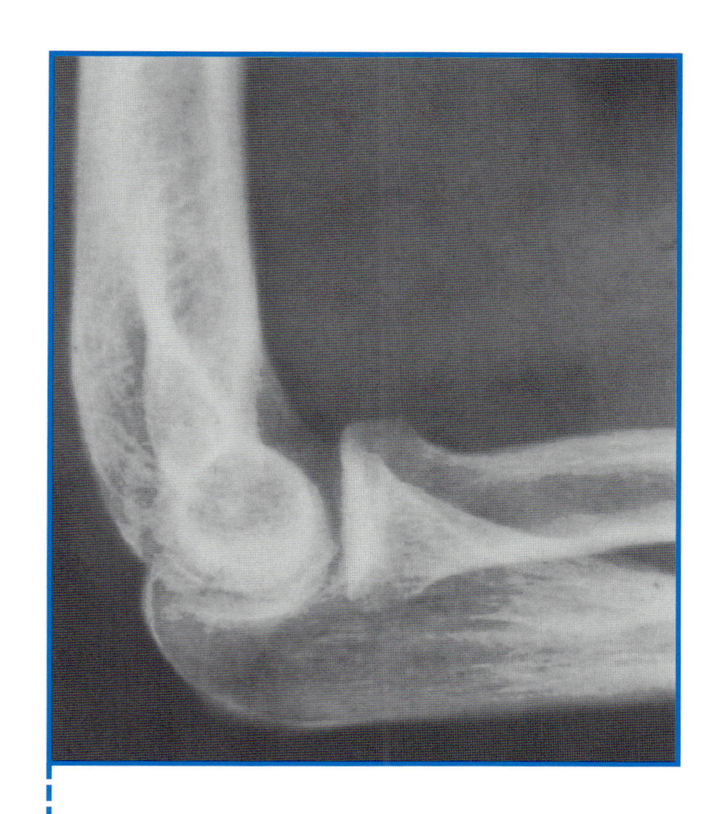

## 2.2 Ellbogen und Unterarm

# 2.2 Ellbogen und Unterarm

## 2.2.1 Übersicht: Anatomie und Funktion

Der Ellbogen ist die mechanische Verbindung zwischen Ober- und Unterarm. Durch ihn ist es möglich, die Hand näher zum Körper hin oder vom Körper weg zu bringen. Durch das Ellbogengelenk und die Unterarmgelenke ist es möglich, die Hand zum Mund zu führen.

### Ellbogengelenk

Das Ellbogengelenk, Articulatio cubiti, ist ein zusammengesetztes Gelenk, in dem das Humeroulnargelenk, das Humeroradialgelenk und das Radioulnargelenk von einer Gelenkkapsel umschlossen sind. Die Gelenkkapsel wird lateral durch die Ligg. collateralia radiale und ulnare und an der Ventralseite durch einen schräg von der Gegend des medialen Epicondylus zum Lig. anulare verlaufenden ligamentären Zügel verstärkt. Das Lig. anulare umfaßt schlingenartig das Caput radii und hält damit proximal den Radius und die Ulna zusammen. Artikulierende Flächen sind die Trochlea und das Capitulum humeri am Humerus, die Incisurae trochlearis und radialis ulnae an der Ulna sowie die Fovea und die Circumferentia articularis radii am Radius.

**Humeroulnargelenk**
Der Humerus bildet an seinem distalen Ende medial eine sanduhrförmige (sattelförmige) Gelenkfläche, die Trochlea humeri. Diese wird von der Gelenkfläche am proximalen Ende der Ulna, der Incisura trochlearis ulnae zangenartig umfaßt. Diese Gelenkfläche ist zu beiden Seiten eines längs der Ulna verlaufenden Firstes konkav. Dieser First paßt in die Einschnürung der sanduhrförmigen (sattelförmigen) Gelenkfläche der Trochlea humeri.

#### Anatomische Bewegungen
⇨ Flexion–Extension
Bei nicht maximal gestrecktem Ellbogen kann der Unterarm passiv etwas ab- und adduziert werden.

**Humeroradialgelenk**
Der Humerus bildet an seinem distalen Ende lateral eine kugelförmige Gelenkfläche, das Capitulum humeri. Dieses artikuliert mit der Fovea articularis radii, einer ovalen, konkaven Gelenkfläche am proximalen Ende des Radius.

#### Anatomische Bewegungen
⇨ Flexion–Extension
⇨ Abduktion–Adduktion
Bei nicht maximal gestrecktem Ellbogen kann der Unterarm passiv etwas ab- und adduziert werden.
⇨ Pronation–Supination.
Der Radius rotiert dabei um seine Längsachse.

**Proximales Radioulnargelenk**
Der Radius bildet an seinem proximalen Ende eine zylinderförmige Gelenkfläche, die Circumferentia articularis radii. Sie artikuliert mit der konkaven Incisura radialis ulnae, die distal radial an die Incisura trochlearis ulnae anschließt. Am Rand der Incisura radialis ulnae ist das ca. 1 cm breite Lig. anulare befestigt. Weiter distal verbindet die Membrana interossea den Radius und die Ulna.

#### Anatomische Bewegungen
⇨ Pronation–Supination.
Der Radius rotiert dabei um seine Längsachse. Diese Achse verläuft durch die beiden konvexen Gelenkpartner der beiden Radioulnargelenke.
⇨ Abduktion–Adduktion
Bei nicht maximal gestrecktem Ellbogen kann der Unterarm passiv etwas ab- und adduziert werden. Dabei gleitet der Radius im Verhältnis zur Ulna nach proximal bzw. nach distal.

**Distales Radioulnargelenk**
Die Ulna bildet an ihrem distalen Ende eine zylinderförmige Gelenkfläche, die Circumferentia articularis capitis ulnae. Sie artikuliert mit der konkaven Incisura ulnaris radii.

#### Anatomische Bewegungen
⇨ Pronation–Supination.
Der Radius rotiert dabei um die Ulna. Die Achse verläuft durch die konvexe Ulna.
⇨ Abduktion–Adduktion
Bei nicht maximal gestrecktem Ellbogen kann der Unterarm passiv etwas ab- und adduziert werden. Dabei gleitet der Radius im Verhältnis zur Ulna nach proximal bzw. distal.

## Muskeln und Innervation

| *Muskeln* | *Segment. Innervation* | *Nerven* | *Segment. Ursprung* |
|---|---|---|---|
| M. brachialis | C5-C6 | N. musculocutaneus | (C4)C5-C7 |
| M. biceps brachii | C5-C6 | N. musculocutaneus | (C4)C5-C7 |
| M. brachioradialis | C5-C6 | N. radialis | C5-C8, Th1 |
| M. supinator | C5-C6 | N. radialis | C5-C8, Th1 |
| M. extensor carpi rad. longus | C6-C7 | N. radialis | C5-C8, Th1 |
| M.pronator teres | C6-C7 | N. medianus | (C5) C6-C8, Th1 |
| M. flexor carpi radialis | C6-C7 | N. medianus | (C5) C6-C8, Th1 |
| M. extensor indicis | C6-C8 | N. radialis | C5-C8, Th1 |
| M. extensor digitorum | C6-C8 | N. radialis | C5-C8, Th1 |
| M. extensor digiti minimi | C6-C8 | N. radialis | C5-C8, Th1 |
| M. extensor carpi rad. brevis | C7 | N. radialis | C5-C8, Th1 |
| M. anconaeus | C7-C8 | N. radialis | C5-C8, Th1 |
| M. triceps brachii | C7-C8 | N. radialis | C5-C8, Th1 |
| M. extensor carpi ulnaris | C7-C8 | N. radialis | C5-C8, Th1 |
| M. abductor poll. longus | C7-C8 | N. radialis | C5-C8, Th1 |
| M. extensor poll. brevis | C7-C8 | N. radialis | C5-C8, Th1 |
| M. extensor poll. longus | C7-C8 | N. radialis | C5-C8, Th1 |
| M. flexor carpi ulnaris | C7-C8 | N. ulnaris | C7-C8, Th1 |
| M. flexor dig. superficialis | C7-C8, Th1 | N. medianus | (C5) C6-C8, Th1 |
| M. palmaris longus | C7-C8, Th1 | N. medianus | (C5) C6-C8, Th1 |

## 2.2.2 Oberflächenanatomie

### Dorsalseite

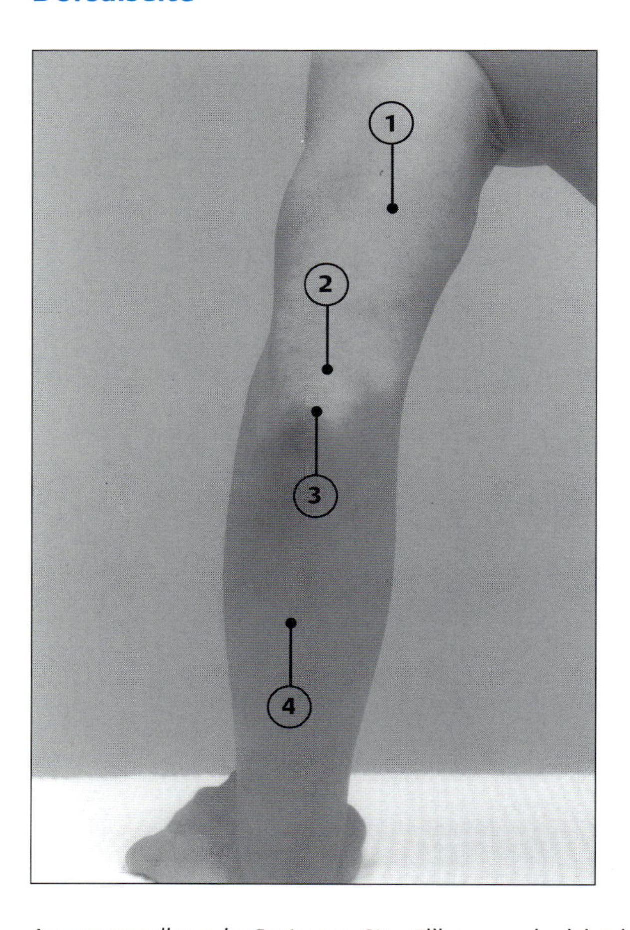


#### Knochen

1 Humerus
2 Fossa olecrani
3 Olekranon
4 Ulna

*Ausgangsstellung des Patienten:* Sitz, Ellbogengelenk leicht flektiert.
*Ausgangsstellung des Untersuchers:* Stehend hinter dem Patienten.

**1 Humerus**
Der Humerus kann von dorsal, dorsal lateral und dorsal medial durch den M. triceps brachii palpiert werden.

**2 Fossa olecrani**
Die Fossa olecrani kann bei leicht flektiertem Ellbogen und entspanntem M. triceps brachii in der Mitte des distalen dorsalen Endes des Humerus und medial und lateral des Olekranons als Grube palpiert werden. Bei extendiertem Ellbogengelenk wird die Fossa olecrani durch das Olekranon ausgefüllt.

**3 Olekranon**
Das prominente proximale dorsale Ende der Ulna kann bei extendiertem Ellbogen in der Fossa olecrani lokalisiert werden. Bei Ellbogenflexion bewegt sich das Olekranon nach distal, was wiederum den Zugang zur Fossa olecrani ermöglicht.

**4 Ulna**
Vom Olekranon aus kann die Ulna weiter nach distal verfolgt werden.

## Ligamente, Bursen, Nerven und Gefäße

1 Bursa olecrani
2 N. ulnaris

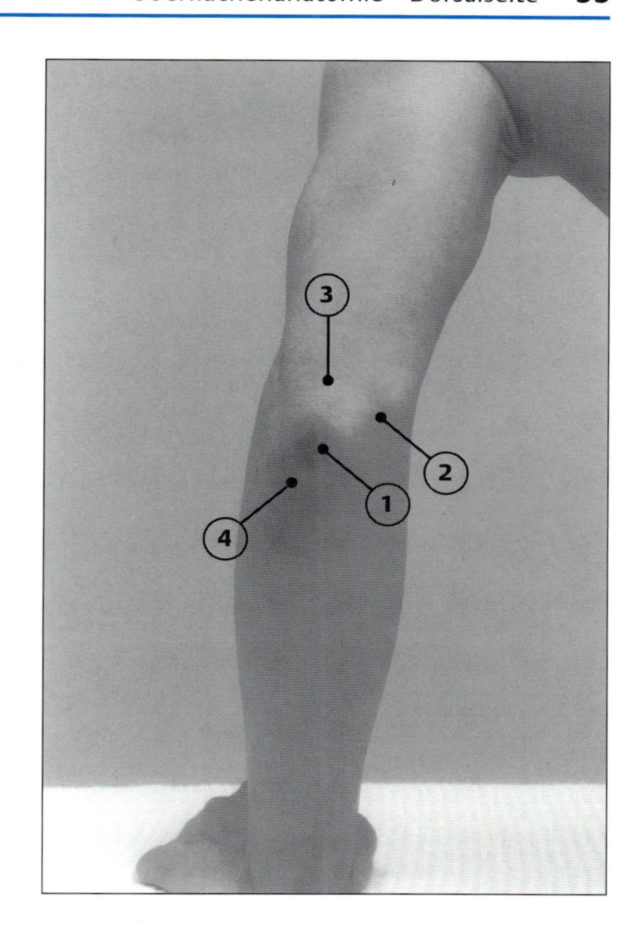


## Muskeln, Sehnen und Insertionen

3 Sehne und Insertion des M. triceps brachii
4 M. anconaeus

*Ausgangsstellung des Patienten:* Sitz, Ellbogengelenk leicht flektiert.
*Ausgangsstellung des Untersuchers:* Stehend hinter dem Patienten.

### 1 Bursa olecrani

Die subkutane Bursa olecrani bedeckt das Olekranon vollständig. Sie ermöglicht praktisch reibungsfreies Bewegen der Haut und der subkutanen Gewebe auf dem Olekranon. Charakteristisch bei der Palpation von Bursen ist das „glitschige" Palpationsgefühl.

### 2 N. ulnaris

*Leitstrukturen:* Epicondylus medialis humeri, Olekranon

*Verlauf:* Der N. ulnaris verläßt den Sulcus bicipitalis medialis oberhalb des Ellbogens und überquert das Ellenbogengelenk auf der Extensorenseite, hinter dem Epicondylus medialis humeri im Sulcus nervi ulnaris.

*Palpation:* Quer zum Verlauf im Sulcus nervi ulnaris sowie proximal und distal davon. Palpationsgefühl: „Spaghetti al dente".

### 3 Sehne und Insertion des M. triceps brachii

*Ursprung:* Tuberculum infraglenoidale scapulae

*Ansatz:* Olekranon ulnae.

*Kontraktion:* Extension im Ellbogengelenk.

*Schultergelenk:* Abhängig von der Ausgangsstellung Adduktion, Extension.

*Faserverlauf:* Vom Tuberculum infraglenoidale scapulae nach distal zum Olekranon ulnae.

*Palpation:* Mit den Fingerkuppen vom Muskelbauch bis zur distalen Insertion am Olekranon quer zum Faserverlauf der Sehne. Palpation in angespanntem und entspanntem Zustand.

### 4 M. anconaeus

*Ursprung:* Dorsale Fläche des Epicondylus lateralis und Lig. collaterale laterale.

*Ansatz:* Proximales Viertel der Dorsalseite der Ulna.

*Kontraktion:* Extension im Ellbogengelenk,spannt die Ellbogengelenkkapsel.

*Faserverlauf:* Von der dorsalen Fläche des Epicondylus lateralis und dem Lig. collaterale laterale nach distal medial zum proximalen Viertel der Dorsalseite der Ulna.

*Palpation:* Mit den Fingerkuppen quer zum Faserverlauf in angespanntem und entspanntem Zustand.

## Ventralseite

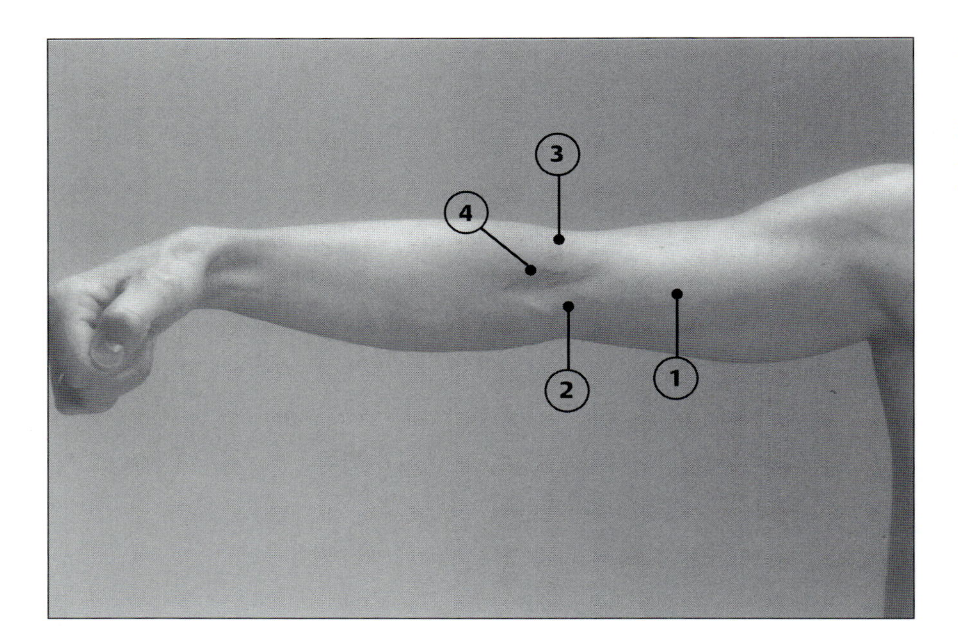


### Knochen

1 Humerus
2 Processus coronoideus ulnae
3 Caput radii
4 Tuberositas radii

*Ausgangsstellung des Patienten:* Sitz, Oberarm im Schultergelenk 90° abduziert.
*Ausgangsstellung des Untersuchers:* Stehend vor dem Patienten. Der Untersucher stützt den Arm des Patienten.

**1 Humerus**
Der Humerus kann lateral oder medial des M. biceps brachii in der Tiefe palpiert werden.

**2 Processus coronoideus ulnae**
Palpation bei leicht flektiertem Ellbogen auf Höhe der medialen Ellbogenhautfalte in mediale Richtung bis zur Sehne des M. biceps brachii. Von dort Palpation in die Tiefe bis zum Knochenkontakt mit der Trochlea humeri. Diese wird bei Extension des Ellbogengelenkes prominent. Der Processus coronoideus ulnae befindet sich bei extendiertem Ellbogengelenk distal der Trochlea humeri. Er bewegt sich bei Flexion des Ellbogengelenks nach proximal und überdeckt dann die Trochlea humeri.

**3 Caput radii**
Palpation vom Epicondylus lateralis in distale Richtung bis zum Gelenkspalt zwischen Capitulum humeri und Caput radii. Bei der Palpation über dem Gelenkspalt kann der Unterarm passiv pro- und supiniert werden. Dabei kann die Bewegung des Caput radii ertastet werden. Distal des Gelenkspaltes läßt sich von dorsal bis nach ventral das Caput radii mit seinem Wulst am proximalen Ende abgrenzen.

**4 Tuberositas radii**
Die Tuberositas radii kann bei gebeugtem Ellbogengelenk und supiniertem Unterarm mit entspannter Muskulatur ca. zwei Querfinger distal der Fossa cubiti im lateralen Drittel des Unterarmes palpiert werden. Durch Pronation des Unterarmes während der Palpation verschwindet die Tuberositas radii in der Tiefe zwischen Radius und Ulna und wird bei Supination wieder prominent.

## Ligamente, Bursen, Nerven und Gefäße

**1** A. brachialis
**2** N. medianus

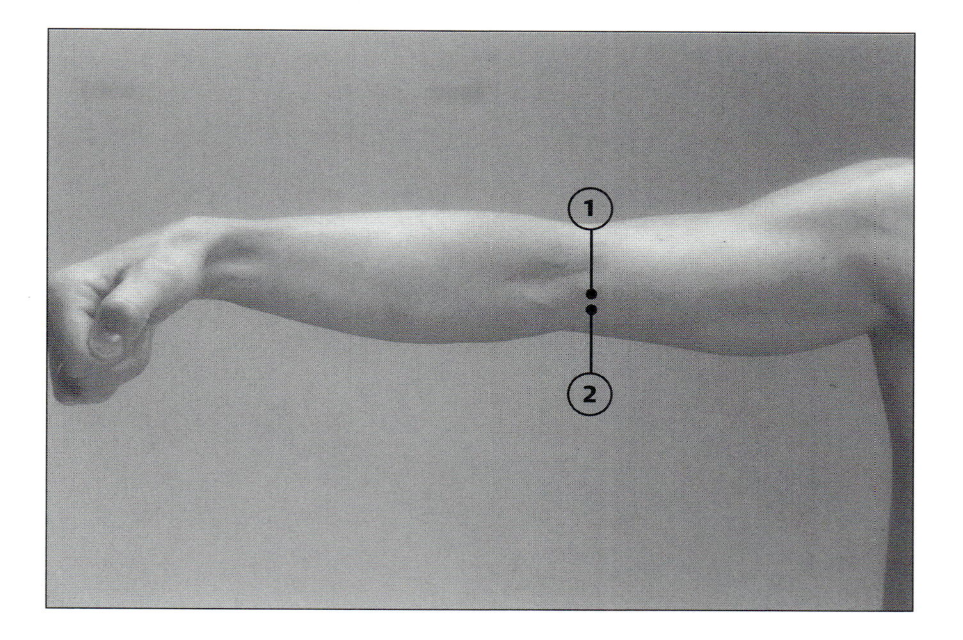


*Ausgangsstellung des Patienten:* Sitz, Oberarm im Schultergelenk 90° abduziert.
*Ausgangsstellung des Untersuchers:* Stehend vor dem Patienten. Der Untersucher stützt den Arm des Patienten.

### 1 A. brachialis

Es werden drei Fingerkuppen direkt proximal der Ellenbogenhautfalte medial und entlang der Sehne des M. biceps femoris und des Lacertus fibrosus plaziert. Die Sehne und der Lacertus werden etwas nach medial verschoben. In der Tiefe ist der Puls der A. brachialis zu fühlen.

### 2 N. medianus

*Leitstrukturen:* Sehne des M. biceps brachii, A. brachialis.

*Verlauf:* Medial der und parallel zur A. brachialis. Distal der Fossa cubitalis verläuft der N. medianus zwischen den beiden Köpfen des M. pronator teres.

*Palpation:* Auffinden des Pulses der A. brachialis. Medial davon wird der Nerv gegen den Humerus gedrückt. Palpation quer zum Verlauf.
Palpationsgefühl: „Spaghetti al dente“.

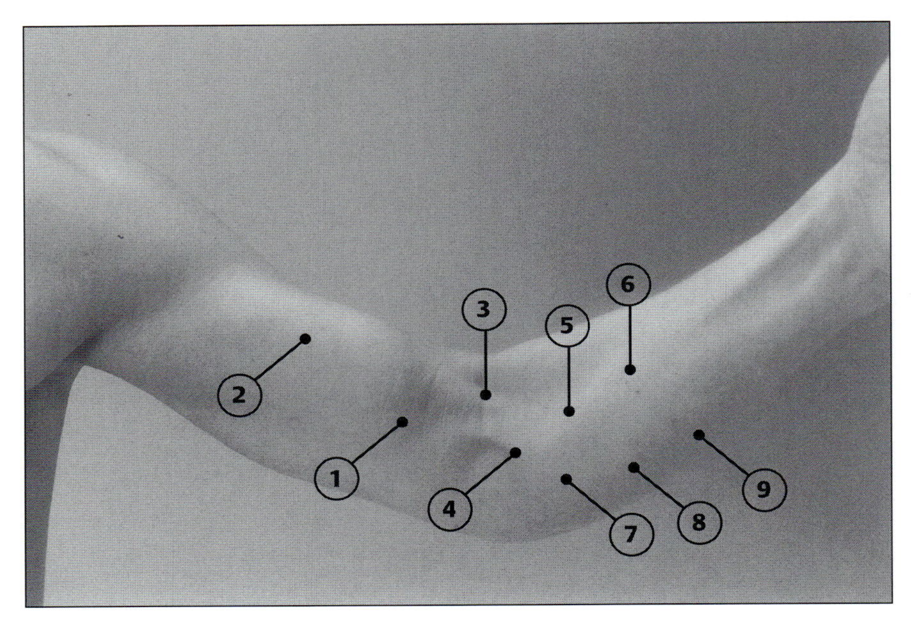


## Muskeln, Sehnen und Insertionen

**1** M. brachialis
**2** M. biceps brachii
**3** Sehne des M. biceps brachii
**4** Lacertus fibrosus (Aponeurosis M. bicipitis brachii)
**5** M. pronator teres
**6** M. flexor carpi radialis
**7** M. palmaris longus (kann fehlen)
**8** M. flexor digitorum superficialis
**9** M. flexor carpi ulnaris

*Ausgangsstellung des Patienten:* Sitz, Oberarm im Schultergelenk 90° abduziert. Das Ellbogengelenk ist leicht flektiert.
*Ausgangsstellung des Untersuchers:* Stehend vor oder neben dem Patienten. Der Untersucher stützt den Arm des Patienten.

### 1 M. brachialis

*Ursprung:* Distale Hälfte der Vorderfläche des Humerus und Septa intermuscularia.
*Ansatz:* Tuberositas ulnae und ventrale Gelenkkapsel als M. articularis.
*Kontraktion:* Flexion im Ellbogengelenk, spannt die ventrale Ellbogengelenkkapsel.
*Faserverlauf:* Von der distalen Hälfte der Vorderfläche des Humerus und den Septa intermuscularia nach distal zur Tuberositas ulnae und der ventralen Gelenkkapsel.
*Palpation:* Mit den Fingerkuppen von medial und lateral her unter dem M. biceps brachii quer zum Faserverlauf in angespanntem und entspanntem Zustand.

### 2 M. biceps brachii

*Ursprung:* Caput longum: Tuberculum supraglenoidale, Caput breve: Processus coracoideus.
*Ansatz:* Tuberositas radii und oberflächliche Unterarmfaszie via Aponeurosis M. bicipitis brachii (Lacertus fibrosus).
*Kontraktion:* Schultergelenk: Caput longum: Flexion, Abduktion, Innenrotation. Caput breve: Flexion, Adduktion, Innenrotation. Ellbogengelenk: Flexion, Supination des Unterarmes.
*Faserverlauf:* Caput longum: Vom Tuberculum supraglenoidale nach lateral und leicht ventral, Umlenkung nach ventral und distal durch das Tuberculum minus, weiter durch den Sulcus intertubercularis. Caput breve: Vom Processus coracoideus nach distal lateral. Die beiden Köpfe vereinigen sich auf Höhe der Tuberositas deltoidea. Weiterer Verlauf als M. biceps brachii zum Ellbogen, dort Aufteilung in zwei Endsehnen: Zur Tuberositas radii und zur oberflächlichen Unterarmfaszie an der ulnaren Seite als Aponeurosis M. bicipitis brachii (Lacertus fibrosus).
*Palpation:* Mit Pinzettengriff quer zum Faserverlauf in angespanntem und entspanntem Zustand.

### 3 Sehne des M. biceps brachii

*Ursprung:* Tuberositas radii.
*Ansatz:* M. biceps brachii.
*Kontraktion:* Ellbogengelenk: Flexion, Supination des Unterarmes.
*Faserverlauf:* Von der Tuberositas radii nach proximal zum M. biceps brachii.
*Palpation:* Mit Pinzettengriff und mit den Fingerkuppen quer zum Faserverlauf in angespanntem und entspanntem Zustand. Der distale Teil der Sehne ist schwierig zu ertasten.

### 4 Lacertus fibrosus, Aponeurosis des M. biceps brachii

*Ursprung:* Oberflächliche Unterarmfaszie.
*Ansatz:* Proximaler Anteil der distalen Sehne des M. biceps brachii.
*Kontraktion:* Ellbogengelenk: Flexion, Supination des Unterarmes.
*Faserverlauf:* Von der oberflächlichen Unterarmfaszie nach proximal lateral zur Sehne des M. biceps brachii
*Palpation:* Mit Pinzettengriff und mit den Fingerkuppen quer zum Faserverlauf in ange-

spanntem und entspanntem Zustand medial der Bizepssehne.

**5 M. pronator teres**

*Ursprung:* Caput humerale: Epicondylus medialis humeri. Caput ulnare: Processus coronoideus ulnae.
*Ansatz:* In der Mitte der Facies lateralis radii.
*Kontraktion:* Pronation des Unterarmes, Flexion des Ellbogengelenks.
*Faserverlauf:* Als am weitesten radial gelegener Muskel der oberflächlichen Schicht der Unterarmmuskulatur (auf der Flexorenseite) vom Epicondylus medialis humeri und dem Processus coronoideus ulnae nach distal-radial zur Mitte des Radius.
*Palpation:* Mit den Fingerkuppen quer zum Faserverlauf in angespanntem und entspanntem Zustand.

**6 M. flexor carpi radialis**

*Ursprung:* Epicondylus medialis humeri und oberflächliche Unterarmfaszie.
*Ansatz:* Palmarfläche der Basis des Os metacarpale II.
*Kontraktion:* Handgelenk: Flexion und Radialduktion. Ellbogengelenk: Flexion und Pronation.
*Faserverlauf:* Vom Epicondylus medialis humeri auf der ulnaren Seite des M. pronator teres zur Palmarfläche der Basis des Os metacarpale II. Der Muskel-Sehnenübergang liegt ca. in der Mitte des Unterarmes.
*Palpation:* Mit den Fingerkuppen quer zum Faserverlauf in angespanntem und entspanntem Zustand.

**7 M. palmaris longus (kann fehlen)**

*Ursprung:* Epicondylus medialis humeri.
*Ansatz:* Palmaraponeurose der Hand.
*Kontraktion:* Handgelenk: Flexion, Spannen der Palmaraponeurose. Ellbogengelenk: Flexion und Pronation.
*Faserverlauf:* Ulnar des M. flexor carpi radialis vom Epicondylus medialis humeri zur Palmaraponeurose der Hand, wobei der Muskel-Sehnenübergang ca. im oberen Drittel des Unterarmes liegt.
*Palpation:* Mit den Fingerkuppen quer zum Faserverlauf in angespanntem und entspanntem Zustand.

**8 M. flexor digitorum superficialis**

*Ursprung:* Caput humerale: Epicondylus medialis humeri. Caput ulnare: Processus coronoideus ulnae. Caput radiale: Vorderfläche des mittleren Drittels des Radius
*Ansatz:* Seitliche Knochenleisten in der Mitte der Mittelphalangen des 2.–5. Fingers.
*Kontraktion:* Proximale Interphalangealgelenke 2–5, Metacarpophalangealgelenke 2–5, Handgelenk, Ellbogengelenk: Flexion, aktive Insuffizienz als Fingerbeuger bei maximal gebeugtem Handgelenk.
*Faserverlauf:* Vom Epicondylus medialis humeri, dem Processus coronoideus ulnae und dem Radius nach distal, mit seiner Sehne durch den Karpaltunnel, weiter zu den Mittelphalangen des 2.–5. Fingers. Der Muskel-Sehnenübergang befindet sich im distalen Drittel des Unterarmes.
*Palpation:* Mit den Fingerkuppen quer zum Faserverlauf in angespanntem und entspanntem Zustand zwischen dem M. flexor carpi radialis und dem M. flexor carpi ulnaris.

**9 M. flexor carpi ulnaris**

*Ursprung:* Caput humerale: Epicondylus medialis humeri. Caput ulnare: Olekranon und obere zwei Drittel der Margo posterior ulnae.
*Ansatz:* Os pisiforme, weiter als Lig. pisohamatum zum Os hamatum und als Lig. pisometacarpeum zum Os metacarpale 5 .
*Kontraktion:* Flexion und Ulnarduktion des Handgelenks.
*Faserverlauf:* Vom Epicondylus medialis humeri und dem Olekranon nach distal zum Os pisiforme. Von dort weiter nach distal und radial als Lig. pisohamatum zum Os hamatum und nach distal als Lig. pisometacarpeum zum Os metacarpale 5. Der Muskel-Sehnenübergang befindet sich in der Mitte des Unterarmes.
*Palpation:* Mit den Fingerkuppen quer zum Faserverlauf in angespanntem und entspanntem Zustand.

## Medialseite

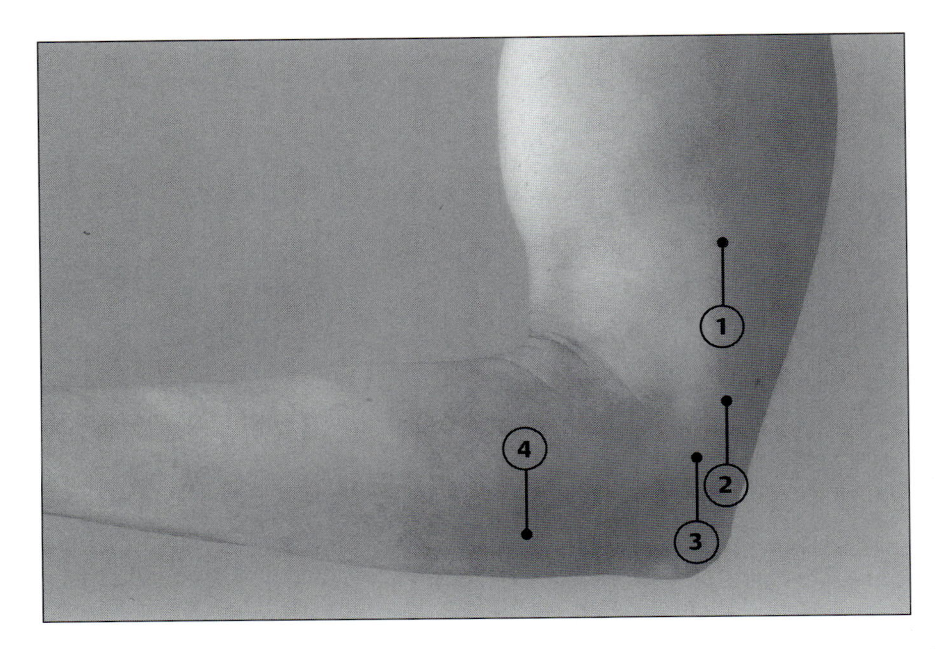


### Knochen

1 Humerus
2 Crista supracondylaris medialis humeri
3 Epicondylus medialis humeri
4 Ulna

*Ausgangsstellung des Patienten:* Sitz, Oberarm im Schultergelenk außenrotiert und leicht abduziert. Das Ellbogengelenk ist 90° flektiert.
*Ausgangsstellung des Untersuchers:* Stehend neben oder hinter dem Patienten. Der Untersucher hält den Unterarm des Patienten.

**1 Humerus**
Der Humerus kann von medial her zwischen der Beuge- und Streckmuskulatur des Oberarmes palpiert werden. Es ist dabei auf die Schonung des neurovaskulären Bündels zu achten, welches ventral medial parallel zum Humerus verläuft.

**2 Crista supracondylaris medialis humeri**
Im distalsten Teil des Humerus kann die vom Humerusschaft bis zum Epicondylus medialis verlaufende Crista supracondylaris medialis humeri als Knochenleiste quer zu ihrem Verlauf palpiert werden.

**3 Epicondylus medialis humeri**
Am distalen Ende der Crista supracondylaris medialis humeri befindet sich ein prominenter Knochenvorsprung, der Epicondylus medialis humeri.

**4 Ulna**
Die Ulna, deren Medial- und Dorsalfläche direkt unter der Haut liegen, kann vom Olekranon bis zum Processus styloideus ulnae gut palpiert werden.

## Ligamente, Bursen, Nerven und Gefäße

1 Lig. collaterale mediale
2 A. brachialis
3 N. medianus
4 N. ulnaris

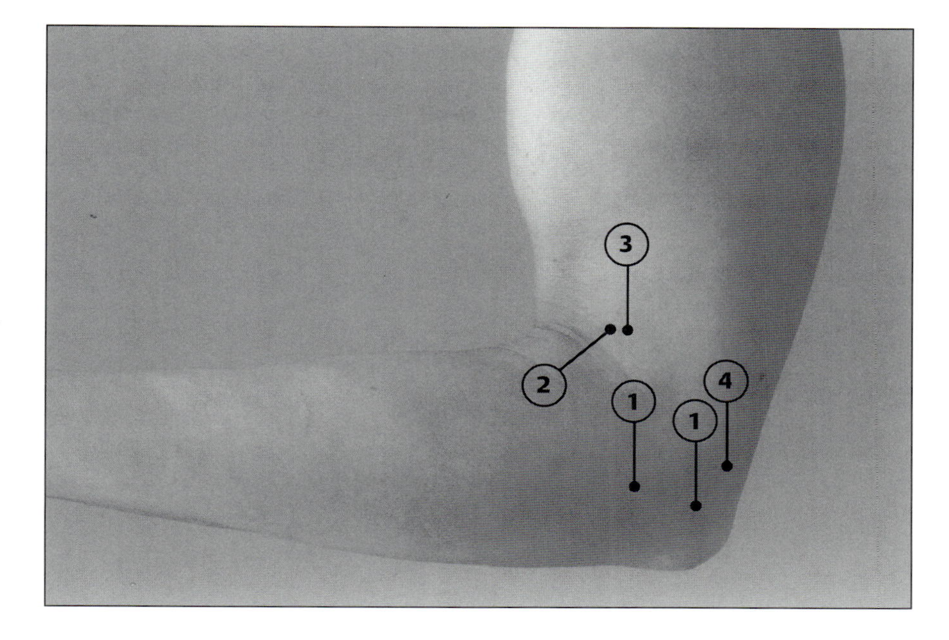


*Ausgangsstellung des Patienten:* Sitz, Oberarm im Schultergelenk außenrotiert und leicht abduziert. Das Ellbogengelenk ist 90° flektiert.
*Ausgangsstellung des Untersuchers:* Stehend neben oder hinter dem Patienten. Der Untersucher hält den Unterarm des Patienten.

### 1 Lig. collaterale mediale

*Ursprung:* Epicondylus medialis humeri.
*Ansatz:* Tiefer Teil: Processus coronoideus ulnae. Oberflächlicher Teil: Rand des Olekranon.
*Anspannung:* Passive Valgisierung im Ellbogengelenk in leichter Flexionsstellung.
*Faserverlauf:* Vom Epicondylus medialis humeri nach distal-ventral zum Processus coronoideus ulnae und nach distal dorsal zum Rand des Olekranon.
*Palpation:* Quer zum Faserverlauf des Ligaments. Bei der Valgisierung des Ellbogengelenkes kann die Anspannung des Ligaments gespürt werden.

### 2 A. brachialis

*Leitstrukturen:* Medialer Rand des distalen Teils des M. biceps brachii und dessen Sehne sowie der Lacertus fibrosus.
*Verlauf:* Dem medialen Rand des M. biceps brachii und dessen Sehne entlang nach distal, unterkreuzt den Lacertus fibrosus. Aufteilung in A. radialis, A. recurrens radialis, A. interossea communis und A. ulnaris.
*Palpation:* Das Gefäß wird direkt oberhalb des Lacertus fibrosus, am medialen Rand des M. biceps brachii nach dorsal lateral gegen den Humerus gebracht. Durch die Abstützung der Arterie gegen den Knochen kann der Puls leichter gespürt werden. Palpation mit drei Fingerkuppen nebeneinander im Verlauf der Arterie.

### 3 N. medianus

*Leitstrukturen:* Sehne des M. biceps brachii, A. brachialis.
*Verlauf:* Medial der und parallel zur A. brachialis. Distal der Fossa cubitalis verläuft der N. medianus zwischen den beiden Köpfen des M. pronator teres.
*Palpation:* Auffinden des Pulses der A. brachialis. Medial davon wird der Nerv gegen den Humerus gedrückt. Palpation quer zum Verlauf.
Palpationsgefühl: „Spaghetti al dente".

### 4 N. ulnaris

*Leitstrukturen:* Epicondylus medialis humeri, Olekranon.
*Verlauf:* Der N. ulnaris verläßt den Sulcus bicipitalis medialis oberhalb des Ellbogens und überquert das Ellenbogengelenk auf der Extensorenseite, hinter dem Epicondylus medialis humeri im Sulcus nervi ulnaris. Von dort verläuft er zwischen den beiden Köpfen des M. flexor carpi ulnaris zur Beugeseite des Unterarmes.
*Palpation:* Quer zum Verlauf im Sulcus nervi ulnaris sowie proximal und distal davon.
Palpationsgefühl: „Spaghetti al dente".

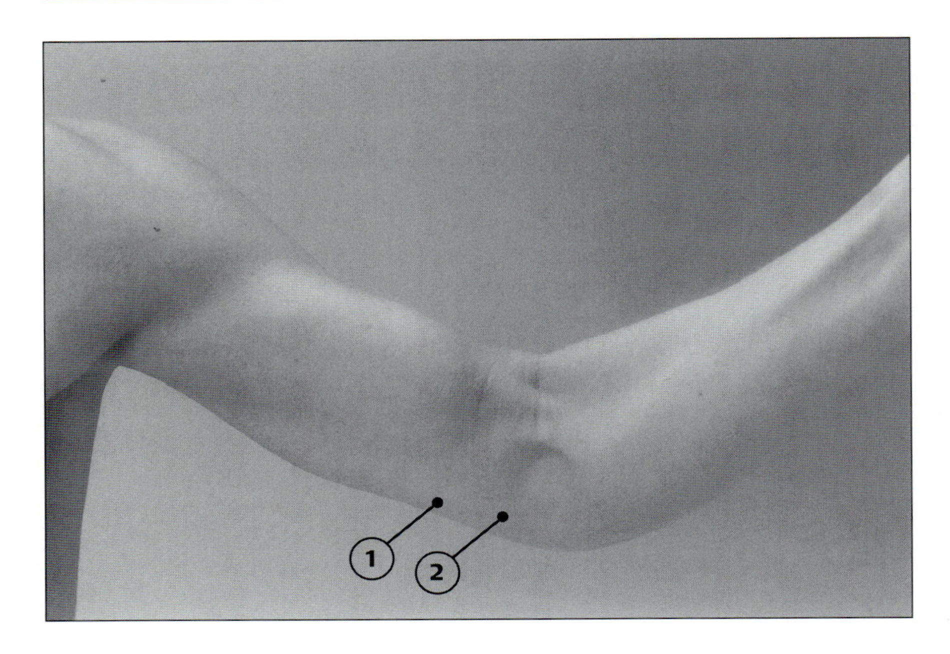


## Muskeln, Sehnen und Insertionen

1 M. triceps brachii, caput mediale
2 Vom Epicondylus medialis humeri:
- M. pronator teres
- M. flexor carpi radialis
- M. palmaris longus
- M. flexor dig. superficialis
- M. flexor carpi ulnaris

*Ausgangsstellung des Patienten:* Sitz, Oberarm im Schultergelenk außenrotiert und leicht abduziert. Das Ellbogengelenk ist 90° flektiert.
*Ausgangsstellung des Untersuchers:* Stehend neben oder hinter dem Patienten. Der Untersucher hält den Unterarm des Patienten.

### 1 M. triceps brachii, caput mediale

*Ursprung:* Dorsale Humerusfläche und Septum intermusculare mediale und laterale, distal des Sulcus nervi radialis.
*Ansatz:* Olekranon und Hinterwand der Kapsel des Ellbogengelenks.
*Kontraktion:* Extension des Ellbogengelenks.
*Faserverlauf:* Von der dorsalen Humerusfläche nach distal zum Olekranon.
*Palpation:* Distal medial des Caput longum, mit den Fingerkuppen quer zum Faserverlauf in angespanntem und entspanntem Zustand.

### 2 Vom Epicondylus medialis humeri

Palpation des Epicondylus medialis humeri. Distal davon lassen sich die am Epicondylus medialis humeri inserierenden Muskeln durch möglichst isolierte Anspannung der einzelnen Muskeln palpatorisch differenzieren. Von radial nach ulnar finden sich: M. pronator teres, M. flexor carpi radialis, M. palmaris, M. flexor digitorum superficialis, M. flexor carpi ulnaris.

## Lateralseite

### Knochen

1 Humerus
2 Crista supracondylaris lateralis humeri
3 Epicondylus lateralis humeri
4 Capitulum humeri
5 Gelenkspalt des Humeroradialgelenks
6 Caput radii
7 Radius

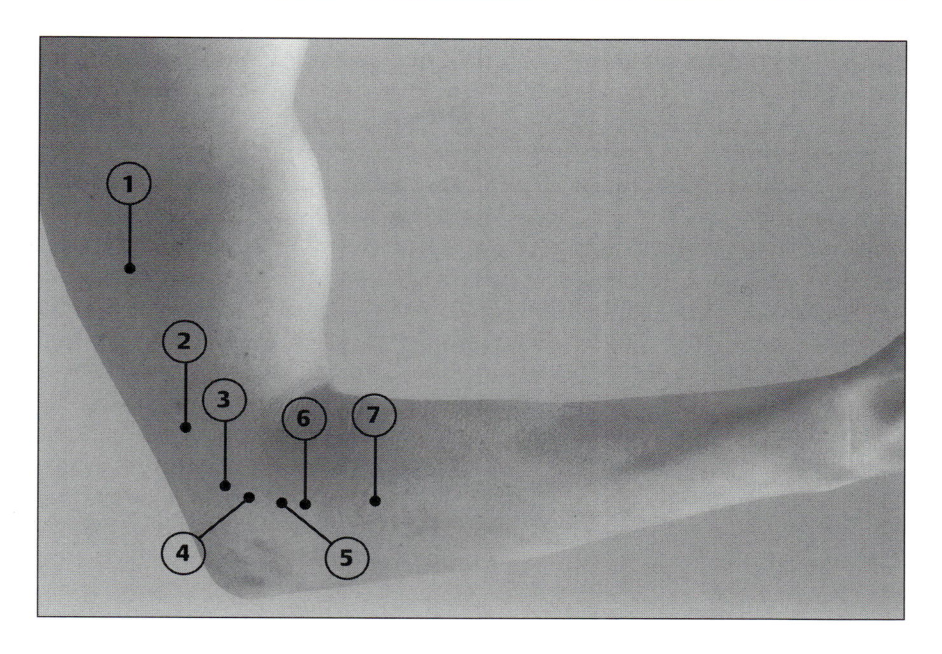


*Ausgangsstellung des Patienten:* Sitz, Oberarm im Schultergelenk außenrotiert und leicht abduziert. Das Ellbogengelenk ist 90° flektiert.
*Ausgangsstellung des Untersuchers:* Stehend neben oder vor dem Patienten. Der Untersucher hält den Unterarm des Patienten.

**1 Humerus**
Die distale Hälfte des Humerus kann von lateral her zwischen der Beuge- und Streckmuskulatur des Oberarmes palpiert werden.
In der oberen Hälfte ist der Humerus durch den M. deltoideus bedeckt und deshalb der Palpation weniger leicht zugänglich.

**2 Crista supracondylaris lateralis humeri**
Im distalen Drittel des Humerus kann die vom Humerusschaft bis zum Epicondylus lateralis verlaufende Crista supracondylaris lateralis humeri als Knochenleiste quer zu ihrem Verlauf palpiert werden.

**3 Epicondylus lateralis humeri**
Am distalen Ende der Crista supracondylaris lateralis humeri befindet sich ein prominenter Knochenvorsprung, der Epicondylus lateralis humeri.

**4 Capitulum humeri**
Anterior und distal des Epicondylus lateralis humeri befindet sich das Capitulum humeri. Dessen konvexe Gelenkfläche kann bei maximal flektiertem Ellbogengelenk proximal des Caput radii palpiert werden. Der laterale Anteil des Capitulum humeri kann distal ventral des Epicondylus lateralis humeri palpiert werden.

**5 Gelenkspalt des Humeroradialgelenks**
Der Gelenkspalt des Humeroradialgelenks kann am besten von posterolateral zwischen Capitulum humeri und Caput radii palpiert werden. An der lateralen Seite wird der Gelenkspalt durch das Lig. collaterale laterale und die Handgelenksextensoren bedeckt und ist weniger deutlich zu spüren.

**6 Caput radii**
Distal des Gelenkspaltes des Humeroradialgelenks kann das proximale Ende des Radius, das Caput radii, palpiert werden. Dessen posteriorer und lateraler Anteil kann besonders gut palpiert werden. Der anteriore Anteil ist durch die Handgelenksextensoren bedeckt und kann deshalb weniger gut palpiert werden. Pro- und Supinationsbewegungen des Unterarmes erleichtern das Auffinden des Caput radii.

**7 Radius**
Der Radius ist im oberen Drittel des Unterarmes nur durch die Handgelenk- und Fingerextensoren hindurch zu palpieren. In den unteren zwei Dritteln des Unterarmes ist der radiale Rand des Radius bis zu seinem distalen Ende, dem Processus styloideus radii, direkt unter der Haut gut zu palpieren.

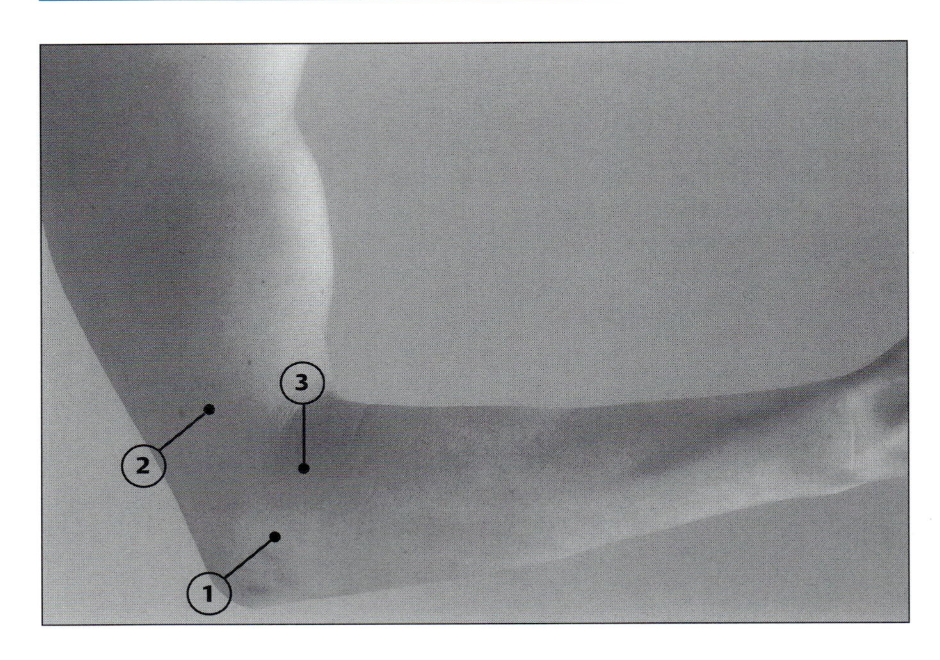


## Ligamente, Bursen, Nerven und Gefäße

**1** Lig. collaterale laterale
**2** N. radialis
**3** Ramus superficialis des N. radialis zwischen der Sehne des M. biceps brachii und dem M. brachioradialis

*Ausgangsstellung des Patienten:* Sitz, Oberarm im Schultergelenk außenrotiert und leicht abduziert. Das Ellbogengelenk ist 90° flektiert.
*Ausgangsstellung des Untersuchers:* Stehend neben oder vor dem Patienten. Der Untersucher hält den Unterarm des Patienten.

### 1 Lig. collaterale laterale

*Ursprung:* Epicondylus lateralis humeri
*Ansatz:* Lig. anulare, via Lig. anulare zur Ulna
*Anspannung:* Passive Varisierung im Ellbogengelenk in leichter Flexionsstellung.
*Faserverlauf:* Vom Epicondylus lateralis humeri nach anteromedial zum Lig. anulare.
*Palpation:* Quer zum Faserverlauf des Ligaments. Bei der Varisierung des Ellbogengelenkes kann die Anspannung des Ligaments gespürt werden.

### 2 N. radialis

*Leitstruktur:* Sulcus nervi radialis am Humerus
*Verlauf:* Vom Sulcus nervi radialis nach distal zur Ventralseite des Humerus. Proximal des Epicondylus lateralis humeri verläuft der N. radialis zwischen dem M. brachialis und dem M. brachioradialis und dem M. extensor carpi radialis longus.
*Palpation:* Auffinden des Sulcus nervi radialis an der Lateralseite des Humerus. Von dort Palpation entlang dem N. radialis in distale-anteriore Richtung, quer zum Verlauf des Nerven.
Palpationsgefühl: „Spaghetti al dente“.

### 3 Ramus superficialis des N. radialis

*Leitstrukturen:* Sehne des M. biceps brachii und M. brachioradialis
*Verlauf:* Lateral der Sehne des M. biceps brachii, der anteromedialen Fläche des M. brachioradialis entlang.
*Palpation:* Auffinden der Sehne des M. biceps brachii. Lateral davon und medial des M. brachioradialis mit den Fingerkuppen in Richtung Radius in die Tiefe palpieren. Palpation entlang des Nerven nach distal, quer zu seinem Verlauf.
Palpationsgefühl: „Spaghetti al dente“.

## Muskeln, Sehnen und Insertionen

Ursprung von der Crista supracondylaris:
1 M. brachioradialis
2 M. extensor carpi radialis longus

Ursprung vom Epicondylus lateralis humeri:
3 M. extensor carpi radialis brevis
4 M. extensor digitorum
5 M. extensor digiti minimi
6 M. extensor carpi ulnaris
7 M. supinator

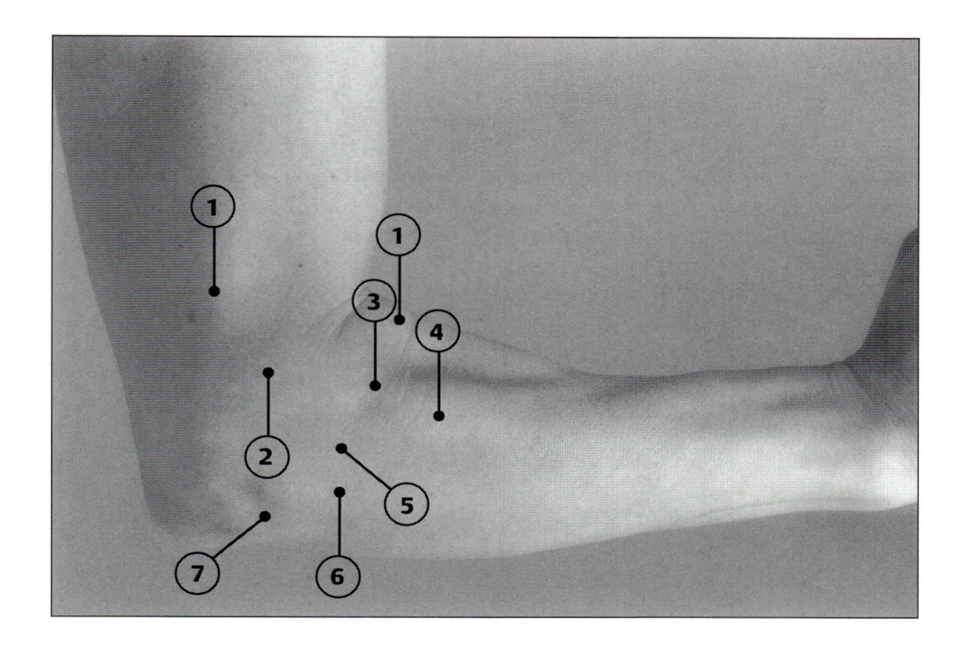


*Ausgangsstellung des Patienten:* Sitz, Oberarm im Schultergelenk außenrotiert und leicht abduziert. Das Ellbogengelenk ist 90° flektiert.
*Ausgangsstellung des Untersuchers:* Stehend neben oder vor dem Patienten. Der Untersucher hält den Unterarm des Patienten.

Die folgenden 2 Muskeln inserieren an der Crista supracondylaris von proximal nach distal.

### 1 M. brachioradialis

*Ursprung:* Proximale Hälfte der Crista supracondylaris humeri und Septum intermusculare laterale.
*Ansatz:* Radiale Fläche des Processus styloideus radii.
*Kontraktion:* Unterarm: Bringt den Unterarm in die Mittelstellung zwischen Pro- und Supination, Ellbogen: Flexion.
*Faserverlauf:* Von der Crista supracondylaris humeri nach distal zum Processus styloideus radii.
*Palpation:* Mit Pinzettengriff und den Fingerkuppen quer zum Faserverlauf in angespanntem und entspanntem Zustand.

### 2 M. extensor carpi radialis longus

*Ursprung:* Crista supracondylaris humeri distal des M. brachioradialis und Septum intermusculare laterale.
*Ansatz:* Basis des Os metacarpale II.
*Kontraktion:* Handgelenk: Extension und Radialduktion des Handgelenkes. Ellbogengelenk: Flexion.
*Faserverlauf:* Ulnar des M. brachioradialis von der Crista supracondylaris humeri nach distal durch das zweite Sehnenfach zur Basis des Os metacarpale II. Muskelsehnenübergang im proximalen Drittel des Unterarmes.
*Palpation:* Mit den Fingerkuppen quer zum Faserverlauf in angespanntem und entspanntem Zustand.

Die folgenden fünf Muskeln inserieren via Caput commune am Epicondylus humeri.

### 3 M. extensor carpi radialis brevis

*Ursprung:* Epicondylus lateralis humer (Caput commune), Lig. collaterale laterale, Lig. anulare radii.
*Ansatz:* Basis des Os metacarpale III.
*Kontraktion:* Handgelenk: Extension, Radialduktion aus ulnarduzierter Stellung des Handgelenks zurück zur Mittelstellung. Ellbogengelenk: Flexion.
*Faserverlauf:* Ulnar des M. extensor carpi radialis longus vom Epicondylus lateralis humeri nach distal durch das zweite Sehnenfach zur Basis des Os metacarpale III.
*Palpation:* Mit den Fingerkuppen quer zum Faserverlauf in angespanntem und entspanntem Zustand.

### 4 M. extensor digitorum

*Ursprung:* Epicondylus lateralis humeri (Caput commune), Lig. collaterale laterale, Lig. anulare radii, Fascia antebrachii.
*Ansatz:* Basen der Grundphalangen 2–5, Dorsalapponeurose des zweiten bis fünften Fingers, Gelenkkapseln der Grundgelenke 2–5.

*Kontraktion:* Finger: Extension und Abduktion. Handgelenk: Extension.
*Faserverlauf:* Ulnar des Extensor carpi radialis brevis vom Epicondylus lateralis humeri nach distal, durch das vierte Sehnenfach zu den Basen der Grundphalangen 2–5, den Dorsalaponeurosen des zweiten bis fünften Fingers und den Gelenkkapseln der Grundgelenke 2–5.
*Palpation:* Mit den Fingerkuppen quer zum Faserverlauf in angespanntem und entspanntem Zustand.

**5 M. extensor digiti minimi**
*Ursprung:* Epicondylus lateralis humeri (Caput commune), Lig. collaterale laterale, Lig. anulare radii, Fascia antebrachii.
*Ansatz:* Dorsalapponeurose des fünften Fingers
*Kontraktion:* Finger: Extension des fünften Fingers. Handgelenk: Extension und Ulnarduktion.
*Faserverlauf:* Ulnar des Extensor digitorum vom Epicondylus lateralis humeri nach distal durch das fünfte Sehnenfach zur Dorsalaponeurose des fünften Fingers.
*Palpation:* Mit den Fingerkuppen quer zum Faserverlauf in angespanntem und entspanntem Zustand.
Anmerkung: Der Muskel kann fehlen; in diesem Fall übernimmt der M. extensor digitorum mit einer zusätzlichen Endsehne diese Funktion.

**6 M. extensor carpi ulnaris**
*Ursprung:* Epicondylus lateralis humeri (Caput commune), Lig. collaterale laterale, Lig. anulare radii, Fascia antebrachii, mittleres Drittel der Ulna.
*Ansatz:* Basis des Os metacarpale 5.
*Kontraktion:* Ulnarduktion des Handgelenks.
*Faserverlauf:* Ulnar des M. extensor digiti minimi vom Epicondylus lateralis humeri nach distal durch das sechste Sehnenfach zur Basis des Os metacarpale 5.
*Palpation:* Mit den Fingerkuppen quer zum Faserverlauf in angespanntem und entspanntem Zustand.

**7 M. supinator**
*Ursprung:* Epicondylus lateralis humeri (Caput commune), Crista M. supinatoris ulnae, Lig. collaterale laterale, Lig. anulare radii
*Ansatz:* Radius, zwischen der Tuberositas radii und dem Ansatz des M. pronator teres.
*Kontraktion:* Supination des Unterarmes.
*Faserverlauf:* In der tiefen Schicht der dorsalen Muskeln des Unterarmes, bedeckt durch die Finger und Handgelenksextensoren vom Epicondylus lateralis humeri, der Crista M. supinatoris ulnae, dem Lig. collaterale laterale und dem Lig. anulare radii nach distal radial zum Radius.
*Palpation:* Mit den Fingerkuppen quer zum Faserverlauf in angespanntem und entspanntem Zustand.

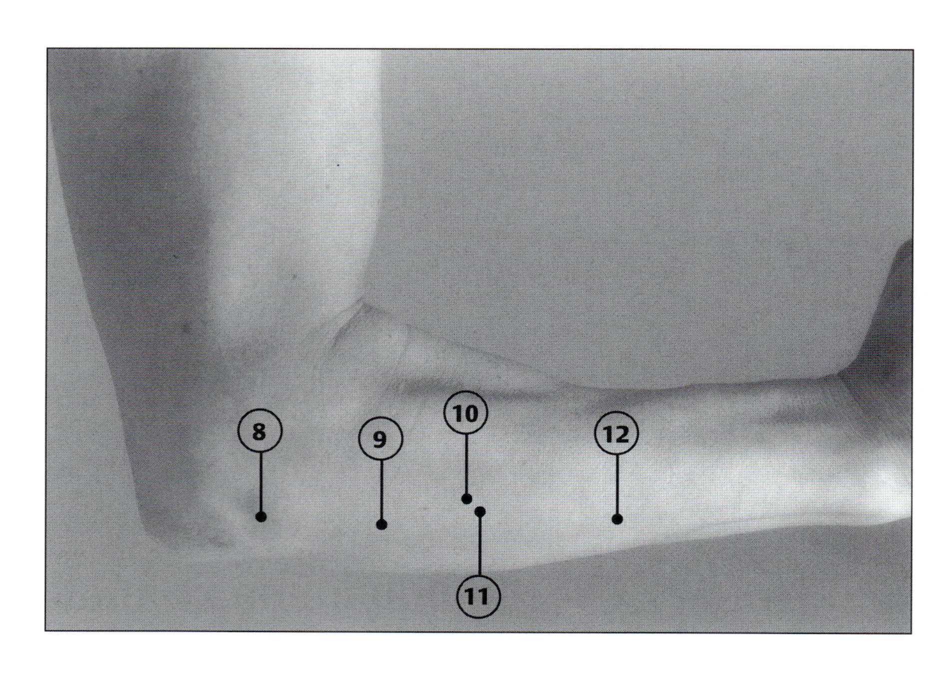


Ursprung von der Facies dorsalis ulnae, der Membrana interossea und der Facies dorsalis radii – von proximal nach distal:
**8** M. supinator
**9** M. abductor pollicis longus
**10** M. extensor pollicis brevis

Ursprung von der Facies dorsalis ulnae und der Membrana interossea – von proximal nach distal:
**11** M. extensor pollicis longus
**12** M. extensor indicis

Die folgenden fünf Muskeln inserieren an der Facies dorsalis ulnae und der Membrana interossea zum Teil auch (ohne 11 und 12) von der Facies dorsalis radii von proximal nach distal.

**8 M. supinator**

*Ursprung:* Epicondylus lateralis humeri (Caput commune), Crista M. supinatoris ulnae, Lig. collaterale laterale, Lig. anulare radii.
*Ansatz:* Radius, zwischen der Tuberositas radii und dem Ansatz des M. pronator teres.
*Kontraktion:* Supination des Unterarmes.
*Faserverlauf:* In der tiefen Schicht der dorsalen Muskeln des Unterarmes, bedeckt durch die Finger- und Handgelenksextensoren vom Epicondylus lateralis humeri, der Crista M. supinatoris ulnae, dem Lig. collaterale laterale und dem Lig. anulare radii nach distal-radial zum Radius.
*Palpation:* Mit den Fingerkuppen quer zum Faserverlauf in angespanntem und entspanntem Zustand.

**9 M. abductor pollicis longus**

*Ursprung:* Facies dorsalis ulnae, Membrana interossea, Facies dorsalis radii.
*Ansatz:* Basis des Os metacarpale I, Os trapezium.
*Kontraktion:* Daumen: Abduktion. Handgelenk: Flexion und Radialduktion.
*Faserverlauf:* In der tiefen Schicht der dorsalen Muskeln des Unterarmes von der Facies dorsalis ulnae, der Membrana interossea und der Facies dorsalis radii nach distal radial durch das erste Sehnenfach zur Basis des Os metacarpale 1.
*Palpation:* Mit den Fingerkuppen quer zum Faserverlauf in angespanntem und entspanntem Zustand.

**10 M. extensor pollicis brevis**

*Ursprung:* Facies dorsalis ulnae, Membrana interossea, Facies dorsalis radii.
*Ansatz:* Basis der Grundphalanx des Daumens.
*Kontraktion:* Daumen: Extension und Abduktion. Handgelenk: Flexion und Radialduktion.
*Faserverlauf:* In der tiefen Schicht der dorsalen Muskeln des Unterarmes von der Facies dorsalis ulnae, der Membrana interossea und der Facies dorsalis radii nach distal radial durch das erste Sehnenfach zur Basis der Grundphalanx des Daumens.
*Palpation:* Mit den Fingerkuppen quer zum Faserverlauf in angespanntem und entspanntem Zustand.

**11 M. extensor pollicis longus**

*Ursprung:* Facies dorsalis ulnae, Membrana interossea.
*Ansatz:* Basis der Endphalanx des Daumens.
*Kontraktion:* Daumen: Extension. Handgelenk: Extension und Radialduktion.
*Faserverlauf:* In der tiefen Schicht der dorsalen Muskeln des Unterarmes von der Facies dorsalis ulnae und der Membrana interossea nach distal radial durch das dritte Sehnenfach zur Basis der Endphalanx des Daumens.
*Palpation:* Mit den Fingerkuppen quer zum Faserverlauf in angespanntem und entspanntem Zustand.

**12 M. extensor indicis**

*Ursprung:* Facies dorsalis ulnae, Membrana interossea.
*Ansatz:* Dorsalaponeurose des Zeigefingers.
*Kontraktion:* Zeigefinger: Extension. Handgelenk: Extension.
*Faserverlauf:* In der tiefen Schicht der dorsalen Muskeln des Unterarmes von der Facies dorsalis ulnae und der Membrana interossea nach distal radial durch das vierte Sehnenfach zur Dorsalaponeurose des Zeigefingers.
*Palpation:* Mit den Fingerkuppen quer zum Faserverlauf in angespanntem und entspanntem Zustand.

## 2.2.3 Weichteiltechniken

### Funktionsmassagen

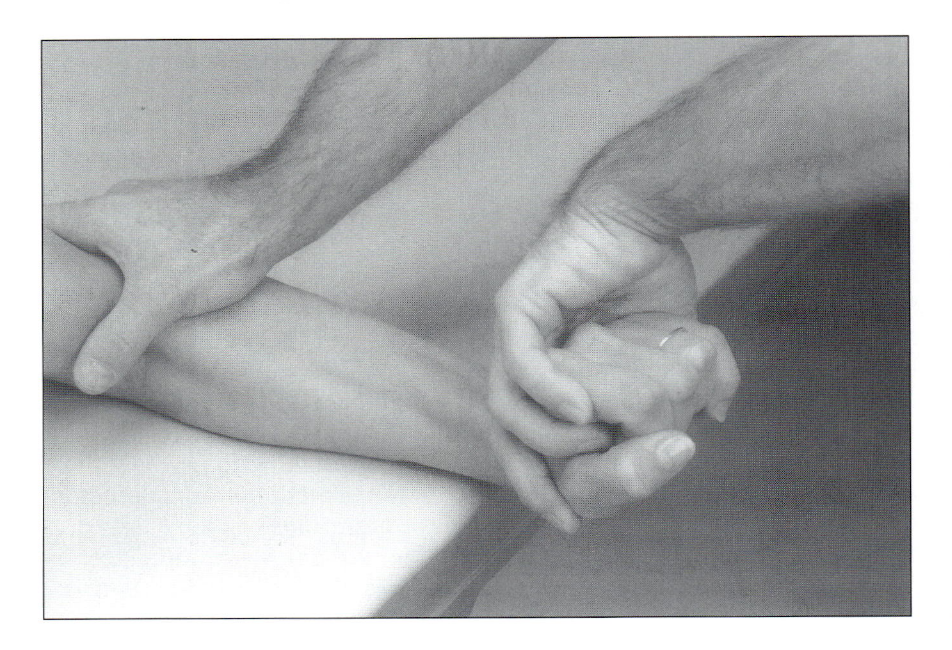

#### Funktionsmassage der Finger- und Handgelenkextensoren

Verlängerung der Muskeln durch Handgelenkflexion und Pronation des Unterarms.
Die Ausgangsstellung im Ellbogengelenk bestimmt, wie weit die Muskeln verlängert werden.
Vermeide Endstellungen in den Gelenken.

Ausgangsstellung

| | |
|---|---|
| *Ausgangsstellung des Patienten:* | Sitz, Ellbogen leicht flektiert, Unterarm auf fester Unterlage, distales Viertel des Unterarmes und der Hand nicht abgestützt. Unterarm in Mittelstellung zwischen Pro- und Supination, Handgelenk extendiert. |
| *Ausgangsstellung des Behandlers:* | Stehend vor dem Patienten. Der Behandler umfaßt den Handrücken des Patienten von dorsal. |
| *Kontakt:* | Der Handballen liegt flach auf den Finger- und Handgelenksextensoren. |
| *Behandlungsrichtung:* | Parallel zur Faserrichtung der Muskeln, hier von distal nach proximal. |
| *Verlängerung des Muskels:* | Handgelenk: Flexion. Unterarm: Pronation. Während der Verlängerung des Muskels wird der Muskel gleichzeitig mit der Kontakthand komprimiert. |

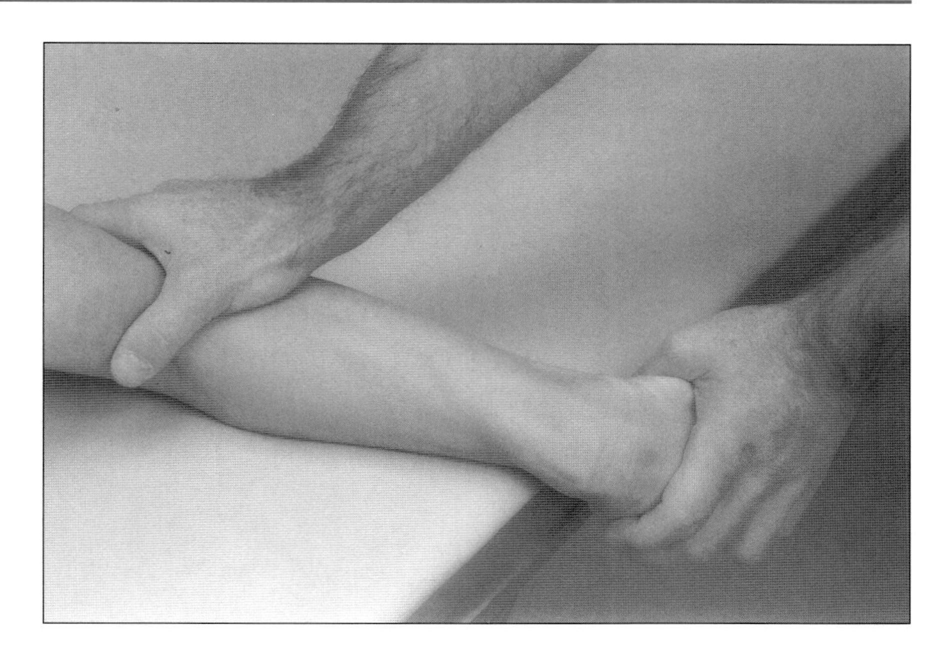

Endstellung

*Endstellung des Patienten:*

Sitz, Ellbogen leicht flektiert, Unterarm auf fester Unterlage, distales Viertel des Unterarmes und der Hand nicht abgestützt. Unterarm proniert, Handgelenk flektiert.

*Endstellung des Behandlers:*

Stehend vor dem Patienten. Der Behandler hält den Unterarm in pronierter, das Handgelenk in flektierter Stellung.

*Rückkehr zur Ausgangsstellung:*

Nach der Verlängerung des Muskels wird der Kompressionsdruck der Kontakthand gelöst. Der Unterarm wird durch den Behandler passiv supiniert, das Handgelenk extendiert.

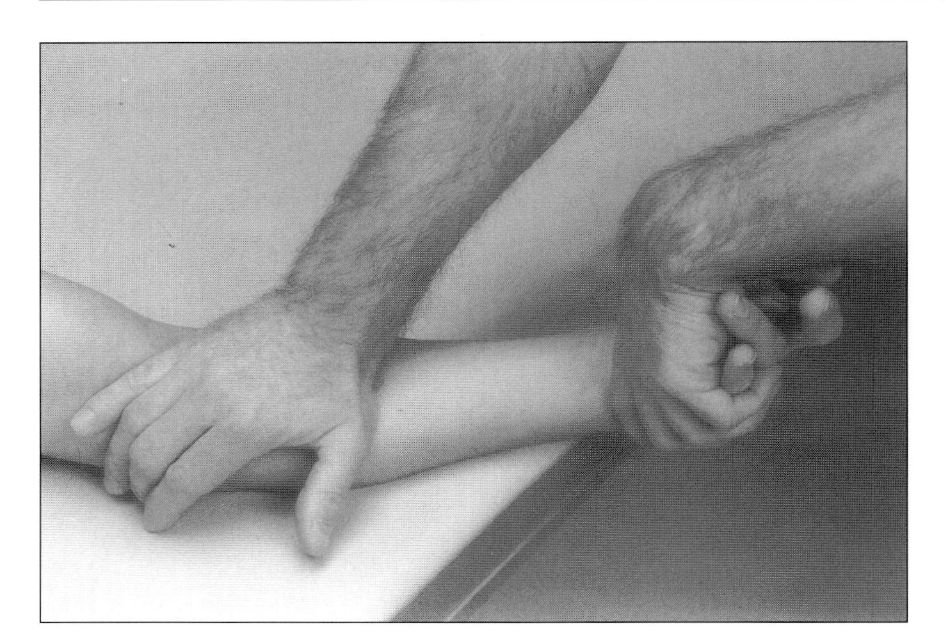

## Funktionsmassage der Finger- und Handgelenk-flexoren

Verlängerung der Muskeln durch Handgelenkextension und Supination des Unterarms.
Die Ausgangsstellung im Ellbogengelenk bestimmt, wie weit die Muskeln verlängert werden.
Vermeide Endstellungen in den Gelenken.

Ausgangsstellung

*Ausgangsstellung des Patienten:* Sitz, Ellbogen leicht flektiert, Unterarm auf fester Unterlage, distales Viertel des Unterarmes und der Hand nicht abgestützt. Unterarm in Mittelstellung zwischen Pro- und Supination, Handgelenk flektiert.

*Ausgangsstellung des Behandlers:* Stehend vor dem Patienten. Der Behandler umfaßt die Hand des Patienten von volar.

*Kontakt:* Der Handballen liegt flach auf den Finger- und Handgelenkflexoren.

*Behandlungsrichtung:* Parallel zur Faserrichtung der Muskeln, hier von distal nach proximal.

*Verlängerung des Muskels:* Handgelenk: Extension. Unterarm: Supination.
Während der Verlängerung des Muskels wird der Muskel gleichzeitig mit der Kontakthand komprimiert.

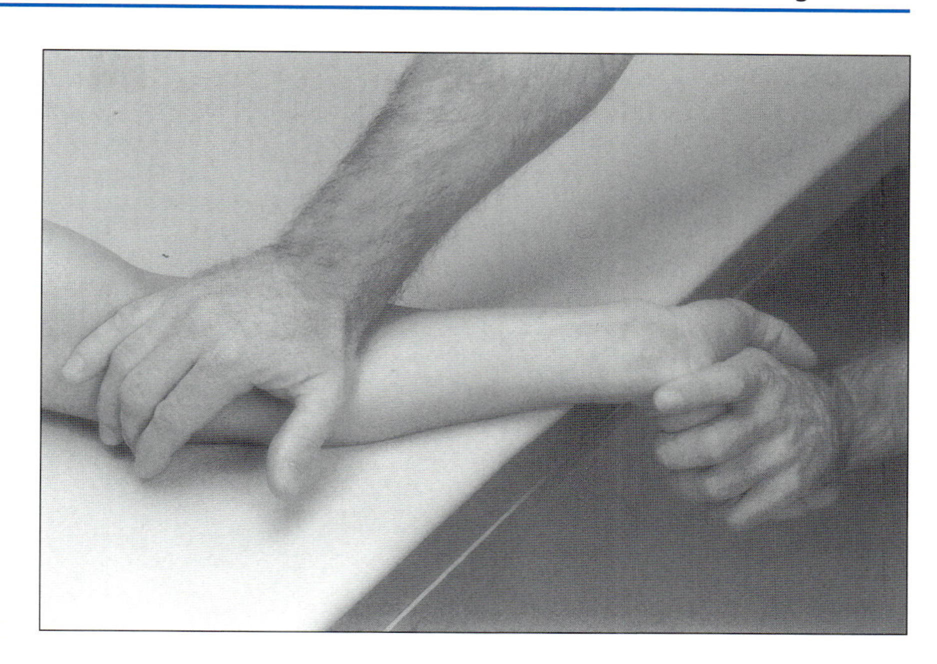

Endstellung

*Endstellung des Patienten:*

Sitz, Ellbogen leicht flektiert, Unterarm auf fester Unterlage, distales Viertel des Unterarmes und der Hand nicht abgestützt. Unterarm supiniert, Handgelenk extendiert.

*Endstellung des Behandlers:*

Stehend vor dem Patienten. Der Behandler hält den Unterarm in supinierter, das Handgelenk in extendierter Stellung.

*Rückkehr zur Ausgangsstellung:*

Nach der Verlängerung des Muskels wird der Kompressionsdruck der Kontakthand gelöst. Der Unterarm wird durch den Behandler passiv proniert, das Handgelenk flektiert.

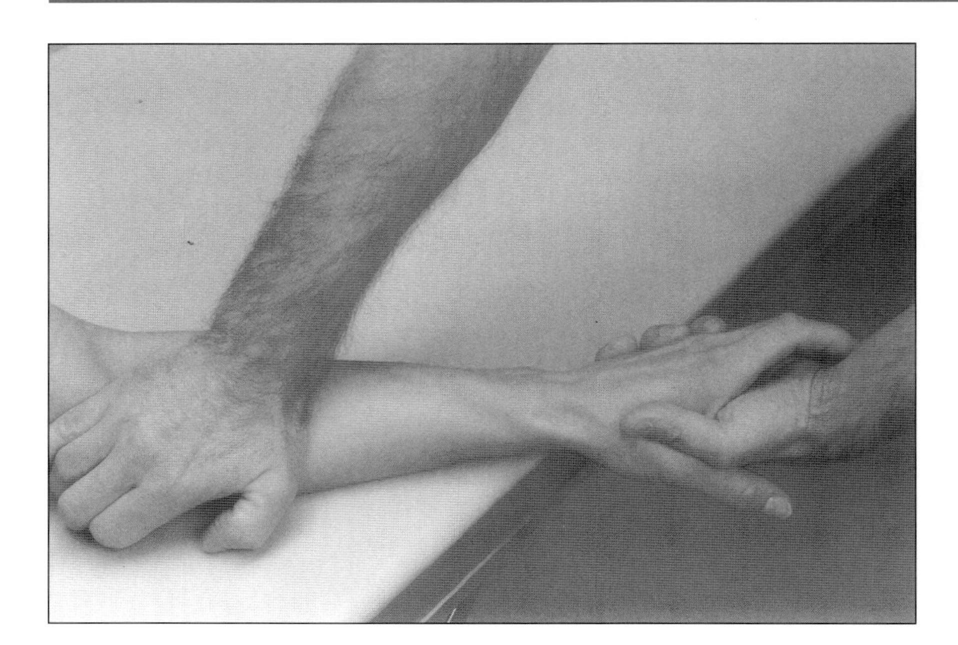

## Funktionsmassage des M. pronator teres

Verlängerung des Muskels durch Supination des Unterarms. Vermeide Endstellungen in den Gelenken.

Ausgangsstellung

*Ausgangsstellung des Patienten:* Sitz, Ellbogen leicht flektiert, Unterarm auf fester Unterlage, distales Viertel des Unterarmes und der Hand nicht abgestützt. Unterarm in Pronation, Handgelenk in Neutralstellung.

*Ausgangsstellung des Behandlers:* Stehend vor dem Patienten. Der Behandler umfaßt die Hand des Patienten von volar.

*Kontakt:* Der Handballen liegt flach auf dem M. pronator teres.

*Behandlungsrichtung:* Parallel zur Faserrichtung der Muskeln, hier von distal-radial nach proximal-ulnar.

*Verlängerung des Muskels:* Supination des Unterarmes.

Während der Verlängerung des Muskels wird der Muskel gleichzeitig mit der Kontakthand komprimiert.

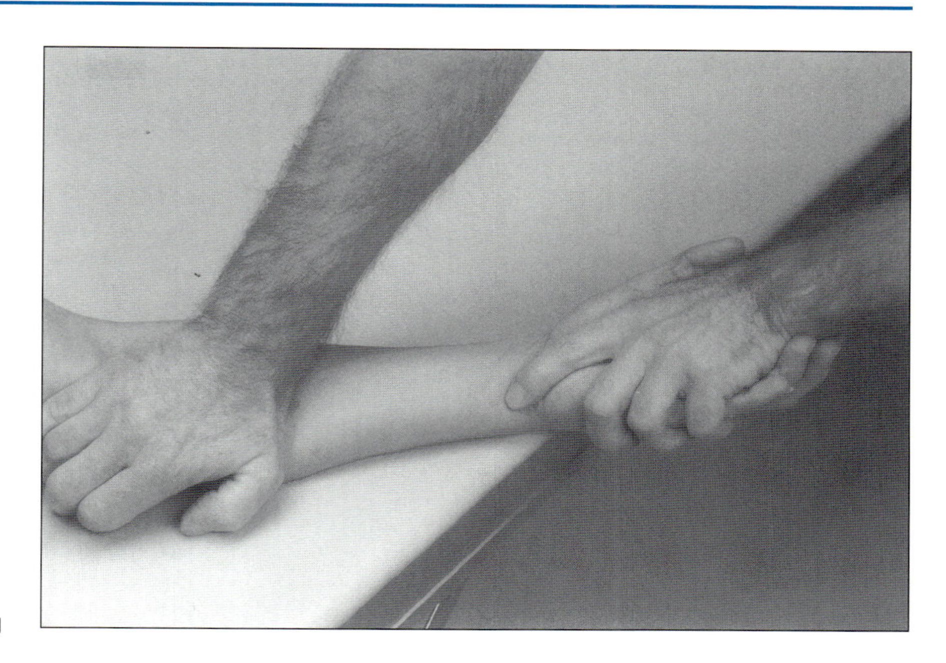

Endstellung

*Endstellung des Patienten:* Sitz, Ellbogen leicht flektiert, Unterarm auf fester Unterlage, distales Viertel des Unterarmes und der Hand nicht abgestützt. Unterarm supiniert, Handgelenk in Neutralstellung.

*Endstellung des Behandlers:* Stehend vor dem Patienten. Der Behandler hält den Unterarm in supinierter Stellung.

*Rückkehr zur Ausgangsstellung:* Nach der Verlängerung des Muskels wird der Kompressionsdruck der Kontakthand gelöst. Der Unterarm wird durch den Behandler passiv proniert.

## 2.2.4 Röntgenanatomie Ellbogen

### Ellbogen a.p.

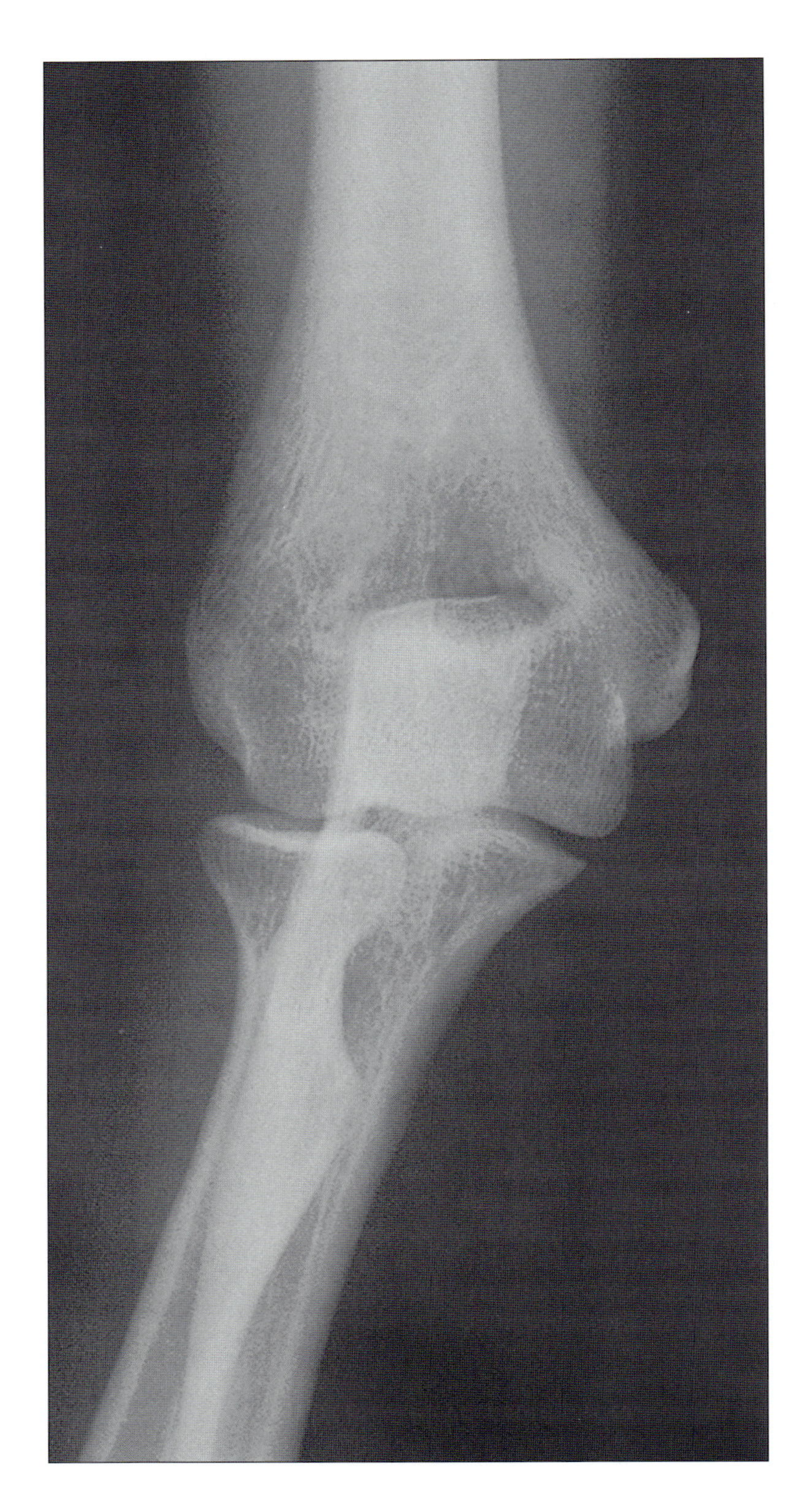

Nativröntgenbild

## Ellbogen a.p.

**1** Humerus
**2** Ulna
**3** Radius
**4** Epicondylus medialis humeri
**5** Epicondylus lateralis humeri
**6** Capitulum humeri
**7** Lateraler Rand der Trochlea humeri
**8** Medialer Rand der Trochlea humeri
**9** Fossa olecrani
**10** Olecranon
**11** Processus coronoideus ulnae
**12** Caput radii
**13** Tuberositas radii
**14** Humeroradialgelenk
**15** Humeroulnargelenk

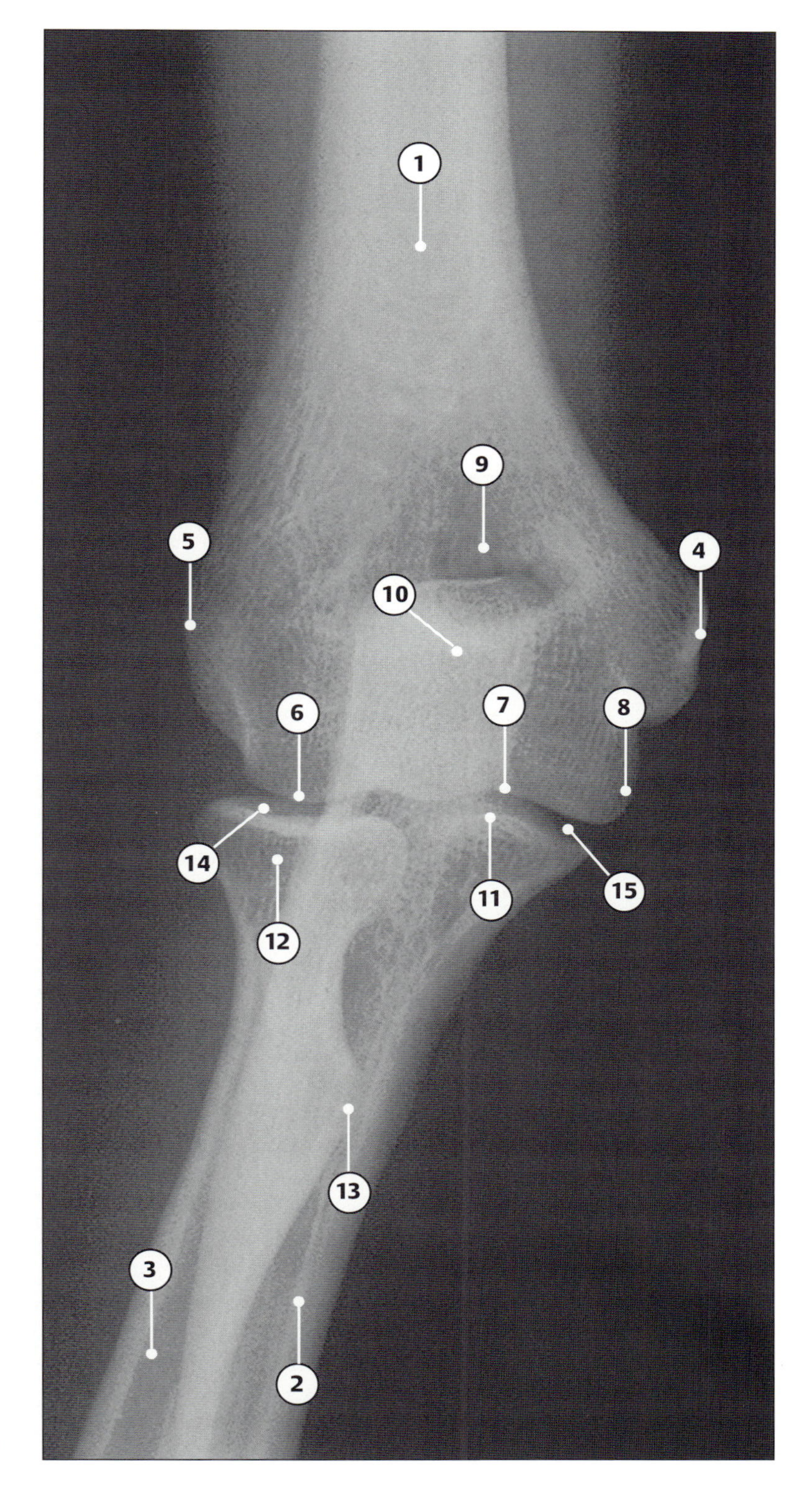


Nativröntgenbild

## Ellbogen lateral

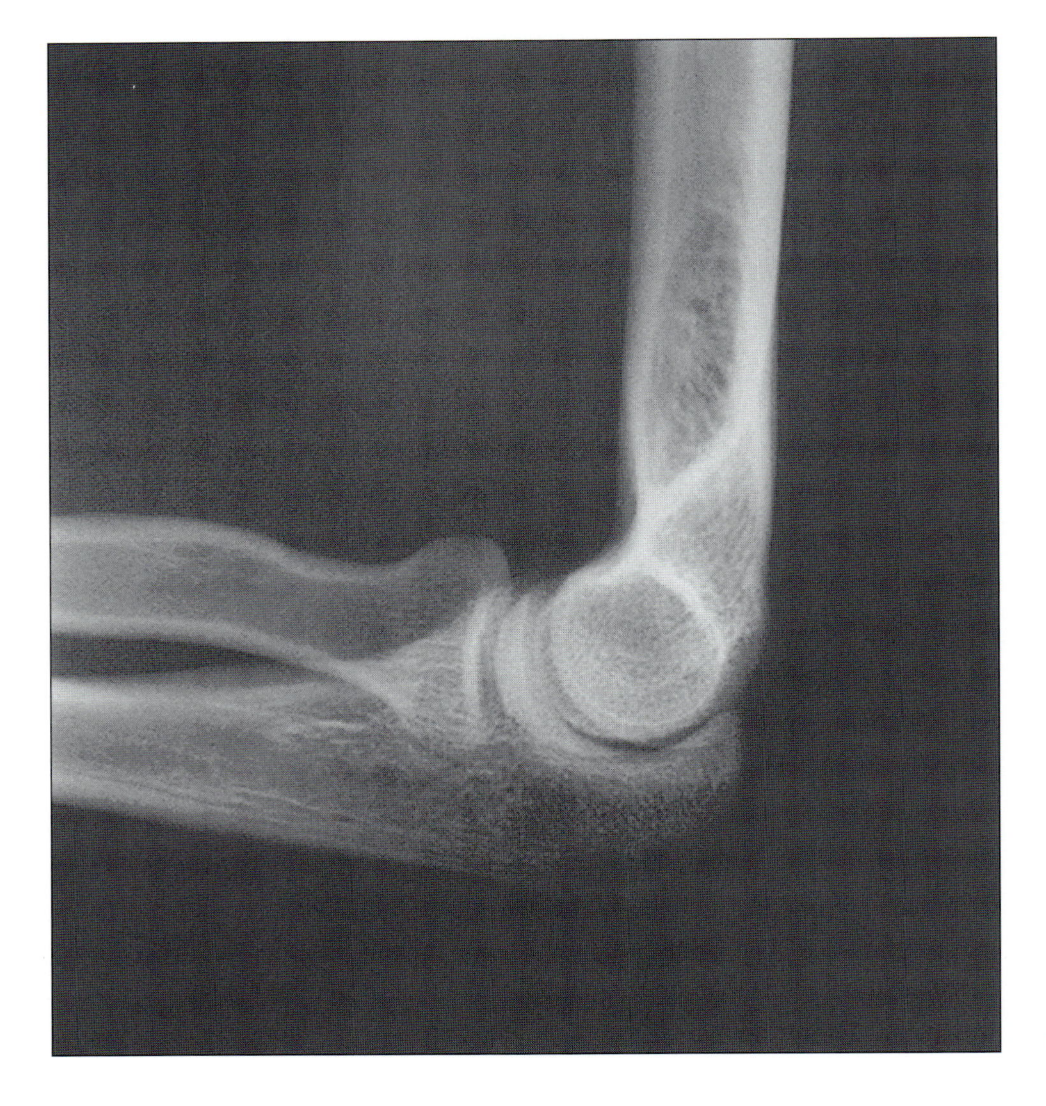

Nativröntgenbild

## Ellbogen lateral

1 Humerus
2 Ulna
3 Radius
4 Epicondylus medialis humeri
5 Capitulum humeri
6 Fossa olecrani
7 Olekranon
8 Processus coronoideus ulnae
9 Caput radii
10 Tuberositas radii
11 Humeroradialgelenk
12 Humeroulnargelenk

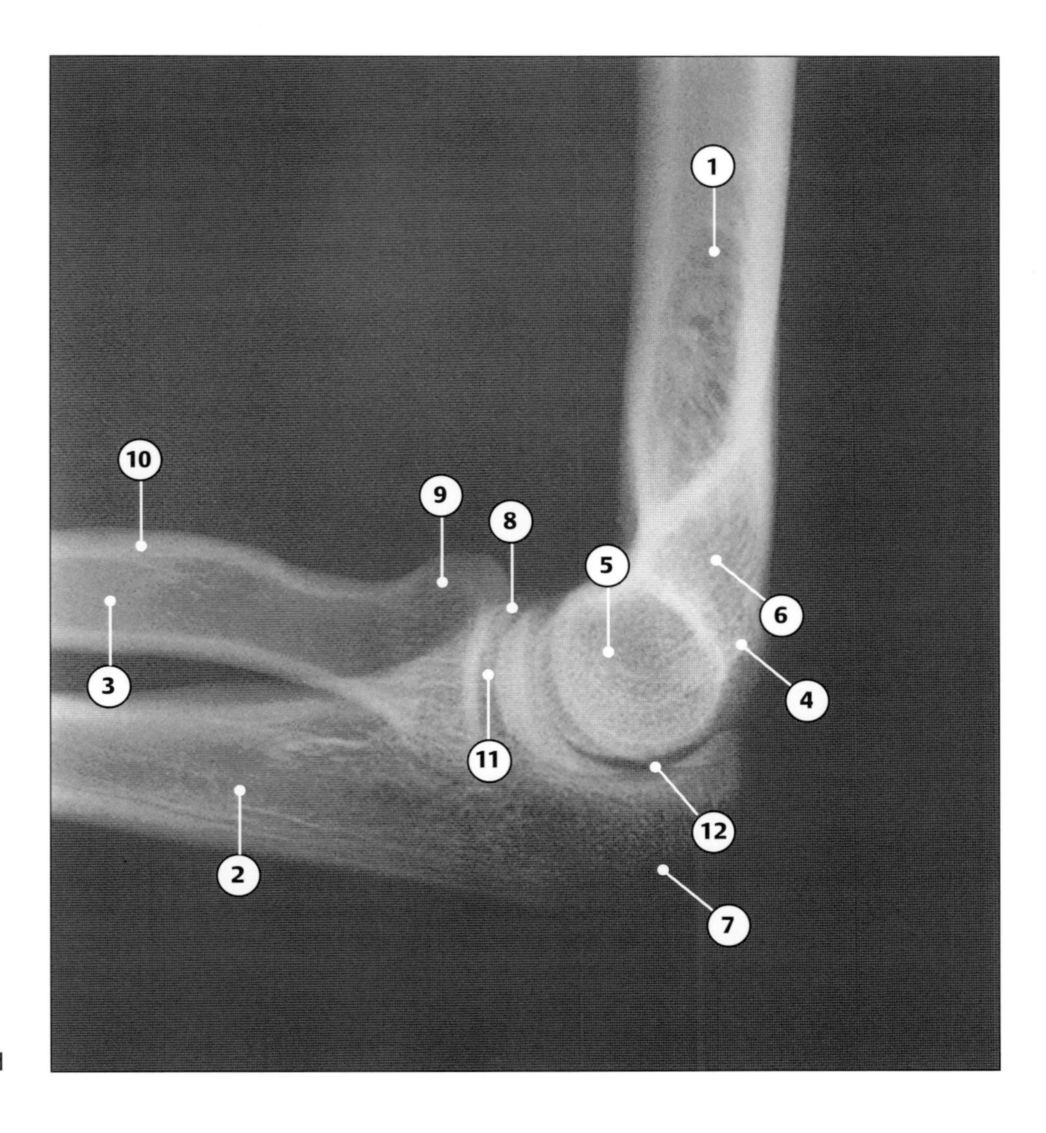


Nativröntgenbild

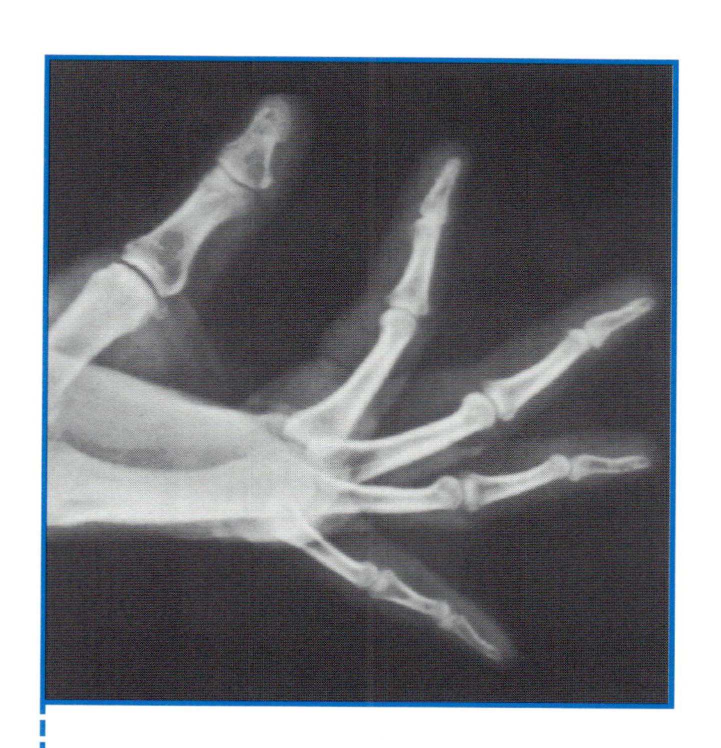

## 2.3 Hand

# 2.3 Hand

## 2.3.1 Übersicht: Anatomie und Funktion

Die Hand ist das Ausführungsorgan der oberen Extremität. Ihre Hauptfunktionen sind Greifen und Fühlen. Die Möglichkeit des Menschen, den Daumen in Oppositionsstellung zu bringen, ermöglicht die Ausführung komplexer Aufgaben.
Die Hand besteht aus der Handwurzel (carpus), die aus acht würfelförmigen Knochen besteht, der Mittelhand (metacarpus), die aus fünf Röhrenknochen besteht, sowie den Fingern (digiti), die aus jeweils drei bzw. zwei Phalangen bestehen.

### Handwurzel (Karpus)

Die Handwurzel besteht aus acht kleinen Knochen, welche in zwei Reihen angeordnet sind und ein nach dorsal konvexes Gewölbe bilden. Dieses Gewölbe setzt sich weiter distal an der Mittelhand fort. Die proximale Reihe der Handwurzelknochen bildet eine konvexe Gelenkfläche, die mit der konkaven Gelenkfläche des Radius und der Ulna (Discus) artikuliert (Articulatio radiocarpea). Der stärkste Knochenkontakt findet dabei zwischen Radius und proximaler Reihe der Handwurzelknochen statt, so daß der Radius als der Träger der Hand betrachtet werden kann. Der Gelenkspalt zwischen der proximalen und der distalen Reihe der Handwurzelknochen verläuft S-förmig (Articulatio mediocarpea). Die beiden ulnaren Knochen der distalen Reihe der Handwurzelknochen, Os capitatum und Os hamatum, bilden zusammen eine konvexe Gelenkfläche, welche mit dem konkaven Teil des Os scaphoideum, des Os lunatum und des Os triquetrum artikulieren. Die beiden radialen Knochen der distalen Reihe der Handwurzelknochen, das Os trapezoideum und das Os trapezium, bilden zusammen eine konkave Gelenkfläche, welche mit dem konvexen, distalen Teil des Os scaphoideum artikulieren. Der vierte Knochen der proximalen Reihe der Handwurzelknochen (ulnar), das Os pisiforme, ist ein Sesambein in der Sehne des M. flexor carpi ulnaris und artikuliert mit dem Os triquetrum. Die in einer Reihe nebeneinanderliegenden Handwurzelknochen bilden Amphiarthrosen und verfügen als Einzelgelenke nur über eine geringe Beweglichkeit. Die Summation der Einzelbewegungen trägt durch die Verformung der Hand wesentlich zur Greiffunktion bei.
Die Gelenkkapsel ist weit und dünn und wird dorsal und palmar verstärkt von einem wie eine Membran zusammenhängenden System von Bändern, welches die Handwurzel überzieht. Radial und palmar findet man die Kollateralbänder des proximalen Handgelenks, das Lig. collaterale carpi radiale und das Lig. collaterale carpi ulnare.

#### Anatomische Bewegungen

⇨ Articulatio radiocarpea:
  - Volarflexion–Dorsalflexion
  - Radialduktion–Ulnarduktion

⇨ Articulatio mediocarpea:
  - Volarflexion–Dorsalflexion
  - Wenig Radialduktion
  - Wenig Ulnarduktion

### Mittelhand (Metakarpus)

Die Mittelhand besteht aus fünf Röhrenknochen (Ossa metacarpalia). Die ulnaren vier Metakarpalknochen (Ossa metacarpalia II-V) sind proximal mit ihren Basen durch Amphiarthrosen mit der distalen Reihe der Handwurzelknochen gelenkig verbunden (Articulationes carpometacarpeae). Diese Basen der Ossa metacarpalia II-V sind seitlich untereinander als Amphiarthrosen gelenkig verbunden (Articulationes intermetacarpeae). Der radialste Metakarpalknochen (Os metacarpale I) hingegen bildet mit dem Os trapezium ein Sattelgelenk mit einer schlaffen Gelenkkapsel, welche von allen Seiten durch Bänder verstärkt wird. Die Gelenkfläche der Basis des Os metacarpale I ist in radio-ulnarer Richtung konkav und in dorsopalmare Richtung konvex gekrümmt.

#### Anatomische Bewegungen

⇨ Articulatio carpometacarpea pollicis:
  - Flexion–Extension
  - Abduktion–Adduktion
  - Opposition

### Finger (Digiti)

Die Finger bestehen jeweils aus drei bzw. zwei (Daumen) Phalangen, welche an ihrem proximalen Ende (Basis) eine konkave Gelenkfläche und an ihrem distalen Ende eine konvexe Gelenkfläche (Caput) bilden. Die Basis der Grundphalanx ist jeweils mit dem Caput des Metakarpalknochens zu einem Fingergrundgelenk (Articulatio metacarpophalangea) verbunden. Die Basen der Zwischenphalangen verbinden sich mit den Capita der Grundphalangen zu den Articulationes interphalangeae proximales. Die Basen der Endphalangen verbinden sich mit den Capita der Zwischenphalangen zu den Articulationes interphalangeae distales.

#### Anatomische Bewegungen

⇨ Articulatio metacarpophalangea:
  - Flexion–Extension
  - Abduktion–Adduktion
  - Passive Rotation

⇨ Articulationes interphalangeae proximales und distales:
- Flexion–Extension
- Abduktion–Adduktion
Bei leicht flektierten Gelenken kann passiv etwas ab- und adduziert werden.

## Muskeln und Innervation

| *Muskeln* | *Segment. Innervation* | *Nerven* | *Segment. Ursprung* |
|---|---|---|---|
| M. extensor carpi rad. longus | C6-C7 | N. radialis | C5-C8, Th1 |
| M. flexor carpi radialis | C6-C7 | N. medianus | (C5) C6-C8, Th1 |
| M. flexor pollicis brevis, Cap. sup. | C6-C8 | N. medianus | (C5) C6-C8, Th1 |
| M. opponens pollicis | C6-C8 | N. medianus | (C5) C6-C8, Th1 |
| M. flexor pollicis brevis, Cap. prof. | C6-C8 | N. ulnaris | C7-C8, Th1 |
| M. extensor indicis | C6-C8 | N. radialis | C5-C8, Th1 |
| M. extensor digitorum | C6-C8 | N. radialis | C5-C8, Th1 |
| M. extensor digiti minimi | C6-C8 | N. radialis | C5-C8, Th1 |
| M. extensor carpi rad. brevis | C7 | N. radialis | C5-C8, Th1 |
| M. extensor carpi ulnaris | C7-C8 | N. radialis | C5-C8, Th1 |
| M. flexor carpi ulnaris | C7-C8 | N. ulnaris | C7-C8, Th1 |
| M. abductor pollicis longus | C7-C8 | N. radialis | C5-C8, Th1 |
| M. extensor pollicis brevis | C7-C8 | N. radialis | C5-C8, Th1 |
| M. extensor pollicis longus | C7-C8 | N. radialis | C5-C8, Th1 |
| M. abductor pollicis brevis | C7-C8 | N. medianus | (C5) C6-C8, Th1 |
| M. flexor digitorum superficialis | C7-C8, Th1 | N. medianus | (C5) C6-C8, Th1 |
| M. flexor digitorum profundus | C7-C8, Th1 | N. ulnaris | C7-C8, Th1 |
| | | N. medianus | (C5) C6-C8, Th1 |
| M. palmaris longus | C7-C8, Th1 | N. medianus | (C5) C6-C8, Th1 |
| Mm. lumbricales II und III | C8, Th1 | N. medianus | (C5) C6-C8, Th1 |
| Mm. lumbricales IV und V | C8, Th1 | N. ulnaris | C7-C8, Th1 |
| Mm. interossei palmares | C8, Th1 | N. ulnaris | C7-C8, Th1 |
| Mm. interossei dorsales | C8, Th1 | N. ulnaris | C7-C8, Th1 |
| M. opponens digiti minimi | C8, Th1 | N. ulnaris | C7-C8, Th1 |
| M. flexor digiti minimi | C8, Th1 | N. ulnaris | C7-C8, Th1 |
| M. abductor digiti minimi | C8, Th1 | N. ulnaris | C7-C8, Th1 |
| M. palmaris brevis | C8, Th1 | N. ulnaris | C7-C8, Th1 |
| M. adductor pollicis | C8, Th1 | N. ulnaris | C7-C8, Th1 |

## 2.3.2 Oberflächenanatomie

### Dorsalseite

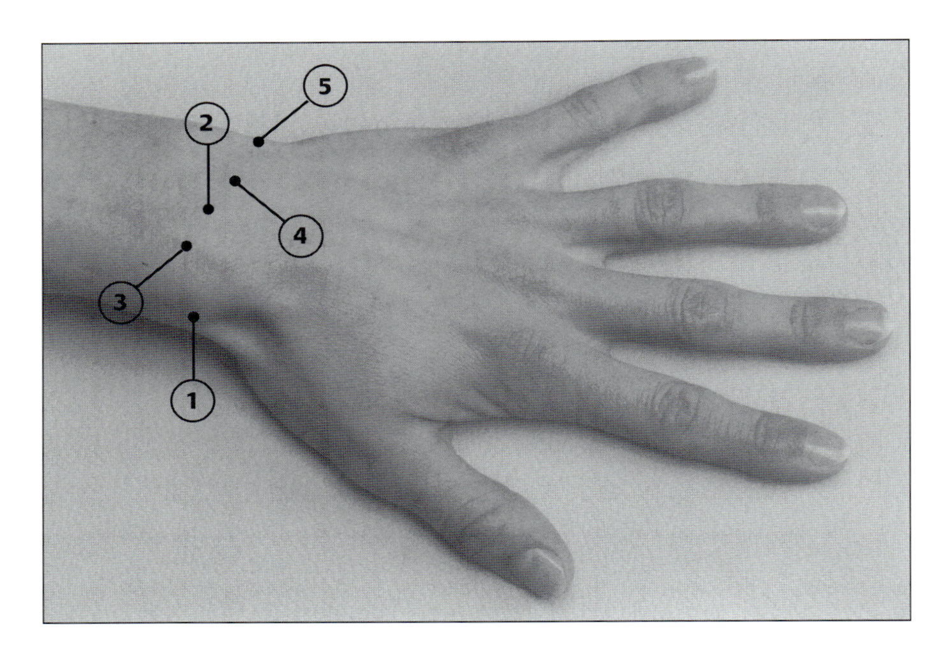


**Knochen**

1 Processus styloideus radii
2 Distales Ende des Radius
3 Tuberculum radii
4 Gelenkspalt des distalen Radio-ulnargelenks
5 Processus styloideus ulnae

*Ausgangsstellung des Patienten:* Sitz.
*Ausgangsstellung des Untersuchers:* Stehend vor dem Patienten. Der Untersucher hält die Hand des Patienten in seinen beiden Händen.

**1 Processus styloideus radii**
Der Processus styloideus radii bildet das distale radiale Ende des Radius und ist von dorsal, von radial und von palmar direkt unter der Haut gut zu palpieren.

**2 Distales Ende des Radius**
Ausgehend vom Processus styloideus radii palpiert man weiter in ulnare und leicht proximale Richtung. Der Palpationsfinger bewegt sich immer von distal nach proximal und wieder zurück und damit quer über das distale Ende des Radius.

**3 Tuberculum radii**
An der Dorsalseite am distalen Ende des Radius, ca. 1 cm nach proximal versetzt, befindet sich das Tuberculum radii. Es dient der Sehne des M. extensor pollicis longus, welche direkt ulnar des Tuberculum radii verläuft, als Umlenkpunkt. Palpation durch Bewegung des Palpationsfingers in der Mitte des distalen Ende des Radius in ulnare und radiale Richtung.

**4 Gelenkspalt des distalen Radioulnargelenks**
Dem distalen Ende des Radius entlang nach ulnar palpierend erreicht man eine Furche zwischen Radius und Ulna, den Gelenkspalt des distalen Radioulnargelenks. Bei leichten Pro- und Supinationsbewegungen des Unterarmes bei gleichzeitiger Palpation kann die Bewegung im distalen Radioulnargelenk gespürt werden.

**5 Processus styloideus ulnae**
Der Processus styloideus radii bildet das distale ulnare Ende der Ulna und ist von dorsal und von ulnar direkt unter der Haut gut zu palpieren.

**6** Os scaphoideum
**7** Os trapezium
**8** Basis ossis metacarpalialis I
**9** Os trapezoideum
**10** Basis ossis metacarpalialis II

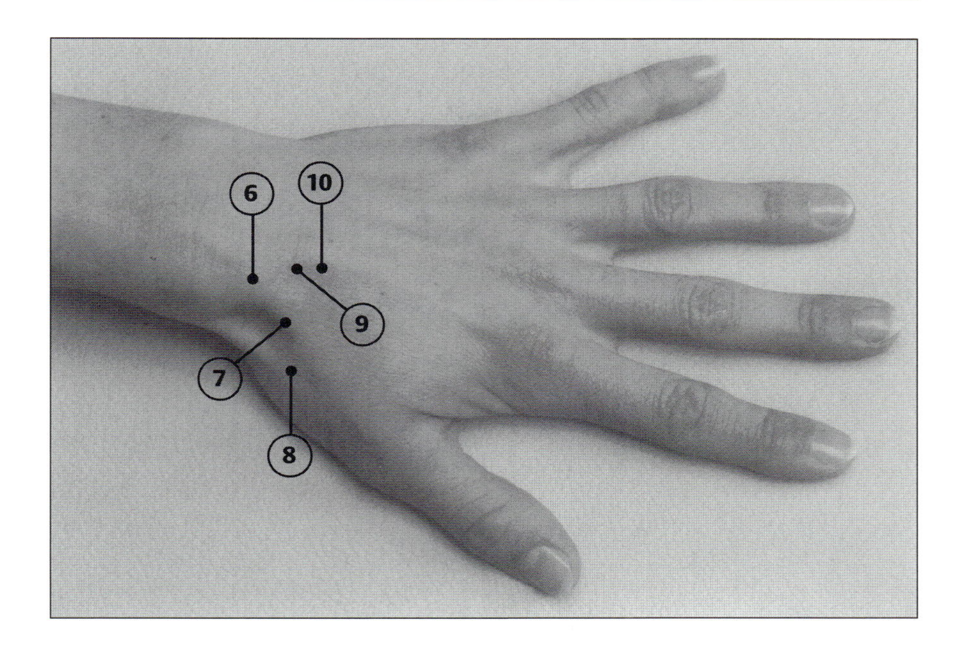


*Ausgangsstellung des Patienten:* Sitz.
*Ausgangsstellung des Untersuchers:* Stehend vor dem Patienten. Der Untersucher hält die Hand des Patienten in seinen beiden Händen.

### 6 Os scaphoideum

Das Os scaphoideum liegt distal vom distalen Endes des Radius. Bei der Palpation von dorsal her wird das Os scaphoideum durch Palmarflexion des Handgelenks prominent und ist leicht zu palpieren. Bei der Palpation von radial her (durch die Tabatière) wird das Os scaphiodeum durch Ulnarduktion des Handgelenks prominent und ist leicht zu palpieren.

### 7 Os trapezium

Das Os trapezium ist zwischen dem distalen Ende des Os scaphoideum und dem proximalem Ende der Basis ossis metacarpalis 1 zu palpieren. Es liegt am weitesten radial in der distalen Reihe der Handwurzelknochen. An seiner Palmarseite befindet sich das Tuberculum ossis trapezii, das von palmar her zu palpieren ist; siehe Seite 89 oben, Palpationspunkt 4.

### 8 Basis ossis metacarpalis 1

Der Palpationsfinger folgt dem Os metacarpale 1 von distal in proximale Richtung bis zu seinem proximalen Ende, der Basis. Sie ist als Knochenkante distal des in der Tiefe liegenden Os trapezium zu palpieren.

### 9 Os trapezoideum

Das Os trapezoideum ist zwischen dem distalen Ende des Os scaphoideum und dem proximalen Ende der Basis ossis metacarpalis 2 zu palpieren. Es liegt in der distalen Reihe der Handwurzelknochen ulnar des Os trapezium.

### 10 Basis ossis metacarpalis 2

Der Palpationsfinger folgt dem Os metacarpale 2 von distal in proximale Richtung bis zu seinem proximalen Ende, der Basis. Sie ist als Knochenkante distal des in der Tiefe liegenden Os trapezoideum zu palpieren.

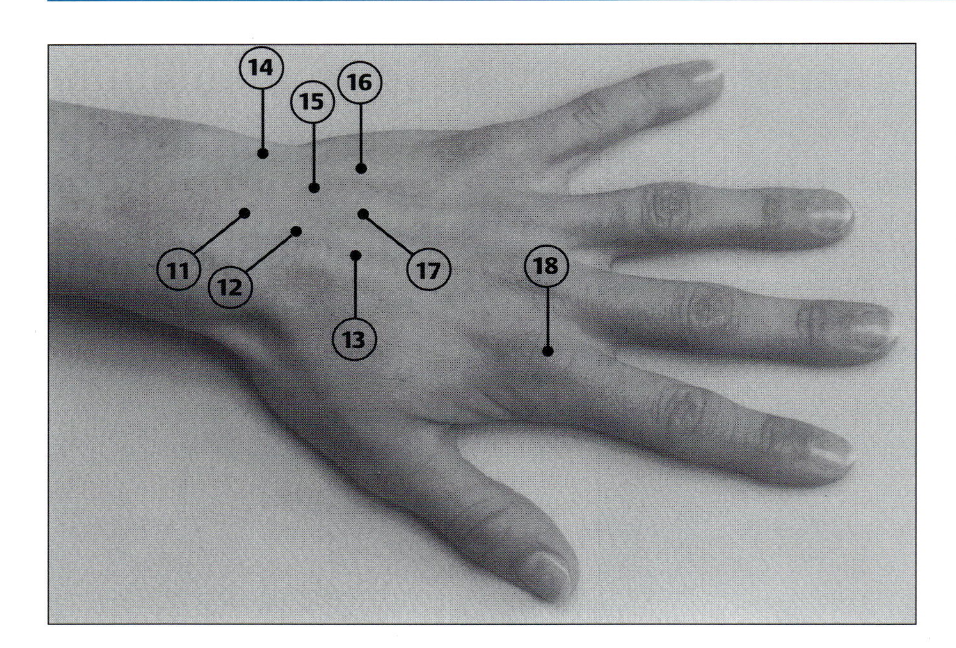


## Knochen

**11** Os lunatum
**12** Os capitatum
**13** Basis ossis metacarpalis III
**14** Os triquetrum
**15** Os hamatum
**16** Basis ossis metacarpalis V
**17** Basis ossis metacarpalis IV
**18** Gelenkspalt der Metacarpophalangealgelenke

*Ausgangsstellung des Patienten:* Sitz.
*Ausgangsstellung des Untersuchers:* Stehend vor dem Patienten. Der Untersucher hält die Hand des Patienten in seinen beiden Händen.

**11 Os lunatum**
Das Os lunatum ist distal des ulnaren Teils des distalen Endes des Radius zu palpieren. Es liegt in der proximalen Reihe der Handwurzelknochen zwischen dem Os scaphoideum auf der Radialseite und dem Os triquetrum auf der Ulnarseite (in der Mitte des Handgelenks) und ist bei der Palmarflexion des Handgelenks als kleine Erhebung zu spüren. Bei Dorsalflexion des Handgelenks entsteht an dieser Stelle eine Vertiefung, da das Os lunatum im Verhältnis zum Radius nach palmar gleitet.

**12 Os capitatum**
Das Os capitatum ist unmittelbar distal des Os lunatum zu palpieren. Es liegt zwischen der Basis des Os metacarpale 3 und dem Os lunatum, ist aber wesentlich größer als dieses. Bei der Palmarflexion des Handgelenks gleitet es nach dorsal und ist als deutliche Erhebung zu spüren. Bei der Dorsalflexion des Handgelenks gleitet das Os capitatum im Verhältnis zur proximalen Reihe der Handwurzelknochen nach palmar. Dabei entsteht an dieser Stelle eine Vertiefung.

**13 Basis ossis metacarpalis 3**
Der Palpationsfinger folgt dem Os metacarpale 3 von distal in proximale Richtung bis zu seinem proximalen Ende, der Basis. Sie ist als Knochenkante distal des Os capitatum zu palpieren.

**14 Os triquetrum**
Das Os triquetrum ist distal vom distalen Endes der Ulna zu palpieren. Zwischen dem Os triquetrum und der Ulna liegt ein Discus articularis. Palpatorisch entsteht dadurch ein deutlicher Abstand zwischen den beiden Knochen. Das Os triquetrum befindet sich auf der Ulnarseite des Os lunatum in der proximalen Reihe der Handwurzelknochen.

**15 Os hamatum**
Das Os hamatum ist distal des Os triquetrum zu palpieren. Es ist der am weitesten ulnar gelengene Handwurzelknochen in deren distalen Reihe und befindet sich zwischen dem Os triquetrum und den Basen der Ossa metacarpalia 4 und 5.

**16 Basis ossis metacarpalis 5**
Der Palpationsfinger folgt dem Os metacarpale V von distal bis zu seinem proximalen Ende, der Basis. Sie ist als Knochenkante distal des Os hamatum zu spüren.

**17 Basis ossis metacarpalis 4**
Der Palpationsfinger folgt dem Os metacarpale 4 von distal nach proximal bis zur Basis. Sie ist als Knochenkante distal des Os hamatum zu palpieren.

**18 Gelenkspalt der Metakarpophalangealgelenke**
Der Palpationsfinger folgt den einzelnen Ossa metacarpalia nach distal bis zum Caput ossis metacarpalis. Bei gebeugtem Metakarpophalangealgelenk kann der Gelenkspalt distal des Caput ossis metacarpalis auf beiden Seiten der Strecksehnen palpiert werden.

## Ligamente, Bursen, Nerven und Gefäße

1 Retinaculum extensorum
2 A. radialis in der Tabatière
3 Ramus superficialis des N. radialis über der Sehne des M. extensor pollicis longus

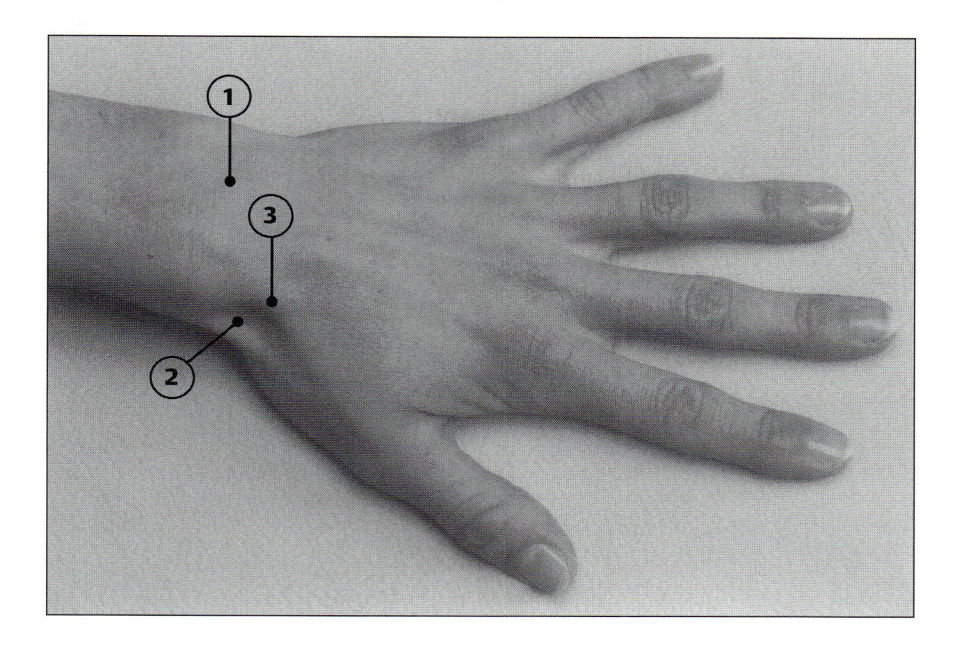


*Ausgangsstellung des Patienten:* Sitz.
*Ausgangsstellung des Untersuchers:* Stehend vor dem Patienten. Der Untersucher hält die Hand des Patienten in seinen beiden Händen.

### 1 Retinaculum extensorum

Das Retinaculum extensorum verläuft als fingerbreite, derbe, bindegewebige Struktur quer über das distale Ende des Radius und der Ulna. Es kann bei Anspannung der Extensoren quer zu seinem Verlauf palpiert werden.

### 2 A. radialis in der Tabatière

Die Fingerkuppe des Palpationsfingers wird flach und praktisch ohne Druck bei entspannten Extensoren des Daumens in die Tabatière (Begrenzung dorsal durch die Sehne des M. extensor pollicis longus und palmar durch die Sehne des M. extensor pollicis brevis) gelegt. Der Palpationsfinger kann dort den Puls der Arterie ertasten.

### 3 Ramus superficialis des N. radialis

*Leitstrukturen:* Sehne des M. extensor pollicis longus im Bereich der Tabatière.

*Verlauf:* Vom Processus styloideus radii nach distal ulnar quer über die Sehne des M. extensor pollicis longus im Bereich der Tabatière und weiter nach distal zum 2. und 3. Finger.

*Palpation:* Der Palpationsfinger bewegt sich mit der Kante des Fingernagels von proximal nach distal entlang der Sehne des M. extensor pollicis longus im Bereich der Tabatière. Der Ramus superficialis N. radialis gleitet unter der Kante des Fingernagels durch.
Palpationsgefühl: „Spaghetti al dente".

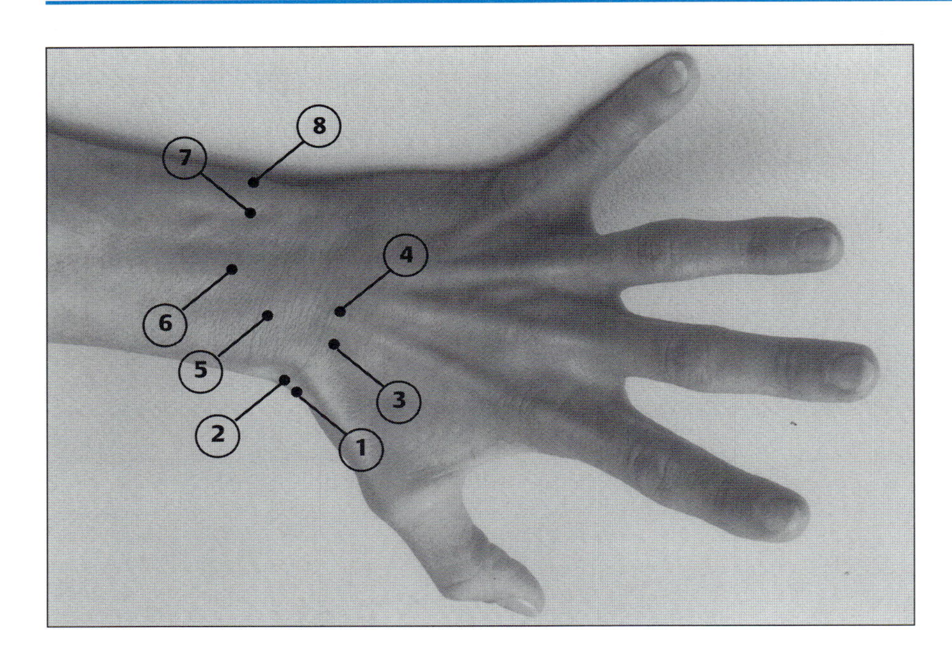


## Muskeln, Sehnen und Insertionen

Durch die sechs dorsalen Sehnenfächer verlaufende Sehnen von radial nach ulnar:

1 M. abductor pollicis longus, I
2 M. extensor pollicis brevis, I
3 M. extensor carpi radialis longus, II
4 M. extensor carpi radialis brevis, II
5 M. extensor pollicis longus, III
6 M. extensor digitorum und M. extensor indicis, IV
7 M. extensor digiti minimi, V
8 M. extensor carpi ulnaris, VI

*Ausgangsstellung des Patienten:* Sitz.
*Ausgangsstellung des Untersuchers:* Stehend an der Ulnarseite des Unterarms des Patienten. Zur Palpation der Sehnen an der Ulnarseite der Hand steht der Untersucher auf der Radialseite des Unterarms. Er hält Hand und Unterarm.

Durch die 6 dorsalen Sehnenfächer verlaufen die Sehnen von 8 Muskeln. Palpation von radial nach ulnar:

**1 M. abductor pollicis longus, 1. Sehnenfach (I)**

*Ursprung:* Facies dorsalis ulnae, Membrana interossea, Facies dorsalis radii.
*Ansatz:* Basis des Os metacarpale I, Os trapezium.
*Kontraktion:* Daumen: Abduktion. Handgelenk: Flexion und Radialduktion.
*Faserverlauf:* In der tiefen Schicht der dorsalen Muskeln des Unterarmes von der Facies dorsalis ulnae, der Membrana interossea und der Facies dorsalis radii nach distal radial durch das 1. Sehnenfach zur Basis des Os metacarpale 1.
*Palpation:* Die Sehne des M. abductor pollicis longus bildet zusammen mit der Sehne des M. extensor pollicis brevis die palmare Begrenzung der Tabatière. Sie verläuft palmar der Sehne des M. extensor pollicis brevis. Bei leicht flektiertem Handgelenk wird die Sehne bei Abduktion des Daumens prominent. Die Palpation erfolgt im Bereich des radialen Endes der Hautfalte, die beim Beugen des Handgelenks entsteht, quer zum Verlauf der Sehne.

**2 M. extensor pollicis brevis, 1. Sehnenfach (I)**

*Ursprung:* Facies dorsalis ulnae, Membrana interossea, Facies dorsalis radii.
*Ansatz:* Basis der Grundphalanx des Daumens.
*Kontraktion:* Daumen: Extension und Abduktion. Handgelenk: Flexion und Radialduktion.
*Faserverlauf:* In der tiefen Schicht der dorsalen Muskeln des Unterarmes von der Facies dorsalis ulnae, der Membrana interossea und der Facies dorsalis radii nach distal radial durch das 1. Sehnenfach zur Basis der Grundphalanx des Daumens.
*Palpation:* Die Sehne des M. extensor pollicis brevis bildet mit der Sehne des M. abductor pollicis longus zusammen die palmare Begrenzung der Tabatière. Sie verläuft dorsal der Sehne des M. abductor pollicis longus und wird durch Extension des Daumens prominent. Die Sehne kann als palmare Begrenzung der Tabatière quer zu ihrem Verlauf palpiert werden.

**3 M. extensor carpi radialis longus, 2. Sehnenfach (II)**

*Ursprung:* Crista supracondylaris humeri distal des M. brachioradialis und Septum intermusculare laterale.
*Ansatz:* Basis des Os metacarpale II.
*Kontraktion:* Handgelenk: Extension und Radialduktion des Handgelenkes. Ellbogengelenk: Flexion.
*Faserverlauf:* Ulnar des M. brachioradialis von der Crista supracondylaris humeri nach distal durch das 2. Sehnenfach zur Basis des Os metacarpale II. Muskelsehnenübergang im proximalen Drittel des Unterarmes.
*Palpation:* Die Sehne des M. extensor carpi radialis longus unterkreuzt die Sehne des M. extensor pollicis longus (dorsale Begrenzung der Tabatière) und inseriert an der

Basis des Os metacarpale. Sie kann im Scheitelpunkt des spitzen Winkels, gebildet durch die Sehne des M. extensor pollicis longus und die Sehne des M. extensor digitorum, zum 2. Finger, quer zu ihrem Verlauf palpiert werden.
Die Extension und Radialduktion der zur Faust geschlossenen Hand läßt die Sehne prominent werden.

**4 M. extensor carpi radialis brevis, 2. Sehnenfach (II)**

*Ursprung:* Epicondylus lateralis humeri (Caput commune), Ligamentum collaterale laterale, Ligamentum anulare radii .

*Ansatz:* Basis des Os metacarpale III.

*Kontraktion:* Handgelenk: Extension, Radialduktion aus ulnarduzierter Stellung des Handgelenks zurück zur Mittelstellung. Ellbogengelenk: Flexion.

*Faserverlauf:* Ulnar des M. extensor carpi radialis longus vom Epicondylus lateralis humeri nach distal durch das 2. Sehnenfach zur Basis des Os metacarpale III.

*Palpation:* Die Sehne des M. extensor carpi radialis brevis unterkreuzt die Sehne des M. extensor pollicis longus (dorsale Begrenzung der Tabatière) und inseriert an der Basis des Os metacarpale 3. Sie kann ulnar der Sehne des M. extensor carpi radialis longus quer zu ihrem Verlauf palpiert werden. Die Extension der zur Faust geschlossenen Hand läßt die Sehne prominent werden.

**5 M. extensor pollicis longus, 3. Sehnenfach (III)**

*Ursprung:* Facies dorsalis ulnae, Membrana interossea.

*Ansatz:* Basis der Endphalanx des Daumens.

*Kontraktion:* Daumen: Extension. Handgelenk: Extension und Radialduktion.

*Faserverlauf:* In der tiefen Schicht der dorsalen Muskeln des Unterarmes von der Facies dorsalis ulnae und der Membrana interossea nach distal radial durch das 3. Sehnenfach zur Basis der Endphalanx des Daumens.

*Palpation:* Die Sehne des M. extensor pollicis longus bildet die dorsale Begrenzung der Tabatière. Sie verläuft am distalen Ende des Radius auf der ulnaren Seite des Tuberculum radii und wird dort in Richtung des Daumens umgelenkt. Vom Tuberculum radii aus kann sie bis zu ihrer Insertion an der Basis der Grundphalanx des Daumens quer zu ihrem Verlauf palpiert werden. Die Extension des Daumens läßt die Sehne prominent werden.

**6 M. extensor digitorum und M. extensor indicis, 4. Sehnenfach (IV)**

**M. extensor digitorum:**

*Ursprung:* Epicondylus lateralis humeri (Caput commune), Ligamentum collaterale laterale, Ligamentum anulare radii, Fascia antebrachii.

*Ansatz:* Basen der Grundphalangen 2–5, Dorsalaponeurose des 2. bis 5. Fingers, Gelenkkapseln der Grundgelenke 2–5.

*Kontraktion:* Finger: Extension und Abduktion. Handgelenk: Extension.

*Faserverlauf:* Ulnar des Extensor carpi radialis brevis vom Epicondylus lateralis humeri nach distal, durch das 4. Sehnenfach zu den Basen der Grundphalangen 2–5, den Dorsalaponeurosen des 2. bis 5. Fingers und den Gelenkkapseln der Grundgelenke 2–5.

**M. extensor indicis:**

*Ursprung:* Facies dorsalis ulnae, Membrana interossea.

*Ansatz:* Dorsalaponeurose des Zeigefingers

*Kontraktion:* Zeigefinger: Extension. Handgelenk: Extension.

*Faserverlauf:* In der tiefen Schicht der dorsalen Muskeln des Unterarmes von der Facies dorsalis ulnae und der Membrana interossea nach distal radial durch das 4. Sehnenfach zur Dorsalaponeurose des Zeigefingers.

*Palpation:* Die Sehnen des M. extensor digitorum und des M. extensor indicis verlaufen am distalen Ende des Radius ulnar des Tuberculum radii und ulnar der Sehne des M. extensor pollicis longus durch das 4. Sehnenfach. Die Sehnen können dort quer zu ihrem Verlauf palpiert werden. Durch die Extension des Zeigefingers bei gleichzeitiger Flexion der restlichen Finger wird die Sehne des M. extensor indicis prominent und kann so palpatorisch von der Sehne des M. extensor digitorum unterschieden werden.

**7 M. extensor digiti minimi, 5. Sehnenfach (V)**

*Ursprung:* Epicondylus lateralis humeri (Caput commune), Ligamentum collaterale laterale, Ligamentum anulare radii, Fascia antebrachii.

*Ansatz:* Dorsalaponeurose des 5. Fingers.

*Kontraktion:* Finger: Extension des 5. Fingers. Handgelenk: Extension und Ulnarduktion.

*Faserverlauf:* Ulnar des Extensor digitorum vom Epicondylus lateralis humeri nach distal durch das 5. Sehnenfach zur Dorsalaponeurose des 5. Fingers.

*Palpation:* Die Sehne des M. extensor digiti minimi verläuft am distalen Ende des Unterarmes zwischen den Sehnen des M. extensor digitorum und der radialen Seite der Ulna durch das 5. Sehnenfach. Die Sehne kann bis zu ihrer Insertion an der Basis der Grundphalanx des Kleinfingers quer zu ihrem Verlauf palpiert werden. Die Extension des Kleinfingers läßt die Sehne prominent werden.

### 8 M. extensor carpi ulnaris, 6. Sehnenfach (VI)

*Ursprung:* Epicondylus lateralis humeri (Caput commune), Ligamentum collaterale laterale, Ligamentum anulare radii, Fascia antebrachii, Mittleres Drittel Ulna.
*Ansatz:* Basis des Os metacarpale 5.
*Kontraktion:* Ulnarduktion des Handgelenks.
*Faserverlauf:* Ulnar des M. extensor digiti minimi vom Epicondylus lateralis humeri nach distal durch das 6. Sehnenfach zur Basis des Os metacarpale 5.
*Palpation:* Die Sehne des M. extensor carpi ulnaris verläuft am distalen Ende des Unterarmes über den Processus styloideus ulnae durch das 6. Sehnenfach. Die Sehne kann von dort bis zu ihrer Insertion an der Basis des Os metacarpale 5 quer zu ihrem Verlauf palpiert werden. Bei Extension und gleichzeitiger Ulnarduktion der zur Faust geschlossenen Hand wird die Sehne prominent.

## Ventralseite

### Knochen

1 Processus styloideus radii
2 Distales Ende des Radius
3 Tuberculum ossis scaphoidei
4 Tuberculum ossis trapezii
5 Basis ossis metacarpalis I
6 Processus styloideus ulnae
7 Distales Ende der Ulna
8 Os pisiforme
9 Hamulus ossis hamati

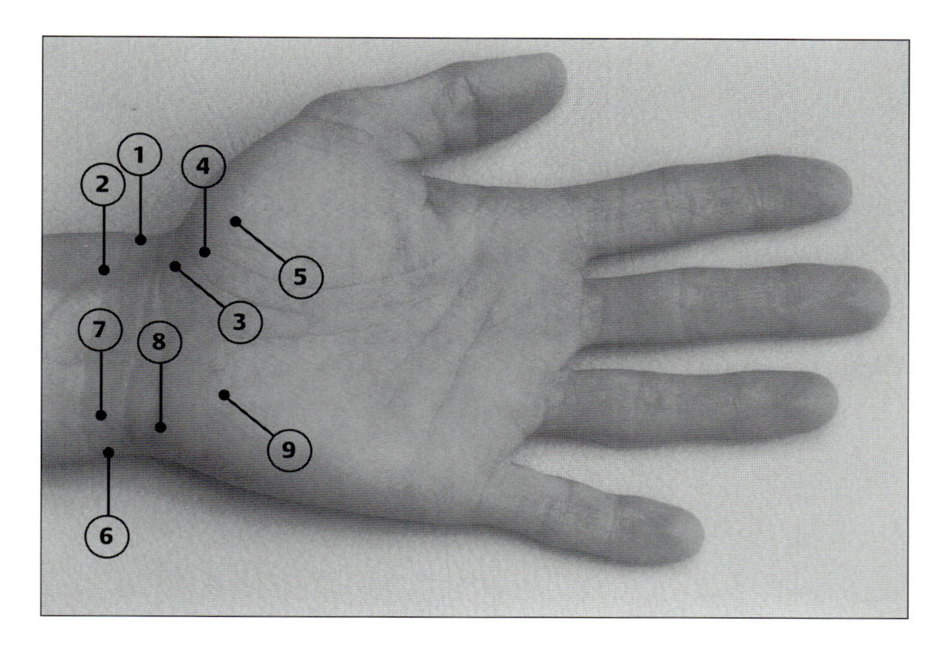


*Ausgangsstellung des Patienten:* Sitz, Unterarm supiniert.
*Ausgangsstellung des Untersuchers:* Stehend vor dem Patienten. Der Untersucher hält die Hand des Patienten.

**1 Processus styloideus radii**
Der Processus styloideus radii bildet das distale radiale Ende des Radius und ist von palmar her direkt unter der Haut gut zu palpieren.

**2 Distales Ende des Radius**
Ausgehend vom Processus styloideus radii palpiert man weiter in ulnare und leicht proximale Richtung. Der Palpationsfinger bewegt sich immer von distal nach proximal und wieder zurück und damit quer über das distale Ende des Radius. Dabei wird das Handgelenk in leichter Flexionsstellung gehalten, um die Flexorensehnen zu entspannen.

**3 Tuberculum ossis scaphoidei**
Das Os scaphoideum liegt distal vom distalen Ende des Radius. An seiner Palmarseite befindet sich das Tuberculum ossis scaphoidei, das zusammen mit dem Tuberculum ossis trapezii die radiale Insertion des Retinaculum flexorum (Karpaltunnel) bildet. Bei der Palpation von palmar her wird es durch leichte Dorsalflexion des Handgelenks prominent.

**4 Tuberculum ossis trapezii**
Das Os trapezium liegt zwischen dem distalem Ende des Os scaphoideum und dem proximalen Ende der Basis ossis metacarpalis 1. An seiner Palmarseite befindet sich das Tuberculum ossis trapezii, das zusammen mit dem Tuberculum ossis scaphoidei die radiale Insertion des Retinaculum flexorum (Karpaltunnel) bildet. Bei der Palpation von palmar her wird es durch leichte Palmarflexion des Handgelenks prominent.

**5 Basis ossis metacarpalis 1**
Der Palpationsfinger folgt dem Os metacarpale 1 von distal in proximale Richtung bis zur Basis. Sie ist als Knochenkante distal des in der Tiefe liegenden Os trapezium zu palpieren. Zur Palpation muß die Thenarmuskulatur entspannt sein.

**6 Processus styloideus ulnae**
Der Processus styloideus radii bildet das distale ulnare Ende der Ulna und ist von palmar direkt unter der Haut zu palpieren, wenn die Sehne des M. flexor carpi ulnaris nach medial verschoben wird. Die Palpation wird erleichtert, wenn das Handgelenk dabei passiv etwas flektiert wird.

**7 Distales Ende der Ulna**
Das distale Ende der Ulna ist bei passiv leicht flektiertem Handgelenk vom Processus styloideus ulnae bis zum distalen Radioulnargelenk zu palpieren.

**8 Os pisiforme**
Das Os pisiforme liegt als Sesambein in der Sehne des M. flexor carpi ulnaris. Es befindet sich auf der Palmarseite des Os triquetrum und bildet zusammen mit dem Hamulus ossis hamati die ulnare Insertion des Retinaculum flexorum (Karpaltunnel). Bei entspanntem M. flexor carpi ulnaris und leichter Flexion des Handgelenks kann es mit einem Pinzettengriff gefaßt und nach radial und ulnar bewegt werden.

**9 Hamulus ossis hamati**
Der Hamulus ossis hamati ist ein knöcherner Fortsatz des Os hamatum und bildet zusammen mit dem Os pisiforme die ulnare Insertion des Retinaculum flexorum (Karpaltunnel). Er kann bei entspannter Hypothenarmuskulatur distal-radial des Os pisiforme palpiert werden. Der Hamulus ossis hamati bildet zusammen mit dem Os pisiforme die Loge von Guyon, durch welche der R. profundus des N. ulnaris zieht.

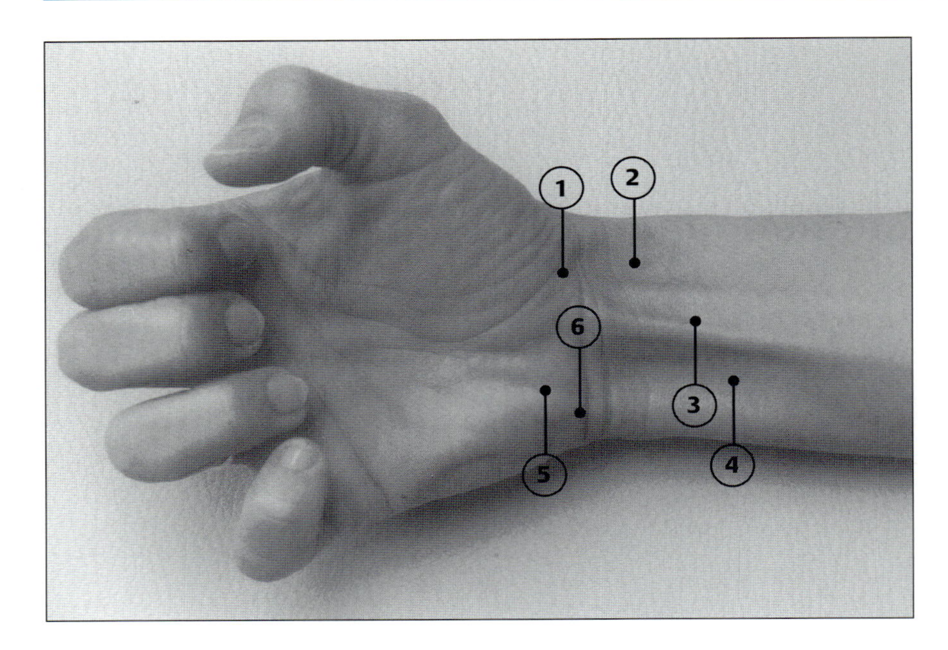


## Ligamente, Bursen, Nerven und Gefäße

1 Retinaculum flexorum
2 A. radialis
3 N. medianus, zwischen der Sehne des M. palmaris longus und der Sehne des M. flexor carpi radialis longus
4 A. ulnaris, proximal und radial des Os pisiforme
5 N. ulnaris, distal und radial des Os pisiforme
6 Sehne des M. flexor carpi ulnaris

*Ausgangsstellung des Patienten:* Sitz, Unterarm supiniert.
*Ausgangsstellung des Untersuchers:* Stehend vor dem Patienten. Der Untersucher hält die Hand des Patienten.

### 1 Retinaculum flexorum

Das Retinaculum flexorum erstreckt sich vom Tuberculum ossis scaphoidei und dem Tuberculum ossis trapezii nach ulnar zum Os pisiforme und dem Hamulus ossis hamati und bildet zusammen mit den palmaren Anteilen der dazwischenliegenden Handwurzelknochen den Karpaltunnel. Durch den Karpaltunnel ziehen die Sehnen des M. flexor digitorum superficialis und profundus, die Sehne des M. flexor pollicis longus und der N. medianus. Die Palpation erfolgt distal der Hautfalte, die bei Palmarflexion des Handgelenkes entsteht, bei leichter Extension des Handgelenks quer zum Verlauf.

### 2 A. radialis

Die A. radialis verläuft im distalen Unterarm radial des und parallel zum M. flexor carpi radialis. Zur Palpation werden drei Fingerkuppen nebeneinander auf die Arterie gelegt.

### 3 N. medianus

*Leitstrukturen:* Sehnen der Mm. palmaris longus und flexor carpi radialis.

*Verlauf:* Proximal des Handgelenks oberflächlich zwischen den Sehnen des M. palmaris longus und des M. flexor carpi radialis.

*Palpation:* Auffinden der Sehnen der Mm. palmaris longus und flexor carpi radialis. Palpation mit dem Fingernagel des Daumens quer zum Verlauf des Nerven zwischen den Sehnen.
Palpationsgefühl: „Spaghetti al dente".

### 4 A. ulnaris

Der Puls der A. ulnaris ist an der Palmarseite proximal und radial des Os pisiforme und radial der Sehne des M. flexor carpi ulnaris zu palpieren. Es werden drei Fingerkuppen nebeneinander auf die Arterie gelegt, welche parallel zur Sehne des M. flexor carpi ulnaris verläuft.

### 5 N. ulnaris

*Leitstrukturen:* Sehne des M. flexor carpi ulnaris, Os pisiforme.

*Verlauf:* Distal am Unterarm unter dem M. flexor carpi ulnaris. Er verläuft nicht durch den Karpaltunnel, sondern über das Retinaculum flexorum hinweg an der Radialseite des Os pisiforme entlang.

*Palpation:* Auffinden des Os pisiforme. Palpation mit dem Fingernagel des Daumens distal radial des Os pisiforme quer zum Verlauf des Nerven.
Palpationsgefühl: „Spaghetti al dente".

### 6 Sehne des M. flexor carpi ulnaris

Die Sehne des M. flexor carpi ulnaris wird proximal des Os pisiforme, an dem sie ansetzt, quer zu ihrem Verlauf palpiert und kann bis zum Muskel-Sehnen-Übergang verfolgt werden.

## Muskeln, Sehnen und Insertionen

**1** Sehne des M. flexor pollicis longus
**2** Sehne des M. flexor carpi radialis
**3** Sehne des M. palmaris longus
**4** Sehne des M. flexor digitorum superficialis
**5** Sehne des M. flexor carpi ulnaris

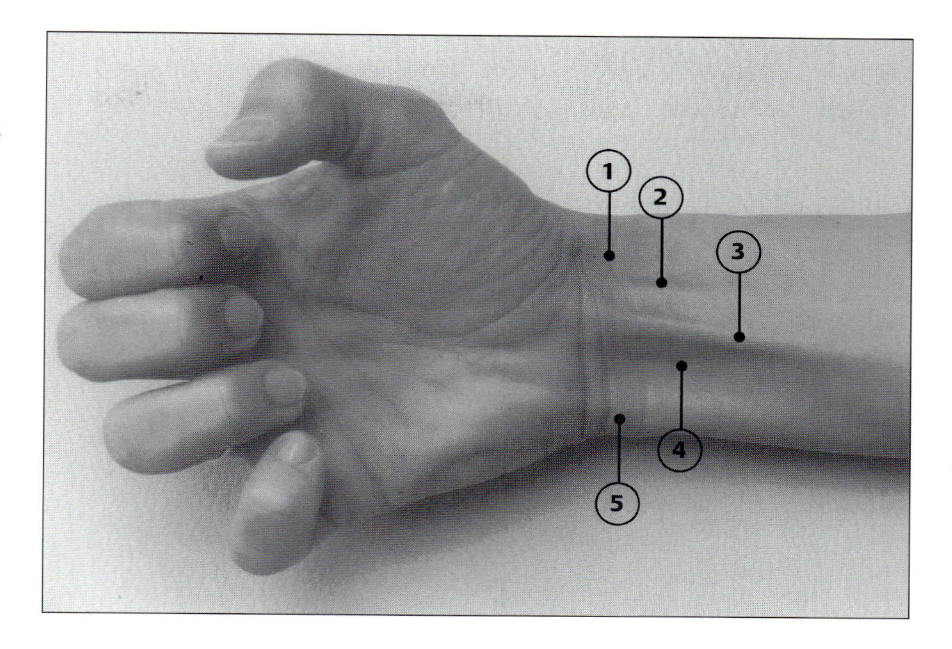


*Ausgangsstellung des Patienten:* Sitz, Unterarm supiniert.
*Ausgangsstellung des Untersuchers:* Stehend vor dem Patienten. Der Untersucher hält die Hand des Patienten.

### 1 Sehne des M. flexor pollicis longus

*Ursprung:* Vorderfläche des Radius distal der Tuberositas radii, Membrana interossea.
*Ansatz:* Basis der Endphalanx des Daumens.
*Kontraktion:* Daumengrundgelenk und -interphalangealgelenk: Flexion. Carpometakarpalgelenk 1: Flexion. Handgelenk: Flexion, Radialduktion.
*Faserverlauf:* Von der Vorderfläche des Radius distal der Tuberositas radii und der Membrana interossea in einer eigenen Sehnenscheide nach distal durch den Karpaltunnel zur Basis der Endphalanx des Daumens.
*Palpation:* Die Sehne des M. flexor pollicis longus kann proximal des Tuberculum ossis scaphoidei und radial der Sehne des M. flexor carpi radialis palpiert werden. Während der Palpation wird der Daumen flektiert und extendiert. Einmal durch die Bewegung lokalisiert, kann die Sehne vom Karpaltunnel in proximale Richtung verfolgt werden.

### 2 Sehne des M. flexor carpi radialis

*Ursprung:* Epicondylus medialis humeri und oberflächliche Unterarmfaszie.
*Ansatz:* Palmarfläche der Basis des Os metacarpale II.
*Kontraktion:* Handgelenk: Flexion und Radialduktion. Ellbogengelenk: Flexion und Pronation.
*Faserverlauf:* Vom Epicondylus medialis humeri auf der ulnaren Seite des M. pronator teres zur Palmarfläche der Basis des Os metacarpale II. Der Muskel-Sehnen-Übergang liegt ca. in der Mitte des Unterarmes.
*Palpation:* Die Sehne des M. flexor carpi radialis verläuft von der Mitte der Beugeseite des Unterarmes in Richtung der Basis des Os metacarpale II, an dem sie ansetzt. Sie verläuft nicht durch den Karpaltunnel, sondern durchbohrt oft das Retinaculum flexorum. Durch Flexion des Handgelenks mit gleichzeitigem Faustschluss wird sie prominent und kann quer zu ihrem Verlauf palpiert werden.

### 3 Sehne des M. palmaris longus

*Ursprung:* Epicondylus medialis humeri.
*Ansatz:* Palmaraponeurose der Hand.
*Kontraktion:* Handgelenk: Flexion, Spannen der Palmaraponeurose. Ellbogengelenk: Flexion und Pronation.
*Faserverlauf:* Ulnar des M. flexor carpi radialis vom Epicondylus medialis humeri zur Palmaraponeurose der Hand, wobei der Muskel-Sehnen-Übergang ca. im oberen Drittel des Unterarmes liegt.
*Palpation:* Die Sehne des M. palmaris longus fehlt bei ca. 10% der Menschen. Sie verläuft ulnar der Sehne des M. flexor carpi radialis und ist an der Beugeseite des Unterarmes die oberflächlichste Sehne. Sie verläuft über das Retinaculum flexorum und inseriert an der Palmaraponeurose. Durch Flexion des Handgelenkes bei gleichzeitig opponiertem Daumen und Kleinfinger wird sie prominent und kann quer zu ihrem Verlauf palpiert werden.

### 4 Sehne des M. flexor digitorum superficialis

*Ursprung:* Caput humerale: Epicondylus medialis humeri. Caput ulnare: Processus coronoideus ulnae. Caput radiale: Vorderfläche des mittleren Drittels des Radius.

*Ansatz:* Seitliche Knochenleisten in der Mitte der Mittelphalangen des 2.–5. Fingers

*Kontraktion:* Proximale Interphalangealgelenke 2–5, Metakarpophalangealgelenke 2–5, Handgelenk. Ellbogengelenk: Flexion, aktive Insuffizienz als Fingerbeuger bei maximal gebeugtem Handgelenk.

*Faserverlauf:* Vom Epicondylus medialis humeri, dem Processus coronoideus ulnae und dem Radius nach distal, mit seiner Sehne durch den Karpaltunnel, weiter zu den Mittelphalangen des 2.–5. Fingers. Der Muskel-Sehnen-Übergang befindet sich im distalen Drittel des Unterarmes.

*Palpation:* Die Sehne des M. flexor digitorum superficialis verläuft ulnar der Sehne des M. palmaris longus in der Tiefe auf den Karpaltunnel zu. Wie bei der Sehne des M. flexor pollicis longus wird sie durch Beugen und Strecken der Finger bei aufgelegtem Palpationskontakt lokalisiert. Sie wird prominent durch Druck der Fingerkuppen gegen den Daumen bei leicht flektiertem Handgelenk und kann so quer zu ihrem Verlauf palpiert werden.

### 5 Sehne des M. flexor carpi ulnaris

*Ursprung:* Caput humerale: Epicondylus medialis humeri. Caput ulnare: Olekranon und obere zwei Drittel der Margo posterior ulnae.

*Ansatz:* Os pisiforme, weiter als Lig. pisohamatum zum Os hamatum und als Lig. pisometacarpeum zum Os metacarpale 5.

*Kontraktion:* Flexion und Ulnarduktion des Handgelenks.

*Faserverlauf:* Vom Epicondylus medialis humeri und dem Olekranon nach distal zum Os pisiforme. Von dort weiter nach distal und radial als Lig. pisohamatum zum Os hamatum und nach distal als Lig. pisometacarpeum zum Os metacarpale 5. Der Muskel-Sehnen-Übergang befindet sich in der Mitte des Unterarmes.

*Palpation:* Die Sehne des M. flexor carpi ulnaris wird proximal des Os pisiforme, an dem sie ansetzt, quer zu ihrem Verlauf palpiert und kann bis zum Muskel-Sehnen-Übergang verfolgt werden.

## Ulnarseite

### Knochen

1 Ulna
2 Processus styloideus ulnae
3 Os triquetrum
4 Os pisiforme
5 Basis ossis metacarpalis V

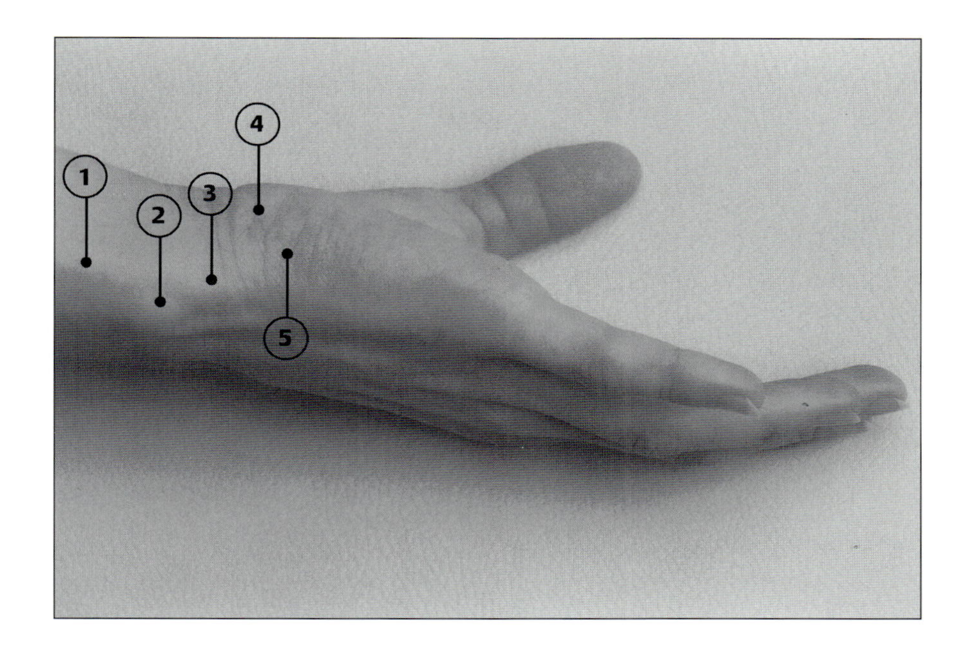


*Ausgangsstellung des Patienten:* Sitz, Unterarm supiniert.
*Ausgangsstellung des Untersuchers:* Stehend vor dem Patienten an der Radialseite des Unterarmes. Der Untersucher hält die Hand des Patienten.

**1 Ulna**
Die Ulna kann vom Olekranon bis zum Processus styloideus ulnae direkt unter der Haut des Unterarmes palpiert werden.

**2 Processus styloideus ulnae**
Der Processus styloideus ulanae bildet das distale ulnare Ende der Ulna und ist von palmar direkt unter der Haut zu palpieren, wenn die Sehne des M. flexor carpi ulnaris nach radial verschoben wird. Das Handgelenk sollte dabei passiv etwas flektiert werden.

**3 Os triquetrum**
Das Os triquetrum liegt distal der Ulna in der proximalen Handwurzelknochenreihe. Zwischen der ulna und dem Os triquetrum befindet sich ein Discus articularis. Das Os triquetrum wird bei Radialduktion des Handgelenks distal des Processus styloideus ulnae an der Ulnarseite des Handgelenks prominent. Bei ulnarduziertem Handgelenk ist es der Palpation nur von dorsal her zugänglich.

**4 Os pisiforme**
Das Os pisiforme liegt als Sesambein in der Sehne des M. flexor carpi ulnaris. Es befindet sich palmar des Os triquetrum und bildet zusammen mit dem Hamulus ossis hamati die ulnare Insertion des Retinaculum flexorum (Karpaltunnel). Bei entspanntem M. flexor carpi ulnaris kann es mit einem Pinzettengriff gefaßt und nach radial-palmar und ulnar-dorsal bewegt werden.

**5 Basis ossis metacarpalis V**
Der Palpationsfinger folgt dem Os metacarpale V in proximale Richtung bis zu seinem proximalen Ende, der Basis. Sie ist als Knochenkante zu spüren.

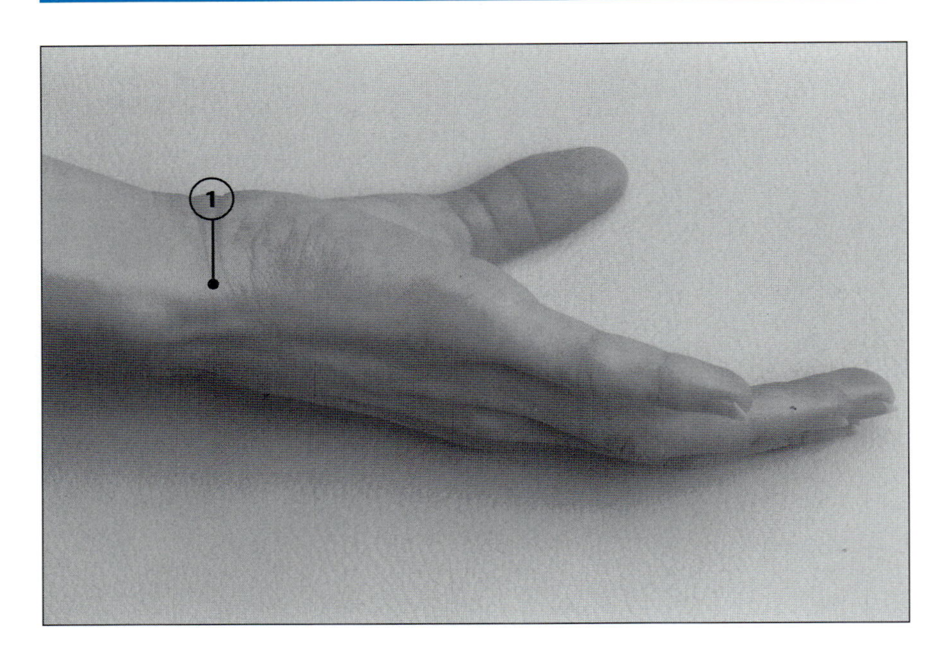


## Ligamente, Bursen, Nerven und Gefäße

1 Lig. collaterale carpi ulnare

*Ausgangsstellung des Patienten:* Sitz, Unterarm supiniert.
*Ausgangsstellung des Untersuchers:* Stehend vor dem Patienten an der Radialseite des Unterarmes. Der Untersucher hält die Hand des Patienten.

**1 Ligamentum collaterale carpi ulnare**
Der Palpationsfinger befindet sich zwischen dem Processus styloideus ulnae und dem Os triquetrum. Die Anspannung des Ligaments bei Radialduktion des Handgelenks ist spürbar. Palpation des Ligaments quer zu seinem Verlauf.

## Muskeln, Sehnen und Insertionen

1 Sehne des M. extensor carpi ulnaris
2 Sehne des M. flexor carpi ulnaris
3 M. abductor digiti minimi

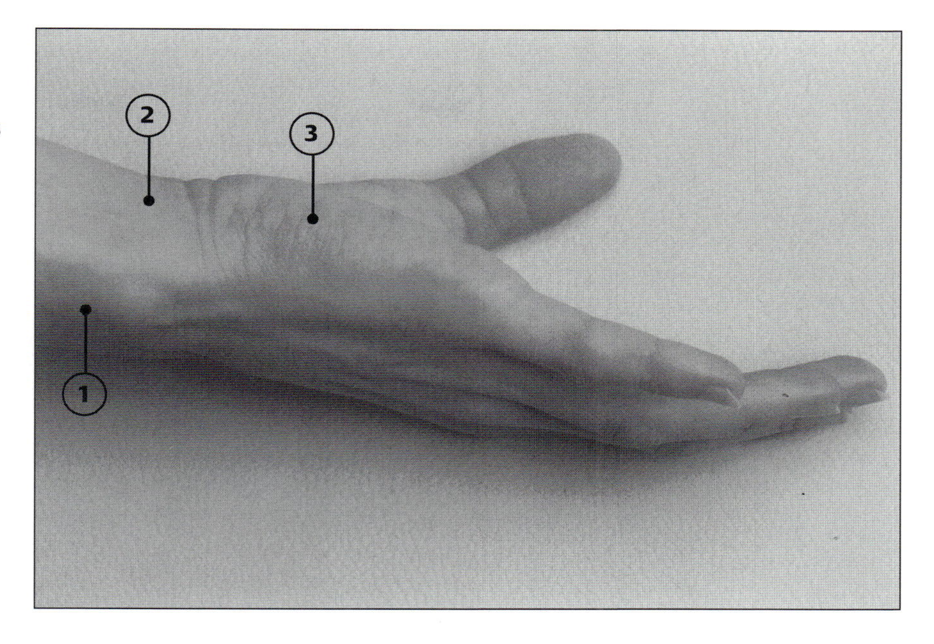


*Ausgangsstellung des Patienten:* Sitz, Unterarm supiniert.
*Ausgangsstellung des Untersuchers:* Stehend vor dem Patienten an der Radialseite des Unterarmes. Der Untersucher hält die Hand des Patienten.

### 1 Sehne des M. extensor carpi ulnaris

*Ursprung:* Epicondylus lateralis humeri (Caput commune), Ligamentum collaterale laterale, Ligamentum anulare radii, Fascia antebrachii, Mittleres Drittel der Ulna.
*Ansatz:* Basis des Os metacarpale 5.
*Kontraktion:* Ulnarduktion des Handgelenks.
*Faserverlauf:* Ulnar des M. extensor digiti minimi vom Epicondylus lateralis humeri nach distal durch das 6. Sehnenfach zur Basis des Os metacarpale 5.
*Palpation:* Die Sehne des M. extensor carpi ulnaris verläuft am distalen Ende des Unterarmes über das ulnare Ende der Ulna (Processus styloideus ulnae) durch das 6. Sehnenfach. Die Sehne kann von dort bis zu ihrer Insertion an der Basis des Os metacarpale V, quer zu ihrem Verlauf palpiert werden. Extension und Ulnarduktion bei gleichzeitigem Faustschluß lassen die Sehne prominent werden.

### 2 Sehne des M. flexor carpi ulnaris

*Ursprung:* Caput humerale: Epicondylus medialis humeri. Caput ulnare: Olekranon und obere zwei Drittel der Margo posterior ulnae.
*Ansatz:* Os pisiforme, weiter als Lig. pisohamatum zum Os hamatum und als Lig. pisometacarpeum zum Os metacarpale 5.
*Kontraktion:* Flexion und Ulnarduktion des Handgelenks.
*Faserverlauf:* Vom Epicondylus medialis humeri und dem Olekranon nach distal zum Os pisiforme. Von dort weiter nach distal und radial als Lig. pisohamatum zum Os hamatum und nach distal als Lig. pisometacarpeum zum Os metacarpale 5. Der Muskel-Sehnen-Übergang befindet sich in der Mitte des Unterarmes.
*Palpation:* Die Sehne des M. flexor carpi ulnaris wird proximal des Os pisiforme, an dem sie ansetzt, quer zu ihrem Verlauf palpiert und kann bis zum Muskel-Sehnen-Übergang verfolgt werden.

### 3 M. abductor digiti minimi

*Ursprung:* Os pisiforme, Lig. pisohamatum.
*Ansatz:* Basis der Grundphalanx der 5. Fingers. Bildet mit dem M. opponens digiti minimi und dem M. flexor digiti minimi den Hypothenar.
*Kontraktion:* Abduktion des 5. Fingers.
*Faserverlauf:* Vom Os pisiforme und dem Lig. pisohamatum zur Basis der Grundphalanx der 5. Fingers.
*Palpation:* Mit Pinzettengriff und den Fingerkuppen quer zum Faserverlauf in angespanntem und entspanntem Zustand.

## Radialseite

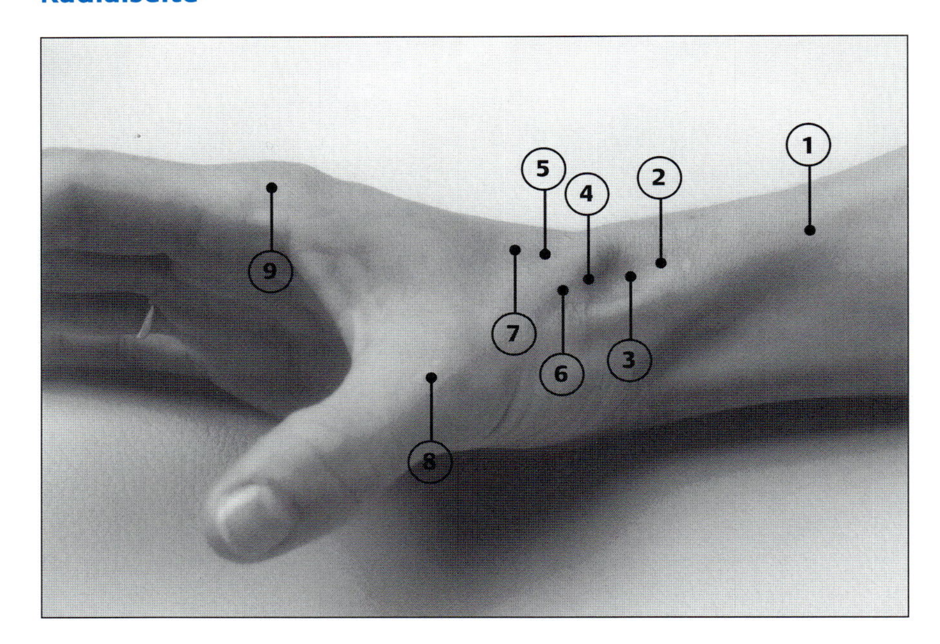


### Knochen

**1** Radius
**2** Processus styloideus radii
**3** Os scaphoideum
**4** Os trapezium
**5** Os trapezoideum
**6** Basis ossis metacarpalis I
**7** Basis ossis metacarpalis II
**8** Metacarpophalangealgelenk I
**9** Metacarpophalangealgelenk II

*Ausgangsstellung des Patienten:* Sitz, Unterarm proniert.
*Ausgangsstellung des Untersuchers:* Stehend vor dem Patienten an der Ulnarseite des Unterarmes. Der Untersucher hält die Hand des Patienten.

**1 Radius**
Der Radius ist im oberen Drittel des Unterarmes nur durch die Handgelenk- und Fingerextensionsmuskulatur hindurch zu palpieren. In den unteren zwei Dritteln des Unterarmes ist der radiale Rand bis zum Processus styloideus radii direkt unter der Haut gut zu spüren.

**2 Processus styloideus radii**
Der Processus styloideus radii bildet das distale radiale Ende des Radius und ist von dorsal, von radial und von palmar direkt unter der Haut gut zu palpieren.

**3 Os scaphoideum**
Das Os scaphoideum liegt distal des Radius. Bei der Palpation von radial her (in der Tabatière) wird es durch Ulnarduktion des Handgelenks prominent.

**4 Os trapezium**
Das Os trapezium ist zwischen dem distalen Ende des Os scaphoideum und dem proximalen Ende der Basis ossis metacarpalis 1 zu palpieren. Es liegt auf der Radialseite in der distalen Reihe der Handwurzelknochen. (An seiner Palmarseite trägt es einen Tuberkel; siehe Seite 89, Palpationspunkt 4.) Durch Flexion des Karpometakarpalgelenkes kann das Os trapezium besser lokalisiert und palpiert werden.

**5 Os trapezoideum**
Das Os trapezoideum befindet sich zwischen dem distalen Ende des Os scaphoideum und dem proximalen Ende der Basis ossis metacarpalis 2, auf der Ulnarseite des Os trapezium in der distalen Reihe der Handwurzelknochen. Palpation entlang des Os metacarpale 2 nach proximal bis zur Basis und weiter bis zum Os trapezoideum.

**6 Basis ossis metacarpalis I**
Der Palpationsfinger folgt dem Os metacarpale 1 in proximale Richtung bis zu seinem proximalen Ende, der Basis. Sie ist als Knochenkante distal des in der Tiefe liegenden Os trapezium zu spüren.

**7 Basis ossis metacarpalis II**
Palpation entlang dem Os metacarpale 2 in proximale Richtung bis zur Basis. Sie ist als Knochenkante distal des in der Tiefe liegenden Os trapezoideum zu spüren.

**8 Metakarpophalangealgelenk I**
Der Palpationsfinger folgt dem Os metacarpale 1 in distale Richtung bis zu seinem distalen Ende, dem Caput ossis metacarpalis 1. Zwischen dem Caput und der Basis der Grundphalanx des Daumens ist der Gelenkspalt des 1. Metakarpophalangealgelenks zu spüren. Palpation quer zum Verlauf des Gelenkspalts. Durch passive Rotation des Daumens kann die Bewegung zwischen den beiden Gelenkpartnern gespürt und der Gelenkspalt besser lokalisiert werden.

**9 Metacarpophalangealgelenk II**
Der Palpationsfinger folgt dem Os metacarpale 2 in distale Richtung bis zu seinem distalen Ende, dem Caput ossis metacarpalis 2. Zwischen dem Caput und der Basis der Grundphalanx des Zeigefingers ist der Gelenkspalt des 2. Metakarpophalangealgelenks zu spüren. Palpation quer zum Verlauf des Gelenkspalts. Durch passive Rotation des Zeigefingers kann die Bewegung zwischen den beiden Gelenkpartnern gespürt und der Gelenkspalt besser lokalisiert werden.

## Ligamente, Bursen, Nerven und Gefäße

1 Lig. collaterale carpi radiale
2 A. radialis in der Tabatière

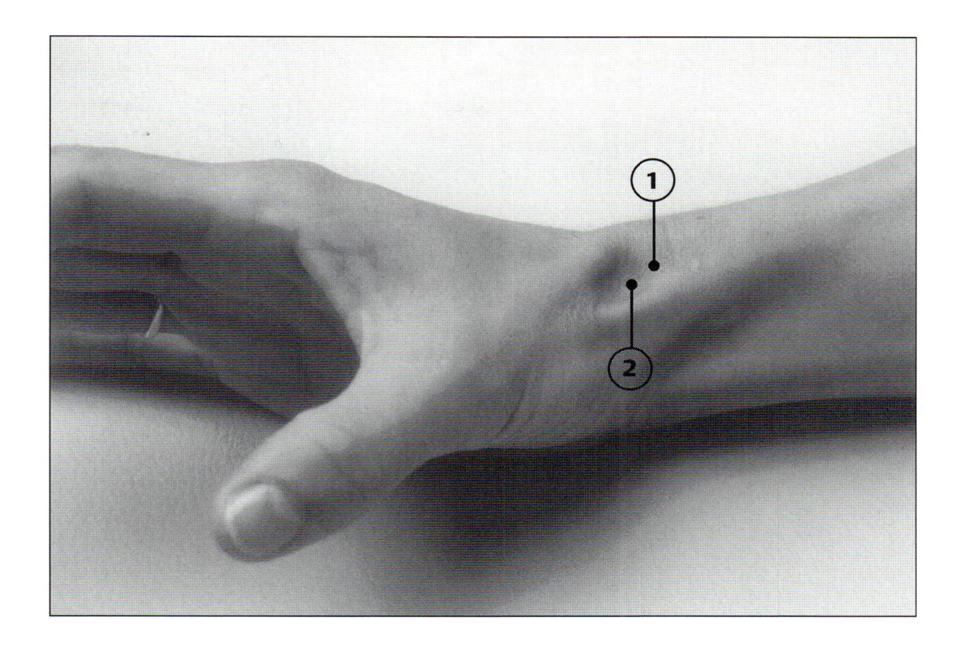


*Ausgangsstellung des Patienten:* Sitz, Unterarm proniert.
*Ausgangsstellung des Untersuchers:* Stehend vor dem Patienten an der Ulnarseite des Unterarmes. Der Untersucher hält die Hand des Patienten.

### 1 Ligamentum collaterale carpi radiale

Der Palpationsfinger befindet sich zwischen dem Processus styloideus radii und dem Os scaphoideum. Die Anspannung des Ligaments bei Ulnarduktion des Handgelenks ist spürbar. Palpation des Ligaments quer zu seinem Verlauf.

### 2 A. radialis in der Tabatière

Der Palpationsfinger legt sich flächig in die Tabatière (zwischen den Sehnen des M. extensor pollicis longus und M. extensor pollicis brevis) und palpiert den Puls der A. radialis mit der Fingerkuppe. Die Muskulatur ist entspannt und das Handgelenk in Mittelstellung. Die A. radialis unterkreuzt die beiden Sehnen in ihrem Verlauf von proximal palmar nach distal dorsal.

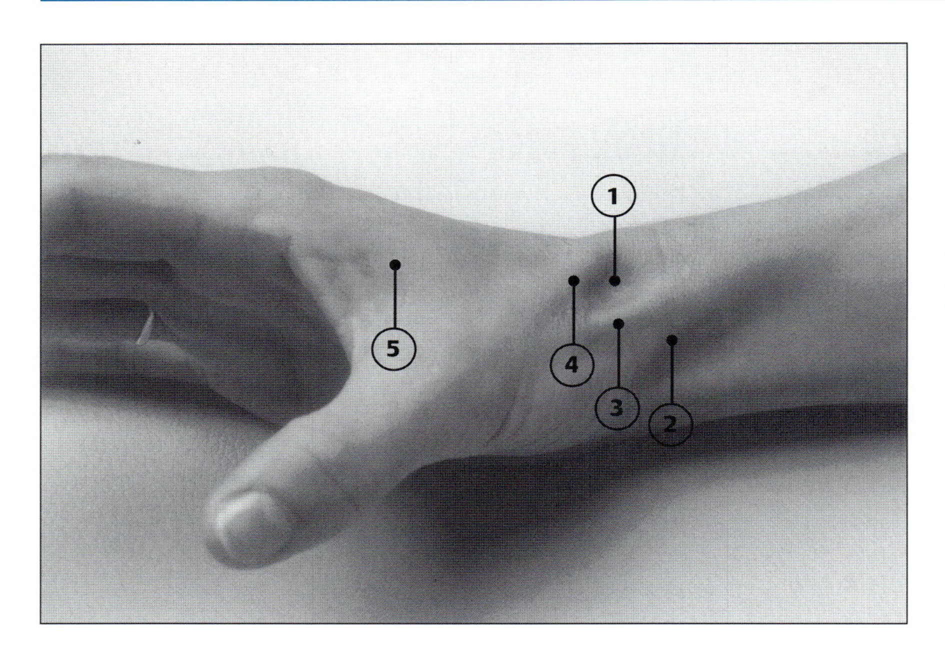


## Muskeln, Sehnen und Insertionen

1 Tabatière, begrenzt durch die Sehnen des M. extensor pollicis brevis und M. extensor pollicis longus
2 M. abd. pollicis longus
3 M. ext. pollicis brevis
4 M. ext. pollicis longus
5 M. interosseus dorsalis I

*Ausgangsstellung des Patienten:* Sitz, Unterarm proniert.
*Ausgangsstellung des Untersuchers:* Stehend vor dem Patienten an der Ulnarseite des Unterarmes. Der Untersucher hält die Hand des Patienten.

### 1 Tabatière

Bei extendiertem und etwas abduziertem Daumen wird die Tabatière zwischen den Sehnen des M. extensor pollicis longus und M. extensor pollicis brevis sichtbar. Die proximale Begrenzung ist der Processus styloideus radii, die distale Begrenzung wird gebildet durch das Caput des Os metacarpale 1. Auf dem Grund des proximalen Teils der Tabatière spürt man bei ulnarduziertem Handgelenk das Os scaphoideum als kugelförmigen Knochen, der bei Radialduktion des Handgelenks in der Tiefe nach ulnar verschwindet.

### 2 M. abuctor pollicis longus

*Ursprung:* Facies dorsalis ulnae, Membrana interossea, Facies dorsalis radii.
*Ansatz:* Basis des Os metacarpale I, Os trapezium.
*Kontraktion:* Daumen: Abduktion. Handgelenk: Flexion und Radialduktion.
*Faserverlauf:* In der tiefen Schicht der dorsalen Muskeln des Unterarmes von der Facies dorsalis ulnae, der Membrana interossea und der Facies dorsalis radii nach distal radial durch das erste Sehnenfach zur Basis des Os metacarpale 1.
*Palpation:* Die Sehne des M. abductor pollicis longus bildet mit der Sehne des M. extensor pollicis brevis zusammen die radial-palmare Begrenzung der Tabatière und verläuft palmar der Sehne des M. extensor pollicis brevis. Bei leicht flektiertem Handgelenk wird die Sehne durch Abduktion des Daumens prominent und kann im Bereich des radialen Endes der Hautfalte, die beim Beugen des Handgelenks entsteht, quer zu ihrem Verlauf palpiert weden. Durch Abduktions- und Adduktionsbewegungen des Daumens kann die Sehne auch weiter proximal lokalisiert werden.

### 3 M. extensor pollicis brevis

*Ursprung:* Facies dorsalis ulnae, Membrana interossea, Facies dorsalis radii.
*Ansatz:* Basis der Grundphalanx des Daumens.
*Kontraktion:* Daumen: Extension und Abduktion. Handgelenk: Flexion und Radialduktion.
*Faserverlauf:* In der tiefen Schicht der dorsalen Muskeln des Unterarmes von der Facies dorsalis ulnae, der Membrana interossea und der Facies dorsalis radii nach distal radial durch das erste Sehnenfach zur Basis der Grundphalanx des Daumens.
*Palpation:* Die Sehne des M. extensor pollicis brevis bildet mit der Sehne des M. abductor pollicis longus zusammen die radialpalmare Begrenzung der Tabatière und verläuft dorsal der Sehne des M. abductor pollicis longus. Sie wird durch Extension des Daumens prominent und kann auf der Palmarseite der Tabatière quer zu ihrem Verlauf palpiert werden. Durch Flexions- und Extensionsbewegungen des Daumens kann die Sehne auch weiter proximal lokalisiert werden.

**4 M. extensor pollicis longus**

*Ursprung:* Facies dorsalis ulnae, Membrana interossea.

*Ansatz:* Basis der Endphalanx des Daumens.

*Kontraktion:* Daumen: Extension. Handgelenk: Extension und Radialduktion.

*Faserverlauf:* In der tiefen Schicht der dorsalen Muskeln des Unterarmes von der Facies dorsalis ulnae und der Membrana interossea nach distal radial durch das 3. Sehnenfach zur Basis der Endphalanx des Daumens.

*Palpation:* Die Sehne des M. extensor pollicis longus bildet die ulnare-dorsale Begrenzung der Tabatière. Sie verläuft am distalen Ende des Radius auf der ulnaren Seite um das Tuberculum radii und kann von dort bis zu ihrer Insertion an der Basis der Grundphalanx des Daumens quer zu ihrem Verlauf palpiert werden. Die Extension des Daumens läßt die Sehne prominent werden.

**5 M. interosseus dorsalis I**

*Ursprung:* Ulnare Fläche des Os metacarpale 1 und radiale Fläche des Os metacarpale 2.

*Ansatz:* Radialseite der Grundphalanx des Zeigefingers.

*Kontraktion:* Abduktion des Zeigefingers im Grundgelenk, weg vom Mittelfinger.

*Faserverlauf:* Von der ulnaren Fläche des Os metacarpale 1 und der radialen Fläche des Os metacarpale 2 nach distal zur Radialseite der Grundphalanx des Zeigefingers.

*Palpation:* Mit Pinzettengriff und den Fingerkuppen quer zum Faserverlauf in angespanntem und entspanntem Zustand.

## 2.3.3 Weichteiltechniken

### Friktionsmassagen

#### Friktionsmassage an der Insertion des M. extensor carpi radialis longus

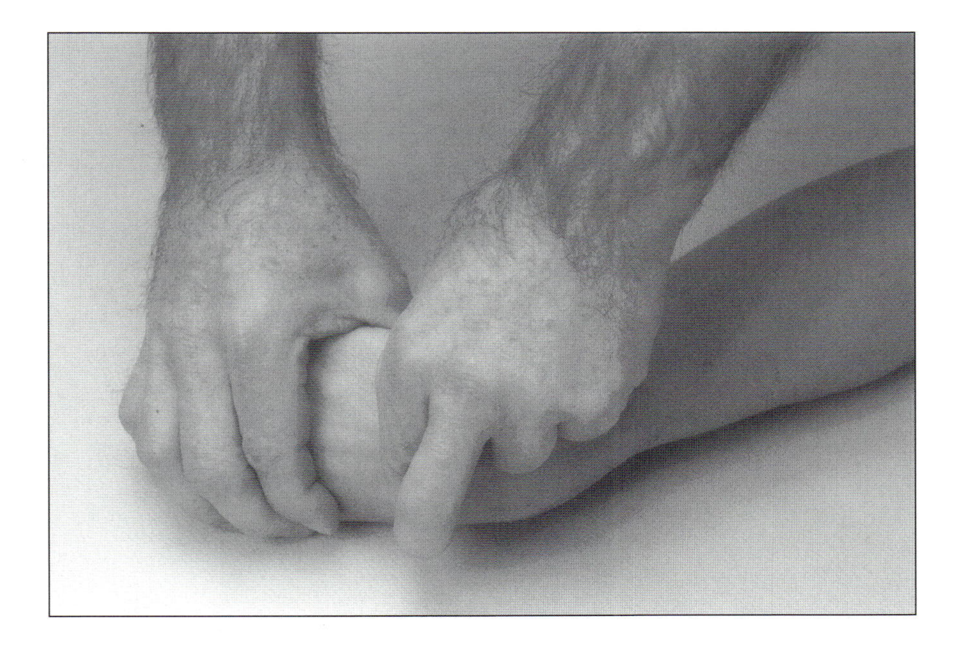

*Ausgangsstellung des Patienten:* Sitz, Unterarm proniert und auf dem Tisch abgestützt, Handgelenk flektiert.
*Ausgangsstellung des Untersuchers:* Stehend neben dem Patienten an der Ulnarseite der Hand des Patienten.

Der Unterarm und die Hand des Patienten werden vom Behandler in der oben beschriebenen Ausgangsstellung gehalten.
Kontakt auf der Insertion des M. extensor carpi radialis an der Basis des Os metacarpale 2 mit dem Zeigefinger, verstärkt durch den Mittelfinger.

Der Kontakt wird zusammen mit den darunterliegenden mobilen Gewebeschichten unter Druck quer über die Sehne und die Insertion nach ulnar bewegt und kehrt dann ohne Druck in die Ausgangsposition zurück.

## 2.3.4 Röntgenanatomie Hand

### Hand a.p.

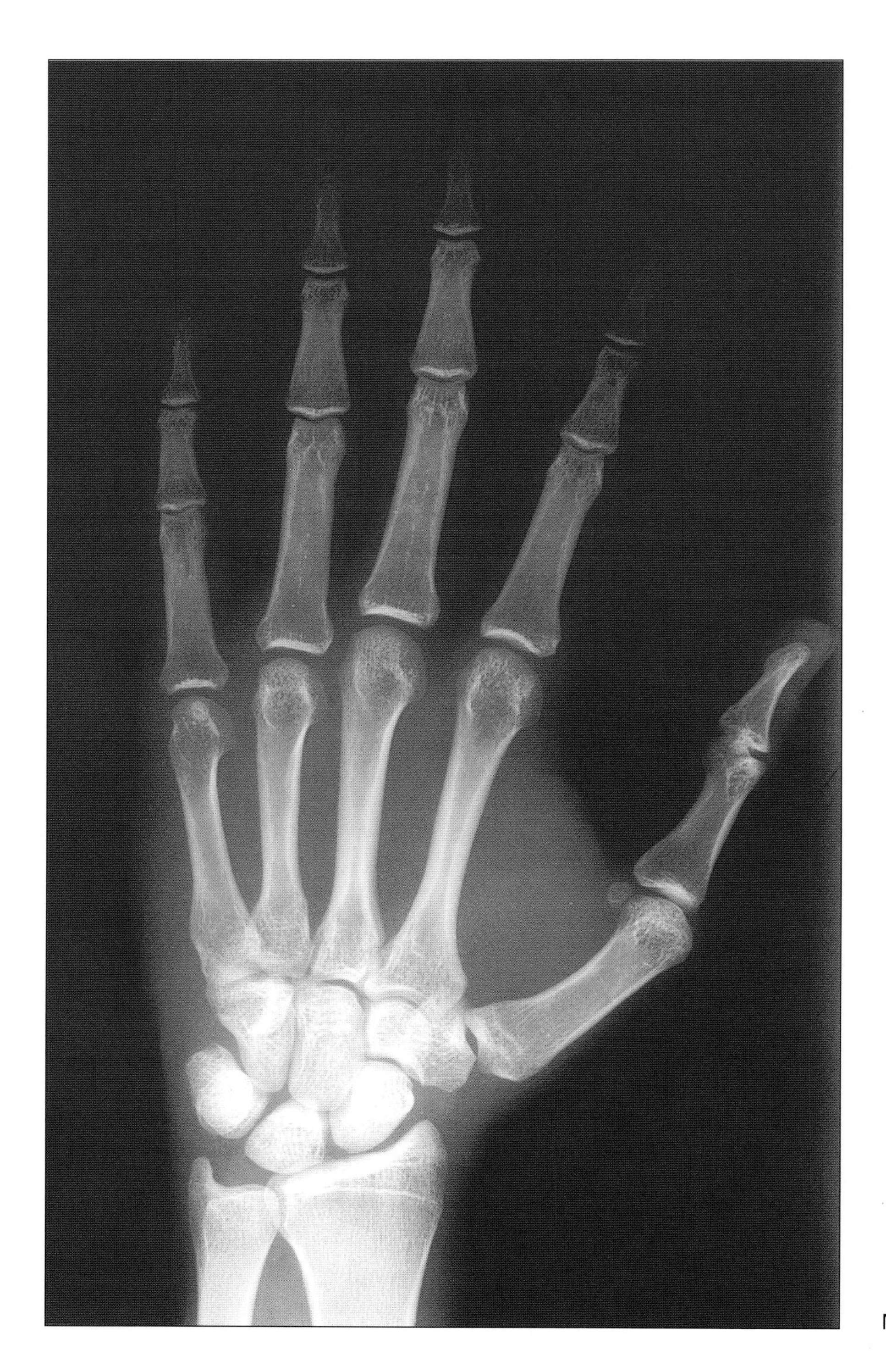

Nativröntgenbild

## Hand a.p.

1 Radius
2 Ulna
3 Processus styloideus radii
4 Processus styloideus ulnae
5 Caput ulnae
6 Gegend des Discus articularis
7 Radiokarpalgelenk
8 Os scaphoideum
9 Os lunatum
10 Os triquetrum
11 Os pisiforme
12 Os trapezium
13 Os trapezoideum
14 Os capitatum
15 Os hamatum
16 Hamulus ossis hamati
17 Interkarpalgelenk
18 Karpometakarpalgelenk
19 Ossa metacarpalia
20 Basis der Ossa metacarpalia
21 Capita der Ossa metacarpalia
22 Grundphalangen
23 Mittelphalangen
24 Endphalangen
25 Sesamknochen

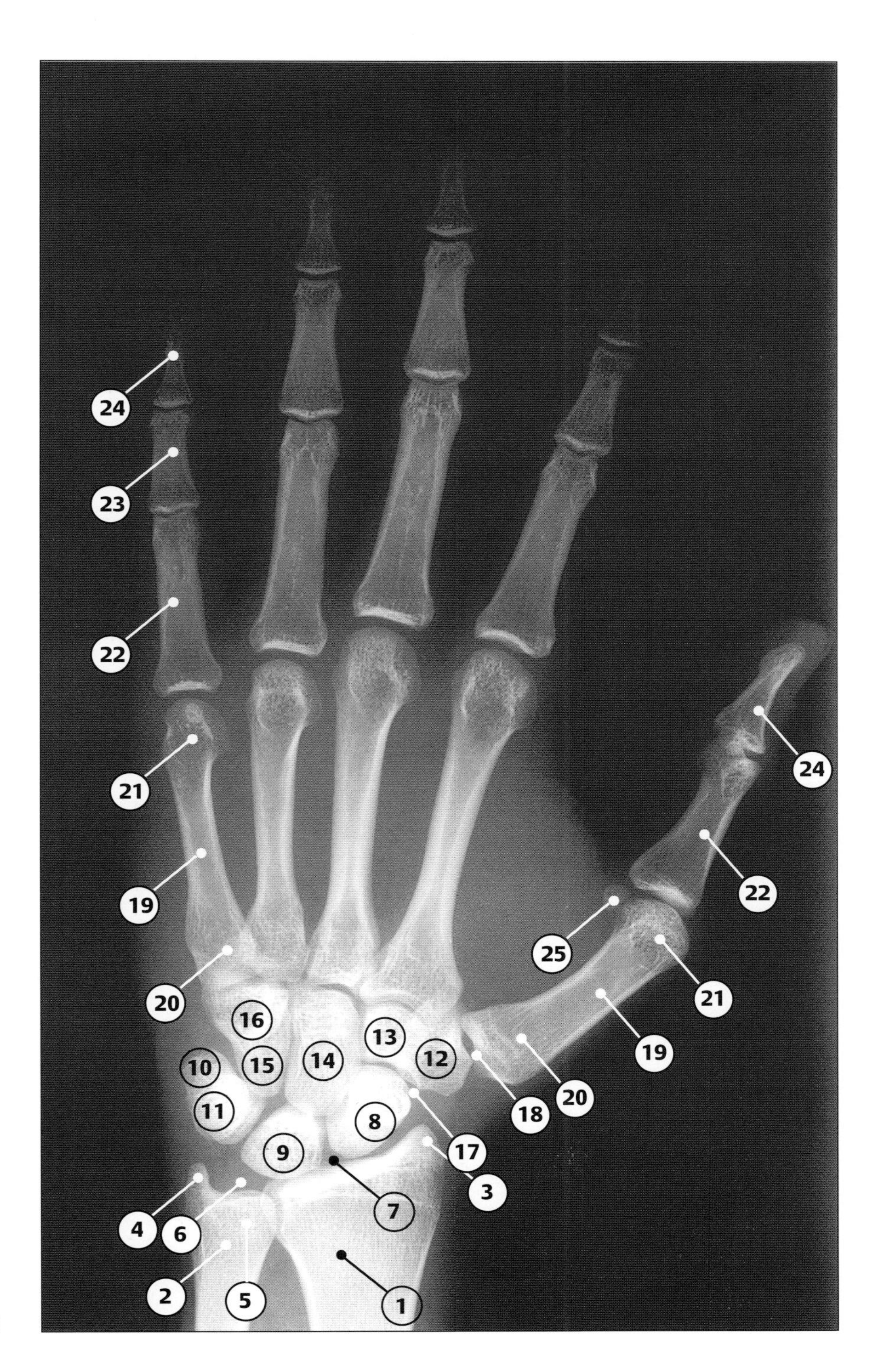


Nativröntgenbild

## Hand seitlich-schräg

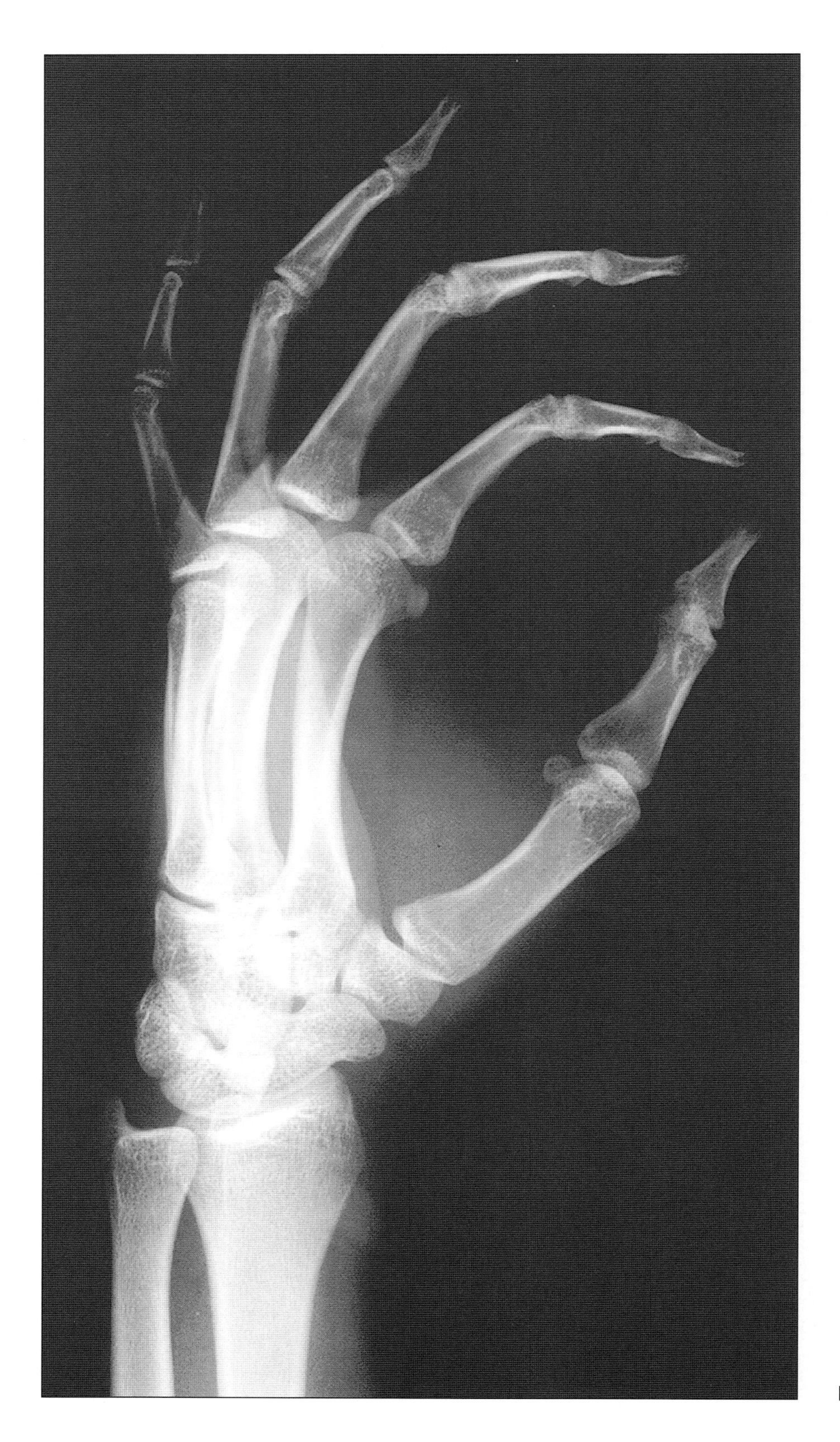

Nativröntgenbild

## Hand seitlich-schräg

**1** Radius
**2** Ulna
**3** Processus styloideus radii
**4** Processus styloideus ulnae
**5** Caput ulnae
**6** Distales Radioulnargelenk
**7** Radiokarpalgelenk
**8** Os scaphoideum
**9** Os lunatum
**10** Os triquetrum
**11** Os pisiforme
**12** Os trapezium
**13** Os trapezoideum
**14** Os capitatum
**15** Os hamatum
**16** Interkarpalgelenk
**17** Karpometakarpalgelenk
**18** Ossa metacarpalia
**19** Basis der Ossa metacarpalia
**20** Capita der Ossa metacarpalia
**21** Grundphalangen
**22** Mittelphalangen
**23** Endphalangen
**24** Sesamknochen

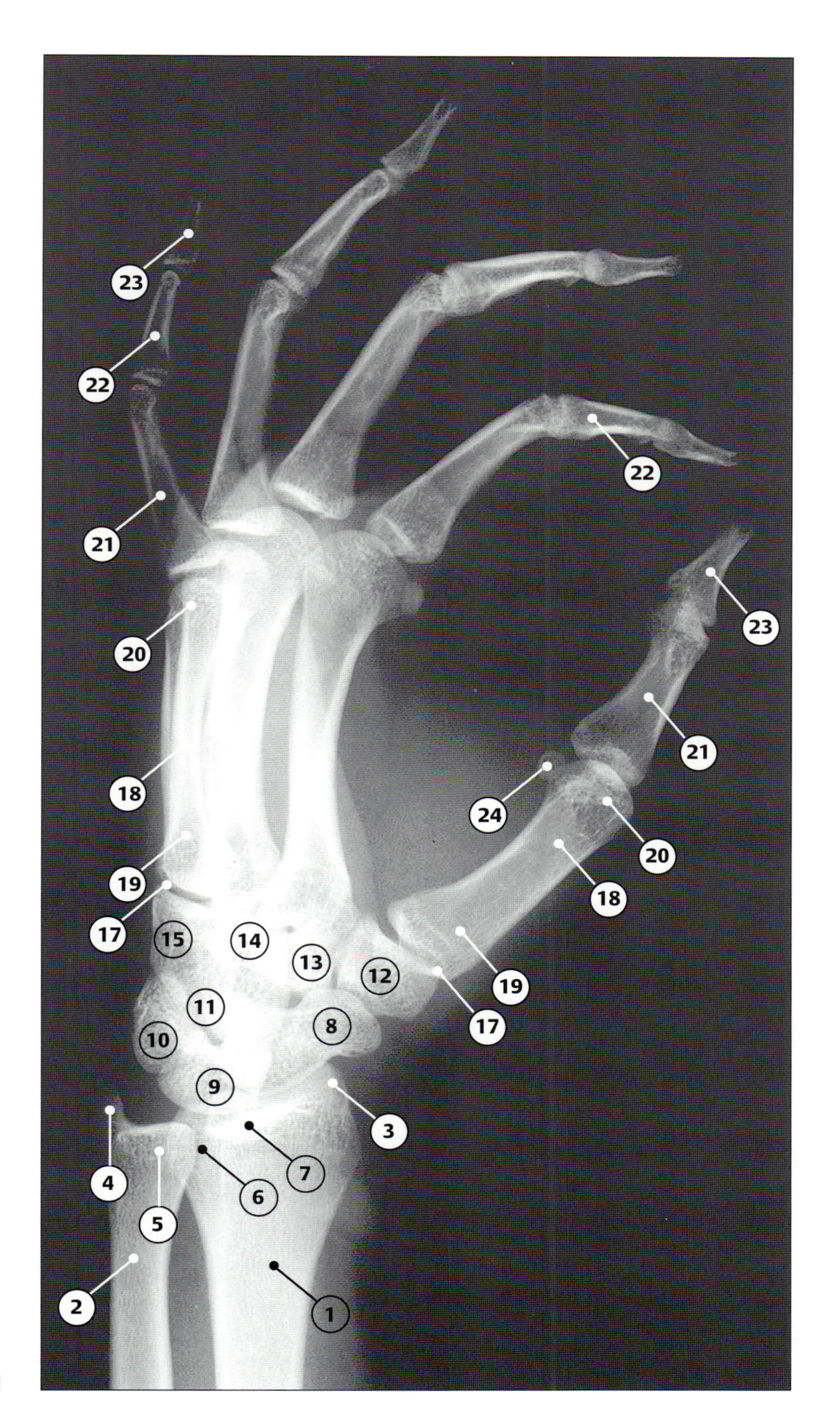


Nativröntgenbild

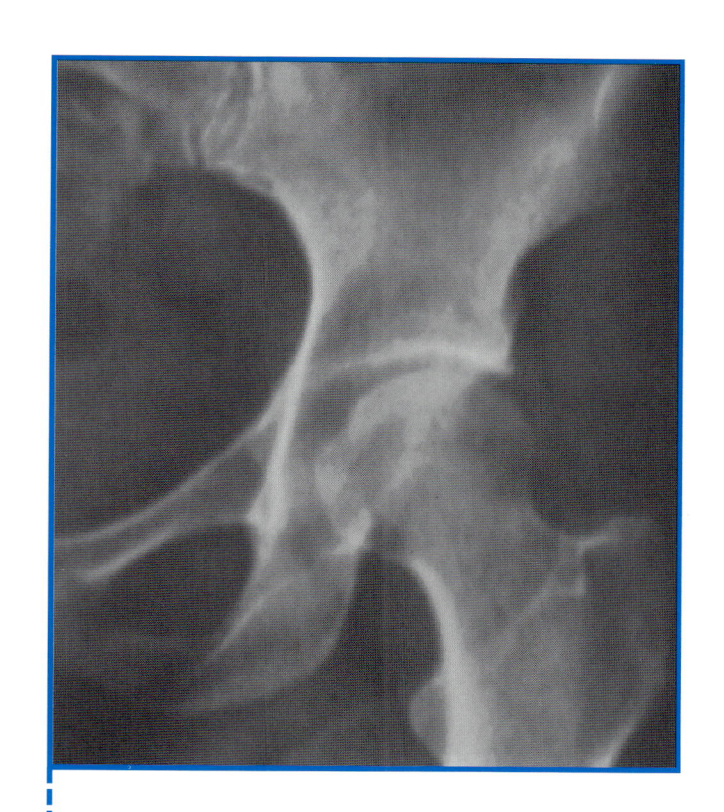

## 2.4 Hüftregion

# 2.4 Hüftregion

## 2.4.1 Übersicht: Anatomie und Funktion

Das Hüftgelenk dient den zwei Hauptfunktionen der unteren Extremität:

⇨ Tragen des Körpergewichts und
⇨ Fortbewegung

Die Bewegungsfreiheit im Hüftgelenk ist wegen des hohen Anspruchs an Stabilität limitiert. An der Wirbelsäule finden kompensatorische Bewegungen statt, damit die untere Extremität trotzdem jede notwendige Position im Raum einnehmen kann.

### Gelenkbau

Der Femurkopf entspricht einem Kugelausschnitt mit einem Krümmungsradius von 2.4-2.6 cm. Er ist fast ganz überknorpelt. Die größte Knorpeldicke befindet sich oberhalb der Fovea capitis femoris und beträgt dort bis 4 mm. Das Caput femoris artikuliert mit der konkaven Gelenkfläche des Azetabulum (C-förmige Facies lunata), die im Bereich des Pfannendachs am breitesten ist. Im mittleren Bereich werden Knorpeldicken von bis zu 3.5 mm gemessen. Zwischen Vorder- und Hinterhorn der Facies lunata wird der Limbus acetabuli durch die Incisura acetabuli unterbrochen, die den Eingang zur Fossa acetabuli bildet. Sie liegt etwas tiefer als die Gelenkfläche und wird von lockerem, fettreichem Bindegewebe ausgefüllt (Pulvinar acetabulare). Die Incisura acetabuli wird durch das ca. 1 cm breite Lig. transversum acetabuli überbrückt. Unter diesem Ligament wird das Pfannenfenster gebildet, durch welches Nerven und Gefäße im Lig. capitis femoris zum Femurkopf verlaufen. Das gesamte Azetabulum wird außen von einer Gelenklippe (Labrum acetabulare) aus straffem Bindegewebe und Faserknorpel umgeben. Dieses Labrum gleicht die Unebenheiten am knöchernen Rand der Gelenkpfanne aus. Es ist Teil der artikulierenden Gelenkfläche und greift über den „Aequator" des Femurkopfes hinweg. Die Pfanneneingangsebene ist nach ventral kaudal lateral gerichtet.

⇨ Pfannenneigungswinkel ca. 42°
⇨ Schenkelhalswinkel (Collodiaphysenwinkel oder CCD-Winkel): 120-135° (Norm 125°)
  - Coxa vara: < 120°
  - Coxa valga: > 135°
⇨ Antetorsionswinkel: ca. 12°

### Ligamente

⇨ Lig. transversum acetabuli
⇨ Lig. capitis femoris
⇨ Lig. iliofemorale
⇨ Lig. ischiofemorale
⇨ Lig. pubofemorale
⇨ Zona orbicularis

### Anatomische Bewegungen

⇨ Flexion–Extension um eine frontale Achse
⇨ Abduktion–Adduktion um eine sagittale Achse
⇨ Außenrotation–Innenrotation um eine vertikale Achse durch den Femurkopf

## Muskeln und Innervation

| *Muskeln* | *Segment. Innervation* | *Nerven* | *Segment. Ursprung* |
|---|---|---|---|
| M. psoas major | L1-L4 | Plexus lumbalis | L1-L4 |
| | | N. femoralis | L2-L4 |
| M. psoas minor | L1-L4 | Plexus lumbalis | L1-L4 |
| | | N. femoralis | L2-L4 |
| M. sartorius | L2-L3 | N. femoralis | L2-L4 |
| M.iliacus | L2-L4 | Plexus lumbalis | L1-L4 |
| | | N. femoralis | L2-L4 |
| M. pectineus | L2-L4 | N. femoralis | L2-L4 |
| | | N. obturatorius | L2-L4 |
| M. adductor brevis | L2-L4 | N. obturatorius | L2-L4 |
| M. adductor longus | L2-L4 | N. obturatorius | L2-L4 |
| M. gracilis | L2-L4 | N. obturatorius | L2-L4 |
| M. rectus femoris | L2-L4 | N. femoralis | L2-L4 |
| M. adductor magnus | L2-L5 | N. obturatorius | L2-L4 |
| | | N. tibialis | L4-S3 |
| M. obturatorius externus | L2-L4 | N. obturatorius | L2-L4 |
| M. tensor fasciae latae | L4-L5 | N. glutaeus superior | L4-S1 |
| M. glutaeus minimus | L4-S1 | N. glutaeus superior | L4-S1 |
| M. glutaeus medius | L4-S1 | N. glutaeus superior | L4-S1 |
| M. glutaeus maximus | L4-S2 | N. glutaeus inferior | L4-S2 |
| M. piriformis | L5-S2 | Plexus sacralis | L4-S3 |
| M. obturatorius internus | L5, S1-S2,(3) | Plexus sacralis | L4-S3 |
| | | N. glutaeus inferior | L4-S2 |
| M. gemellus superior | L5, S1-S2,(3) | Plexus sacralis | L4-S3 |
| | | N. glutaeus inferior | L4-S2 |
| M. gemellus inferior | L5, S1-S2,(3) | Plexus sacralis | L4-S3 |
| | | N. glutaeus inferior | L4-S2 |
| M. quadratus femoris | L5, S1-S2,(3) | Plexus sacralis | L4-S3 |
| | | N. glutaeus inferior | L4-S2 |
| M. semitendinosus | L5, S1-S2 | N. tibialis | L4-S3 |
| M. semimembranosus | L5, S1-S2 | N. tibialis | L4-S3 |
| M. biceps femoris caput long. | L5, S1-S2 | N. tibialis | L4-S3 |

## 2.4.2 Oberflächenanatomie

### Dorsalseite

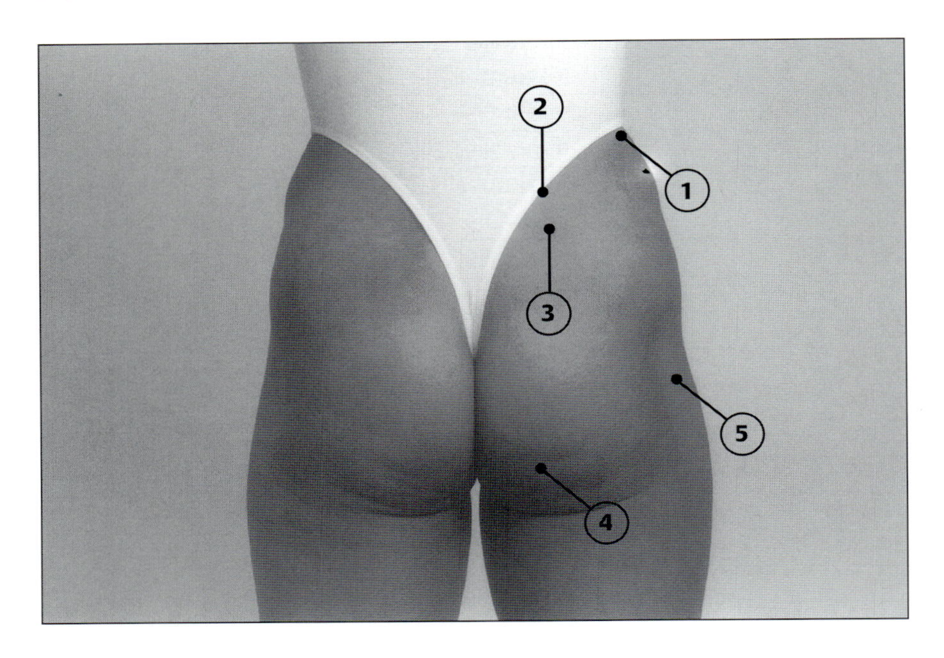


#### Knochen

1 Crista iliaca
2 Spina iliaca posterior superior
3 Spina iliaca posterior inferior
4 Tuber ischiadicum
5 Trochanter major

*Ausgangsstellung des Patienten:* Bauchlage.
*Ausgangsstellung des Untersuchers:* Stehend seitlich des Patienten auf Höhe der Oberschenkel, der Untersucher ist schräg zum Kopf des Patienten hin gewendet.

**1 Crista iliaca**
Palpation von der Flanke her flächig mit der Radialseite der Hand von kranial nach kaudal bis zum knöchernen Kontakt mit der Crista iliaca. Nach posterior der Crista iliaca entlang palpieren, bis sich die Crista iliaca nach dorsal medial inferior abwinkelt und sich dann verbreitert zur Spina iliaca posterior superior.

**2 Spina iliaca posterior superior**
Die Crista iliaca verbreitert sich an ihrem dorsalen medialen Ende zu einer knöchernen tropfenförmigen Erhebung, der Spina iliaca posterior superior. Sie liegt sehr oberflächlich und ist deshalb mit den Fingerspitzen gut zu palpieren. Weiter kaudal und meist leicht nach lateral versetzt befindet sich die Spina iliaca posterior inferior.

**3 Spina iliaca posterior inferior**
Sie bildet den kranial-medialen Abschluß der Incisura ischiadica major. Falls sie von der Spina iliaca posterior superior her nicht lokalisierbar ist, kann alternativ entlang dem lateralen Sacrumrand nach kranial palpiert werden bis man auf den oberen, annähernd horizontal verlaufenden Teil der Incisura ischiadica major stößt. An deren medialer Begrenzung befindet sich die Spina iliaca posterior inferior.

**4 Tuber ischiadicum**
Die Palpation erfolgt von der Spina iliaca posterior inferior her nach kaudal entlang der Medialseite des Ligamentum sacrotuberale bis zum Kontakt mit dem Tuber ischiadicum in der Glutaealfalte.
*Alternative Palpation:* Von der Medialseite des Oberschenkels her in der Glutaealfalte nach lateral bis zum Kontakt mit dem Tuber ischiadicum.

**5 Trochanter major**
Palpation vom proximalen lateralen Drittel des Oberschenkels entlang der Lateralseite des Femurs nach kranial, bis eine Auftreibung des Knochens spürbar wird. Bei der Palpation weiter nach kranial verliert man den Kontakt mit dem Femur. Bei Rotation des Femurs um seine Längsachse bewegt sich der Trochanter um mehrere Zentimeter nach anterior bzw. posterior.

## Ligamente, Bursen, Nerven und Gefäße

1 Lig. sacrotuberale
2 Ligg. sacroiliaca dorsalia
3 N. ischiadicus

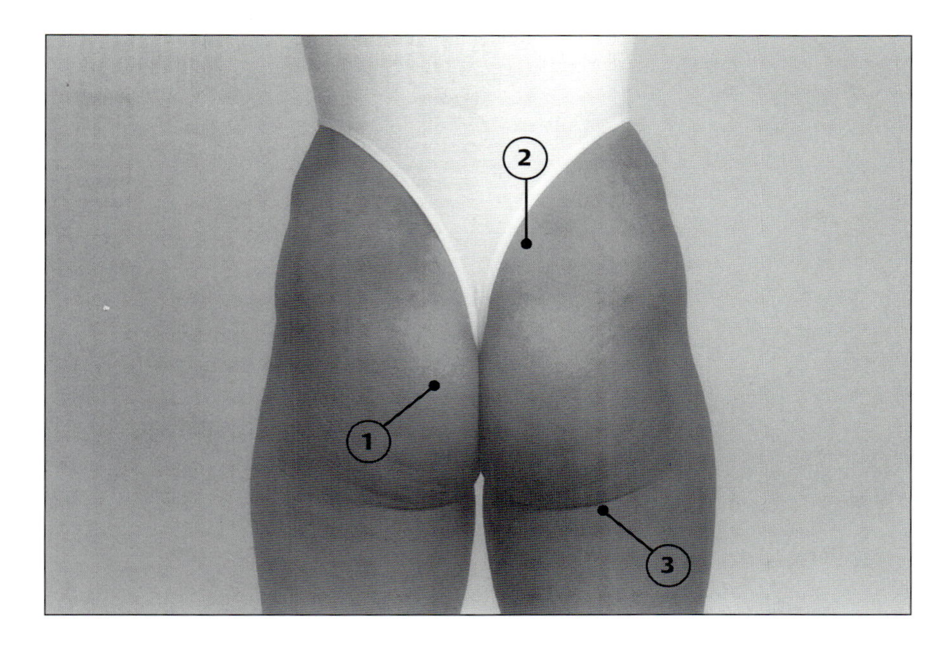


*Ausgangsstellung des Patienten:* Bauchlage.
*Ausgangsstellung des Untersuchers:* Stehend seitlich des Patienten auf Höhe der Oberschenkel, der Untersucher ist schräg zum Kopf des Patienten hin gewendet.

### 1 Lig. sacrotuberale

*Ursprung:* Laterale kaudale Seitenfläche des Os sacrum, Seitenfläche des Os coccyx.
*Ansatz:* Tuber ossis ischii.
*Anspannung:* Flexion (Rückwärtsrotation) des Os coxae bei fixiertem Os sacrum oder Nutationsbewegung des Os sacrum bei fixiertem Os coxae.
*Faserverlauf:* Vom lateralen Rand des Os sacrum nach kaudal und lateral zum Ansatz an der dorsalen-medialen Fläche des Tuber ischiadicum.
*Palpation:* Quer zum Faserverlauf des Ligaments, von der medialen Seite des Tuber ischiadicum auf der Medialseite des kleinfingerdicken Bandes nach kranial bis an den lateralen Rand des Os sacrum.
Palpation in entspanntem Zustand.

### 2 Ligg. sacroiliaca dorsalia

*Ursprung:* Os sacrum auf der Dorsalseite des Iliosakralgelenks.
*Ansatz:* Os ilium auf der Dorsalseite des Iliosakralgelenks, die Bänder verstärken die Gelenkkapsel auf ihrer Dorsalseite.
*Anspannung:* Rotations- und Klaffbewegungen der Gelenkpartner.
*Faserverlauf:* Von der Dorsalfläche des Os sacrum nach kranial-lateral zum dorsomedialen Teil der Crista iliaca und zur Medialseite der Spina iliaca posterior superior.
*Palpation:* Quer zum Faserverlauf der Ligamente
Palpation in entspanntem Zustand.

### 3 N. ischiadicus

*Leitstrukturen:* Laterale Begrenzung des Tuber ischiadicum, kaudale Fasern des M. glutaeus maximus, laterale Fasern des Caput longum M. bicipitis femoris
*Verlauf:* Von proximal nach distal entlang der Längsachse des Femurs
*Palpation:* In der Glutaealfalte, lateral der vom Tuber ischiadicum ausgehenden Hüftextensoren und distal der untersten Fasern des M. glutaeus maximus.
Palpation quer zum Verlauf.

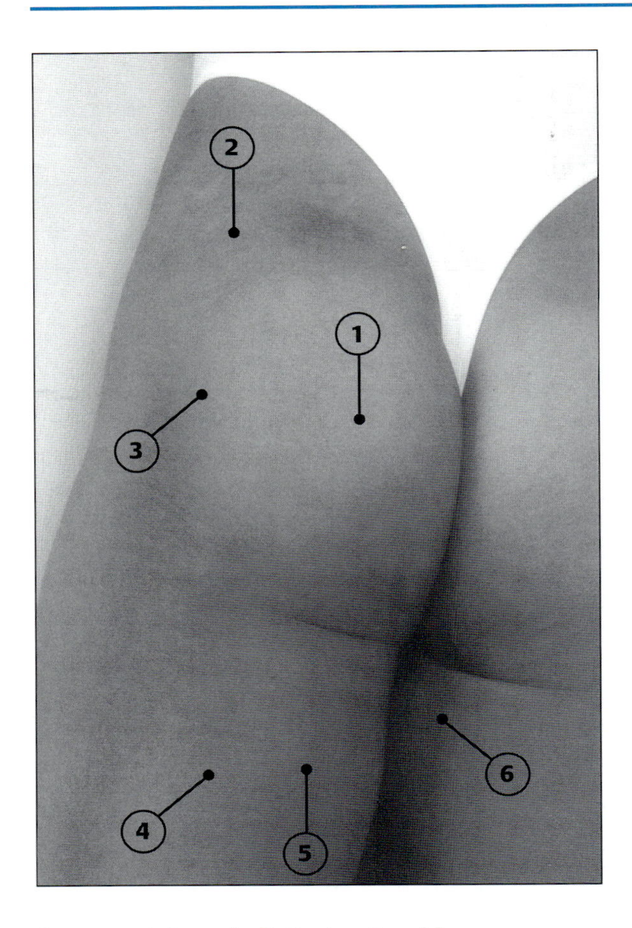


## Muskeln, Sehnen und Insertionen

1 M. glutaeus maximus
2 M. glutaeus medius
3 M. piriformis
4 M. biceps femoris
5 M. semitendinosus und M. semimembranosus
6 M. adductor magnus

*Ausgangsstellung des Patienten:* Bauchlage.
*Ausgangsstellung des Untersuchers:* Stehend seitlich des Patienten auf Höhe der Oberschenkel, der Untersucher ist schräg zum Kopf des Patienten hin gewendet.

### 1 M. glutaeus maximus

*Ursprung:* Crista iliaca, Spina iliaca posterior superior, Os sacrum, Os coccyx, Fascia thoracolumbalis, Lig. sacrotuberale.
*Ansatz:* Tuberositas glutaea am Femur, Tractus iliotibialis.
*Kontraktion:* Extension und Außenrotation (auch Abduktion und Adduktion) des Femurs im Hüftgelenk, Aufrichten des Oberkörpers aus gebückter Stellung.
*Faserverlauf:* Von der Crista iliaca, der Spina iliaca posterior superior, dem Os sacrum, dem Os coccyx, der Fascia thoracolumbalis und der Lig. sacrotuberale schräg nach kaudal und lateral zur Tuberositas glutaea am Femur und weiter nach distal in den Tractus iliotibialis.
*Palpation:* Mit Pinzettengriff und flächig vom Ursprung bis zum Ansatz, quer zum Faserverlauf, in angespanntem und entspanntem Zustand.

### 2 M. glutaeus medius

*Ursprung:* Facies glutaea der Ala ossis ilii, Crista iliaca.
*Ansatz:* Trochanter major.
*Kontraktion:* Alle Fasern: Abduktion. Vordere Fasern: Flexion und Innenrotation. Hintere Fasern: Extension und Außenrotation des Femurs im Hüftgelenk.
*Faserverlauf:* Vom Trochanter major fächerförmig nach kranial dorsal, kranial und kranial ventral zur Facies glutaea der Ala ossis ilii und zur Crista iliaca.
*Palpation:* Flächig quer zum Faserverlauf von der Crista iliaca bis zum Trochanter major, in angespanntem und entspanntem Zustand.

### 3 M. piriformis

*Ursprung:* Facies pelvina des Os sacrum, Rand der Incisura ischiadica major.
*Ansatz:* Mediale Seite der Spitze des Trochanter major.
*Kontraktion:* Außenrotation, Abduktion, Extension des Femurs im Hüftgelenk.
*Faserverlauf:* Von der Facies pelvina des Os sacrum und dem Rand der Incisura ischiadica major fast horizontal nach lateral und wenig kaudal zur medialen Seite der Spitze des Trochanter major. Der Muskel liegt in der Tiefe auf einer Linie, die

das mittlere Drittel des Os sacrum mit dem Trochanter major verbindet.

*Palpation:* Mit mehreren Fingerspitzen flächig und tief, quer zum Faserverlauf, in angespanntem und entspanntem Zustand.

**4 M. biceps femoris**

*Ursprung:* Caput longum: Tuber ischiadicum. Caput breve: mittleres Drittel der lateralen Lippe der Linea aspera, Septum intermusculare.

*Ansatz:* Caput fibulae.

*Kontraktion:* Extension des Femurs im Hüftgelenk, Flexion und Außenrotation des Unterschenkels im Kniegelenk.

*Faserverlauf:* Vom Tuber ischiadicum nach distal und wenig lateral zum Caput fibulae.

*Palpation:* Vom Tuber ischiadicum aus nach kaudal, mit Pinzettengriff und flächig quer zum Faserverlauf, in angespanntem und entspanntem Zustand.

**5 M. semitendinosus und M. semimembranosus**

*Ursprung:* Tuber ischiadicum.

*Ansatz:* M. semitendinosus: Pes anserinus superficialis.
M. semimembranosus: Condylus medialis tibiae, Faszie des M. popliteus, Lig. popliteum obliquum.

*Kontraktion:* Hüftgelenk: Extension des Oberschenkels, Kniegelenk: Flexion und Innenrotation des Unterschenkels.

*Faserverlauf:* Vom Tuber ischiadicum nach distal zum Pes anserinus superficialis bzw. zum Condylus medialis tibiae, der Faszie des M. popliteus und dem Lig. popliteum obliquum.

*Palpation:* Mit Pinzettengriff und flächig quer zum Faserverlauf, in angespanntem und entspanntem Zustand.

**6 M. adductor magnus**

*Ursprung:* Ramus inferior ossis pubis, Ramus inferior ossis ischii bis zum Tuber ischiadicum.

*Ansatz:* Mediale Lippe der Linea aspera (muskulär), Tuberculum adductorium (sehnig). Der sehnige Anteil des Muskels bildet das Septum intermusculare und trennt Flexoren und Extensoren des Oberschenkels.

*Kontraktion:* Extension, Adduktion und Innenrotation des Femurs im Hüftgelenk.

*Faserverlauf:* Vom Ramus inferior ossis pubis und dem Ramus inferior ossis ischii bis zum Tuber ischiadicum nach distal zur medialen Lippe der Linea aspera und zum Tuberculum adductorium.

*Palpation:* Flächig quer zum Faserverlauf des Muskels. Der Muskel ist nur ganz proximal zwischen dem M. gracilis und der Semigruppe oberflächlich gelegen. Palpation in angespanntem und entspanntem Zustand.

## Ventralseite

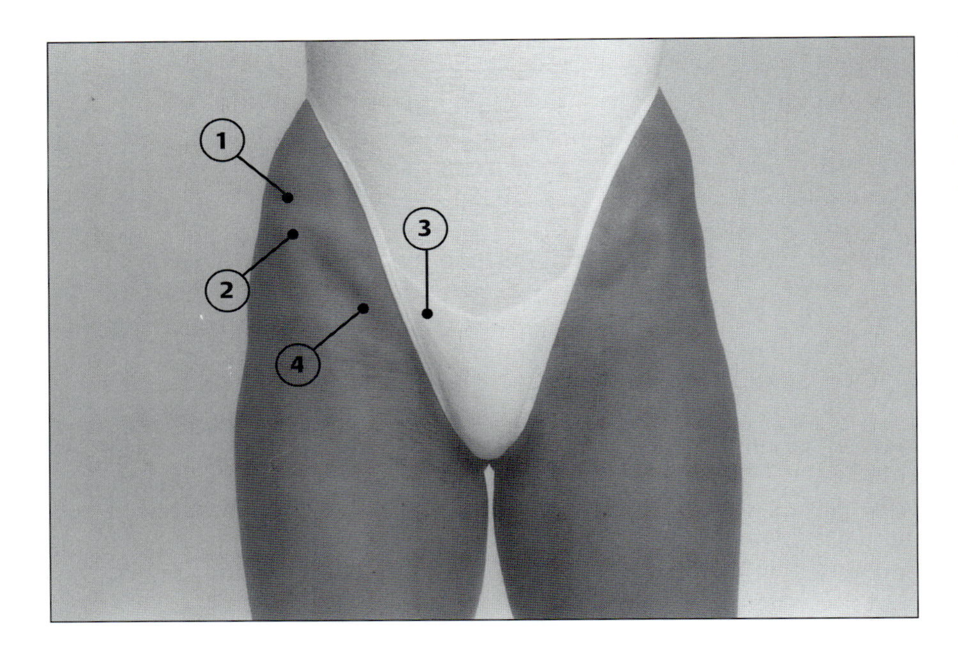


### Knochen

1 Spina iliaca anterior superior
2 Spina iliaca anterior inferior
3 Os pubis
4 Hüftgelenk

*Ausgangsstellung des Patienten:* Rückenlage.
*Ausgangsstellung des Untersuchers:* Stehend seitlich des Patienten auf Höhe der Oberschenkel, der Untersucher ist schräg zum Kopf des Patienten hin gewendet.

**1 Spina iliaca anterior superior**
Von der Crista iliaca erfolgt die Palpation in ventrale Richtung zur vorderen Ecke des Beckenkamms, die die Spina iliaca anterior superior bildet.

**2 Spina iliaca anterior inferior**
Von der Spina iliaca anterior superior erfolgt die Palpation in medial-kaudale Richtung. Zwei querfingerbreit unterhalb der Spina iliaca anterior superior zwischen dem M. tensor fasciae latae und dem M. sartorius läßt sich bei flektiertem und außenrotiertem Oberschenkel in der Tiefe die Spina iliaca anterior inferior palpieren.

**3 Os pubis**
Von der Spina iliaca anterior inferior erfolgt die Palpation nach kaudal-medial dem vorderen Rand des Os ilium entlang zum Os pubis und via Ramus ossis pubis superior bis zur Symphyse.

**4 Hüftgelenk**
Das Hüftgelenk befindet sich in der Mitte und ca. zwei Fingerbreit kranial einer Linie, die den Trochanter major mit der Symphysis pubis verbindet. Die Palpation wird erleichtert, wenn der Oberschenkel gleichzeitig flektiert und außenrotiert und anschließend extendiert wird. Bei Extension wird das Caput femoris prominent und der Palpation zugänglich, bei Flexion verschwindet das Caput femoris wieder in der Tiefe.

## Ligamente, Bursen, Nerven und Gefäße

1 Lig. inguinale
2 Symphysis pubis
3 Arteria femoralis

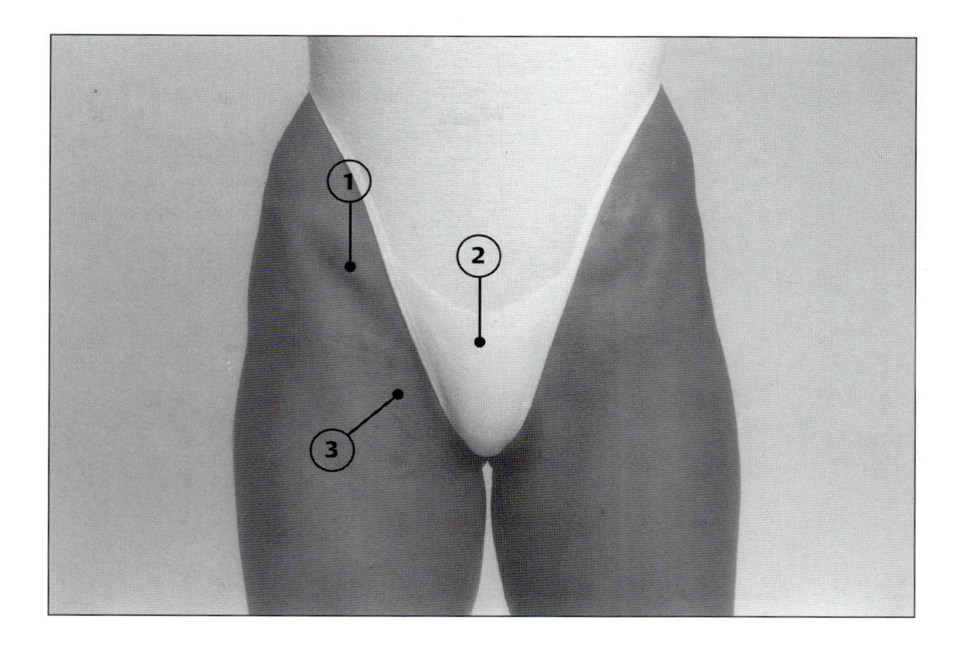


*Ausgangsstellung des Patienten:* Rückenlage.
*Ausgangsstellung des Untersuchers:* Stehend seitlich des Patienten auf Höhe der Oberschenkel, der Untersucher ist schräg zum Kopf des Patienten hin gewendet.

### 1 Lig. inguinale

*Ursprung und Ansatz:* Verbindet die Spina iliaca anterior superior mit dem Tuberculum pubicum. Bildet die unterste Begrenzung der Aponeurose des M. obliquus abdominis externus.

*Anspannung:* Entfällt.

*Faserverlauf:* Von der Spina iliaca anterior superior nach medial und kaudal zum Ansatz am Tuberculum pubicum.

*Palpation:* Quer zum Faserverlauf des Ligamentes, das Ligament fühlt sich in der Konsistenz faserig an. Palpation in entspanntem Zustand, das Band kann nur durch Druck nach dorsal unter Spannung gebracht werden.

### 2 Symphysis pubis

Von der Spina iliaca anterior inferior erfolgt die Palpation nach kaudal-medial dem vorderen Rand des Os coxae entlang zum Os pubis und via Ramus ossis pubis bis zur Symphyse. Zeige-, Mittel- und Ringfinger werden von kranial her auf die Symphyse und je einen Schambeinast gelegt. Während der Patient versucht, ein Bein gestreckt nach unten zu stoßen und gleichzeitig das andere Bein bei extendiertem Hüft- und Kniegelenk nach kranial zu ziehen, läßt sich die Bewegung der Schambeinäste in der Symphyse ertasten.

### 3 Arteria femoralis

Im Raum zwischen dem Lig. inguinale und dem vorderen Rand des Os coxae befinden sich zwei Logen (Lacunae). Medial befindet sich die Lacuna vasorum, durch welche die Arteria und die Vena femoralis ziehen, lateral liegt die Lacuna musculorum mit den Mm. psoas und iliacus und dem N. femoralis. Die A. femoralis läßt sich einen Fingerbreit kaudal des Leistenbandes auf der Grenze zwischen dessen mittlerem und medialem Drittel palpieren. Die Palpation erfolgt bei leicht flektiertem Oberschenkel mit drei Fingerspitzen nebeneinandergereiht auf der Arterie.

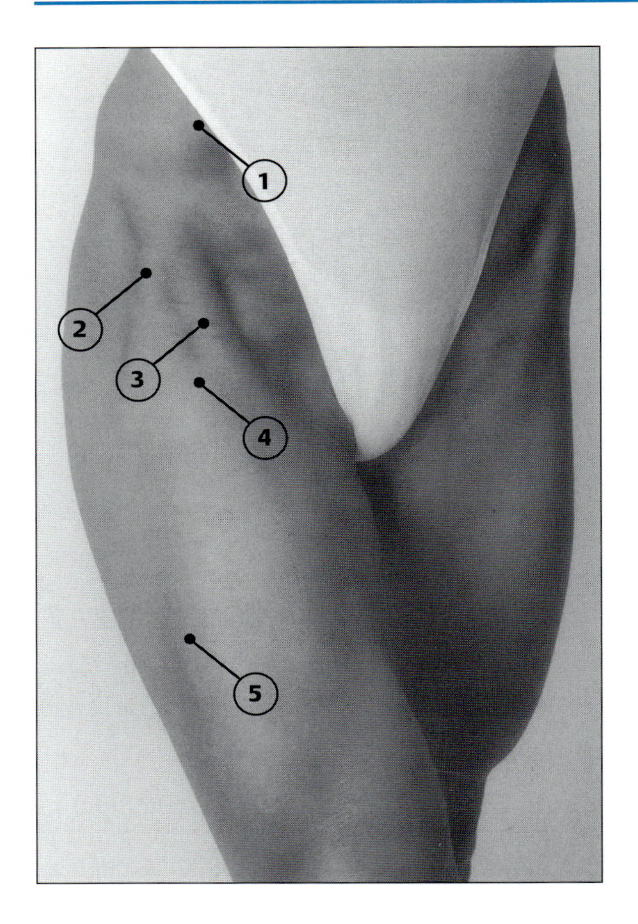


## Muskeln, Sehnen und Insertionen

1 M. iliacus
2 M. tensor fasciae latae
3 M. sartorius
4 M. rectus femoris
5 M. vastus lateralis

*Ausgangsstellung des Patienten:* Rückenlage.
*Ausgangsstellung des Untersuchers:* Stehend seitlich des Patienten auf Höhe der Oberschenkel, der Untersucher ist schräg zum Kopf des Patienten hin gewendet.

### 1 M. iliacus

*Ursprung:* Fossa iliaca, Spina iliaca anterior inferior.
*Ansatz:* Trochanter minor, Hüftgelenkkapsel.
*Kontraktion:* Flexion und Außenrotation des Femurs im Hüftgelenk.
*Faserverlauf:* Von der Fossa iliaca nach kaudal medial durch die Lacuna musculorum, dann nach kaudal dorsal zum Trochanter minor.
*Palpation:* An der Innenseite des Os ilium durch die Bauchdecke quer zum Faserverlauf des Muskels. Die Palpation erfolgt bei leicht flektiertem und außenrotiertem Hüftgelenk flächig mit der ulnaren Seite der Hand und den Fingerkuppen. Der distale Anteil des Muskels kann bis zum Ansatz am Trochanter minor verfolgt werden. Palpation in angespanntem und entspanntem Zustand.

### 2 M. tensor fasciae latae

*Ursprung:* Laterale Crista iliaca im Bereich der Spina iliaca anterior superior.
*Ansatz:* Via Tractus iliotibialis und Fascia lata zum Tuberculum Gerdyi.
*Kontraktion:* Flexion, Abduktion und Innenrotation des Femurs im Hüftgelenk.
*Faserverlauf:* Der Muskelbauch erstreckt sich von der lateralen Crista iliaca bis distal über den Trochanter major hinaus und geht dann in den Tractus iliotibialis über, der sich auf der Lateralseite des Oberschenkels nach distal bis zum Tuberculum Gerdyi am Condylus lateralis tibiae erstreckt.
*Palpation:* Flächig quer zum Faserverlauf des Muskels und der Sehnenplatte. Der proximale Anteil kann mit breitem Pinzettengriff palpiert werden. Palpation in angespanntem und entspanntem Zustand.

### 3 M. sartorius

*Ursprung:* Spina iliaca anterior superior.
*Ansatz:* Als kranialer Anteil des Pes anserinus superficialis medial der Tuberositas tibiae und an der Fascia cruris.
*Kontraktion:* Hüftgelenk: Flexion, Abduktion und Außenrotation. Kniegelenk: Flexion und Innenrotation.
*Faserverlauf:* Von der Spina iliaca anterior superior nach kaudal medial zum Pes anserinus.
*Palpation:* Flächig oder mit Pinzettengriff quer zum Faserverlauf des Muskels. Palpation in angespanntem und entspanntem Zustand.

**4 M. rectus femoris**

*Ursprung:* Spina iliaca anterior inferior, Pfannendach und Hüftgelenkskapsel.

*Ansatz:* Oberer Pol der Patella, via Patella und Lig. patellae zur Tuberositas tibiae.

*Kontraktion:* Hüftgelenk: Flexion und leichte Abduktion, Kniegelenk: Extension des Unterschenkels.

*Faserverlauf:* Von der Spina iliaca anterior inferior, dem Pfannendach und der Hüftgelenkskapsel proximal nach distal zum oberen Pol der Patella.

*Palpation:* Bei leichter aktiver Flexion und Außenrotation des Oberschenkels im Hüftgelenk können der Ursprung und der proximale Anteil des Muskels zwischen den Mm. tensor fasciae latae und sartorius lokalisiert werden (die Extension des Unterschenkels strafft die Ursprungssehne zusätzlich). Palpation in angespanntem und entspanntem Zustand.

**5 M. vastus lateralis**

*Ursprung:* Laterale Fläche des Trochanter major, Linea intertrochanterica, Labium laterale der Linea aspera, Septum intermusculare femoris laterale.

*Ansatz:* Oberer Pol der Patella, laterales Retinaculum.

*Kontraktion:* Extension und Außenrotation des Unterschenkels im Kniegelenk.

*Faserverlauf:* Von der lateralen Fläche des Trochanter major, der Linea intertrochanterica, dem Labium laterale der Linea aspera und dem Septum intermusculare femoris laterale nach distal, medial und ventral zum oberen Pol der Patella und dem lateralen Retinaculum.

*Palpation:* Palpation flächig in angespanntem und entspanntem Zustand.

## Medialseite

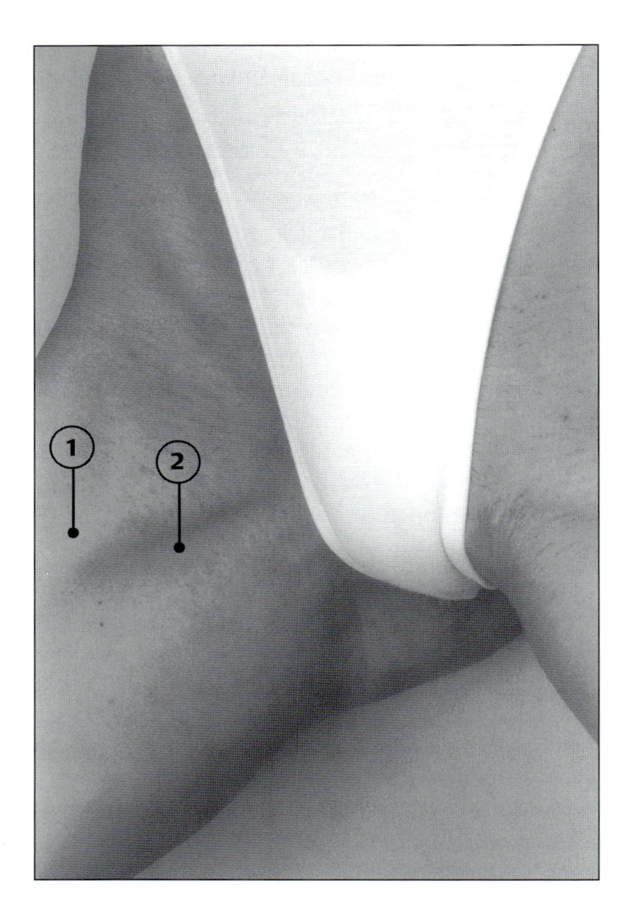


### Knochen

1 Femur
2 Trochanter minor

*Ausgangsstellung des Patienten:* Rückenlage, Oberschenkel im Hüftgelenk ca. 45° flektiert und leicht außenrotiert, das Knie wird durch den Untersucher abgestützt.
*Ausgangsstellung des Untersuchers:* Stehend seitlich des Patienten auf Höhe der Oberschenkel, der Untersucher ist schräg zum Kopf des Patienten hin gewendet und stützt mit seinem Oberkörper das Knie des Patienten, damit die Oberschenkelmuskulatur entspannt werden kann.

**1 Femur**
An der Innenseite des Oberschenkels findet man in der Übergangsregion zwischen mittlerem und anteriorem Drittel des Oberschenkels den Femur. Zur Lokalisation bewährt sich die Palpation von anterior-medial her mit flächigem, leichtem Kontakt. Palpation dem Knochen entlang nach kranial in Richtung Leiste.

**2 Trochanter minor**
Aus der beschriebenen Ausgangsstellung wird der Oberschenkel weiter außenrotiert. Ungefähr eine Handbreit kaudal der Leiste flächig und weich nach proximal und dorsal bis zum Kontakt mit der Medialfläche des Femurs in die Tiefe palpieren. Bei der Palpation nach proximal ist eine Auftreibung des Femurs, der Trochanter minor zu spüren. Eine leichte Anspannung des M. iliopsoas sichert die Lokalisation.

## Muskeln, Sehnen und Insertionen

**1** M. pectineus
**2** M. adductor longus
**3** M. gracilis
**4** M. adductor magnus

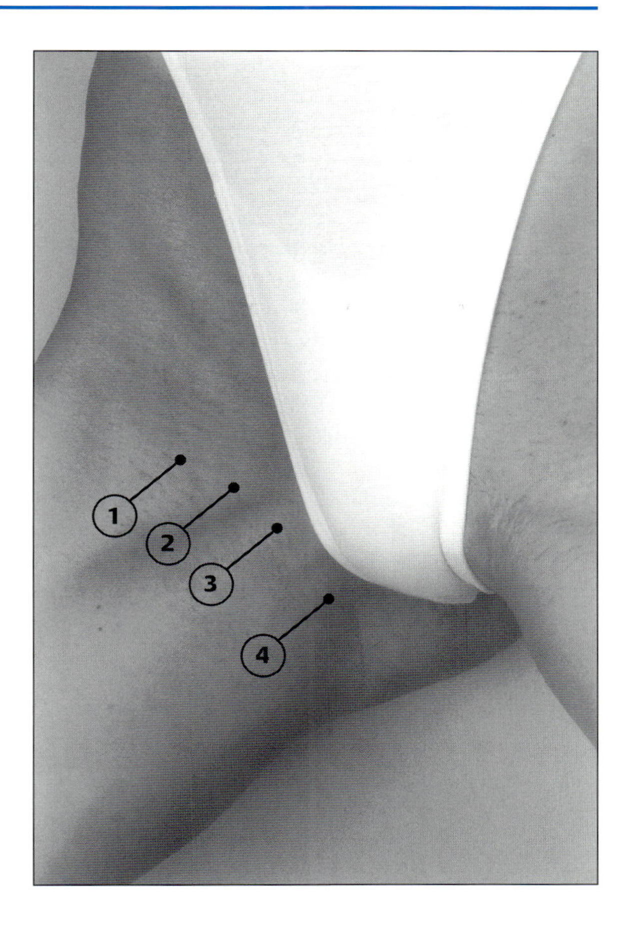


*Ausgangsstellung des Patienten:* Rückenlage, Oberschenkel im Hüftgelenk ca. 45° flektiert und leicht außenrotiert, das Knie wird durch den Untersucher abgestützt.
*Ausgangsstellung des Untersuchers:* Stehend seitlich des Patienten auf Höhe der Oberschenkel, der Untersucher ist schräg zum Kopf des Patienten hin gewendet und stützt mit seinem Oberkörper das Knie des Patienten, damit die Oberschenkelmuskulatur entspannt werden kann.

### 1 M. pectineus

*Ursprung:* Eminentia iliopubica, Pecten ossis pubis bis zum Tuberculum pubicum.
*Ansatz:* Linea pectinea und proximales Drittel der Linea aspera.
*Kontraktion:* Flexion, Adduktion und Außenrotation des Femurs im Hüftgelenk.
*Faserverlauf:* Vom Ursprung schräg nach dorsal, distal und lateral hinter dem Trochanter minor zur Linea pectinea und dem proximalen Anteil der Linea aspera.
*Palpation:* Flächig quer zum Faserverlauf des Muskels. Der Muskel kann hauptsächlich im Ursprungsgebiet palpatorisch differenziert werden. Palpation in angespanntem und entspanntem Zustand.

### 2 M. adductor longus (Leitstruktur)

*Ursprung:* Ramus superior ossis pubis.
*Ansatz:* Mittleres Drittel der medialen Lippe der Linea aspera.
*Kontraktion:* Flexion, Adduktion und Außenrotation des Femurs im Hüftgelenk.
*Faserverlauf:* Vom Ramus superior ossis pubis divergierend von proximal ventral medial nach distal dorsal lateral zum mittleren Drittel der medialen Lippe der Linea aspera.
*Palpation:* Die Sehne im Ursprungsgebiet ist rund und kleinfingerdick. Sie ist bei flektiertem und außenrotiertem Oberschenkel auf den ersten Blick klar abgrenzbar und kann mit einem Pinzettengriff palpiert werden. Distal erfolgt die Palpation flächig quer zum Faserverlauf des Muskels. Palpation in angespanntem und entspanntem Zustand.

### 3 M. gracilis

*Ursprung:* Ramus inferior ossis pubis, nahe der Symphysis pubis.
*Ansatz:* Als mittlerer Muskel des Pes anserinus am medialen Condylus tibiae.
*Kontraktion:* Hüftgelenk: Flexion und Adduktion des Femurs. Kniegelenk: Flexion und Innenrotation.
*Faserverlauf:* Vom Ansatz unmittelbar dorsal des Ansatzes des M. adductor longus nach kaudal zum Pes anserinus.

*Palpation:* Flächig quer zum Faserverlauf des Muskels in angespanntem und entspanntem Zustand.

**4 M. adductor magnus**

*Ursprung:* Vorderfläche des Ramus inferior ossis pubis und des Ramus ossis ischii bis zum Tuber ischiadicum.

*Ansatz:* Mediale Lippe der Linea aspera (muskulär), Tuberculum adductorium (sehnig). Der sehnige Anteil des Muskels bildet das Septum intermusculare und trennt die Flexoren von den Extensoren des Oberschenkels.

*Kontraktion:* Extension, Adduktion, Außen- und je nach Ausgangsstellung auch Innenrotation des Femurs im Hüftgelenk.

*Faserverlauf:* Vom Ramus inferior ossis pubis und dem Ramus inferior ossis ischii bis zum Tuber ischiadicum nach distal zur medialen Lippe der Linea aspera und zum Tuberculum adductorium.

*Palpation:* Flächig quer zum Faserverlauf des Muskels. Der Muskel ist nur ganz proximal zwischen dem Ansatz des M. gracilis und dem Tuber ischiadicum und distal in der Region des Tuberculum adductorium oberflächlich gelegen. Medial der ischiokruralen Muskulatur kann er in der Tiefe vom Tuber ossis ischii aus nach distal lateral verfolgt werden. Palpation in angespanntem und entspanntem Zustand.

## Lateralseite

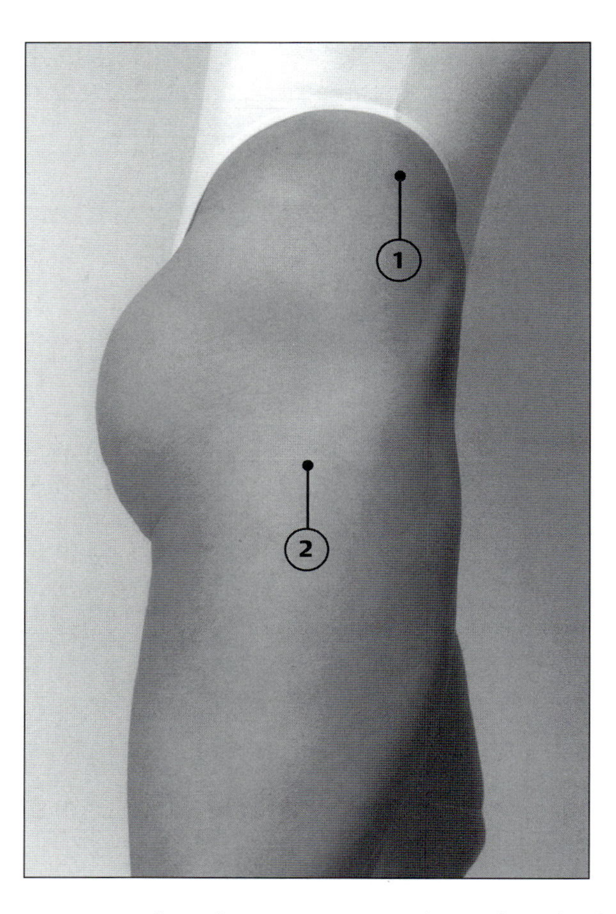


### Knochen

1 Crista iliaca
2 Trochanter major

*Ausgangsstellung des Patienten:* Seitenlage, Oberschenkel im Hüftgelenk extendiert.
*Ausgangsstellung des Untersuchers:* Stehend hinter dem Patienten auf Höhe des Beckens.

**1 Crista iliaca**

Die Palpation erfolgt von der Flanke her flächig von kranial nach kaudal bis zum knöchernen Kontakt mit der Crista iliaca.

**2 Trochanter major**

Ungefähr eine Handbreit kaudal der Crista iliaca ist die Spitze desTrochanter major zu spüren. Bei Außen- und Innenrotation des Oberschenkels im Hüftgelenk bewegt sich der Trochanter major nach dorsal bzw. nach ventral. Wenn diese Bewegung palpiert werden kann, ist die Lokalisation gesichert.

## Ligamente, Bursen, Nerven und Gefäße

1 Tractus iliotibialis

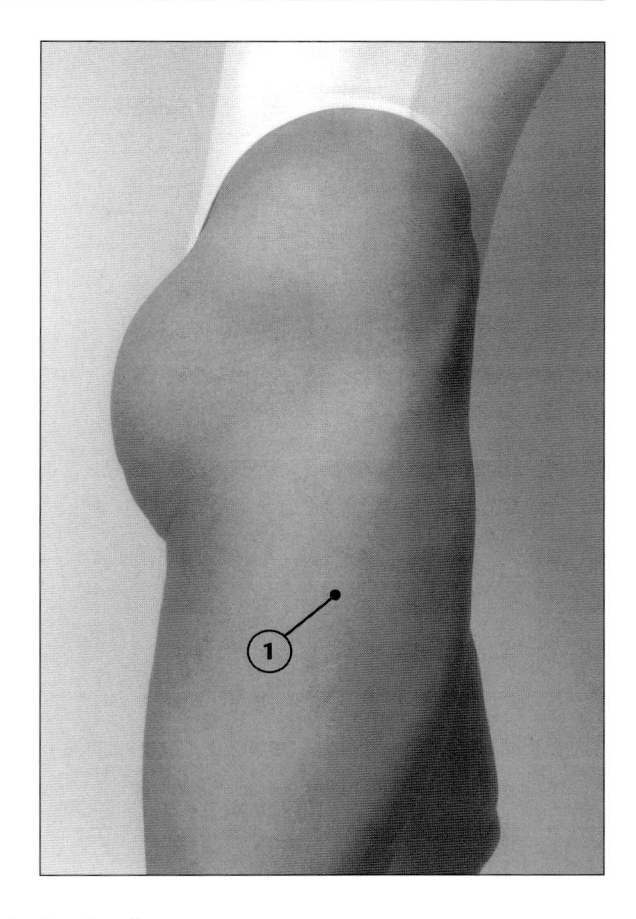


*Ausgangsstellung des Patienten:* Seitenlage, Oberschenkel im Hüftgelenk extendiert.
*Ausgangsstellung des Untersuchers:* Stehend hinter dem Patienten auf Höhe des Beckens.

**1 Tractus iliotibialis**

*Ursprung und Ansatz:* Bildet die Endsehne des M. tensor fasciae latae und zieht zum Tuberculum Gerdyi am lateralen Condylus tibiae.

*Anspannung:* Durch Kontraktion oder Dehnung des M. tensor fasciae latae.

*Faserverlauf:* Vom Trochanter major auf der Lateralseite des Femurs nach distal zum Ansatz am Tuberculum Gerdyi.

*Palpation:* Durch Kontraktion oder Dehnung des M. tensor fasciae latae entsteht durch die Spannung der Fascia lata eine Einziehung an der Lateralseite des Oberschenkels. Die Palpation erfolgt quer zum Faserverlauf des Tractus iliotibialis, die Konsistenz der Fascia lata ist derb und faserig.
Palpation in angespanntem und in entspanntem Zustand.

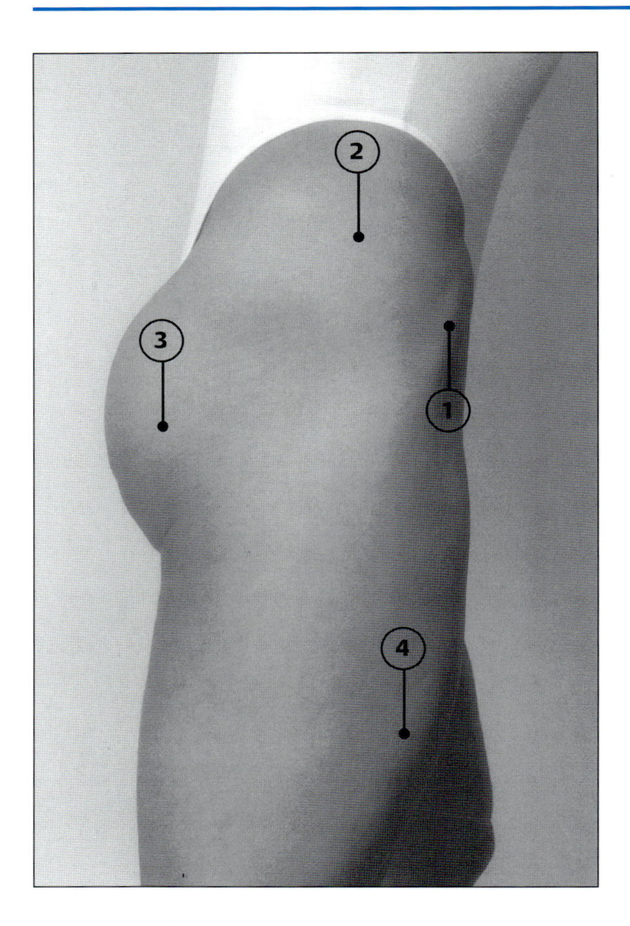


## Muskeln, Sehnen und Insertionen

1 M. tensor fasciae latae
2 M. glutaeus medius
3 M. glutaeus maximus
4 M. vastus lateralis

*Ausgangsstellung des Patienten:* Seitenlage, Oberschenkel im Hüftgelenk extendiert.
*Ausgangsstellung des Untersuchers:* Stehend hinter dem Patienten auf Höhe des Beckens.

### 1 M. tensor fasciae latae

*Ursprung:* Lateral an der Spina iliaca anterior superior und am Beckenkamm.

*Ansatz:* Via Tractus iliotibialis und Fascia lata zum Tuberculum Gerdyi (am Condylus lateralis tibiae).

*Kontraktion:* Flexion, Abduktion und Innenrotation des Femurs im Hüftgelenk.

*Faserverlauf:* Vom Beckenkamm nach distal via Tractus iliotibialis und Fascia lata zum Tuberculum Gerdyi.

*Palpation:* Flächig quer zum Faserverlauf des Muskels. Der proximale Anteil kann mit breitem Pinzettengriff palpiert werden. Palpation in angespanntem und entspanntem Zustand.

### 2 M. glutaeus medius

*Ursprung:* Facies glutaea der Ala ossis ilii, Crista iliaca.

*Ansatz:* Trochanter major.

*Kontraktion:* Alle Fasern: Abduktion. Vordere Fasern: Flexion und Innenrotation. Hintere Fasern: Extension und Außenrotation des Femurs im Hüftgelenk.

*Faserverlauf:* Vom Trochanter major fächerförmig nach kranial dorsal, kranial und kranial ventral.

*Palpation:* Der anteriore Anteil des M. glutaeus medius liegt unmittelbar dorsal der Fasern des M. tensor fasciae latae. Der posteriore Anteil wird von den kranialen Fasern des M. glutaeus maximus bedeckt. Die Palpation erfolgt flächig quer zum Faserverlauf in angespanntem und entspanntem Zustand.

### 3 M. glutaeus maximus

*Ursprung:* Crista iliaca, Spina iliaca posterior superior, Os sacrum, Os coccyx, Fascia thoracolumbalis, Lig. sacrotuberale.

*Ansatz:* Tuberositas glutaea am Femur, Tractus iliotibialis.

*Kontraktion:* Extension und Außenrotation (auch Abduktion und Adduktion) des Femurs im Hüftgelenk, Aufrichten des Oberkörpers aus vorgebeugter Stellung.

*Faserverlauf:* Vorsprung nach kaudal lateral zur Tuberositas glutaea am Femur, und zum Tractus iliotibialis.

*Palpation:* Die kranialen Fasern des M. glutaeus maximus bedecken den posterioren Anteil des M. glutaeus medius. Die Palpation erfolgt mit Pinzettengriff und flächig vom Ursprung bis zum Ansatz, quer zum Faserverlauf, in angespanntem und entspanntem Zustand.

**4 M. vastus lateralis**

*Ursprung:* Laterale Fläche des Trochanter major, Linea intertrochanterica, Labium laterale der Linea aspera, Tuberositas glutaea, Septum intermusculare femoris laterale.

*Ansatz:* Oberer Pol der Patella, laterales Retinaculum.

*Kontraktion:* Extension und Außenrotation des Unterschenkels im Kniegelenk.

*Faserverlauf:* Von der lateralen Fläche des Trochanter major, der Linea intertrochanterica, dem Labium laterale der Linea aspera, der Tuberositas glutaea und dem Septum intermusculare femoris laterale nach distal, medial und ventral zum oberen Pol der Patella und dem lateralen Retinaculum.

*Palpation:* Der Muskel umschließt den Oberschenkel flächig und breit zu ca. einem Drittel seines Umfangs und wird zum Teil von der Fascia lata bedeckt. Palpation flächig in angespanntem und entspanntem Zustand.

## 2.4.3 Weichteiltechniken Hüftregion

### Friktionsmassagen

#### Friktionsmassage des M. glutaeus medius

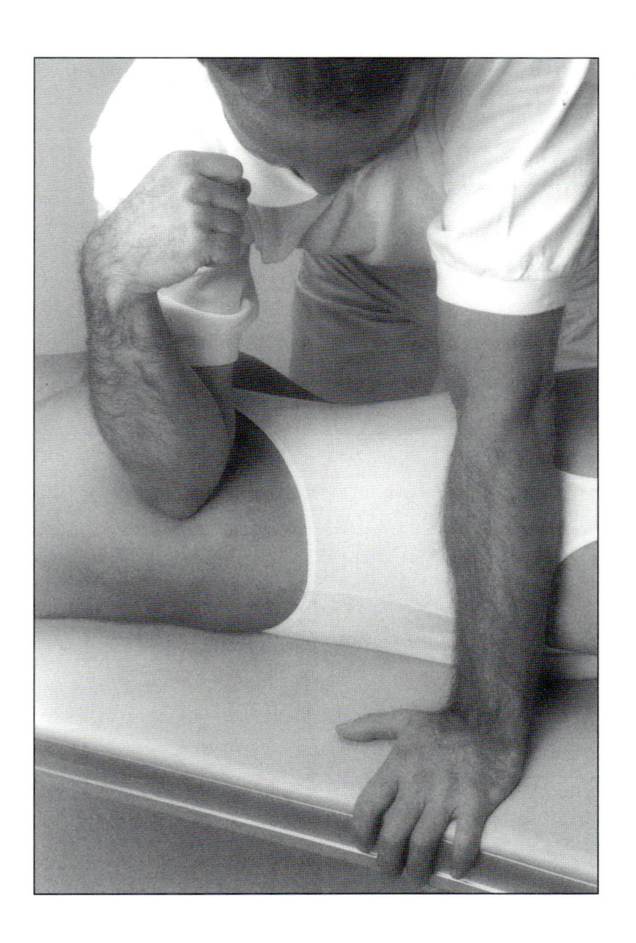

*Ausgangsstellung des Patienten:* Bauchlage.

*Ausgangsstellung des Behandlers:* Stehend seitlich des Patienten leicht distal des Beckens, der Behandler ist leicht schräg zum Kopf des Patienten hin gewendet und stützt sich mit der linken Hand auf der Behandlungsbank ab.

*Kontakt:* Der distale Anteil des rechten dorsalen Oberarms kontaktiert die verspannten Fasern des M. glutaeus medius.

*Behandlungsrichtung:* Quer zur Faserrichtung des Muskels, hier von medial kaudal nach lateral kranial.

## Funktionsmassagen

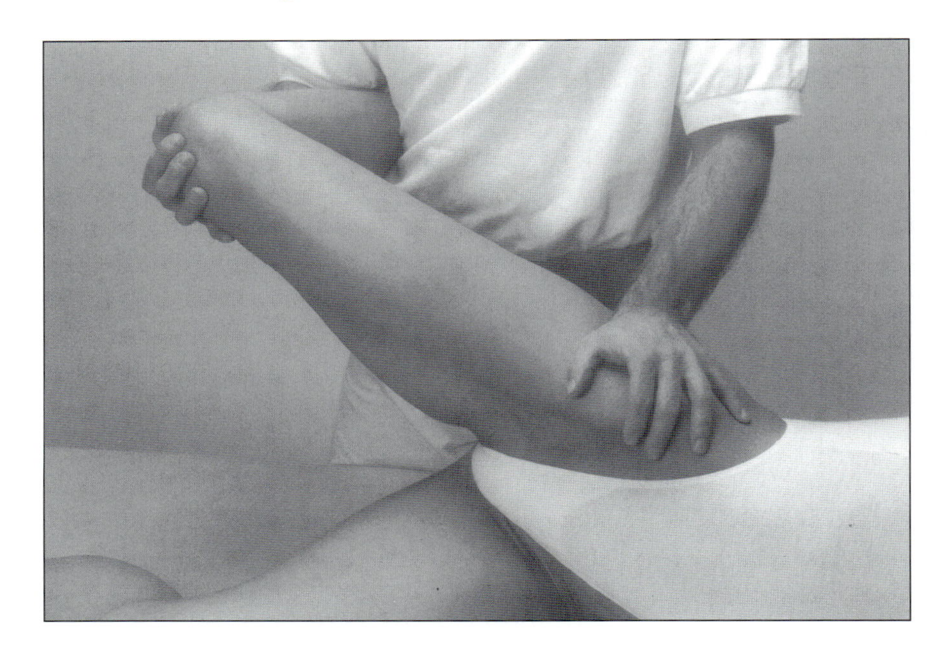

### Funktionsmassage des M. tensor fasciae latae

Verlängerung des Muskels durch Adduktion des Oberschenkels

Ausgangsstellung

*Ausgangsstellung des Patienten:* Links-Seitlage, linker Oberschenkel flektiert, rechter Oberschenkel im Hüftgelenk extendiert und abduziert.

*Ausgangsstellung des Behandlers:* Stehend hinter dem Patienten auf Höhe der Oberschenkel, der Behandler ist leicht schräg zu den Füßen des Patienten hin gewendet. Der Behandler faßt von medial und distal her den Unterschenkel und das Knie des Patienten. Der distale Unterschenkel des Patienten wird zwischen Oberarm und Thorax des Behandlers fixiert.

*Kontakt:* Der Handballen kontaktiert die verspannten Fasern des M. tensor fasciae latae.

*Behandlungsrichtung:* Parallel zur Faserrichtung des Muskels, hier von kaudal nach kranial.

*Verlängerung des Muskels:* Adduktion durch Absenken des Oberschenkels des Patienten. Der Behandler hält Unterschenkel und Knie stabil an seiner Seite und adduziert den Oberschenkel, indem er seine Hüftgelenke und Knie flektiert.

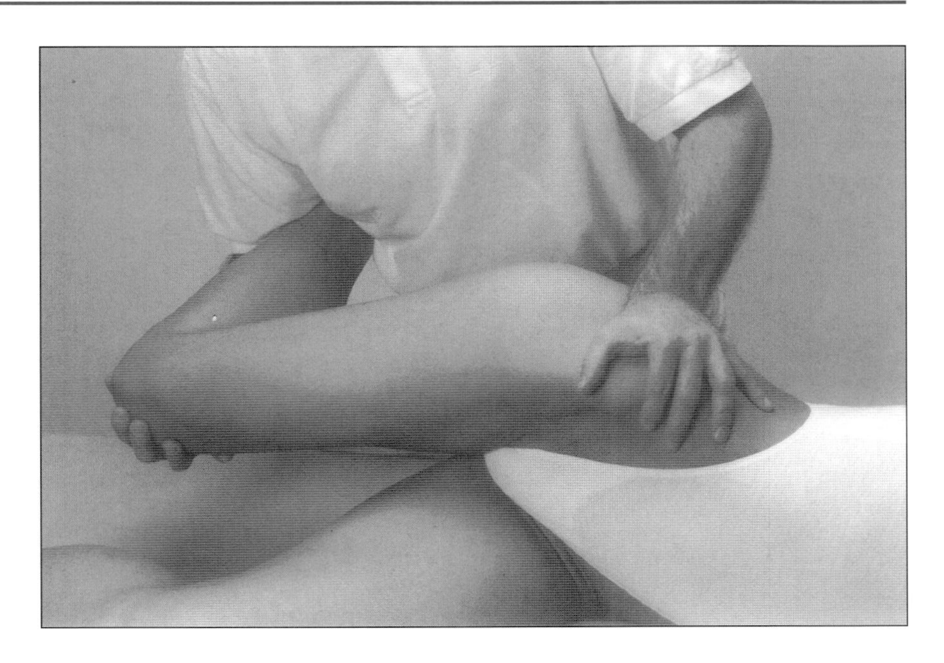
Endstellung

*Endstellung des Patienten:*
Links-Seitlage, linker Oberschenkel flektiert, rechter Oberschenkel im Hüftgelenk extendiert und adduziert.

*Endstellung des Behandlers:*
Stehend mit leicht flektierten Hüftgelenken und Knien hinter dem Patienten auf Höhe der Oberschenkel, der Behandler ist leicht schräg zu den Füßen des Patienten hin gewendet. Der Behandler hält von medial und distal her Unterschenkel und Knie des Patienten. Der distale Unterschenkel des Patienten wird zwischen Oberarm und Thorax des Behandlers fixiert.

*Rückkehr zur Ausgangsstellung:*
Abduktion durch Anheben des Oberschenkels des Patienten. Der Behandler hält Unterschenkel und Knie stabil an seiner Seite und abduziert den Oberschenkel, indem er seine Hüftgelenke und Knie extendiert.

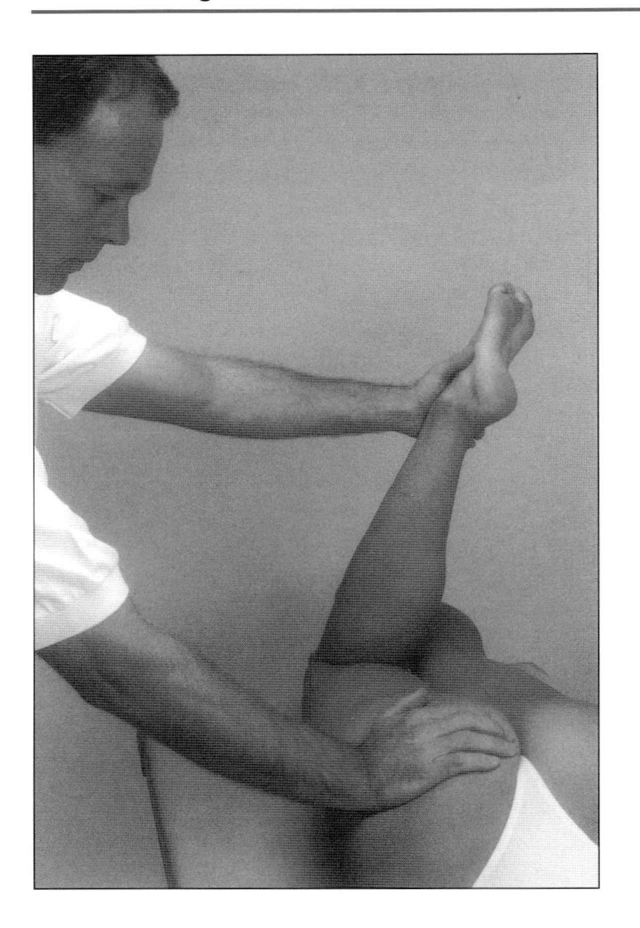

## Funktionsmassage der Außenrotatoren

Verlängerung des Muskels durch Innenrotation des Oberschenkels

Ausgangsstellung

*Ausgangsstellung des Patienten:* Bauchlage, rechter Oberschenkel im Knie 90° flektiert, der Femur ist im Hüftgelenk außenrotiert.

*Ausgangsstellung des Behandlers:* Stehend seitlich des Patienten auf Höhe der Oberschenkel. Der Behandler faßt von distal her das Sprunggelenk des Patienten.

*Kontakt:* Der Handballen kontaktiert die verspannten Fasern der Außenrotatoren des Hüftgelenkes.

*Behandlungsrichtung:* Parallel zur Faserrichtung des Muskels, hier von lateral nach medial.

*Verlängerung des Muskels:* Innenrotation im Hüftgelenk. Der Behandler hält Oberschenkel und Knie stabil auf der Behandlungsliege und rotiert den Oberschenkel im Hüftgelenk, indem er Fuß und Unterschenkel nach lateral zieht. Die Bewegung geschieht als Innenrotation um die Längsachse des Femurs.

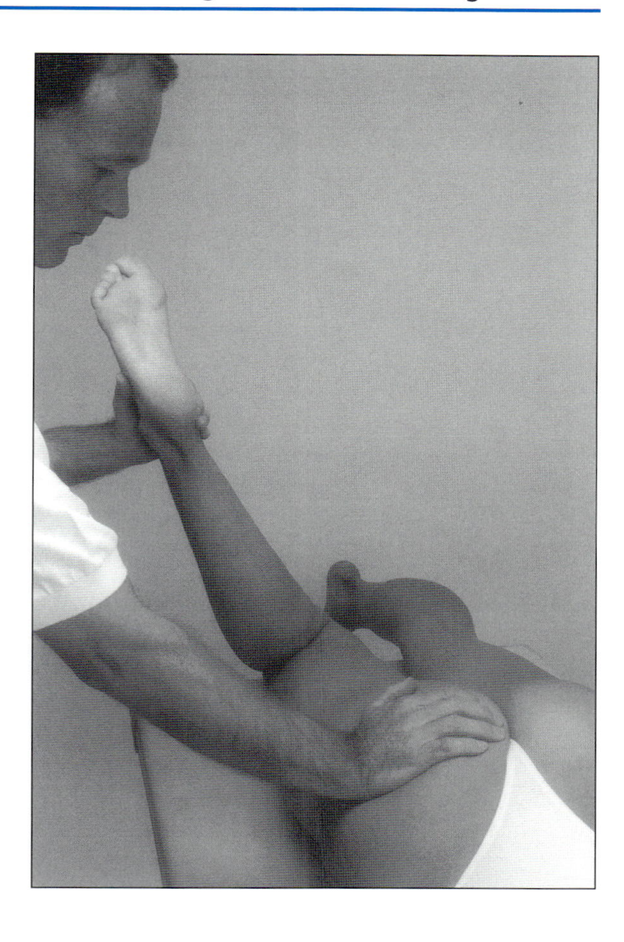

Endstellung

*Endstellung des Patienten:* Bauchlage, rechter Oberschenkel im Knie 90° flektiert, der Femur ist im Hüftgelenk innenrotiert.

*Endstellung des Behandlers:* Stehend seitlich des Patienten auf Höhe der Oberschenkel. Der Behandler faßt von distal her das Sprunggelenk des Patienten und hält den Femur in Innenrotation im Hüftgelenk.

*Rückkehr zur Ausgangsstellung:* Außenrotation durch Bewegung des Sprunggelenks und des Unterschenkels nach medial. Die Bewegung geschieht als Außenrotation um die Längsachse des Femurs.

## 2.4.4 Röntgenanatomie

### Hüftgelenk a.p.

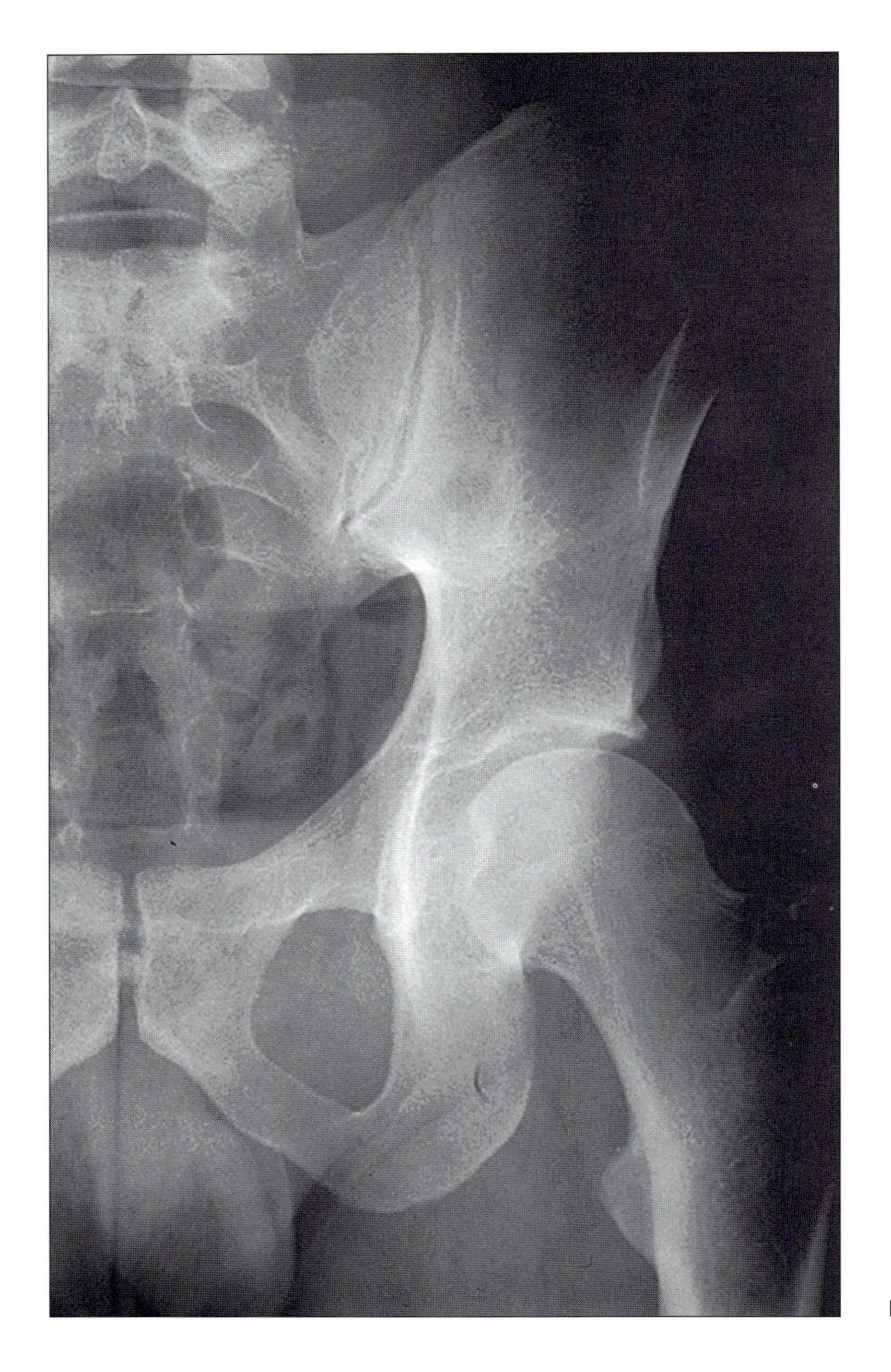

Nativröntgenbild

## Hüftgelenk a.p.

**1** Femur
**2** Os ilium
**3** Os pubis
**4** Tuber ischiadicum
**5** Os sacrum
**6** Caput femoris
**7** Fovea capitis femoris
**8** Collum femoris
**9** Trochanter major
**10** Crista intertrochanterica
**11** Trochanter minor
**12** Dach des Azetabulum
**13** Vorderer Rand des Azetabulum
**14** Hinterer Rand des Azetabulum
**15** Hüftgelenk
**16** Iliosakralgelenk

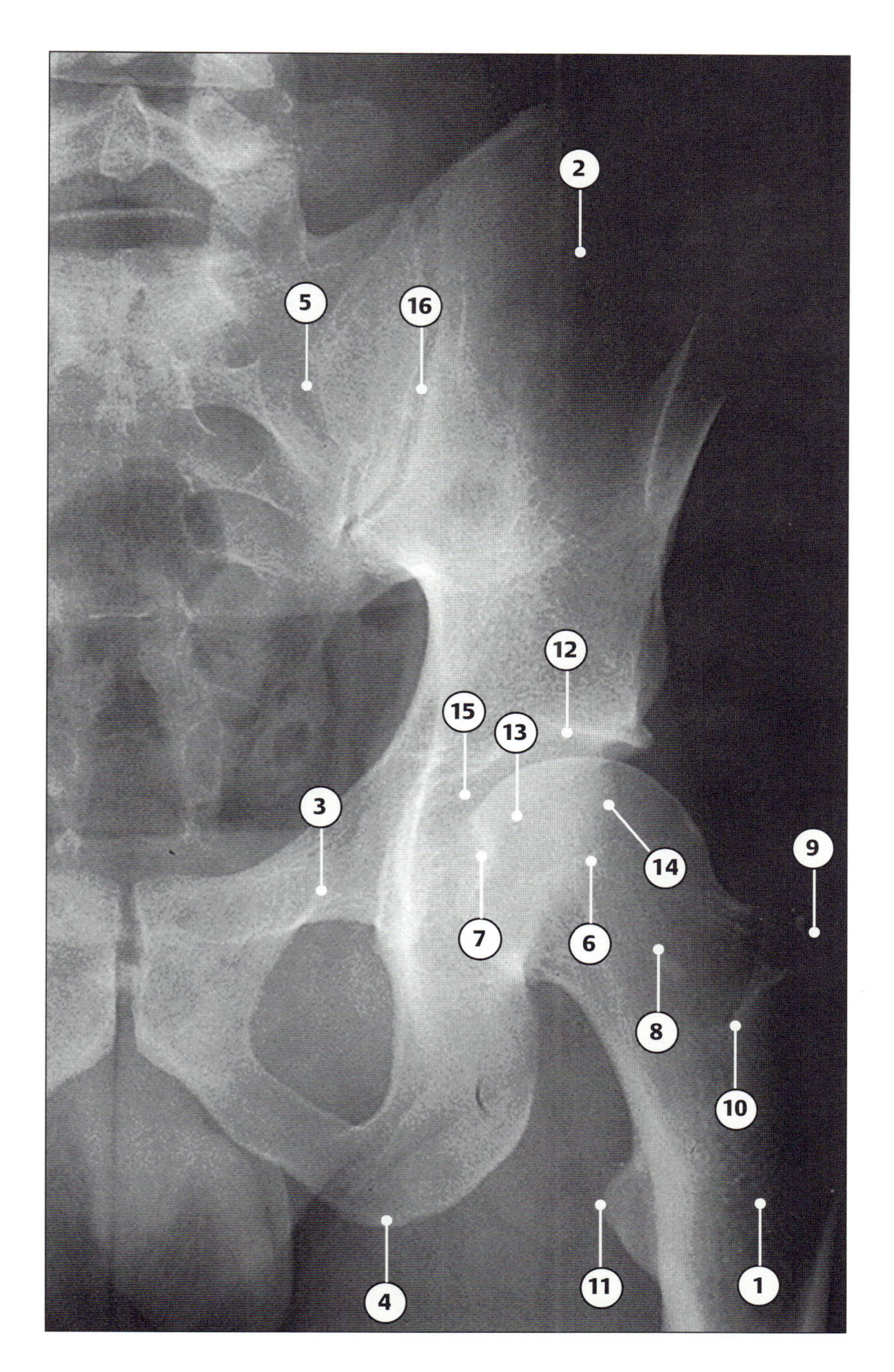


Nativröntgenbild

## Hüftgelenk in Flexion, Abduktion und Außenrotation (Aufnahme nach Lauenstein)

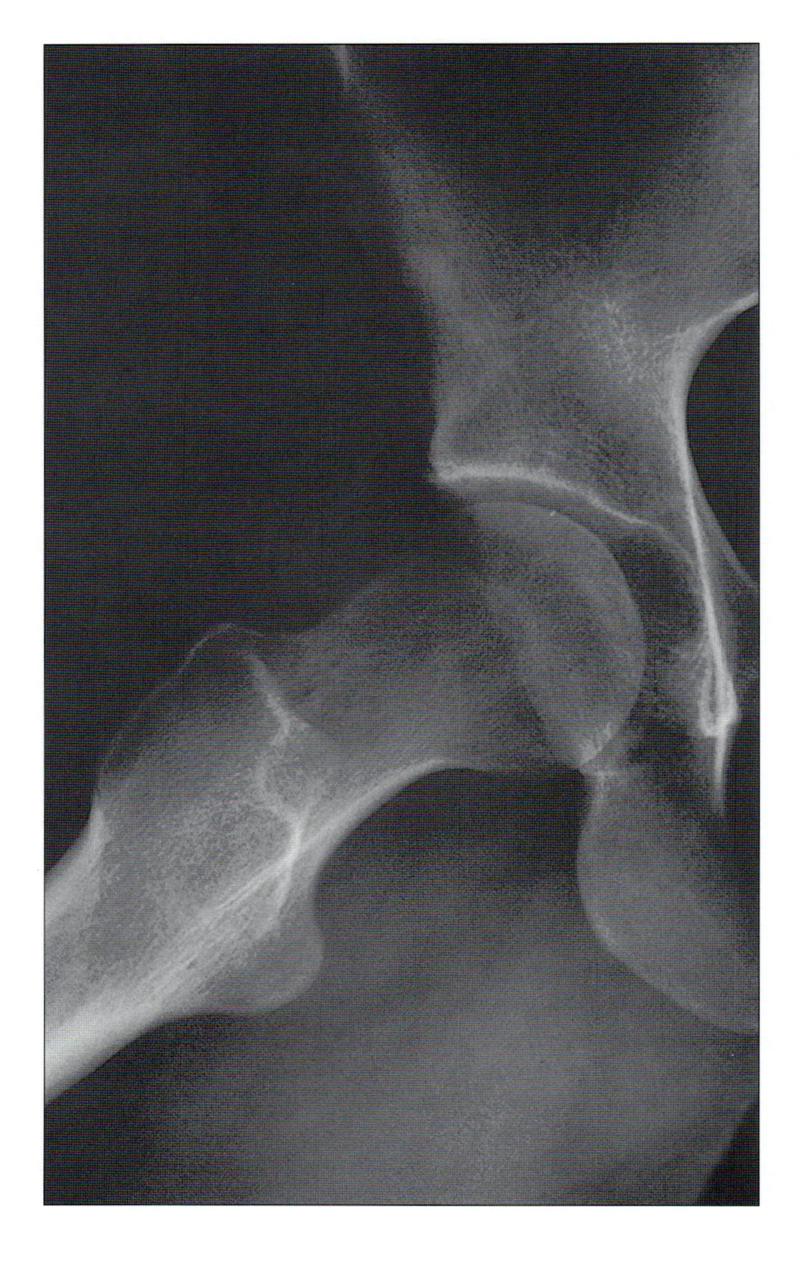

Nativröntgenbild

## Hüftgelenk in Flexion, Abduktion und Außenrotation (Aufnahme nach Lauenstein)

**1** Femur
**2** Os ilium
**3** Tuber ischiadicum
**4** Caput femoris
**5** Collum femoris
**6** Trochanter major
**7** Trochanter minor
**8** Fossa acetabuli
**9** Vorderer Rand des Azetabulum
**10** Hinterer Rand des Azetabulum
**11** Hüftgelenk
**12** Köhler'sche Tränenfigur (projektionsbedingt)

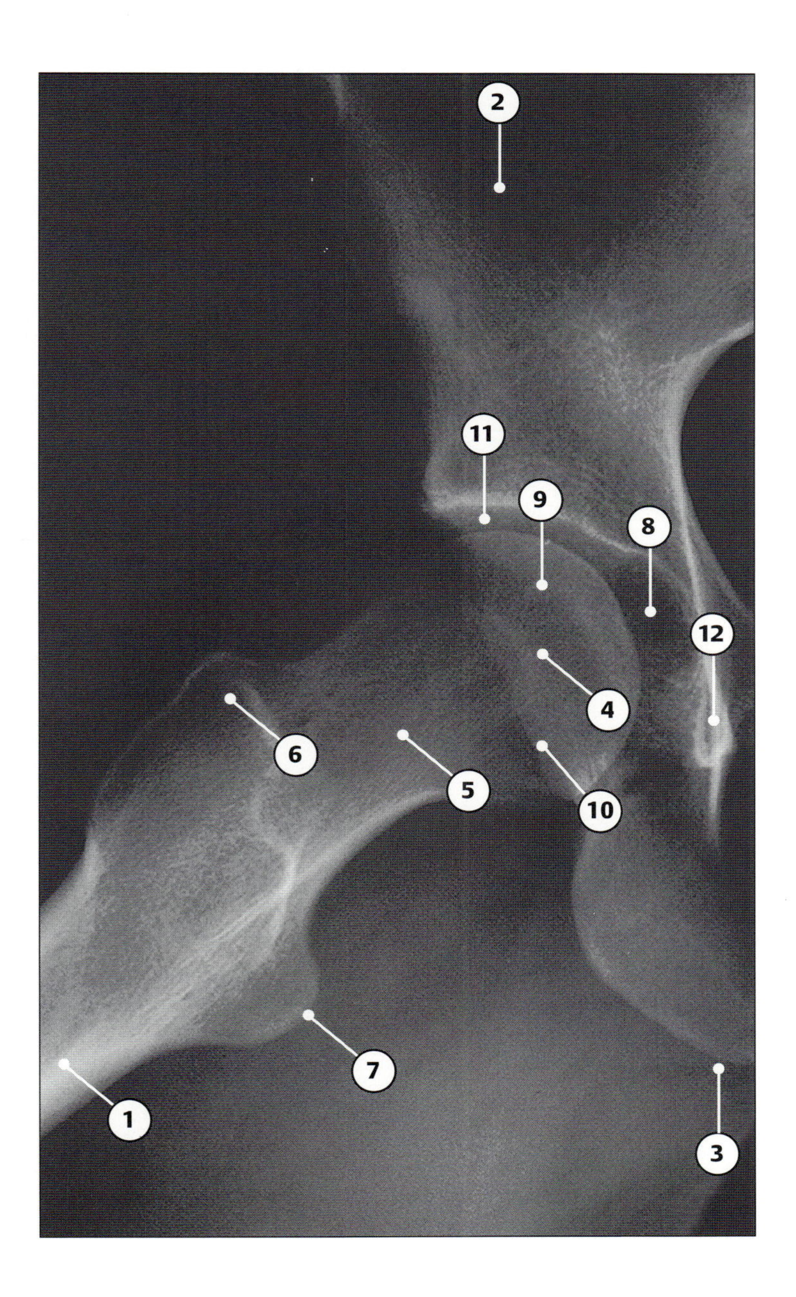


Nativröntgenbild

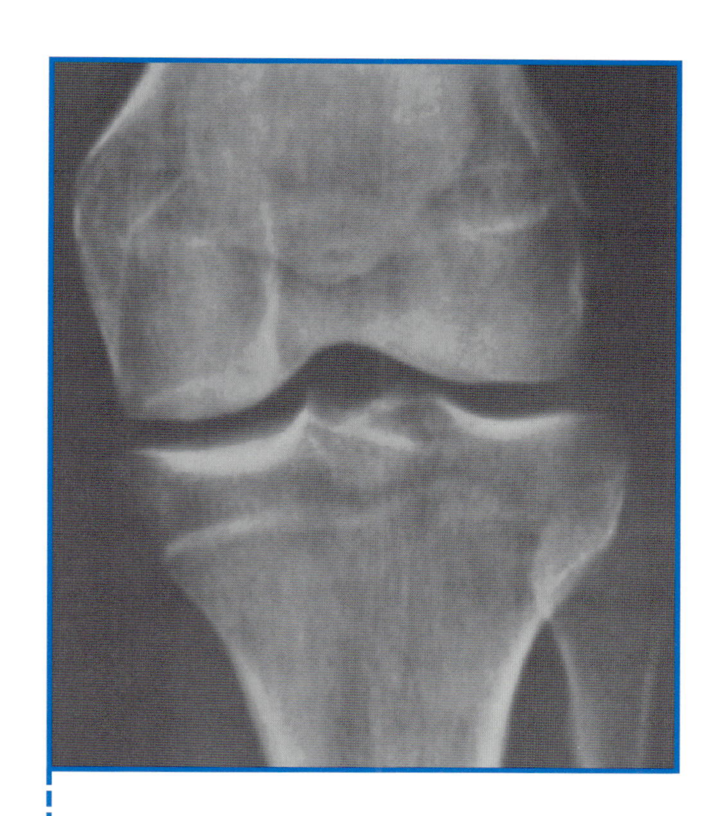

# 2.5 Knie und Unterschenkel

# 2.5 Knie und Unterschenkel

## 2.5.1 Übersicht: Anatomie und Funktion

Das Kniegelenk ermöglicht in Zusammenarbeit mit dem Hüftgelenk und dem oberen Sprunggelenk des Fußes die Distanz zwischen dem Rumpf und dem Boden zu verändern. Dies ist funktionell wichtig:

⇨ beim Gang, zur Ökonomisierung der Bewegung
⇨ zur Höhenanpassung und zur optimalen Plazierung des Fußes auf dem Untergrund
⇨ beim Gehen auf unebenem Gelände
⇨ zur Erhaltung des Gleichgewichts

Die schon bei leichter Flexion im Knie mögliche Rotation unterstützt dabei die Hauptbewegung im Knie, die Flexion und Extension.

Das Knie arbeitet vorwiegend unter Belastung durch das Körpergewicht. Die zum Teil schwierig miteinander zu vereinbarenden Aufgaben, sowohl Stabilität als auch Mobilität zu gewährleisten, werden durch komplizierte Strukturen und mechanische Hilfsmittel bewerkstelligt. Die Menisken, die Veränderung der Gelenkflächenradien, die Anordnung der Seiten- und Kreuzbänder, die Endaufteilung von Sehnen mit unterschiedlichen Insertionen sind an diesen Aufgaben beteiligt. Ihre Vielfalt erhöht die Anfälligkeit des Knies für Funktionsstörungen durch Überlastung oder Verletzung.

### Kniegelenk

#### Gelenkbau

Die bikonvexen Femurkondylen artikulieren mit den beiden Gelenkflächen auf dem Tibiakopfplateau, den beiden Menisken und der Patella. Der mediale Kondylus reicht etwas weiter nach distal, so daß die beiden Femurkondylen trotz der physiologischen Valgusstellung des Kniegelenks von 8-10° auf dem Tibiaplateau horizontal aufliegen. In der Sagittalebene nehmen die Krümmungsradien von ventral nach dorsal ab. Auf der Ventralseite gehen die Gelenkflächen der Kondylen kontinuierlich in die Facies patellaris über, eine rollenförmige Gelenkfläche (Trochlea), die das Gleitlager für die Patella bildet. An dieser Trochlea unterscheidet man eine mediale und eine laterale Wange. Die laterale dehnt sich weiter nach kranial aus. Nur selten sind die beiden Kondylenwangen der Trochlea symmetrisch. Meistens ist die laterale deutlich höher als die mediale. Die Rückfläche der Patella artikuliert mit der Facies patellaris des Femur. Am subchondralen Knochen der Facies articularis patellae hebt sich etwas medial von der Mitte ein vertikaler First ab, der die Gelenkfläche in eine etwas kleinere mediale und eine etwas größere laterale Facette unterteilt. Die beiden Gelenkoberflächen der medialen und lateralen Facetten bilden in der Horizontalebene miteinander einen Winkel (Patellaöffnungswinkel) von normalerweise 120-140°.

Auf dem Tibiakopfplateau befinden sich die beiden mit den Femurkondylen artikulierenden ovalen Gelenkflächen, die in der Mitte durch die knorpelfreie Zone der Eminentia intercondylaris getrennt sind. Diese dient den Kreuzbändern und den Menisken zur Insertion.

Die mediale, etwas größere Gelenkfläche ist im Sagittalschnitt konkav, die laterale in der Mitte plan, vorne und hinten konvex.

Die Menisken, die zwischen den Femurkondylen und dem Tibiaplateau liegen, gleichen die Inkongruenz der Gelenkpartner des Kniegelenks weitgehend aus, übernehmen ca. ein Drittel der im Kniegelenk übertragenen Last und wirken als transportable Gelenkpfannen. Sie sind an ihren Enden (Vorder- und Hinterhorn) im Knochen der Area intercondylaris tibiae verankert. Die beiden Vorderhörner sind durch das Lig. transversum genus miteinander verbunden. Das Hinterhorn des lateralen Meniskus ist über die Gelenkkapsel fest mit der Ursprungssehne des M. popliteus verbunden. Die Menisken verlagern ihre Position auf der Tibia durch aktive (Muskeln) und passive Mechanismen (Schub durch die Femurkondylen). Bei Flexion und Extension im Knie folgen sie der Bewegung der Tibia, bei Innen- und Außenrotation den Bewegungen der Femurkondylen. Die Verschieblichkeit des medialen Meniskus wird durch seinen etwas größeren Krümmungsradius sowie durch die Verwachsung mit dem Lig. collaterale tibiale (mediale) behindert und führt zu einer größeren Verletzungsanfälligkeit.

#### Kapsel-Bandapparat

Der anteriore Kapsel-Bandapparat des Kniegelenks besteht aus der Quadricepssehne und deren peripheren Teilen, den Retinacula patellae (longitudinales), welche beidseits der Patella an den medialen und den lateralen Tibiakondylus ziehen und dort inserieren. Sie verstärken die Kapsel im unteren seitlichen Bereich. Unterhalb der Patella bildet das Lig. patellae, das an der Tuberositas patellae inseriert, einen kräftigen Verstärkungszug. In einer tieferen Schicht liegen die transversalen Retinakula, von denen das laterale regelmäßig vorhanden ist. Es zieht vom lateralen Rand der Patella an den Tractus iliotibialis. Das mediale kommt nur in einem Drittel der Fälle vor und inseriert am medialen Epicondylus femoris. In einer noch tieferen Schicht liegen die in etwa zwei Drittel vorkommenden meniskopatellaren Bänder, die vom Seitenrand der Patella zu den Menisken, den Femurkondylen oder den Tibiakondylen ziehen.

Der seitliche Bandapparat des Kniegelenks besteht aus dem Lig. collaterale tibiale (mediale) und dem Lig. collaterale fibulare (laterale). Das Lig. collaterale tibiale

(mediale) zieht vom medialen Femurkondylus unterhalb des Tuberculum adductorium nach ventral, inferior, medial und inseriert ca. 7-8 cm unterhalb des Tibiaplateaus an der medialen Tibiafläche. Die tiefe Schicht des Lig. collaterale tibiale (mediale) ist mit dem medialen Meniskus verwachsen. Der hintere Anteil der tiefen Schicht des Lig. collaterale tibiale (mediale) wird von der Sehne des M. semimembranosus überkreuzt und trägt mit ihr zusammen wesentlich zur Stabilisierung im posteromedialen Bereich des Knies bei.
Das Lig. collaterale fibulare (laterale) entspringt am Epicondylus lateralis femoris und zieht nach dorsal, inferior (und lateral) zur Seiten- und Vorderfläche des Caput fibulae. Zwischen dem Lig. collaterale fibulare (laterale) und der lateralen Kondylenfläche verläuft die Sehne des M. popliteus.
Die Seitenbänder stabilisieren das Knie in der Frontalebene und begrenzen die Extension und Außenrotation. In der Kniekehle wird die Kapsel von den Sehnen der hier verlaufenden Muskeln verstärkt. Dies sind von medial nach lateral:

- ⇨ medialer Gastroknemiuskopf
- ⇨ medialer Teil der Endaufteilung der Sehne des M. semimembranosus
- ⇨ lateraler Teil der Endaufteilung der Sehne des M. semimembranosus
- ⇨ Lig. popliteum obliquum (Teil der Sehne des M. semimembranosus
- ⇨ M. popliteus
- ⇨ Lig. arcuatum
- ⇨ lateraler Gastroknemiuskopf

Die beiden Kreuzbänder sind zwischen den Aereae intercondylares anterior und posterior tibiae sowie der Fossa intercondylaris ossis femoris ausgespannt. Das vordere gibt Anteile zum Vorderhorn des medialen Meniskus und gelegentlich als Lig. meniscofemorale anterius zum Hinterhorn des lateralen Meniskus ab.
Das hintere Kreuzband ist kräftiger als das vordere. Man unterscheidet zwei Hauptzüge:
Ein antero-mediales und ein postero-laterales Bündel. Hinter dem antero-medialen Teil verläuft das Lig. meniscofemorale posterius.
Die Kreuzbänder stabilisieren das Knie in der Frontal- und Sagittalebene, sorgen für einen normalen Ablauf des Roll-Gleitmusters und begrenzen die Innenrotation.

### Anatomische Bewegungen

- ⇨ Flexion–Extension um eine frontale Achse
- ⇨ Außenrotation–Innenrotation um eine Längsachse durch die Tibia.

## Tibiofibulargelenk

An der dorsolateralen Seite des Tibiakopfes befindet sich eine konvexe, nach hinten unten geneigte Gelenkfläche, die Facies articularis fibularis. Sie artikuliert mit der medial am Fibulaköpfchen liegenden, dreieckigen, konkaven, nach kranial-medial-anterior gerichteten Gelenkfläche der Fibula, der Facies articularis capitis fibulae.

### Kapsel-Bandapparat

Das Lig. capitis fibulae anterius verstärkt die Gelenkkapsel vorn, das Lig. capitis fibulae posterius hinten. Über letzteres zieht die Sehne des M. popliteus.

### Anatomische Bewegungen

- ⇨ Rotation der Fibula um ihre Längsachse.
- ⇨ Gleitbewegung des Fibulakopfes in antero-laterale und in dorso-mediale Richtung.
- ⇨ Gleitbewegung des Fibulakopfes (bzw. der Fibula) in proximale und distale Richtung.

### Muskeln und Innervation

| *Muskeln* | *Segment. Innervation* | *Nerven* | *Segment. Ursprung* |
|---|---|---|---|
| M. sartorius | L2-L3 | N. femoralis | L2-L4 |
| M. quadriceps femoris | L2-L4 | N. femoralis | L2-L4 |
| M. gracilis | L2-L4 | N. obturatorius | L2-L4 |
| M. tensor fasciae latae | L4-L5 | N. glutaeus superior | L4-S1 |
| M. popliteus | L4-S1 | N. tibialis | L4-S3 |
| M. semitendinosus | L5, S1-S2 | N. tibialis | L4-S3 |
| M. semimembranosus | L5, S1-S2 | N. tibialis | L4-S3 |
| M. biceps femoris caput long. | L5, S1-S2 | N. tibialis | L4-S3 |
| M. biceps femoris caput breve. | S1-S2 | N. peronaeus communis | L4-S2 |
| M. plantaris | S1-S2 | N. tibialis | L4-S3 |
| M. soleus | S1-S2 | N. tibialis | L4-S3 |
| M. gastrocnemius | S1-S2 | N. tibialis | L4-S3 |

## 2.5.2 Oberflächenanatomie

### Dorsalseite

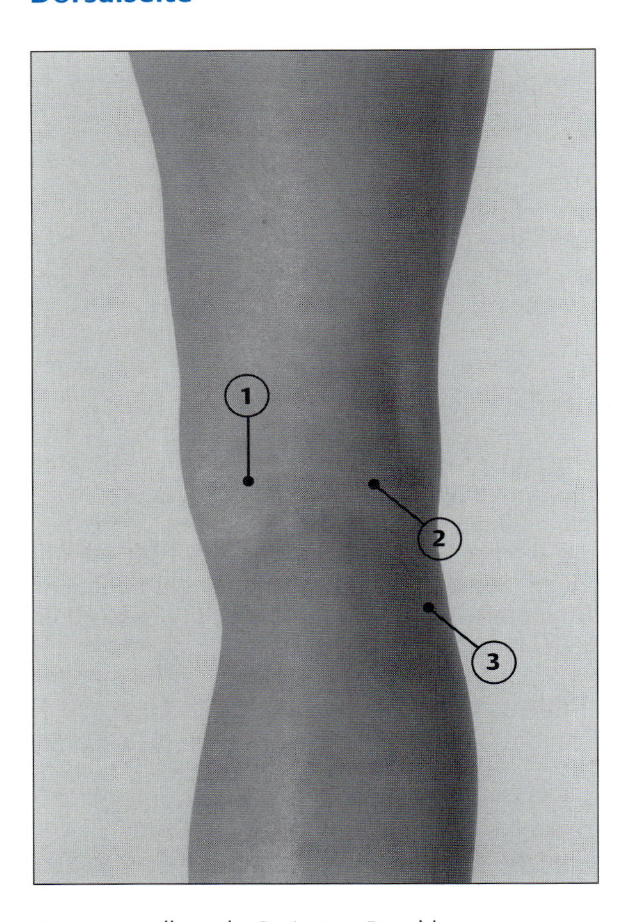


**Knochen**

1 Medialer Femurkondylus
2 Lateraler Femurkondylus
3 Caput fibulae

*Ausgangsstellung des Patienten:* Bauchlage.
*Ausgangsstellung des Untersuchers:* Stehend an der Seite des Patienten.

**1 Medialer Femurkondylus**
Der mediale Femurkondylus bildet die distale Begrenzung des Femurs auf der Medialseite. Er kann an der Medial-Dorsalseite des Knies proximal des Gelenkspaltes palpiert werden, wenn die Sehnen des M. semitendinosus und des M. semimembranosus bei passiv leicht flektiertem Kniegelenk (zur Entspannung dieser Sehnen) nach medial in Richtung der Fossa poplitea verschoben werden. Die palpierenden Fingerkuppen bewegen sich zusammen mit dem dazwischenliegenden Gewebe über die Rundung des Knochens.

**2 Lateraler Femurkondylus**
Der laterale Femurkondylus bildet die distale Begrenzung des Femurs auf der Lateralseite. Er kann dorsal lateral proximal des Gelenkspaltes palpiert werden, wenn die Sehne des M. biceps femoris bei passiv leicht flektiertem Kniegelenk (zur Entspannung dieser Sehne) nach medial in Richtung der Fossa poplitea verschoben wird. Die palpierenden Fingerkuppen bewegen sich zusammen mit dem dazwischenliegenden Gewebe über die Rundung des Knochens.

**3 Caput fibulae**
Das Caput fibulae bildet das proximale Ende der Fibula und bildet die Insertionsstelle für die Sehne des M. biceps femoris. Es liegt dorsal lateral am proximalen Ende des Unterschenkels, distal des Tibiaplateaus. Das Caput fibulae ist kugelförmig. Palpation entlang der distalen Bizepssehne nach distal bis zum Ansatz am Caput fibulae oder von der dorsolateralen Seite des lateralen Femurkondylus über den dorsolateralen Tibiakopf nach distal bis zum Caput fibulae.

## Ligamente, Bursen, Nerven und Gefäße

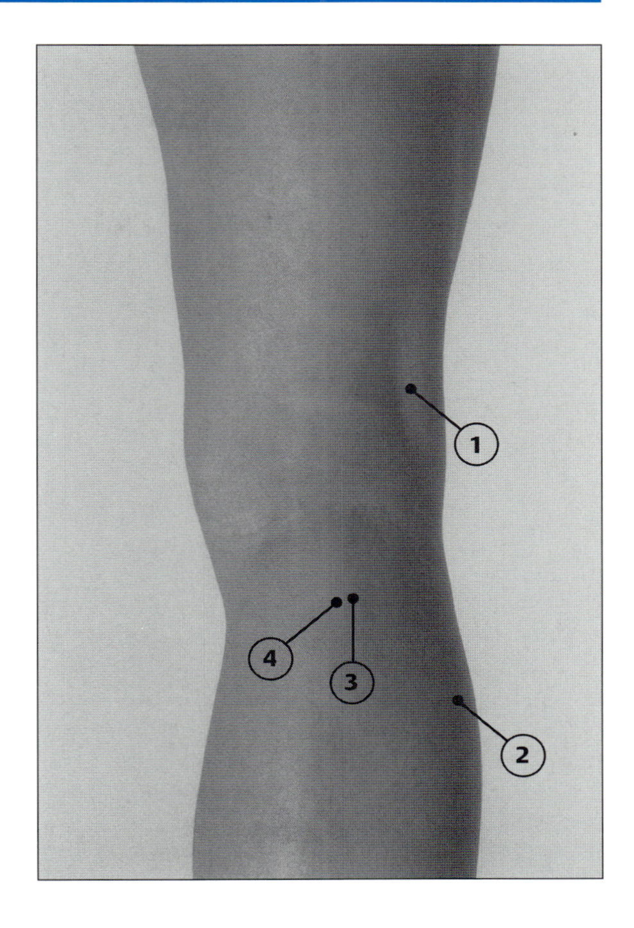


1 N. peronaeus communis, medial der Sehne des M. biceps femoris
2 N. peronaeus communis, distal des caput fibulae
3 N. tibialis, in der Mitte der Fossa poplitea
4 A. poplitea

*Ausgangsstellung des Patienten:* Bauchlage.
*Ausgangsstellung des Untersuchers:* Stehend an der Seite des Patienten.

### 1 N. peronaeus communis

Das Knie wird passiv leicht flektiert (30–45°) und der Unterschenkel innenrotiert. Der Palpationsfinger palpiert auf der Medialseite der Bizepssehne mit Druck nach lateral. Gleichzeitig wird der Palpationsfinger wiederholt in anteriore-posteriore Richtung bewegt. Der Nerv wird als medial der Bizepssehne verlaufende, unter dem Palpationsfinger durchgleitende Struktur (Palpationsgefühl: „Spaghetti al dente") ertastet.

### 2 N. peronaeus communis, distal des Caput fibulae

Der Nerv verläuft von proximal medial dorsal nach distal lateral ventral um die proximale Fibula herum. Direkt unterhalb des Caput fibulae kann er an der Lateralseite der Fibula palpiert werden. In dieser Gegend teilt er sich in den N. peronaeus superficialis und den N. peronaeus profundus auf.

### 3 N. tibialis

Der N. tibialis kann in der Mitte der Fossa poplitea nur palpiert werden, wenn er soweit unter Spannung gebracht wird, daß er direkt unter der Hautoberfläche verläuft. Dazu werden das Hüft- und Kniegelenk flektiert, und anschließend das Kniegelenk soweit extendiert, daß in der ischiokruralen Muskulatur etwas Spannungsgefühl auftritt. Dann wird zusätzlich das obere Sprunggelenk dorsalflektiert. Der Palpationsfinger sucht nun in der Mitte der Fossa poplitea eine parallel zu den Kniebeuger-Sehnen verlaufende Struktur, welche ungefähr dieselbe Dicke hat wie diese Sehnen. Zur Differenzierung wird der Fuß plantarflektiert. Dabei entfällt die Zugbelastung und der Nerv verschwindet in der Tiefe. Unter Zug kann der Nerv nach distal verfolgt werden, bis er zwischen den Gastroknemiusköpfen verschwindet. Nach proximal kann er verfolgt werden, bis er von der dorsalen Oberschenkelmuskulatur überdeckt wird.

### 4 A. poplitea

*Leitstrukturen:* Medial: Sehne des M. semitendinosus. Lateral: Sehne des M. biceps femoris

*Verlauf:* In der Mitte der Fossa poplitea tief zwischen den Sehnen des M. semitendinosus und des M. biceps femoris, medial des N. tibialis von proximal nach distal.

*Palpation:* Die Palpation erfolgt proximal der Teilung des M. gastrocnemius in das Caput mediale und das Caput laterale bei leicht flektiertem Knie. Zur Palpation werden 3 Fingerkuppen nebeneinander auf die Arterie gelegt. Mit nach und nach zunehmendem Druck wird der Puls der tiefgelegenen Arterie ertastet.

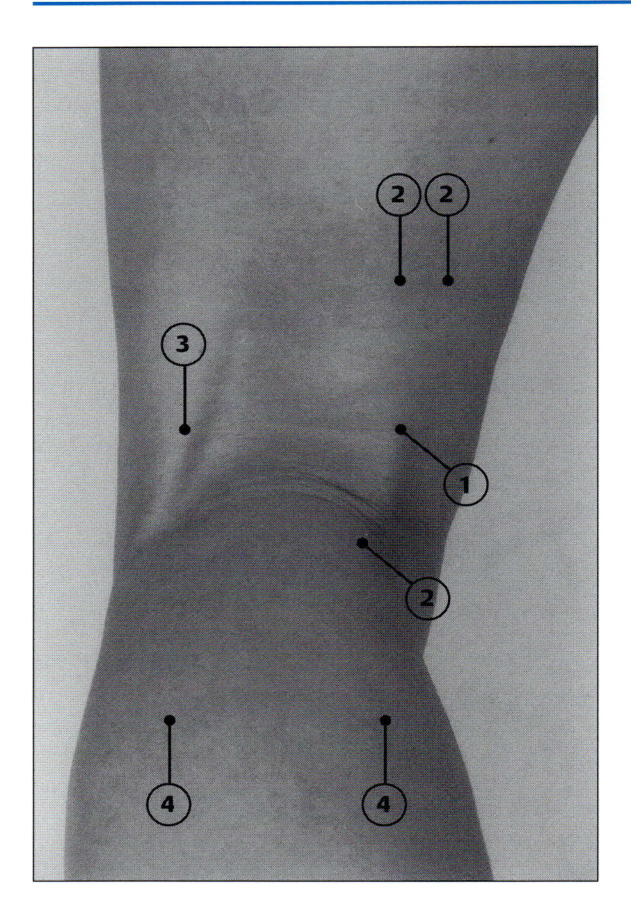


## Muskeln, Sehnen und Insertionen

1 Sehne des M. semitendinosus
2 M. semimembranosus, seine Sehne und Insertion am dorsomedialen Tibiaplateau
3 Sehne des M. biceps femoris
4 M. gastrocnemius

*Ausgangsstellung des Patienten:* Bauchlage.
*Ausgangsstellung des Untersuchers:* Stehend an der Seite des Patienten.

### 1 Sehne des M. semitendinosus

*Ursprung:* Tuber ischiadicum.

*Ansatz:* M. semitendinosus: Pes anserinus superficialis.

*Kontraktion:* Flexion und Innenrotation des Unterschenkels im Kniegelenk.

*Faserverlauf:* Von proximal nach distal.

*Palpation:* Die Sehne des M. semitendinosus ist bei Anspannung der Beugemuskulatur des Knies als prominente Sehne an der medialen Dorsalseite des Knies zu palpieren. Sie kommt vom kurzen Muskelbauch des M. semitendinosus und inseriert am Pes anserinus superficialis (an der ventromedialen Fläche der Tibia unterhalb des medialen Tibiakopfes auf Höhe de Tuberositas tibiae). Sie kann mit einem Pinzettengriff oder mit den Fingerkuppen quer zu ihrem Verlauf vom Muskel-Sehnen-Übergang nach distal bis kurz vor ihrer Insertion palpiert werden.

### 2 M. semimembranosus

*Ursprung:* Tuber ischiadicum.

*Ansatz:* Condylus medialis tibiae, Faszie des M. popliteus, Lig. popliteum obliquum.

*Kontraktion:* Flexion und Innenrotation des Unterschenkels im Kniegelenk.

*Faserverlauf:* Vom Tuber ossis ischii nach distal zum dorsomedialen Tibiaplateau als pes anserinus profundus.

*Palpation:* Im Gegensatz zum M. semitendinosus hat der M. semimembranosus einen langen und flachen Muskelbauch, der ventral des M. semitendinosus verläuft und an beiden Seiten der Sehne des M. semitendinosus palpiert werden kann. Palpation mit den Fingerkuppen quer zum Faserverlauf in angespanntem und entspanntem Zustand.

### 3 Sehne des M. biceps femoris

*Ursprung:* Caput longum: Tuber ischiadicum, Caput breve: Mittleres Drittel der Linea aspera femoris.

*Ansatz:* Caput fibulae.

*Kontraktion:* Flexion und Außenrotation des Unterschenkels im Kniegelenk.

*Faserverlauf:* Von proximal medial nach distal lateral

*Palpation:* Die Sehne des M. biceps femoris ist die prominenteste Sehne an der lateralen Dorsalseite des Knies, wenn das Knie gegen Widerstand flektiert wird und bildet die laterale Begrenzung der Fossa poplitea. Sie kann mit einem Pinzettengriff oder mit den Fingerkuppen quer zu ihrem Verlauf bis zu ihrer Insertion am Caput fibulae palpiert werden.

### 4 M. gastrocnemius

*Ursprung:* Laterale und mediale Dorsalseite der Femurkondylen.

*Ansatz:* Kalkaneus.

*Kontraktion:* Kniegelenk: Flexion. Oberes Sprunggelenk: Plantarflexion.

*Faserverlauf:* Von der Dorsalseite der Femurkondylen nach distal zum Kalkaneus.

*Palpation:* Die Palpation erfolgt bei leicht flektiertem Knie und dem oberen Sprunggelenk in Mittelstellung. Der Ursprung der beiden Köpfe kann am besten mit den Daumen an der Dorsalseite der Femurkondylen, die Muskelbäuche mit einem großflächigen Pinzettengriff oder mit den Fingerkuppen quer zum Faserverlauf palpiert werden.

## Ventralseite

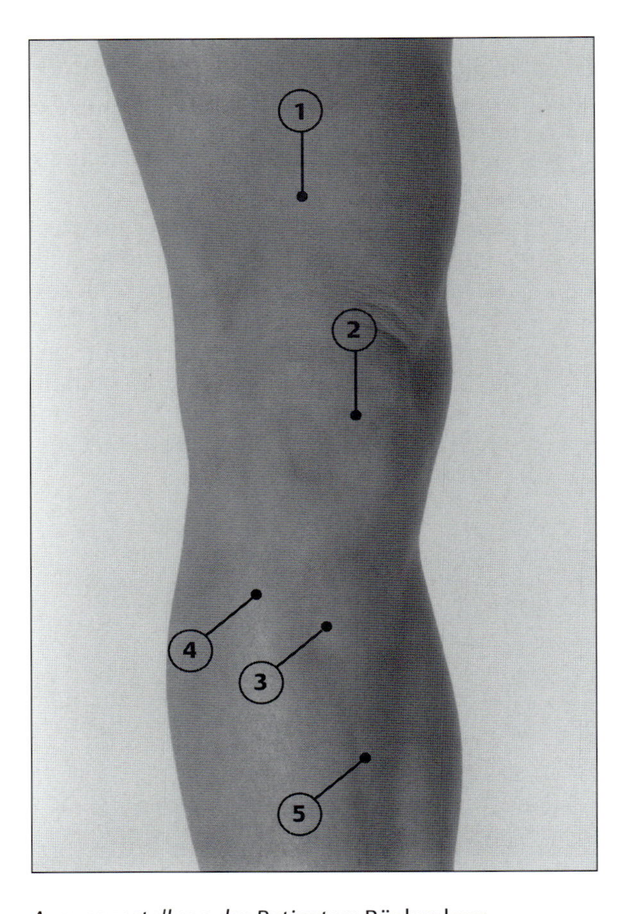


### Knochen

1 Femur
2 Patella
3 Tuberositas tibiae
4 Tuberculum Gerdy (Tub. tractus iliotibialis)
5 Tibia

*Ausgangsstellung des Patienten:* Rückenlage.
*Ausgangsstellung des Untersuchers:* Stehend neben dem Knie des Patienten.

**1 Femur**
Der Femurschaft ist am leichtesten proximal und etwas lateral der Patella zu palpieren. Wo wenig Muskelmasse vorhanden ist, kann mit einem großflächigen Pinzettengriff durch die Fasern des M. quadriceps palpiert werden.

**2 Patella**
Die Patella ist das größte Sesambein des Menschen und befindet sich in der Sehne des M. quadriceps. Ihre Spitze (Unterrand) befindet sich immer oberhalb des Gelenkspalts des Kniegelenks. Sie wird flächig mit den Fingerkuppen an ihrer Ventralseite und rundherum an ihren Rändern palpiert. Durch Verschieben der Patella nach medial, lateral, kaudal und kranial ist es bei entspannter Muskulatur möglich, auch etwas unter ihre Ränder zu palpieren.

**3 Tuberositas tibiae**
Die Tuberositas tibiae bildet eine knöcherne Erhebung am proximalen Ende der Tibia direkt distal des Tibiakopfs und dient der Sehne des M. quadriceps (bzw. das Lig. patellae) als Insertion. Sie kann mit einem Pinzettengriff oder mit den Fingerkuppen palpiert werden.

**4 Tuberculum Gerdyi (Tuberositas tractus iliotibialis)**
Das Tuberculum Gerdyi befindet sich ventral lateral direkt unterhalb des Tibiaplateaus am Tibiakopf und bildet die Insertionsstelle des Tractus iliotibialis. Die Palpation erfolgt flächig mit den Fingerkuppen.

**5 Tibia**
Die Tibia kann ventral medial auf ihrer ganzen Länge vom Gelenkspalt des Kniegelenks bis zum Malleolus medialis palpiert werden. Es kann deutlich die ventrale mediale Fläche von der ventralen Kante des Tibiaschaftes unterschieden werden.

## Ligamente, Bursen, Nerven und Gefäße

1 Lig. patellae
2 Retinaculum patellae mediale
3 Retinaculum patellae laterale
4 Lig. meniscotibiale
5 Recessus suprapatellaris
6 Bursa praepatellaris
7 Bursa infrapatellaris

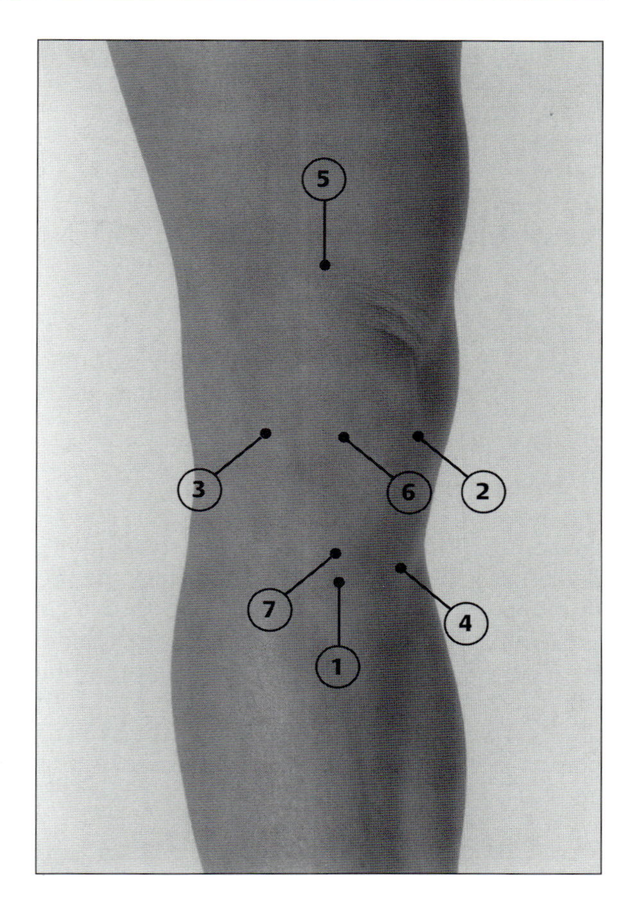


*Ausgangsstellung des Patienten:* Rückenlage.
*Ausgangsstellung des Untersuchers:* Stehend neben dem Knie des Patienten.

### 1 Lig. patellae

*Ursprung:* Patella.
*Ansatz:* Tuberositas tibiae.
*Anspannung:* Kontraktion des M. quadriceps oder Flexion des Kniegelenks.
*Faserverlauf:* Von der Patella nach distal zur Tuberositas tibiae.
*Palpation:* Quer zum Faserverlauf des Ligamentes, in entspanntem und gespanntem Zustand.

### 2 Retinaculum patellae mediale

*Ursprung:* Medialer Teil der Quadricepssehne, proximal-medial der Patella und des M. vastus medialis.
*Ansatz:* Medial der Tuberositas tibiae an der Tibia.
*Anspannung:* Kontraktion des M. quadriceps oder Flexion des Kniegelenks.
*Faserverlauf:* Von proximal nach distal. Das Retinaculum patellae mediale bildet zusammen mit dem Retinaculum patellae laterale den Reservestreckapparat des Kniegelenks und schient die Patella von medial.
*Palpation:* Die Fingerkuppe des Palpationsfingers preßt das Retinaculum medial dorsal der Patella gegen den Femur. Wird der Palpationsfinger zusammen mit dem über der Struktur liegenden Gewebe wiederholt nach medial-dorsal bewegt, ist zu spüren, wie das Retinaculum unter dem Finger durchgleitet.

### 3 Retinaculum patellae laterale

*Ursprung:* Lateraler Teil der Quadizepssehne, proximal-lateral der Patella.
*Ansatz:* Lateral der Tuberositas tibiae an der Tibia.
*Anspannung:* Kontraktion des M. quadriceps oder Flexion des Kniegelenks.
*Faserverlauf:* Von proximal nach distal. Das Retinaculum patellae laterale bildet zusammen mit dem Retinaculum patellae mediale den Reservestreckapparat des Kniegelenks und schient die Patella von lateral.
*Palpation:* Die Fingerkuppe des Palpationsfingers preßt das Retinaculum lateral dorsal der Patella gegen den Femur. Wird der Palpationsfinger zusammen mit dem über der Struktur liegenden Gewebe wiederholt nach lateral dorsal bewegt, ist zu spüren, wie das Retinaculum unter dem Finger durchgleitet.

### 4 Lig. meniscotibiale (engl.: coronary ligament)

Das Lig. meniscotibiale dient der Fixation des Meniscus medialis auf der Tibia.

*Ursprung:* Meniscus medialis.
*Ansatz:* Rand des medialen Tibiakkopfes.
*Faserverlauf:* Von proximal nach distal.
*Anspannung:* Öffnung des medialen Gelenkspaltes durch Valgisierung bei leichter Flexion des Kniegelenks.
*Palpation:* Quer zum Faserverlauf des Ligamentes, d.h. parallel zum Gelenkspalt mit Druck in mediale distale Richtung auf das mediale Tibiaplateau.

### 5 Recessus suprapatellaris

Der Recessus suprapatellaris erweitert die Gelenkkapsel des Kniegelenks, kommuniziert mit ihr und befindet sich proximal des Kniegelenks über dem Femur. Bei gestrecktem Knie reicht sie ca. 5–6 cm nach proximal über den oberen Patellarand hinaus. Sie wird bei gestrecktem Knie und entspannter Muskulatur mit 2–3 Fingerkuppen vom oberen Patellarand nach proximal palpiert. Charakteristisch bei der Palpation ist wie bei Bursen das „glitschige" Palpationsgefühl.

### 6 Bursa praepatellaris

Die Bursa praepatellaris befindet sich zwischen der Ventralfläche der Patella und der Haut. Sie vermindert die Reibung zwischen den zwei Strukturen. Die Palpation erfolgt durch die aufgelegten Fingerkuppen unter Verschiebung der Haut über der Patella. Charakteristisch bei der Palpation von Bursen ist das „glitschige" Palpationsgefühl. Eine Entzündung der Bursa läßt sie auf Golfballgröße anschwellen.

### 7 Bursa infrapatellaris

Die Bursa infrapatellaris (superficialis) befindet sich zwischen der Ventralfläche des Lig. patellae und der Haut. Sie vermindert die Reibung zwischen den zwei Strukturen. Die Palpation erfolgt durch die aufgelegten Fingerkuppen unter Verschiebung der Haut über dem Lig. patellae. Charakteristisch bei der Palpation von Bursen ist das „glitschige" Palpationsgefühl. Eine Entzündung der Bursa kann sie auf Golfballgröße anschwellen lassen.

## Muskeln, Sehnen und Insertionen

M. quadriceps

**1** M. vastus medialis
**2** M. vastus intermedius
**3** M. vastus lateralis
**4** M. tibialis anterior

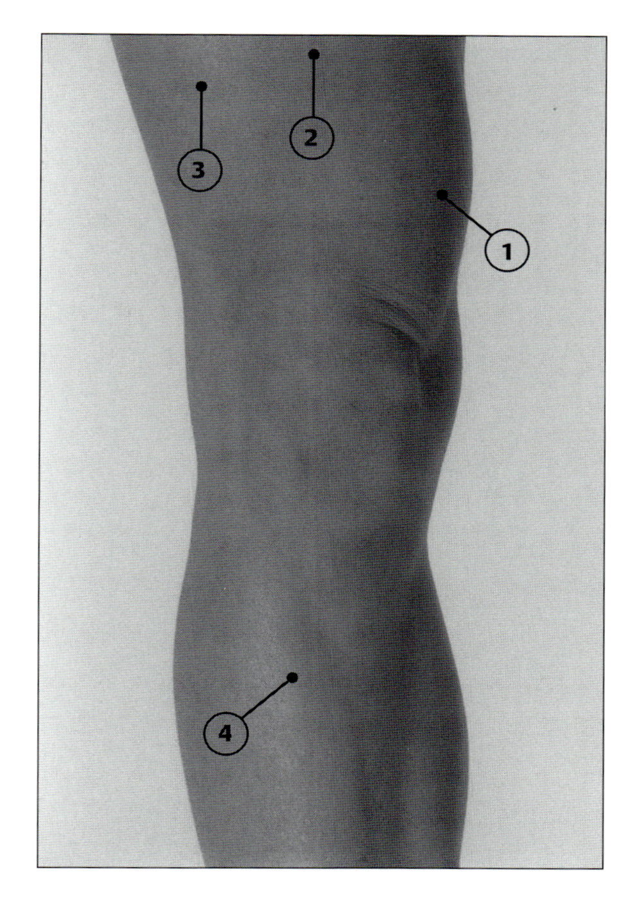


*Ausgangsstellung des Patienten:* Rückenlage.
*Ausgangsstellung des Untersuchers:* Stehend auf der Lateralseite des Knies des Patienten.

### 1 M. vastus medialis (des M. quadriceps)

*Ursprung:* Mediale Lippe der Linea aspera.
*Ansatz:* Oberer Pol der Patella, Retinaculum patellae mediale, Tuberositas tibiae.
*Kontraktion:* Extension im Kniegelenk.
*Faserverlauf:* Von der medialen Lippe der Linea aspera nach distal und ventral zurm oberen Pol der Patella.
*Palpation:* Flächig quer zum Faserverlauf des Muskels, in angespanntem und entspanntem Zustand.

### 2 M. vastus intermedius (des M. quadriceps)

*Ursprung:* Ventrale und laterale Fläche des Femurs.
*Ansatz:* Oberer Pol der Patella, Tuberositas tibiae.
*Kontraktion:* Extension im Kniegelenk.
*Faserverlauf:* Von der ventralen und lateralen Fläche des Femurs nach distal zur Patella.
*Palpation:* Flächig quer zum Faserverlauf des Muskels, in angespanntem und entspanntem Zustand.

### 3 M. vastus lateralis (des M. quadriceps)

*Ursprung:* Laterale Fläche des Trochanter major, Linea intertrochanterica, Tuberositas glutaea, Linea aspera.
*Ansatz:* Oberer Pol der Patella, Retinaculum patellae laterale, Tuberositas tibiae.
*Kontraktion:* Extension im Kniegelenk.
*Faserverlauf:* Von der lateralen Fläche des Trochanter major, der Linea intertrochanterica, der Tuberositas glutaea und der Linea aspera nach distal und medial zur Patella.
*Palpation:* Flächig quer zum Faserverlauf des Muskels, in angespanntem und entspanntem Zustand.

### 4 M. tibialis anterior

*Ursprung:* Laterale Fläche der Tibia, Membrana interossea.
*Ansatz:* Os cuneiforme I, Os metatarsale I.
*Kontraktion:* Dorsalflexion und Supination des Fußes.
*Faserverlauf:* Von der lateralen Fläche der Tibia und von der Membrana interossea nach distal und medial zu den Ossa cuneiforme I und metatarsale I.
*Palpation:* Flächig quer zum Faserverlauf des Muskels, in angespanntem und entspanntem Zustand.

## Medialseite

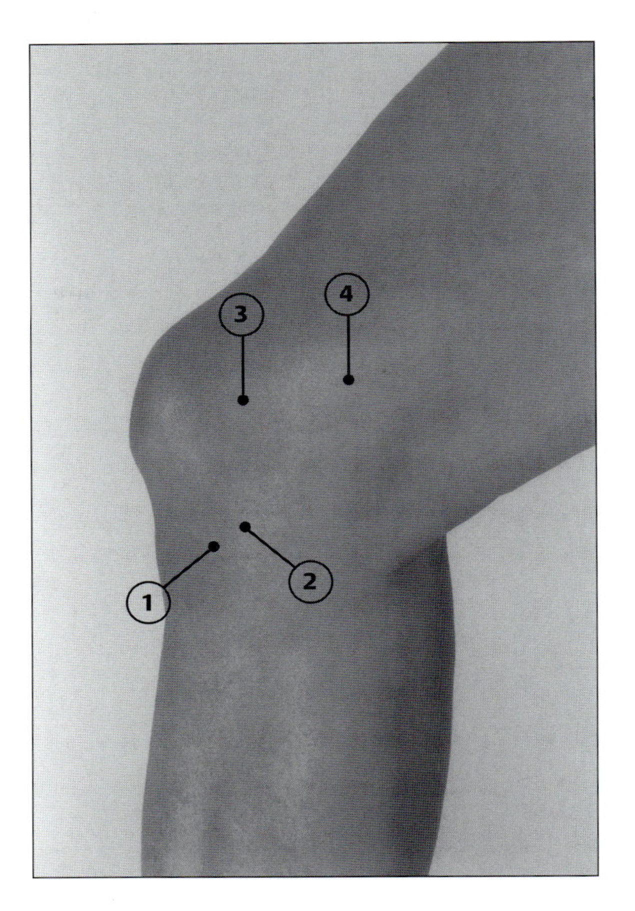


### Knochen

1 Mediales Tibiaplateau
2 Medialer Gelenkspalt
3 Medialer Femurkondylus
4 Tuberculum adductorium

*Ausgangsstellung des Patienten:* Rückenlage Hüfte und Knie leicht gebeugt, Fuß auf der Bank abgestützt.
*Ausgangsstellung des Untersuchers:* Stehend auf der Lateralseite des Knies des Patienten.

**1 Mediales Tibiaplateau**
Das proximale mediale Ende der Tibia bildet das mediale Tibiaplateau. Die Palpation erfolgt von distal her entlang der Medialseite der Tibia nach proximal über den medialen Tibiakopf zum kantigen Ende der Tibia, welches das Tibiaplateau bildet.

**2 Medialer Gelenkspalt**
Der mediale Gelenkspalt des Kniegelenks wird gebildet durch die distale Begrenzung des medialen Femurkondylus und die proximale Begrenzung des medialen Tibiaplateaus. Diese beiden Strukturen bilden einen nach ventral breiter werdenden Gelenkspalt. Der Palpationsfinger bewegt sich an der ventralen medialen Seite des Knies auf Höhe des Lig. patellae nach dorsal und medial. Der Gelenkspalt kann nach dorsal medial verfolgt werden. Er wird quer zu seinem Verlauf palpiert und ist im Bereich des Lig. collaterale mediale schwierig zu palpieren.

**3 Medialer Femurkondylus**
Das distale mediale Ende des Femurs bildet den medialen Femurkondylus. Er kann als prominentester Teil des distalen Femurendes leicht gefunden und flächig palpiert werden. Die Palpation erfolgt vom medialen Patellarand nach distal und dorsal in Richtung Kniekehle. Durch Verschieben der Patella nach lateral kann an der ventralen medialen Seite des medialen Femurkondylus der mediale Gelenkspalt des Femoropatellargelenks palpiert werden.

**4 Tuberculum adductorium**
Das Tuberculum adductorium bildet eine nach proximal gerichtete Erhebung auf dem medialen Femurkondylus. Es dient einem Teil des M. adductor magnus als Insertion. Die Palpation erfolgt mit einer Fingerkuppe oberhalb des Femurkondylus in anteriore-posteriore Richtung.

## Ligamente, Bursen, Nerven und Gefäße

1 Lig. collaterale mediale
2 Ramus infrapatellaris des N. saphenus

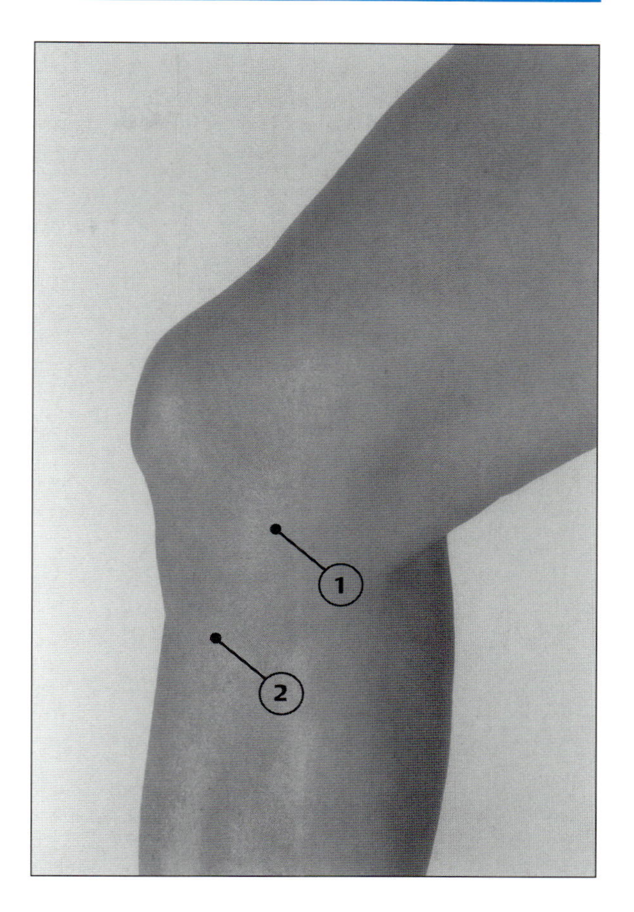


*Ausgangsstellung des Patienten:* Rückenlage Hüfte und Knie leicht gebeugt, Fuß auf der Bank abgestützt.
*Ausgangsstellung des Untersuchers:* Stehend auf der Lateralseite des Knies des Patienten.

**1 Lig. collaterale mediale**

*Ursprung:* Medialer Femurkondylus.
*Ansatz:* Mediale ventrale Fläche des Tibiakopfes.
*Anspannung:* Valgisierung im Kniegelenk, Außenrotation des Unterschenkels im Kniegelenk.
*Faserverlauf:* Vom medialen Femurkondylus nach distal zur medialen ventralen Fläche des Tibiakopfes.
*Palpation:* Quer zum Faserverlauf des Ligamentes, Palpation in entspanntem und gespanntem Zustand. Ideale Stellung: ca. 60° Knieflexion, Unterschenkel Außenrotation, Palpation über dem medialen Gelenkspalt.

**2 Ramus infrapatellaris des N. saphenus**

Der rein sensible N. saphenus gibt medial am Kniegelenk den Ramus infrapatellaris ab. Dieser verläuft unterhalb des Kniegelenkes in ventrale distale Richtung. Er kann an der medialen ventralen Fläche des Tibiakopfes mit einer Fingerkuppe quer zu seinem Verlauf in proximale und distale Richtung palpiert werden.

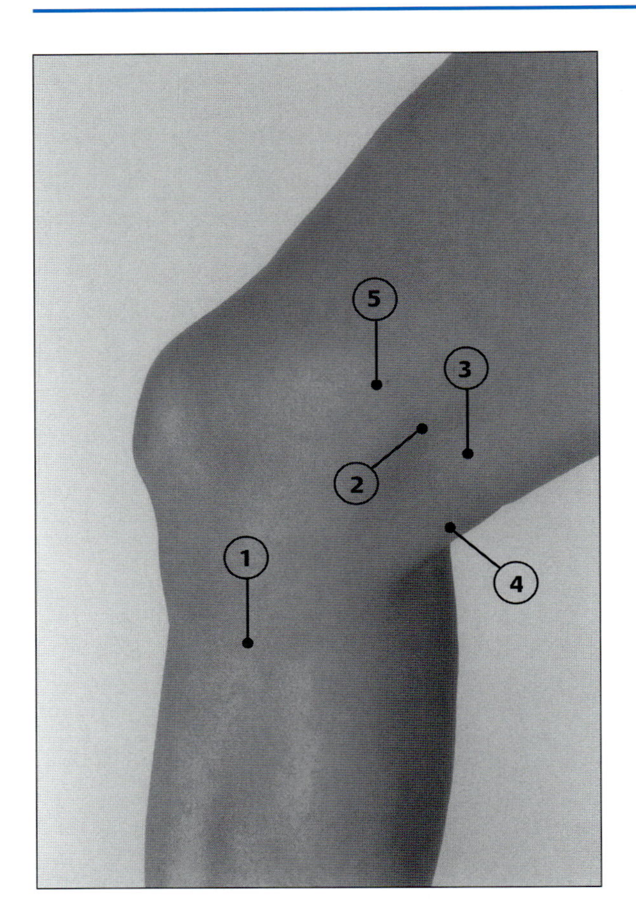


## Muskeln, Sehnen und Insertionen

1 Pes anserinus superficialis
2 Sehne des M. sartorius
3 Sehne des M. gracilis
4 Sehne des M. semitendinosus
5 Sehne des M. adductor magnus am Tuberculum adductorium

*Ausgangsstellung des Patienten:* Rückenlage Hüfte und Knie leicht gebeugt, Fuß auf der Bank abgestützt.
*Ausgangsstellung des Untersuchers:* Stehend auf der Lateralseite des Knies des Patienten.

### 1 Pes anserinus superficialis

*Ursprung:* Sehnen der Mm. semitendinosus, gracilis und sartorius.

*Ansatz:* Ventrale mediale Fläche des proximalen Viertels der Tibia, distal der Insertion des Lig. collaterale mediale.

*Kontraktion:* Flexion und Innenrotation des Unterschenkels im Kniegelenk.

*Faserverlauf:* Von der medialen Seite der Fossa poplitea nach distal ventral zur ventralen medialen Fläche des proximalen Viertels der Tibia.

*Palpation:* Flächig mit zwei bis drei Fingerkuppen quer zum Faserverlauf. Das über dem Pes anserinus liegende Gewebe ist häufig etwas verdickt. Die drei inserierenden Sehnen können direkt an der Insertion nicht voneinander unterschieden werden.

### 2 Sehne des M. sartorius

*Ursprung:* Spina iliaca anterior superior.

*Ansatz:* Pes anserinus superficialis (ventrale mediale Fläche des proximalen Viertels der Tibia, distal der Insertion des Lig. collaterale mediale).

*Kontraktion:* Kniegelenk: Flexion und Innenrotation des Unterschenkels, Hüftgelenk: Flexion, Abduktion, Außenrotation.

*Faserverlauf:* Von der Spina iliaca anterior superior nach distal medial zur ventralen medialen Fläche des proximalen Viertels der Tibia.

*Palpation:* Flächig mit zwei bis drei Fingerkuppen quer zum Faserverlauf. Die Sehne des M. sartorius ist die anteriorste Sehne, welche am Pes anserinus inseriert. Sie kann direkt dorsal und distal des M. vastus medialis quer zu ihrem Verlauf bis in die Nähe der Insertion palpiert werden.

### 3 Sehne des M. gracilis

*Ursprung:* Ramus inferior ossis pubis, nahe der Symphysis pubis.

*Ansatz:* Als mittlerer Muskel des Pes anserinus am medialen Condylus tibiae.

*Kontraktion:* Kniegelenk: Flexion und Innenrotation des Unterschenkels. Hüftgelenk: Flexion und Adduktion des Femurs.

*Faserverlauf:* Vom Ursprung unmittelbar dorsal der Insertion des M. adductor longus nach distal zum Pes anserinus superficialis.

*Palpation:* Die Sehne des M. gracilis liegt medial am Knie direkt dorsal des M. sartorius. Sie wird am besten beim im Hüftgelenk abduzierten und im Kniegelenk gestreckten Bein palpiert. In dieser Stellung wird sie durch die Dehnung des M. gracilis medial am Knie prominent und kann quer zu ihrem Verlauf bis in die Nähe der Insertion palpiert werden.

**4 Sehne des M. semitendinosus**

*Ursprung:* Tuber ischiadicum.
*Ansatz:* Pes anserinus superficialis.
*Kontraktion:* Kniegelenk: Flexion und Innenrotation des Unterschenkels. Hüftgelenk: Extension des Oberschenkels.
*Faserverlauf:* Von proximal nach distal ventral.
*Palpation:* Die Sehne des M. semitendinosus wird durch Flexion des Knies gegen Widerstand als dorsalste Sehne medial dorsal am Knie prominent und kann mit einem Pinzettengriff oder einer Fingerkuppe, quer zu ihrem Verlauf, bis in die Nähe der Insertion palpiert werden.

**5 Sehne des M. adductor magnus am Tuberculum adductorium**

*Ursprung:* Vorderfläche des Ramus inferior ossis pubis und des Ramus ossis ischii bis zum Tuber ischiadicum.
*Ansatz:* Mediale Lippe der Linea aspera (muskulär), Tuberculum adductorium (sehnig).
*Kontraktion:* Extension, Adduktion, Außen- und je nach Ausgangsstellung auch Innenrotation des Femurs im Hüftgelenk.
*Faserverlauf:* Von proximal nach distal.
*Palpation:* Die Sehne des M. adductor magnus kann direkt proximal des Tuberculum adductorium mit einer Fingerkuppe quer zu ihrem Verlauf palpiert werden. Palpation in angespanntem und entspanntem Zustand.

## Lateralseite

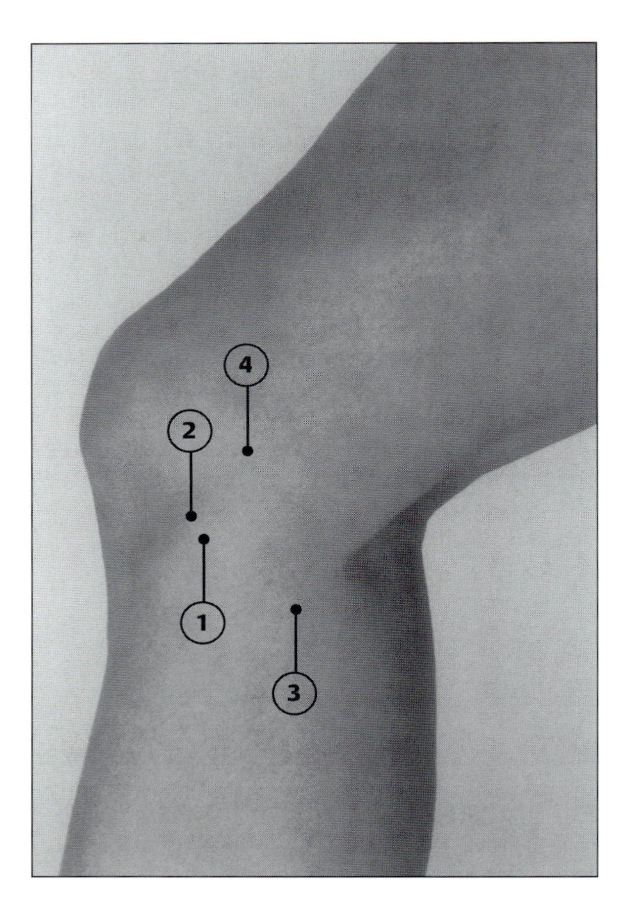


### Knochen

1 Laterales Tibiaplateau
2 Lateraler Gelenkspalt
3 Caput fibulae
4 Lateraler Femurkondylus

*Ausgangsstellung des Patienten:* Rückenlage Hüfte und Knie leicht gebeugt, Fuß auf der Bank abgestützt.
*Ausgangsstellung des Untersuchers:* Stehend auf der Medialseite des Knies des Patienten.

**1 Laterales Tibiaplateau**
Das proximale laterale Ende der Tibia bildet das laterale Tibiaplateau. Die Palpation erfolgt von distal her entlang der Lateralseite der Tibia nach proximal über den lateralen Tibiakopf zum kantigen Ende der Tibia, welches das Tibiaplateau bildet.

**2 Lateraler Gelenkspalt**
Der laterale Gelenkspalt des Kniegelenks wird gebildet durch die distale Begrenzung des lateralen Femurkondylus und die proximale Begrenzung des lateralen Tibiaplateaus. Diese beiden Strukturen bilden einen nach ventral breiter werdenden Gelenkspalt. Der Palpationsfinger bewegt sich an der ventralen lateralen Seite des Knies auf Höhe des Lig. patellae nach dorsal und lateral. Der Gelenkspalt kann nach dorsal lateral verfolgt werden. Er wird quer zu seinem Verlauf palpiert und ist im Bereich des Lig. collaterale laterale schwierig zu palpieren.

**3 Caput fibulae**
Das Caput fibulae bildet das proximale Ende der Fibula und dient der Sehne des M. biceps femoris als Insertion. Es liegt dorsolateral am proximalen Ende des Unterschenkels.

*Palpation:* Entlang der Sehne des M. biceps femoris bis zu ihrer distalen Insertion am kugelförmigen Caput fibulae.
**Alternative Palpation:**
Entlang der dorsolateralen Seite des Knies vom lateralen Femurkondylus über den dorsolateralen Tibiakopf nach distal zum Caput fibulae.

**4 Lateraler Femurkondylus**
Das distale laterale Ende des Femurs bildet den lateralen Femurkondylus. Er kann als prominentester Teil des distalen Femurendes leicht gefunden und flächig palpiert werden. Die Palpation erfolgt vom lateralen Patellarand nach distal und dorsal in Richtung Kniekehle. Durch Verschieben der Patella nach medial kann an der ventralen lateralen Seite des lateralen Femurkondylus der laterale Gelenkspalt des Femoropatellargelenks palpiert werden.

## Ligamente, Bursen, Nerven und Gefäße

1 Lig. collaterale laterale
2 Tractus iliotibialis
3 N. peronaeus communis

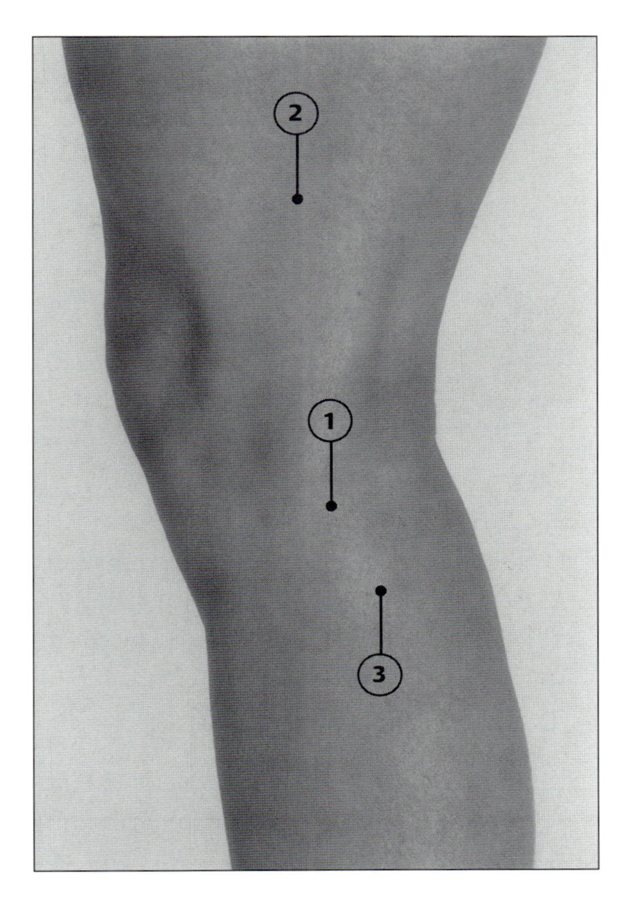


*Ausgangsstellung des Patienten:* Rückenlage Hüfte und Knie leicht gebeugt, Fuß auf der Bank abgestützt.
*Ausgangsstellung des Untersuchers:* Stehend auf der Lateralseite des Knies des Patienten.

### 1 Lig. collaterale laterale

*Ursprung:* Lateraler Femurkondylus.
*Ansatz:* Caput fibulae.
*Anspannung:* Varisierung im Kniegelenk und Außenrotation des Unterschenkels im Kniegelenk.
*Faserverlauf:* Vom lateralen Femurkondylus nach distal dorsal lateral zum Caput fibulae.
*Palpation:* Quer zum Faserverlauf des Ligamentes, in entspanntem und gespanntem Zustand. Das Ligament ist kurz, dick und rund. Die ideale Stellung zur Palpation des Ligaments: Flexion, Abduktion und Außenrotation im Hüftgelenk, Flexion im Kniegelenk, der Fuß wird oberhalb des Knies auf den anderen Oberschenkel gelegt (Position für das 4er-Zeichen im Hüftgelenk).

### 2 Tractus iliotibialis

*Ursprung und Ansatz:* Bildet die Endsehne des M. tensor fasciae latae und zieht nach distal zum Tuberculum Gerdyi.
*Anspannung:* Kontraktion oder Dehnung des M. tensor fasciae latae.
*Faserverlauf:* Vom Trochanter major auf dem Femur nach distal zum Ansatz am Tuberculum Gerdyi.
*Palpation:* An der Lateralseite des Knies oberhalb des lateralen Gelenksspalts, zwischen dem M. vastus lateralis und der Sehne des M. biceps femoris nach distal bis zur Insertion am Tuberculum Gerdyi und nach proximal entlang der Lateralseite des Oberschenkels.
Die Palpation erfolgt quer zum Faserverlauf des Tractus iliotibialis, die Konsistenz der Fascia lata ist derb und faserig. Palpation in angespanntem und in entspanntem Zustand.

### 3 N. peronaeus communis

Der Nerv verläuft von medial dorsal nach distal und lateral ventral, unterhalb des Caput fibulae um die Fibula. Dort teilt er sich in die Nn. peronaei superficialis und profundus. Direkt unterhalb des Caput fibulae kann der N. peronaeus communis an der Lateralseite der Fibula palpiert werden.

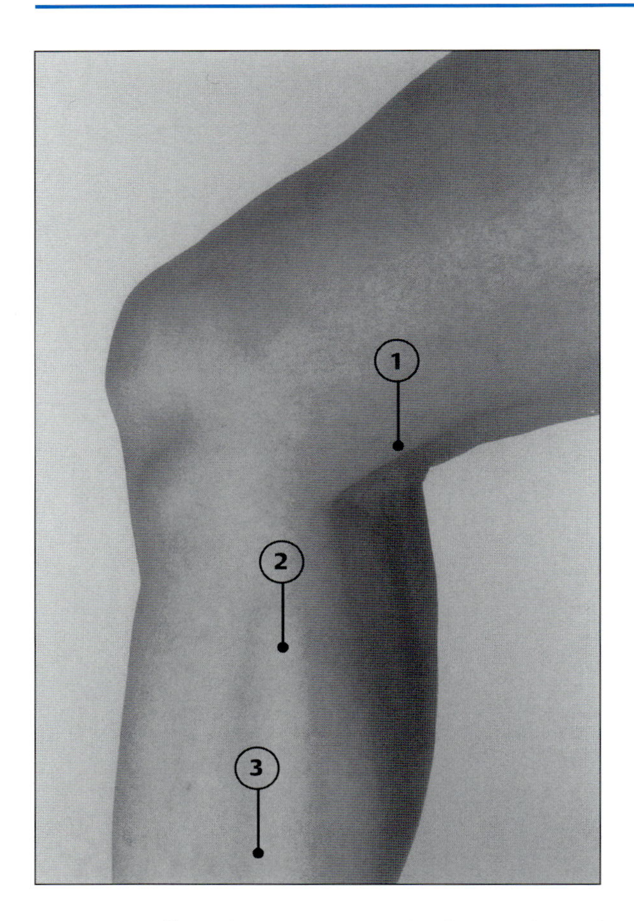


## Muskeln, Sehnen und Insertionen

1 Sehne des M. biceps femoris
2 M. peronaeus longus
3 M. peronaeus brevis

*Ausgangsstellung des Patienten:* Rückenlage Hüfte und Knie leicht gebeugt, Fuß auf der Bank abgestützt.
*Ausgangsstellung des Untersuchers:* Stehend auf der Lateralseite des Knies des Patienten.

### 1 Sehne des M. biceps femoris

*Ursprung:* Caput longum: Tuber ischiadicum. Caput breve: Mittleres Drittel der Linea aspera femoris.
*Ansatz:* Caput fibulae.
*Kontraktion:* Hüftgelenk: Extension des Oberschenkels. Kniegelenk: Flexion und Außenrotation des Unterschenkels.
*Faserverlauf:* Von kranial medial nach kaudal lateral
*Palpation:* Die Sehne des M. biceps femoris ist die prominenteste Sehne an der lateralen Dorsalseite des Knies. Sie bildet die laterale Begrenzung der Fossa poplitea. Sie kann mit einem Pinzettengriff oder mit den Fingerkuppen quer zu ihrem Verlauf bis kurz vor ihrer Insertion am Caput fibulae palpiert werden. Palpation in angespanntem und entspanntem Zustand.

### 2 M. peronaeus longus

*Ursprung:* Caput fibulae und proximaler Teil der Fibula, Kapsel des Tibiofibulargelenks.
*Ansatz:* Os cuneiforme I, Basis ossis metatarsalis I.
*Anspannung:* Plantarflexion und Eversion (Abduktion, Pronation) im Fußgelenk.
*Faserverlauf:* Vom Caput fibulae, dem proximalen Teil der Fibula und der Kapsel des Tibiofibulargelenks nach distal hinter dem Malleolus lateralis und hinter der Basis des Os metatarsale V durch zum Os cuneiforme I und der Basis ossis metatarsalis I.
*Palpation:* An der Lateralseite des Unterschenkels zwischen dem Muskelbauch des M. tibialis anterior und dem lateralen Rand des M. soleus liegen die zwei Mm. peronaei. Sie werden quer zum Faserverlauf in angespannten und entspannten Zustand palpiert.

### 3 M. peronaeus brevis

*Ursprung:* Laterale Fläche der Fibula.
*Ansatz:* Basis ossis metatarsalis V.
*Anspannung:* Plantarflexion und Eversion (Abduktion, Pronation) im Fußgelenk.
*Faserverlauf:* Von der lateralen Fläche der Fibula und Membrana interossea nach distal hinter dem Malleolus lateralis durch zur Basis des Os metatarsale V.
*Palpation:* An der Lateralseite des Unterschenkels zwischen dem Muskelbauch des M. tibialis anterior und dem lateralen Rand des M. soleus liegen die zwei Mm. peronaei. Sie werden quer zum Faserverlauf in angespannten und entspannten Zustand palpiert.

## 2.5.3 Weichteiltechniken

### Friktionsmassagen

#### Friktionsmassage der Ligg. meniscotibialia

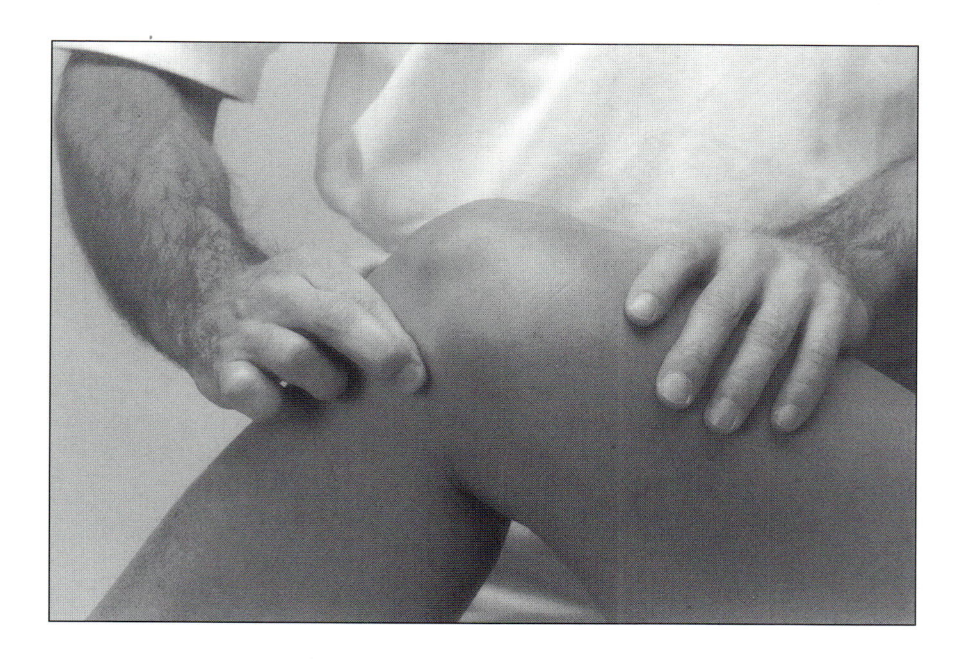

*Ausgangsstellung des Patienten:* Rückenlage, Knie 90° flektiert und valgisiert, Unterschenkel außenrotiert, Fuß auf der Bank aufgestützt. Die Öffnung des medialen Gelenkspaltes des Kniegelenks durch Valgisierung bei leicht flektiertem Kniegelenk und Außenrotation des Unterschenkels macht die Ligg. meniscotibialia zugänglich.

*Ausgangsstellung des Behandlers:* Stehend auf der Lateralseite des Knies des Patienten.

*Kontakt:* Zeigefinger, verstärkt durch den Mittelfinger auf dem medialen Gelenkspalt, dorsal der zu behandelnden Stelle.

*Behandlungsrichtung:* Der Kontakt wird zusammen mit dem dazwischenliegenden Gewebe unter Druck nach medial und distal parallel zum Gelenkspalt in anteriore Richtung gezogen, ohne über die Haut zu gleiten. Unter Nachlassen des Drucks zurück in die Ausgangsposition.

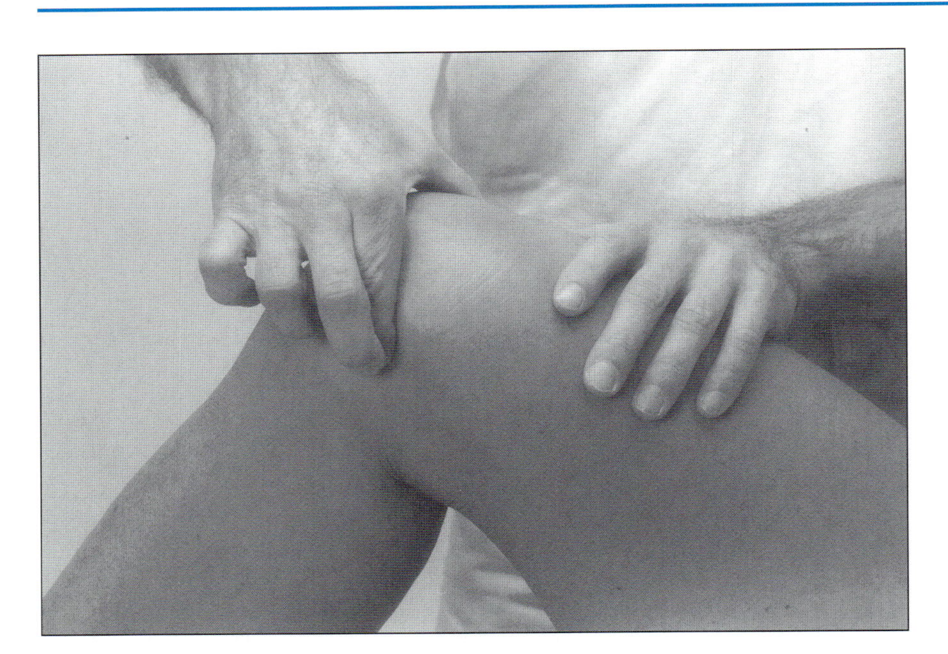

## Friktionsmassage des Lig. collaterale mediale

*Ausgangsstellung des Patienten:* Rückenlage, Knie 90° flektiert und valgisiert, Unterschenkel außenrotiert, Fuß auf der Bank aufgestützt. Durch diese Ausgangsstellung wird das Ligament unter Spannung gebracht.

*Ausgangsstellung des Behandlers:* Stehend auf der Lateralseite des Knies des Patienten.

*Kontakt:* Zeigefinger, verstärkt durch den Mittelfinger auf dem medialen Gelenkspalt, über dem Lig. collaterale mediale.

*Behandlungsrichtung:* Der Kontakt wird zusammen mit dem dazwischenliegenden Gewebe unter Druck nach medial quer zum Ligament in anteriore, leicht proximale Richtung gezogen, ohne über die Haut zu gleiten. Unter Nachlassen des Drucks zurück in die Ausgangsposition.

## Funktionsmassagen

### Funktionsmassage des M. quadriceps

Verlängerung des Muskels durch Flexion des Unterschenkels

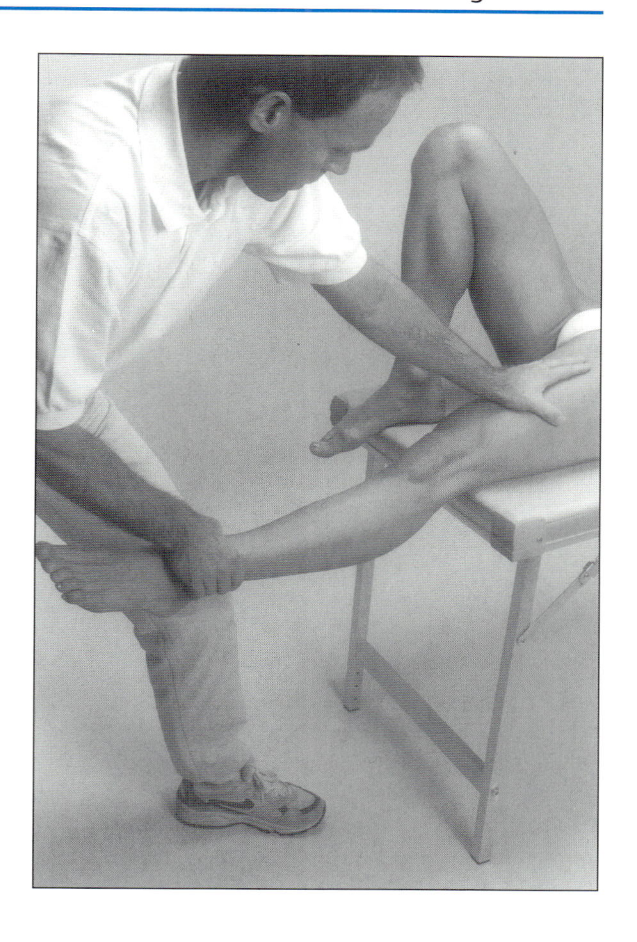

Ausgangsstellung

| | |
|---|---|
| *Ausgangsstellung des Patienten:* | Bauchlage, die Knie am Ende der Behandlungsliege, die Patellae außerhalb der Behandlungsliege, ein Bein ist im Kniegelenk gebeugt. |
| *Ausgangsstellung des Behandlers:* | Stehend am Fußende der Behandlungsliege. Der Behandler faßt den Unterschenkel des Patienten proximal des Fußgelenkes. |
| *Kontakt:* | Die Hand umgreift den Bauch des M. biceps femoris. |
| *Behandlungsrichtung:* | Parallel zur Faserrichtung des Muskels, hier von distal nach proximal. |
| *Verlängerung des Muskels:* | Knieextension. |
| | Während der Verlängerung des Muskels wird der Muskel gleichzeitig mit der Kontakthand gegen den Femur und in leicht kraniale Richtung gepreßt. |

## Funktionsmassage des M. quadriceps

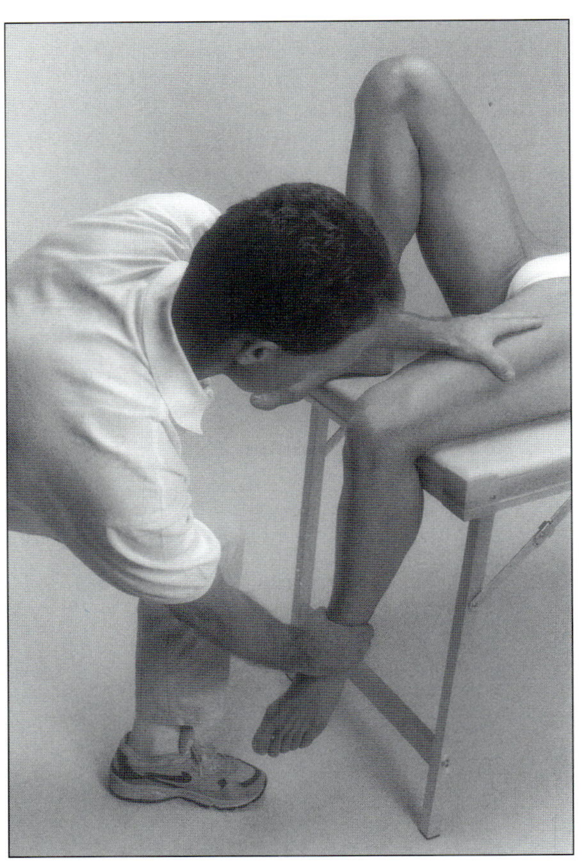

Endstellung

*Endstellung des Patienten:* Rückenlage, die Knie am Ende der Behandlungsliege, ein Bein ist im Hüftgelenk und im Kniegelenk gebeugt, der Fuß steht auf der Behandlungsliege, das andere Bein ist im Hüftgelenk und im Kniegelenk gestreckt und im Kniegelenk gebeugt.

*Endstellung des Behandlers:* Stehend am Fußende der Behandlungsliege. Der Behandler faßt den Unterschenkel des Patienten proximal des Fußgelenkes und hält das Kniegelenk in gebeugter Stellung.

*Kontakt:* Die Hand umgreift den Bauch des M. quadriceps.

*Rückkehr zur Ausgangsstellung:* Nach der Verlängerung des Muskels wird der Kompressionsdruck der Kontakthand gelöst. Das Knie wird durch den Behandler passiv extendiert.

## Funktionsmassage des M. biceps femoris

*Ausgangsstellung des Patienten:* Bauchlage, die Knie am Ende der Behandlungsliege, die Patellae außerhalb der Behandlungsliege, ein Bein ist im Kniegelenk gebeugt.

*Ausgangsstellung des Behandlers:* Stehend am Fußende der Behandlungsliege. Der Behandler faßt den Unterschenkel des Patienten proximal des Fußgelenkes.

*Kontakt:* Die Hand umgreift den Bauch des M. biceps femoris.

*Behandlungsrichtung:* Parallel zur Faserrichtung des Muskels, hier von distal nach proximal.

*Verlängerung des Muskels:* Knieextension.

Während der Verlängerung des Muskels wird der Muskel gleichzeitig mit der Kontakthand gegen den Femur und in leicht kraniale Richtung gepreßt.

## Funktionsmassagen

### Funktionsmassage des M. biceps femoris

Verlängerung des Muskels durch Extension des Unterschenkels im Kniegelenk

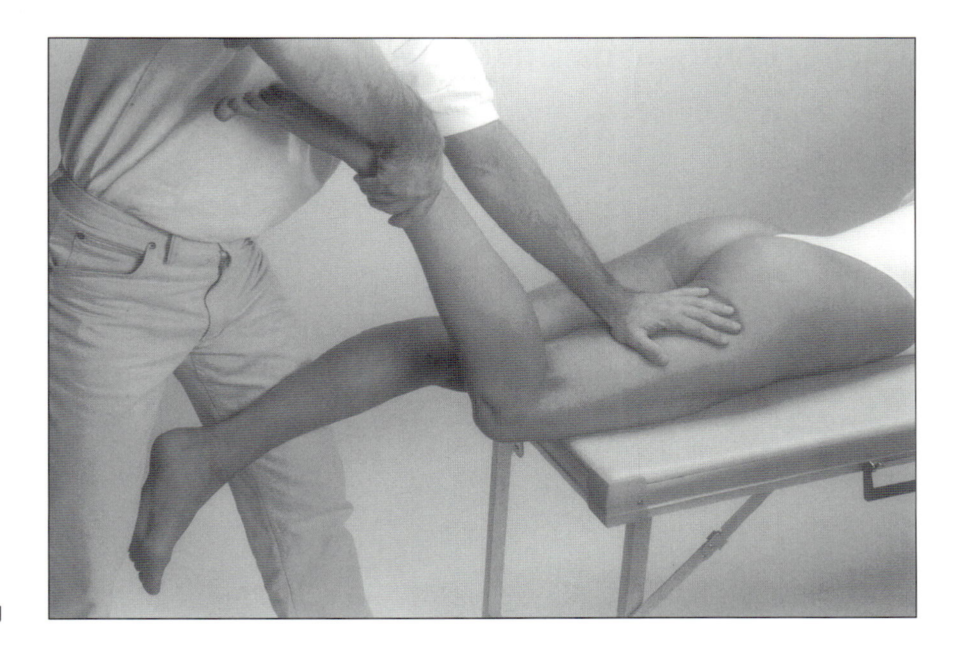

Ausgangsstellung

### Funktionsmassage des M. biceps femoris

*Endstellung des Patienten:* Bauchlage, die Knie am Ende der Behandlungsliege, die Patellae außerhalb der Behandlungsliege, beide Knie gestreckt.

*Endstellung des Behandlers:* Stehend am Fußende der Behandlungsliege. Der Behandler faßt den Unterschenkel des Patienten proximal des Fußgelenkes und hält das Kniegelenk in gestreckter Stellung.

*Rückkehr zur Ausgangsstellung:* Nach der Verlängerung des Muskels wird der Kompressionsdruck der Kontakthand gelöst. Das Knie wird durch den Behandler passiv flektiert.

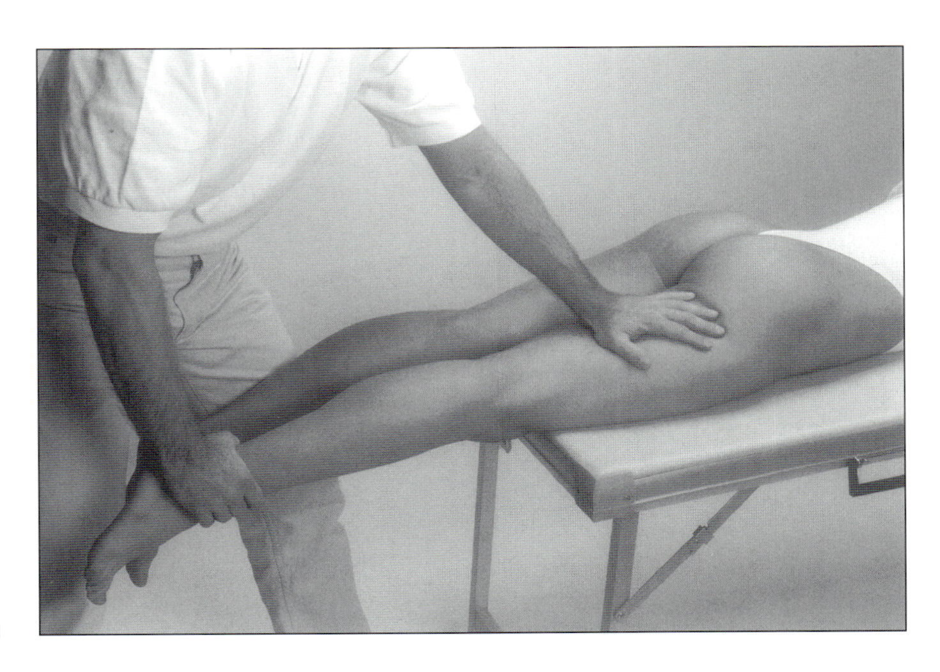

Endstellung

## 2.5.4 Röntgenanatomie Knie

### Knie a.p.

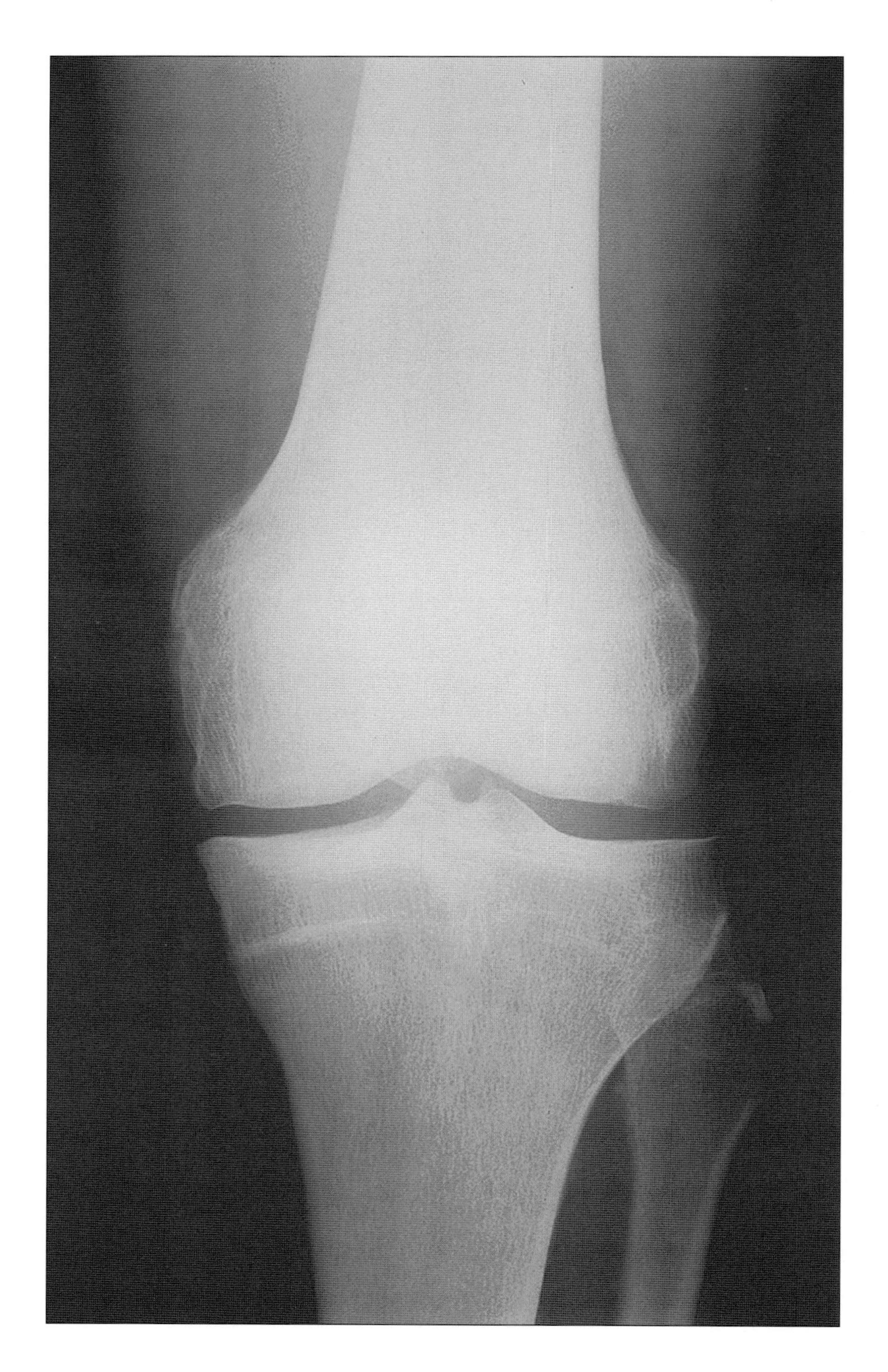

Nativröntgenbild

## Knie a.p.

1 Femur
2 Tibia
3 Fibula
4 Patella
5 Condylus lateralis femoris
6 Condylus medialis femoris
7 Epicondylus lateralis femoris
8 Epicondylus medialis femoris
9 Condylus lateralis tibiae
10 Condylus medialis tibiae
11 Tuberculum intercondylare laterale eminentiae intercondylaris
12 Tuberculum intercondylare mediale eminentiae intercondylaris
13 Tuberositas tibiae
14 Caput fibulae
15 Gelenkspalt des Kniegelenks

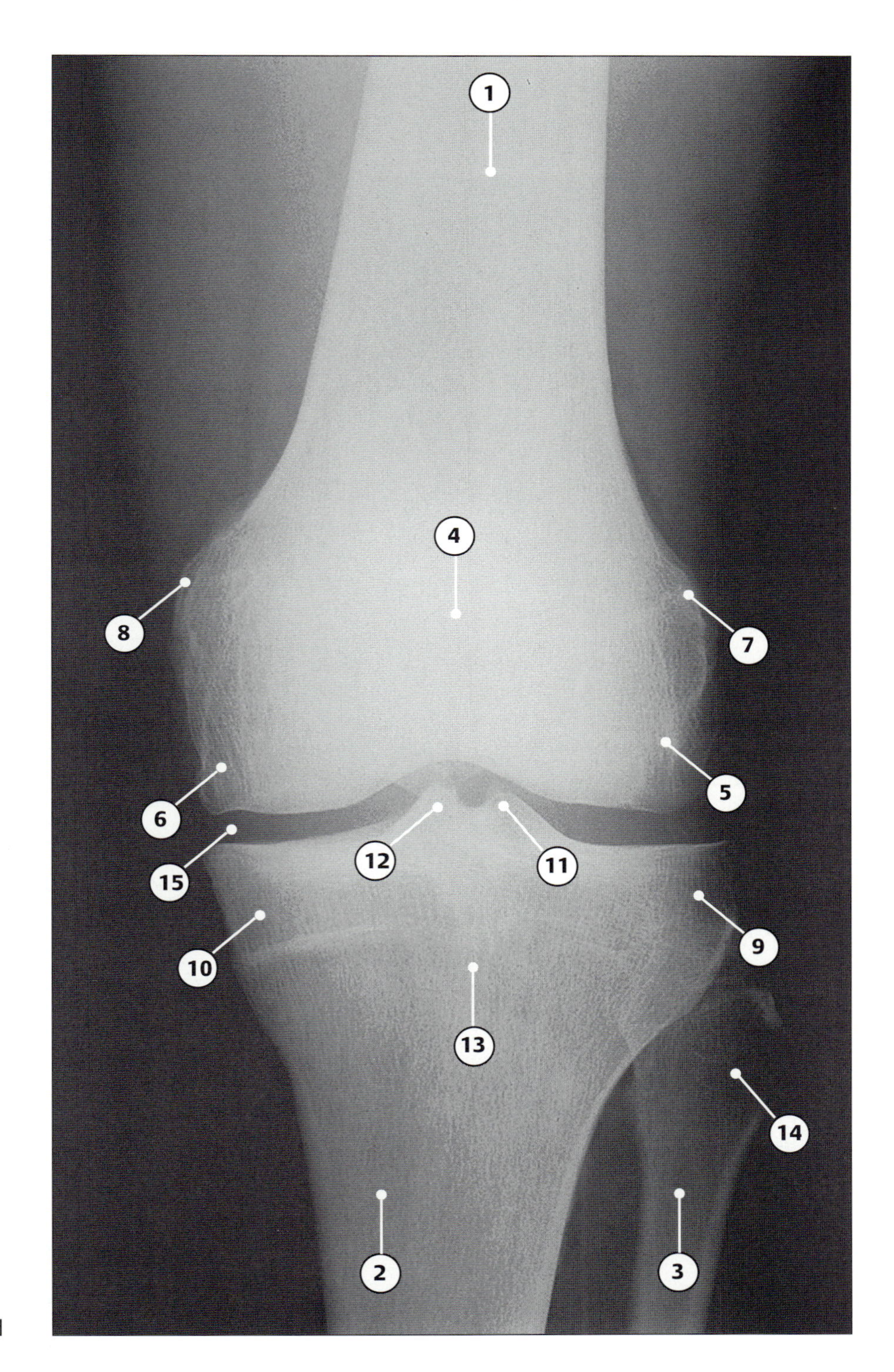


Nativröntgenbild

## Knie lateral

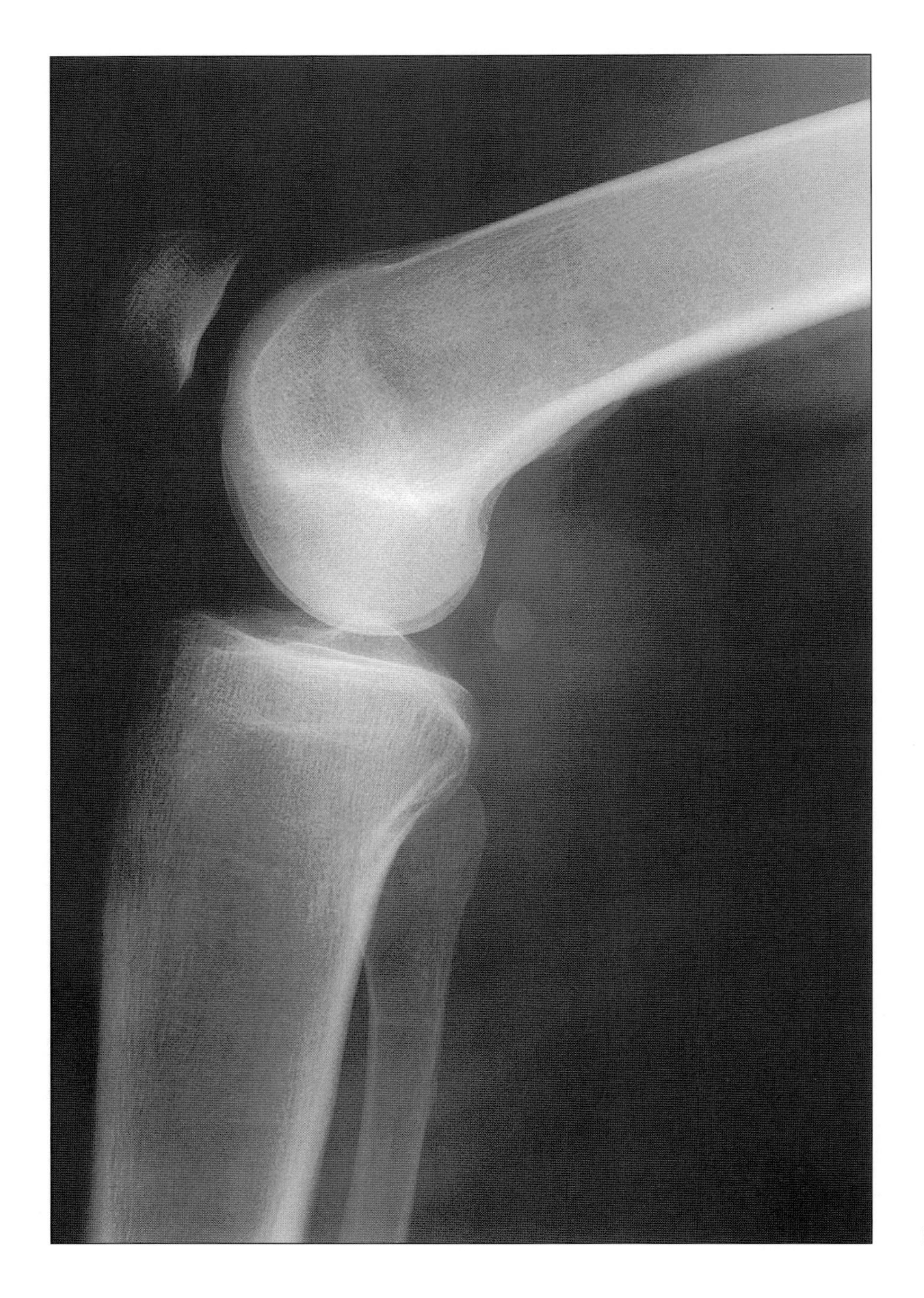

Nativröntgenbild

## Knie lateral

**1** Femur
**2** Tibia
**3** Fibula
**4** Patella
**5** Apex patellae
**6** Basis patellae
**7** Condylus femoris
**8** Condylus tibiae
**9** Tubercula intercondylaria
**10** Tuberositas tibiae
**11** Caput fibulae
**12** Fabella

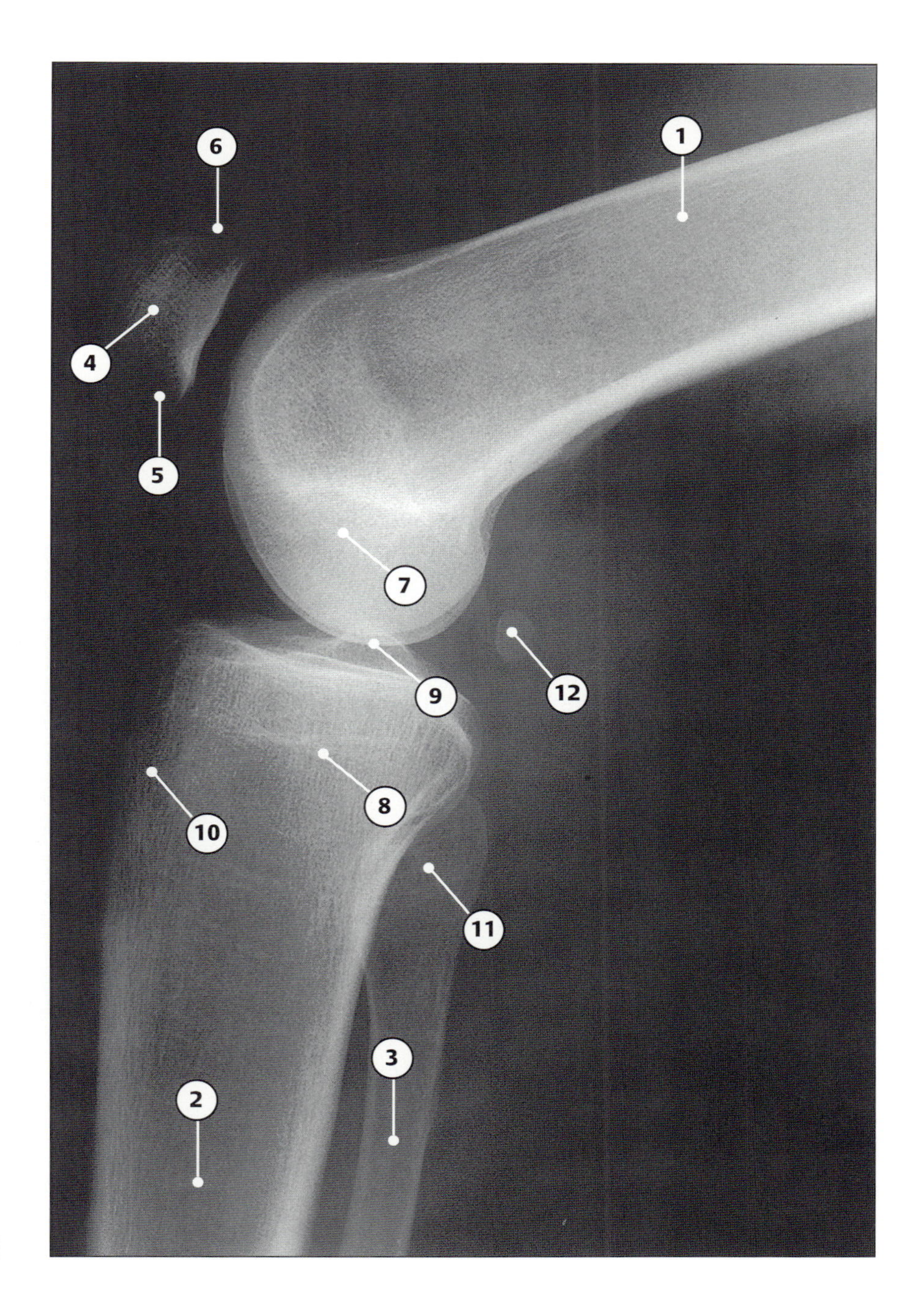


Nativröntgenbild

## Patella tangential

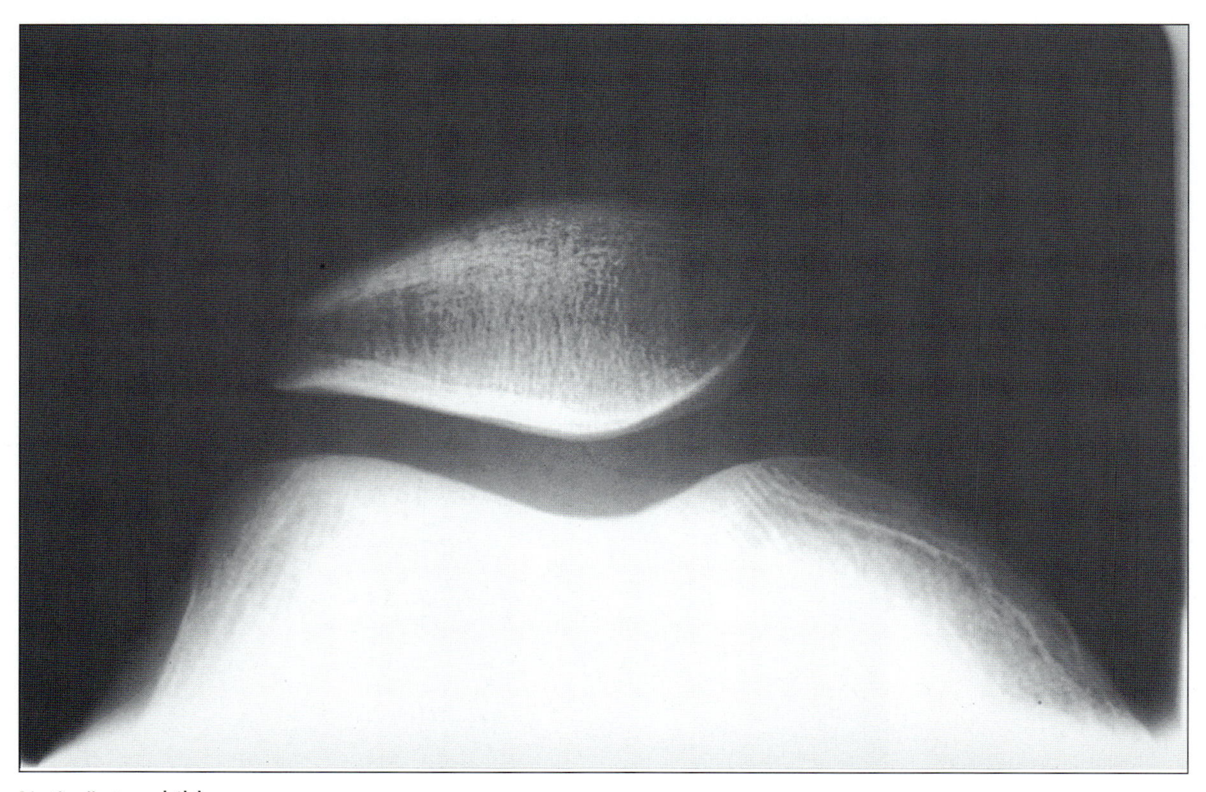

Nativröntgenbild

## Patella tangential

1 Femur
2 Condylus medialis femoris
3 Condylus lateralis femoris
4 Patella
5 Facies articularis, medialer Rand
6 Facies articularis, lateraler Rand

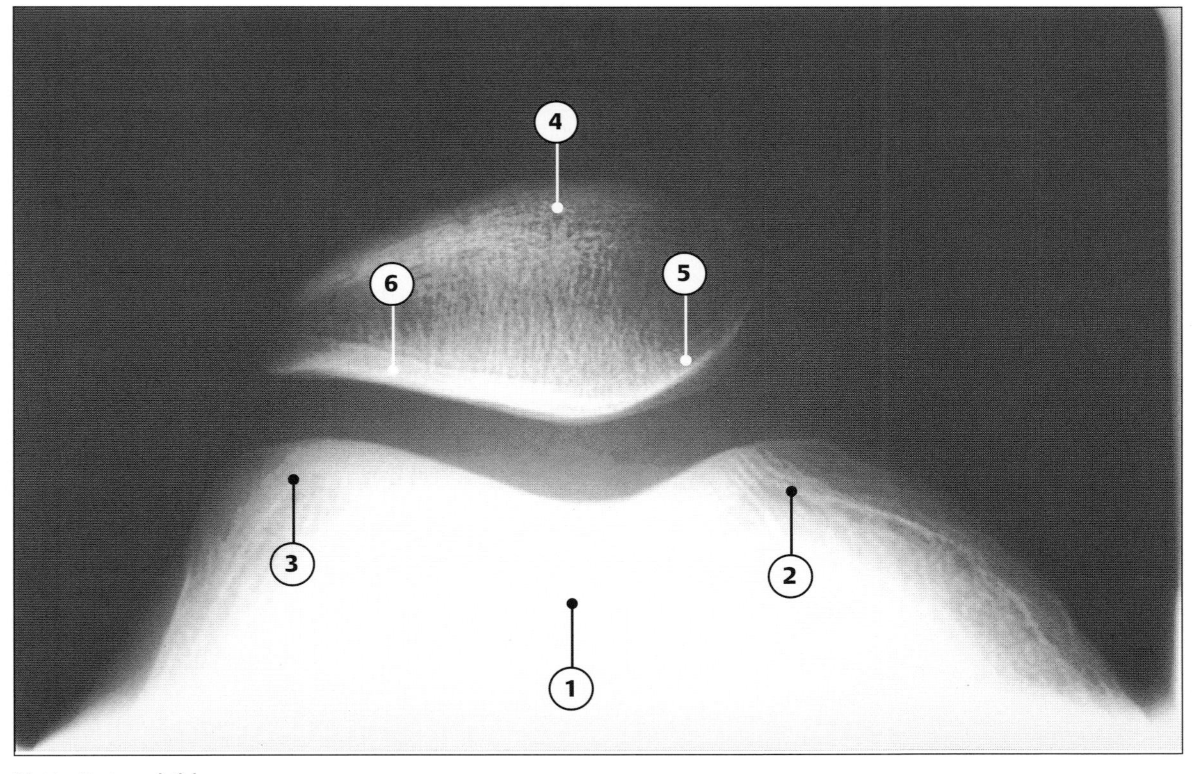


Nativröntgenbild

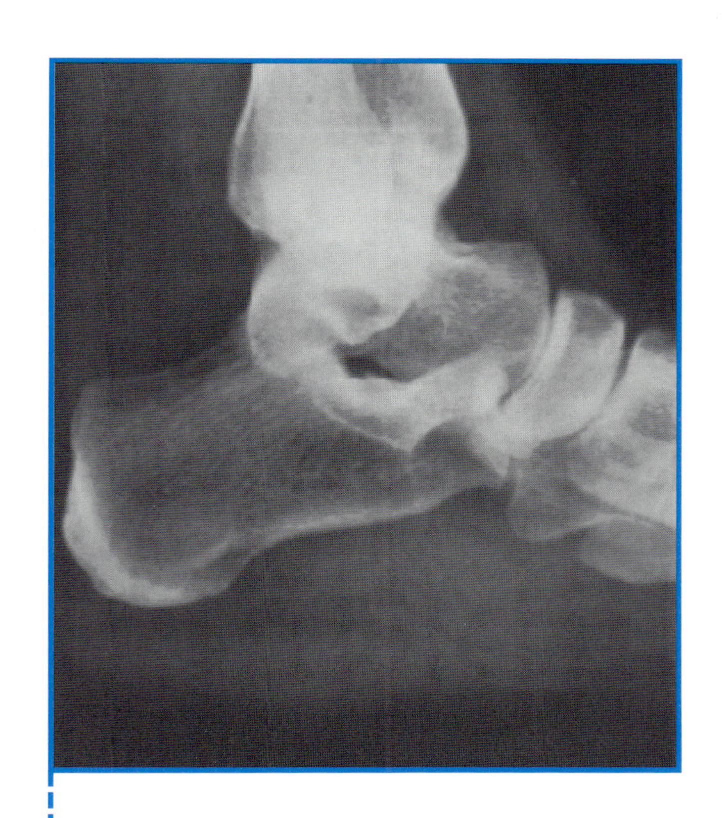

## 2.6 Fuß

# 2.6 Fuß

## 2.6.1 Übersicht: Anatomie und Funktion

Der Fuß ist über das obere Sprunggelenk mit dem Unterschenkel verbunden. Er besteht aus:
- ⇨ Der Fußwurzel (Tarsus)
- ⇨ Dem Mittelfuß (Metatarsus)
- ⇨ Den Zehen (Digiti)

Unter funktionellen Gesichtspunkten unterscheidet man den Rückfuß und den Vorfuß. Der Rückfuß umfaßt die Region vom oberen Sprunggelenk bis zur Lisfrancschen Gelenklinie. Der Vorfuß beginnt an den Basen der Mittelfußknochen und endet an den Endphalangen der Zehen.
Der Fuß stellt beim Stehen und Gehen den Kontakt mit dem Untergrund her und hat dabei folgende Aufgaben zu erfüllen:
- ⇨ die Ausrichtung im Raum
- ⇨ Stoßdämpferfunktion
- ⇨ die Anpassung an die Form der Unterlage
- ⇨ das Fühlen der Unterlage
- ⇨ die Übernahme des Körpergewichts während des Transports des Körpers
- ⇨ die Bildung eines stabilen Hebels für den Abstoß zum Weitertransport des Körpers

### Oberes Sprunggelenk (Articulatio talocruralis)

Das obere Sprunggelenk ist ein Scharniergelenk. Es kontrolliert und ermöglicht die Bewegungen des Unterschenkels gegenüber dem Fuß in der Sagittalebene.
Dabei artikuliert der Talus mit seiner proximalen Gelenkfläche mit dem distalen Ende der Tibia und dem distalen Ende der Fibula. Die proximale, in der Sagittalebene konvexe Gelenkfläche des Talus hat die Form eines Zylinderausschnittes mit seiner Längsachse in der Frontalebene. Sie ist vorne etwas breiter als hinten. In ihrer Mitte verläuft in anteriore, leicht laterale Richtung eine Rinne. Die Längsachse dieser Rinne entspricht der Längsachse des Fußes (2. Strahl). Der Taluskopf hingegen zeigt in anteriore und mediale Richtung. Der mediale und laterale Rand der Gelenkfläche fallen steil ab. Während der mediale Rand in der Sagittalebene liegt, ist der laterale Rand etwas nach plantar lateral geneigt. Der proximale und mediale Teil der Gelenkfläche des Talus entsprechen der Gelenkfläche am distalen Tibiaende bzw. der Medialseite des medialen Malleolus. Der laterale Teil der Gelenkfläche des Talus entspricht der Gelenkfläche distal an der Fibula bzw. der Medialseite der Fibula. Die Tibia und die Fibula bilden distal eine Syndesmose, also kein echtes Gelenk. Sie werden durch die Membrana interossea, das Lig. tibiofibulare anterius und das Lig. tibiofibulare posterius zusammengehalten. Bei der Dorsalflexion im oberen Sprunggelenk wird das distale Ende der Fibula nach lateral, proximal und posterior gepreßt. Bei Plantarflexion bewegt es sich nach medial, distal und anterior.

#### Kapsel-Bandapparat

Die Gelenkkapsel des oberen Sprunggelenks wird durch folgende Ligamente verstärkt:
Lateralseite
- ⇨ Lig. fibulotalare anterius
- ⇨ Lig. fibulocalcaneare
- ⇨ Lig. fibulotalare posterius

Medialseite
Lig. deltoideum, bestehend aus:
- ⇨ Lig. tibionaviculare
- ⇨ Lig. tibiotalare anterius
- ⇨ Lig. tibiocalcaneare
- ⇨ Lig. tibiotalare posterius

#### Anatomische Bewegungen

- ⇨ Dorsalflexion–Plantarflexion

### Unteres Sprunggelenk (Articulatio talocalcaneonavicularis)

Das untere Sprunggelenk besteht aus den Gelenkflächen zwischen Talus und Kalkaneus einerseits, und Taluskopf und Os naviculare andererseits. Der Talus hat an seiner Unterseite eine konkave hintere Gelenkfläche, die mit der posterolateralen konvexen Gelenkfläche auf dem Kalkaneus artikuliert. Eine zweite Gelenkfläche an der Unterseite direkt am Talushals ist bikonvex geformt und artikuliert mit den beiden anteromedialen konkaven Gelenkflächen des Kalkaneus. Die konvexe Gelenkfläche am Taluskopf artikuliert mit der posterioren Gelenkfläche des Os naviculare. Die Bewegungsachse für das untere Sprunggelenk verläuft von anterior superior medial nach posterior inferior lateral und wurde 1884 von Henke beschrieben. Die Bewegungen um diese Achse werden von Kapandji als Inversion und Eversion bezeichnet.

#### Kapsel-Bandapparat

- ⇨ Lig. talocalcaneare interosseum
- ⇨ Lig. talocalcaneare laterale
- ⇨ Lig. talocalcaneare dorsale
- ⇨ Lig. talonaviculare dorsale
- ⇨ Lig. calcaneonaviculare plantare
- ⇨ Lig. bifurcatum (Lig. calcaneonaviculare laterale und Lig. calcaneocuboideum mediale)

#### Anatomische Bewegungen

- ⇨ Inversion–Eversion
  (dabei Verstärkung bzw. Verminderung des Längsgewölbes des Fußes)

## Chopartsche Gelenklinie (Articulatio tarsi transversa)

Diese Gelenklinie ermöglicht das Absetzen des Mittel- und Vorfußes bei der Amputation. Sie verläuft zwischen dem distalen Ende des Talus und Kalkaneus und dem proximalen Ende des Os naviculare und des Os cuboideum. Die Gelenkflächen zwischen Talus und Os naviculare wurden bereits beschrieben. Die distale Gelenkfläche des Kalkaneus ist in ihrem oberen Teil bikonkav, im unteren Teil bikonvex. Die proximale Gelenkfläche des Os cuboideum entspricht diesen Krümmungen. Bei Bewegungen des Rückfußes (Inversion-Eversion) wird durch die Ausrichtung der distalen Gelenkflächen des Talus und des Kalkaneus je nach Bewegung eine größere Mobilität oder eine größere Stabilität der distalen Teile des Fußes ermöglicht, was beim Gang von funktioneller Bedeutung ist.

## Kuneonavikular-, Tarsometatarsal- und Intermetatarsalgelenke

Alle diese Gelenke haben flache Gelenkflächen. Das Os naviculare hat an seinem distalen Ende drei Gelenkfacetten für die drei Ossa cuneiformia, wobei das Os cuneiforme laterale auch mit dem Os cuboideum artikuliert. Das Os cuboideum hat an seinem distalen Ende zwei Gelenkfacetten für die Basen der Ossa metatarsalia IV und V. Die Basen der Ossa metatarsalia III, II und I artikulieren mit den distalen Gelenkflächen der Ossa cuneiformia III, II und I. Die Basen der Ossa metatarsalia II-V haben flache Gelenkflächen mit denen sie gegenseitig artikulieren.

### Anatomische Bewegungen

⇨ Plantarflexion–Dorsalflexion, wobei das Längs- bzw. Quergewölbe des Fußes verstärkt bzw. abgeflacht wird.

## Zehen (Digiti)

Die Zehen bestehen jeweils aus drei bzw. zwei (Großzehe) Phalangen, welche an ihrem proximalen Ende (Basis) eine konkave Gelenkfläche und an ihrem distalen Ende eine konvexe Gelenkfläche (Caput) bilden. Die Basis der Grundphalanx ist jeweils mit dem Caput des Metacarpalknochens zu einem Zehengrundgelenk (Articulatio metacarpophalangea) verbunden. Die Basen der Zwischenphalangen verbinden sich mit den Capita der Grundphalangen zu den Articulationes interphalangeae proximales. Die Basen der Endphalangen verbinden sich mit den Capita der Zwischenphalangen zu den Articulationes interphalangeae distales.

### Anatomische Bewegungen

⇨ Articulatio metacarpophalangea:
  - Flexion–Extension
  - Abduktion–Adduktion
  - passive Rotation

⇨ Articulationes interphalangeae proximales und distales:
  - Flexion–Extension
  - Abduktion–Adduktion

    Bei leicht flektierten Gelenken kann passiv etwas ab- und adduziert werden

## Muskeln und Innervation

| *Muskeln* | *Segment. Innervation* | *Nerven* | *Segment. Ursprung* |
|---|---|---|---|
| M. tibialis anterior | L4-L5 | N. peronaeus profundus | L4-S2 |
| M. extensor hallucis longus | L4-L5 | N. peronaeus profundus | L4-S2 |
| M. extensor hallucis brevis | L4-L5, S1 | N. peronaeus profundus | L4-S2 |
| M. extensor digitiorum longus | L4-L5, S1 | N. peronaeus profundus | L4-S2 |
| M. extensor digitorum brevis | L5-S1 | N. peronaeus profundus | L4-S2 |
| M. peronaeus longus | L5-S1 | N. peronaeus superfic. | L4-S2 |
| M. peronaeus brevis | L5-S1 | N. peronaeus superfic. | L4-S2 |
| M. tibialis posterior | L5-S1 | N. tibialis | L4-S3 |
| M. flexor digitorum brevis | L5-S1 | N. tibialis | L4-S3 |
| M. abductor hallucis | L5-S1 | N. tibialis | L4-S3 |
| M. flexor hallucis longus | L5, S1-S2 | N. tibialis | L4-S3 |
| M. flexor hallucis brevis | L5, S1-S2 | N. tibialis | L4-S3 |
| M. flexor digitorum longus | L5, S1-S2 | N. tibialis | L4-S3 |
| Mm. lumbricales | L5, S1-S2 | N. tibialis | L4-S3 |
| M. adductor hallucis | S1-S2 | N. tibialis | L4-S3 |
| Mm. interossei | S1-S2 | N. tibialis | L4-S3 |
| M. quadratus plantae | S1-S2 | N. tibialis | L4-S3 |
| M. flexor digiti minimi | S1-S2 | N. tibialis | L4-S3 |
| M. abductor digiti minimi | S1-S2 | N. tibialis | L4-S3 |
| M. opponens digiti minimi | S1-S2 | N. tibialis | L4-S3 |
| M. plantaris | S1-S2 | N. tibialis | L4-S3 |
| M. gastrocnemius | S1-S2 | N. tibialis | L4-S3 |
| M. soleus | S1-S2 | N. tibialis | L4-S3 |

## 2.6.2 Oberflächenanatomie

### Plantarseite

#### Knochen

1 Kalkaneus
2 Capita der Ossa metatarsalia

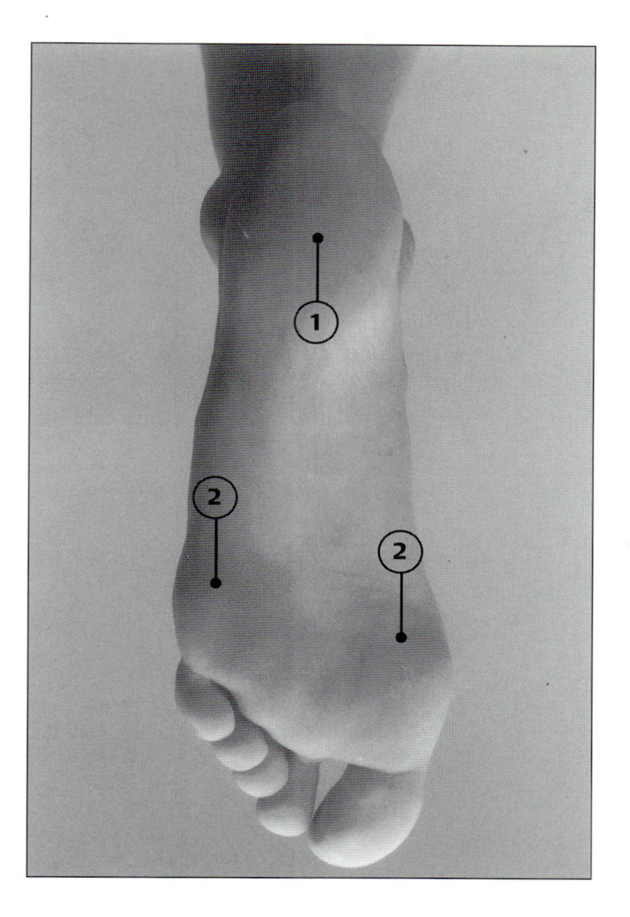


*Ausgangsstellung des Patienten:* Bauchlage, Fuß außerhalb der Behandlungsliege.
*Ausgangsstellung des Untersuchers:* Stehend am Fußende der Behandlungsliege.

**1 Kalkaneus**
Der Kalkaneus ist der posteriorste der Fußwurzelknochen. Von plantar her kann sein posteriores distales Ende palpiert werden. Ein knöchernes Palpationsgefühl hat man nur an den posterioren Rändern des Kalkaneus. Seine Plantarseite ist hinten von Polsterfett bedeckt, weiter vorne von der Plantaraponeurose und vom Lig. plantare longum. Er wird flächig mit den Fingerkuppen oder mit dem Daumen palpiert.

**2 Capita der Ossa metatarsalia**
Die Capita der ossa metatarsalia bilden die distalen Enden der Metatarsalknochen. Sie sind als 5 knöcherne kugelförmig ausgeformte Knochenenden von plantar her durch den „Fußballen“ hindurch mit den Fingerkuppen oder mit dem Daumen zu palpieren.

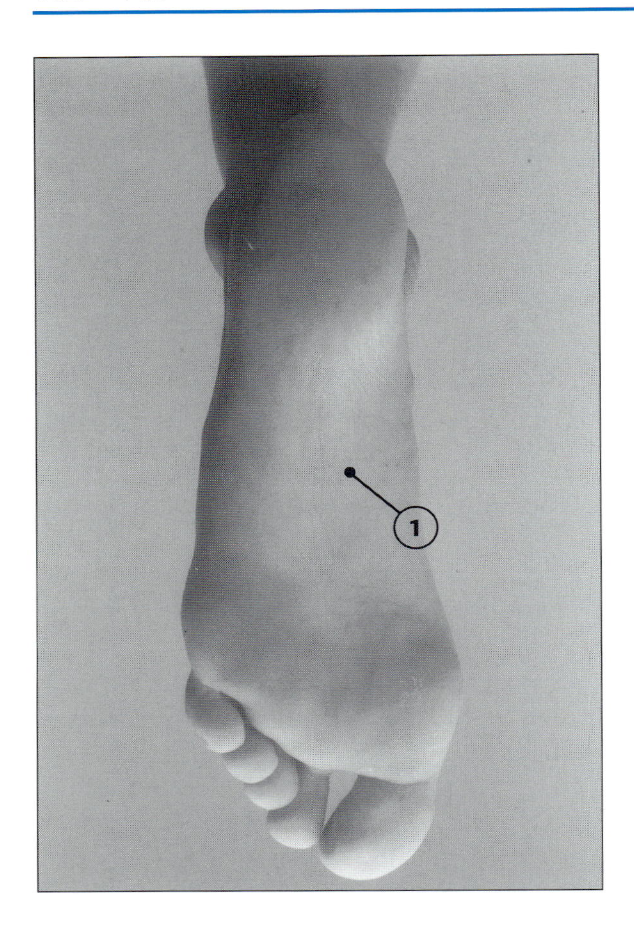


## Ligamente, Bursen, Nerven und Gefäße

1 Lig. plantare longum

*Ausgangsstellung des Patienten:* Bauchlage, Fuß außerhalb der Behandlungsliege.
*Ausgangsstellung des Untersuchers:* Stehend am Fußende der Behandlungsliege.

### 1 Lig. plantare longum

Das Lig. plantare longum zieht von der plantaren Fläche des Kalkaneus zu den Basen der ossa metatarsalia. Es liegt unter der Plantaraponeurose und den plantaren kurzen Fußmuskeln und wird mit den Fingerkuppen in der Tiefe quer zu seinem Verlauf palpiert.

## Dorsalseite

**2** Bursa tendinis calcanei

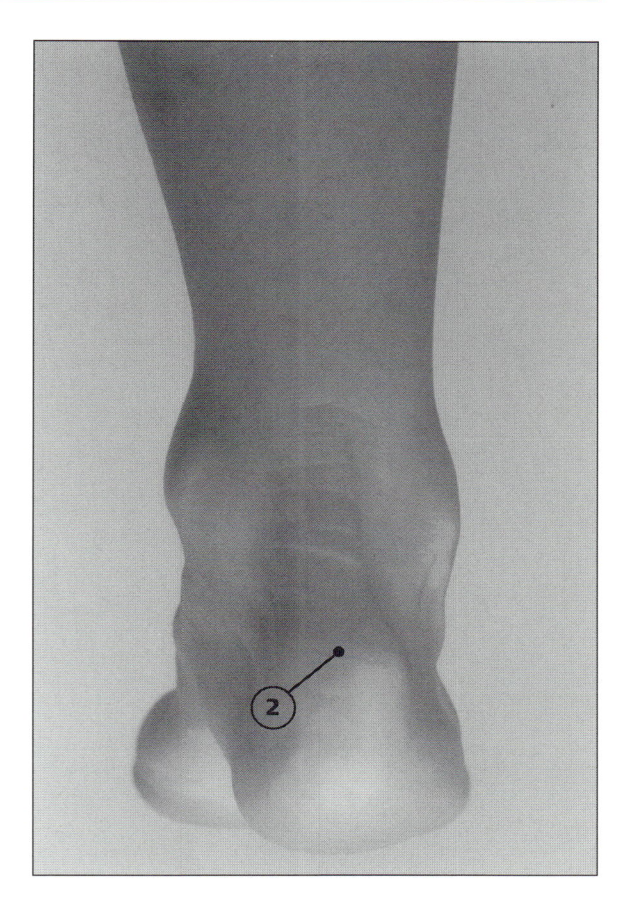


*Ausgangsstellung des Patienten:* Bauchlage, Fuß außerhalb der Behandlungsliege.
*Ausgangsstellung des Untersuchers:* Stehend am Fußende der Behandlungsliege.

### 2 Bursa tendinis calcanei

Die Bursa tendinis calcanei liegt zwischen der proximalen Fläche des Tuber calcanei und der Achillessehne und reduziert die Reibung zwischen diesen zwei Strukturen. Die Achillessehne wird bei entspannter Muskulatur mit Druck gegen den Kalkaneus nach medial und lateral hin und her bewegt. Charakteristisch bei der Palpation von Bursen ist das „glitschige" Palpationsgefühl.

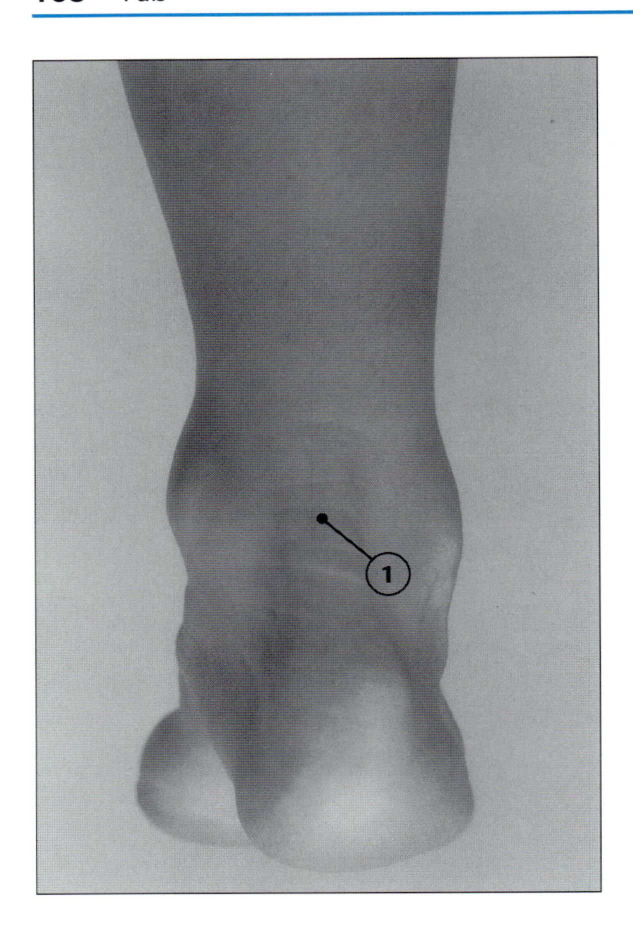


## Muskeln, Sehnen und Insertionen

1 Achillessehne

*Ausgangsstellung des Patienten:* Bauchlage, Fuß außerhalb der Behandlungsliege.
*Ausgangsstellung des Untersuchers:* Stehend am Fußende der Behandlungsliege.

### 1 Achillessehne

*Ursprung:* Laterale und mediale Dorsalseite der Femurkondylen.

*Ansatz:* Tuber calcanei.

*Kontraktion:* Kniegelenk: Flexion. Oberes Sprunggelenk: Plantarflexion.

*Faserverlauf:* Von der Dorsalseite der Femurkondylen nach distal zum Kalkaneus.

*Palpation:* Mit großflächigem Pinzettengriff oder mit den Fingerkuppen quer zum Faserverlauf. Durch das Verschieben der Sehne nach lateral oder medial wird es möglich, die Sehne auch ein Stück weit auf ihrer ventralen Seite zu palpieren.

## Ventralseite

### Knochen

1 Gelenkspalt des oberen Sprunggelenks zwischen Talus und Tibia
2 Talus
3 Gelenkspalt zwischen Talus und Os naviculare
4 Os naviculare
5 Gelenkspalt zwischen Os naviculare und Ossa cuneiformia II und III
6 Os cuneiforme II
7 Os cuneiforme III

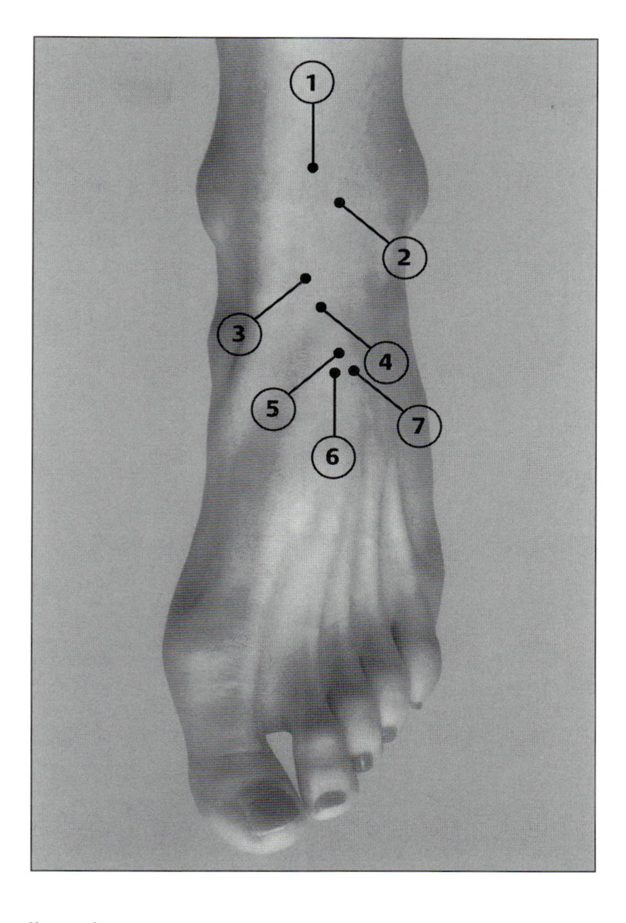


*Ausgangsstellung des Patienten:* Rückenlage, Fuß außerhalb der Behandlungsliege.
*Alternative Ausgangsstellung des Patienten:* Rückenlage, Hüfte und Knie leicht flektiert, Fuß leicht plantarflektiert auf die Ferse gestützt.
*Ausgangsstellung des Untersuchers:* Stehend am Fußende der Behandlungsliege.
*Alternative Ausgangsstellung des Untersuchers:* Stehend am Fußende der Behandlungsliege an der Lateralseite des Fußes.

#### 1 Gelenkspalt des oberen Sprunggelenks zwischen Talus und Tibia

Der Gelenkspalt zwischen Talus und Tibia wird gebildet zwischen dem distalen ventralen Ende der Tibia und dem proximalen Ende des Talus (Talusrolle). Der Palpationsfinger findet die Kante des distalen ventralen Endes der Tibia und wird etwas distal davon plaziert. Mit der anderen Hand wird der Fuß in ca. 10° Plantarflexion gebracht. Bei entspannter Muskulatur wird die Sehne des M. tibialis anterior etwas nach lateral verschoben und der Palpationsfinger palpiert in die Tiefe gedrückt bis zum Knochenkontakt. Durch Verschieben des Palpationsfingers nach proximal und distal (quer zum Gelenkspalt) kann der Gelenkspalt gefühlt und nach medial und lateral verfolgt werden. Die Palpation erfolgt quer zum Gelenkspalt. Die Palpation wird erleichtert, wenn einer der Gelenkspartner während der Palpation passiv leicht bewegt wird.

#### 2 Talus

Der Talus befindet sich in der Malleolengabel, der Taluskopf ragt nach distal und ventral. Während der Daumen direkt vor dem medialen und der Zeigefinger direkt vor dem lateralen Malleolus plaziert werden und der Fuß gleichzeitig passiv in Dorsal- und dann Plantarflexion bewegt wird, ist die Bewegung des Talus spürbar. Distal und medial des Tibiaendes können mit einer Fingerkuppe in der Tiefe der Talushals und der Taluskopf palpiert werden.

#### 3 Gelenkspalt zwischen Talus und Os naviculare

Der Palpationsfinger bewegt sich vom Taluskopf aus in distale Richtung bis zum Kontakt mit dem Os naviculare und fühlt so den Gelenkspalt zwischen den beiden Knochen. Der Gelenkspalt kann zur Medialseite des Fußes und nach lateral über den Fußrücken verfolgt werden. Der Gelenkspalt endet unterhalb des anterioren medialen Endes der Fibula. Die Palpation erfolgt quer zum Gelenkspalt. Die Sehnen auf dem Fußrücken werden bei der Palpation etwas zur Seite verschoben. Die Palpation wird erleichtert, wenn einer der Gelenkspartner während der Palpation passiv leicht bewegt wird.

#### 4 Os naviculare

Vom Gelenkspalt zwischen Talus und Os naviculare bewegt sich der Palpationsfinger in distale Richtung und trifft auf das Os naviculare. Bei der Palpation in mediale Richtung findet sich an der Medialseite des Fußes eine knöcherne Erhebung, die Tuberositas ossis navicularis. Lateral bildet das Os naviculare die mediale Begrenzung des Sinus tarsi (Grube unterhalb und anterior des Malleolus lateralis). Proximal endet das Os naviculare am Gelenkspalt mit dem Talus, distal am Gelenkspalt mit den Ossa cuneiformia. Der Gelenkspalt kann jeweils durch das Bewegen des Palpationsfingers in proximale und distale Richtung gespürt werden.

**5 Gelenkspalt zwischen Os naviculare und den Ossa cuneiformia II und III**
Direkt distal des Os naviculare findet man den Gelenkspalt zwischen Os naviculare und den Ossa cuneiformia I, II und III. Der Gelenkspalt zwischen Os naviculare und den Ossa cuneiformia II und III endet lateral am Os cuboideum. Die Palpation erfolgt quer zum Gelenkspalt. Die Palpation wird erleichtert, wenn einer der Gelenkspartner während der Palpation passiv leicht bewegt wird.

**6 Os cuneiforme II**
Das Os cuneiforme II liegt distal des Os naviculare zwischen Os cuneiforme I und III und proximal der Basis des Os metatarsale II. Der Palpationsfinger verfolgt das Os metatarsale II von distal her bis zu seiner Basis, die durch eine erhöhte Knochenkante am proximalen Ende abgrenzbar ist. Direkt proximal davon befindet sich das Os cuneiforme II.

**7 Os cuneiforme III**
Das Os cuneiforme II liegt distal des Os naviculare, lateral des Os cuneiforme III und proximal der Basis des Os metatarsale III. Der Palpationsfinger verfolgt das Os metatarsale III von distal her bis zu seiner Basis, die durch eine erhöhte Knochenkante am proximalen Ende abgrenzbar ist. Direkt proximal davon befindet sich das Os cuneiforme III.

**8** Os cuboideum
**9** Gelenkspalt zwischen Os cuboideum und Os naviculare und Os cuneiforme III
**10** Gelenkspalt zwischen Ossa cuneiformia II und III und Ossa metatarsalia II und III
**11** Gelenkspalt zwischen Os cuboideum und Ossa metatarsalia IV und V
**12** Ossa metatarsalia I-V
**13** Gelenkspalt zwischen Capita metatarsalia I-V und den Basen der Grundphalangen I-V
**14** Phalangen der Zehen I-V

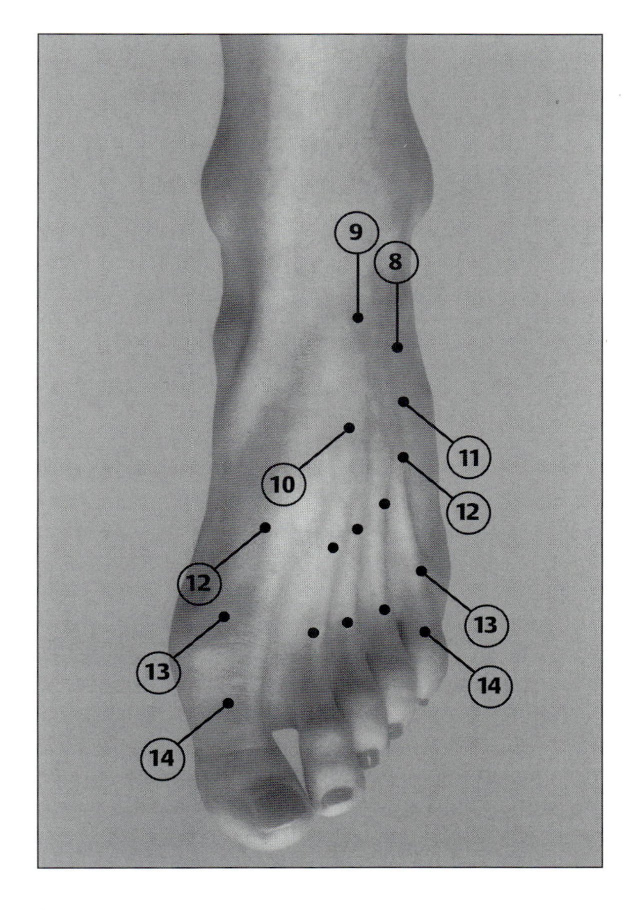


*Ausgangsstellung des Patienten:* Rückenlage, Fuß außerhalb der Behandlungsliege.
*Ausgangsstellung des Untersuchers:* Stehend am Fußende der Behandlungsliege.

**8 Os cuboideum**

Das Os cuboideum befindet sich distal und anterior des Sinus tarsi (Grube unterhalb und anterior des Malleolus lateralis) und ist gelenkig verbunden mit dem Kalkaneus, dem Os naviculare, dem Os cuneiforme III und den Basen der Ossa metatarsalia IV und V. Der Palpationsfinger verfolgt die Ossa metatarsalia IV und V von distal her bis zu ihrer Basis, die jeweils durch eine erhöhte Knochenkante am proximalen Ende abgrenzbar ist. Direkt proximal davon befindet sich das Os cuboideum.

**9 Gelenkspalt zwischen Os cuboideum, Os naviculare und Os cuneiforme III**

Das Os cuboideum artikuliert auf seiner Medialseite mit dem Os naviculare und dem Os cuneiforme III. Vom lateralen Ende des Os naviculare (mediale Begrenzung des Sinus tarsi, Grube unterhalb und anterior des Malleolus lateralis) aus bewegt sich der Palpationsfinger nach lateral und befindet sich im Gelenkspalt zwischen Os naviculare und Os cuboideum. Der Gelenkspalt verläuft von proximal nach distal. In seiner Verlängerung befindet sich der Gelenkspalt zwischen Os cuneiforme III und Os cuboideum, der an der Basis des Os metatarsale III endet. Der Palpationsfinger folgt dem Gelenkspalt in distale Richtung. Dabei wird immer wieder quer zum Verlauf des Gelenkspaltes palpiert. Die Palpation wird erleichtert, wenn einer der Gelenkspartner während der Palpation passiv leicht bewegt wird.

**10 Gelenkspalt zwischen den Ossa cuneiformia II und III und den Ossa metatarsalia II und III**

Der Palpationsfinger verfolgt die Ossa metatarsalia II und III bis zu ihrer Basis, die durch eine erhöhte Knochenkante am proximalen Ende abgrenzbar ist. Proximal davon liegen die Ossa cuneiformia II und III. Der Gelenkspalt ist bei Bewegung des Palpationsfingers in distale und proximale Richtung, quer zum Gelenkspalt, zu spüren. Die Palpation wird erleichtert, wenn einer der Gelenkspartner während der Palpation passiv leicht bewegt wird.

**11 Gelenkspalt zwischen Os cuboideum und Ossa metatarsalia IV und V**

Der Palpationsfinger verfolgt die Ossa metatarsalia IV und V bis zu ihrer Basis, die durch eine erhöhte Knochenkante am proximalen Ende abgrenzbar ist. Proximal davon befindet sich das Os cuboideum. Der Gelenkspalt ist bei Bewegung des Palpationsfingers in distale und proximale Richtung, quer zum Gelenkspalt, zu spüren. Die Palpation wird erleichtert, wenn einer der Gelenkspartner während der Palpation passiv leicht bewegt wird.

### 12 Ossa metatarsalia I–V

Die Ossa matatarsalia können von den Zehengrundgelenken (Capita der Metatarsalknochen) bis zu ihren Basen, die durch eine erhöhte Knochenkante am proximalen Ende abgrenzbar sind, verfolgt werden. Sie haben die folgenden Eigenheiten:
Das Os metatarsale I ist der kürzeste und gleichzeitig der dickste der Metatarsalknochen. Das Os metatarsale II ist der längste der Metatarsalknochen.
Das Os metatarsale V hat die breiteste Basis, die mit ihrem lateralen Vorsprung, der Tuberositas ossis metatarsalis V, als knöcherner Orientierungspunkt an der lateralen Seite des Fußes dient.

### 13 Gelenkspalt zwischen den Capita der Ossa metatarsalia I–V und den Basen der Grundphalangen I–V

Der Palpationsfinger verfolgt die Ossa metatarsalia nach distal bis zu ihren Capita, die kugelförmig ausgebildet sind. Distal der Capita kann der Gelenkspalt bei Bewegung des Palpationsfingers in proximale und distale Richtung, quer zum Gelenkspalt, gefühlt werden. Alternativ dazu können bei ruhigstehendem Palpationsfinger die Zehen passiv bewegt werden.

### 14 Phalangen der Zehen I–V

Die Phalangen der Zehen findet man distal der Zehengrundgelenke. Sie sind durch Interphalangealgelenke miteinander verbunden, die wiederum palpatorisch differenziert werden können.

## Ligamente, Bursen, Nerven und Gefäße

1 Lig. tibiofibulare anterius
2 Retinakula der Fuß- und Zehenextensoren
3 Nn. digitales dorsales
4 A. dorsalis pedis

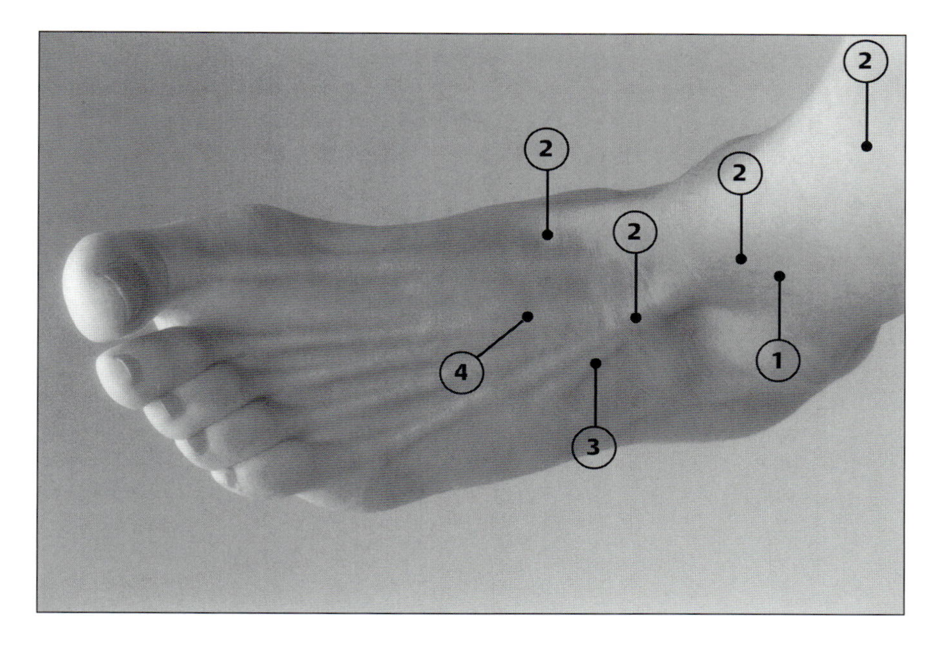


*Ausgangsstellung des Patienten:* Rückenlage, Fuß außerhalb der Behandlungsliege.
*Ausgangsstellung des Untersuchers:* Stehend am Fußende der Behandlungsliege.

### 1 Lig. tibiofibulare anterius

*Ursprung:* Vorderer Rand der Incisura fibularis tibiae.

*Ansatz:* Vorderfläche des Malleolus lateralis.

*Anspannung:* Dorsalflexion des Fußgelenkes.

*Faserverlauf:* Vom vorderen Rand der Incisura fibularis tibiae schräg nach distal lateral zur Vorderfläche des Malleolus lateralis.

*Palpation:* Der Palpationsfinger bewegt sich vom Malleolus lateralis in mediale Richtung bis er gegen das distale Ende der Tibia stößt. Dabei läßt sich ein kleiner, V-förmiger Einschnitt zwischen Fibula und Tibia palpieren. Um sicher zu sein, daß man sich nicht auf dem Talus befindet, wird der Fuß wiederholt dorsal- und plantarflektiert. Dabei darf sich der palpierte Knochen nicht bewegen. Palpation weiter in proximale Richtung, wobei der Kontakt mit Tibia und Fibula erhalten bleibt. Unter dem Palpationsfinger liegt das Lig. tibiofibulare anterius. Palpation quer zum Faserverlauf des Ligamentes in angespanntem und entspanntem Zustand.

### 2 Retinacula der Fuß- und Zehenextensoren

Die Retinacula sind Führungsbänder für die Extensorensehnen. Bei aktiver Dorsalflexion des Fußes und der Zehen werden die Sehnen der Fuß- und Zehenextensoren sichtbar. An den Stellen, an denen die Form der Sehnen etwas weniger deutlich konturiert ist, werden sie von den Retinacula überlagert. Bei aktiver Dorsalflexion des Fußes und der Zehen können die Retinacula durch leichtes Überstreichen entlang der Extensorensehnen abgegrenzt werden.

### 3 Nn digitales dorsales

Der N. cutaneus dorsalis intermedius verläuft anterior des Malleolus lateralis und weiter im Bereich des Os metatarsale IV nach distal über den lateralen Fußrand. Durch Inversionsstellung des Fußes wird der Nerv oft sichtbar und kann quer zu seinem Verlauf palpiert werden. Bei gewissen Individuen können auch die Nn. digitales dorsales laterales bzw. mediales gesehen und palpiert werden.

### 4 A. dorsalis pedis

Die A. dorsalis pedis kann proximal des Zwischenraumes zwischen den Ossa metatarsalia II und III palpiert werden. Dazu werden drei Fingerkuppen nebeneinander parallel zum Verlauf der Metatarsalknochen oberhalb des Zwischenraumes zwischen den Ossa metatarsalia II und III auf die Arterie gelegt. Der Puls wird mit leichtem Druck palpiert.

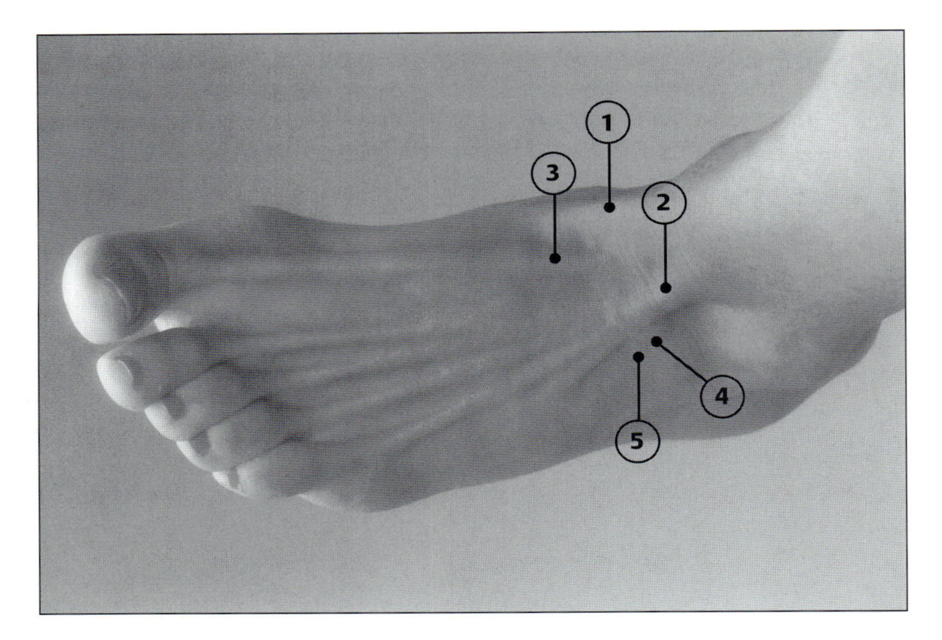


## Muskeln, Sehnen und Insertionen

1 Sehne des M. tibialis anterior
2 Sehne des M. extensor digitorum longus
3 Sehne des M. extensor hallucis longus
4 M. extensor hallucis brevis
5 M. extensor digitorum brevis

*Ausgangsstellung des Patienten:* Rückenlage, Fuß außerhalb der Behandlungsliege.
*Ausgangsstellung des Untersuchers:* Stehend am Fußende der Behandlungsliege.

### 1 Sehne des M. tibialis anterior

*Ursprung:* Laterale Fläche der Tibia, Membrana interossea.
*Ansatz:* Os cuneiforme I, Os metatarsale I.
*Kontraktion:* Dorsalflexion und Supination des Fußes.
*Faserverlauf:* Von der lateralen Fläche der Tibia und von der Membrana interossea nach distal und medial zu den Ossa cuneiforme I und metatarsale I.
*Palpation:* Bei aktiver Dorsalflexion des Fußes wird die Sehne des M. tibialis anterior als medialste und dickste Sehne auf dem Fußrücken prominent. Sie kann mit einem Pinzettengriff oder mit den Fingerkuppen quer zu ihrem Verlauf bis zu ihrer Insertion am Os cuneiforme I verfolgt werden. Palpation flächig, quer zum Faserverlauf der Sehne, in angespanntem und entspanntem Zustand.

### 2 Sehne des M. extensor digitorum longus

*Ursprung:* Condylus lateralis tibiae, Caput und Margo anterior fibulae, Fascia cruris, Membrana interossea.
*Ansatz:* Dorsalaponeurosen der 2.–5. Zehe.
*Kontraktion:* Dorsalflexion der Zehen und des Fußes.
*Faserverlauf:* Vom Condylus lateralis tibiae, dem Caput und der Margo anterior fibulae, der Fascia cruris und der Membrana interossea nach distal zu den Dorsalaponeurosen der 2.–5. Zehe.
*Palpation:* Die Sehne des M. extensor digitorum longus, die bei Dorsalflexion der Zehen gut sichtbar ist, zieht über den medialsten Teil des Sinus tarsi und teilt sich direkt distal dieser Stelle in die einzelnen Endsehnen zu den Dorsalaponeurosen der 2.–5. Zehe auf. Die Sehne und die Endsehnen können mit den Fingerkuppen bis zu den Grundphalangen der Zehen, quer zu ihrem Verlauf, palpiert werden. Palpation flächig, quer zum Faserverlauf der Sehnen, in angespanntem und entspanntem Zustand.

### 3 Sehne des M. extensor hallucis longus

*Ursprung:* Facies medialis fibulae, Membrana interossea.
*Ansatz:* Via Dorsalaponeurose zur Endphalanx der Großzehe.
*Kontraktion:* Dorsalflexion der Großzehe.
*Faserverlauf:* Von der Facies medialis fibulae und der Membrana interossea nach distal medial via Dorsalaponeurose zur Endphalanx der Großzehe.
*Palpation:* Die Sehne des M. hallucis longus verläuft auf dem anterioren distalen Teil des Unterschenkels zwischen den Sehnen des M. extensor digitorum longus und des M. tibialis anterior, etwas näher bei der Sehne des M. tibialis anterior. Von dort kann sie bis zur Insertion an der Großzehe palpiert werden. Palpation flächig, quer zum Faserverlauf der Sehne, in angespanntem und entspanntem Zustand.

**4 M. extensor hallucis brevis**

*Ursprung:* Anteriore kraniale Fläche des Kalkaneus.
*Ansatz:* Dorsalaponeurose der Großzehe.
*Anspannung:* Dorsalflexion der Großzehe.
*Faserverlauf:* Von der anterioren kranialen Fläche des Kalkaneus nach distal und medial zur Dorsalaponeurose der Großzehe.
*Palpation:* Die Sehne des M. extensor hallucis brevis verläuft lateral der Sehne des M. hallucis longus und zieht von der Großzehe in proximale laterale Richtung bis distal des medialsten Teils des Sinus tarsi. Distal des Sinus tarsi quer zum Faserverlauf in entspanntem und angespanntem Zustand.

**5 M. extensor digitorum brevis**

*Ursprung:* Anteriore kraniale Fläche des Kalkaneus.
*Ansatz:* Dorsalaponeurosen der 2.–4. Zehe.
*Anspannung:* Dorsalflexion der Zehen.
*Faserverlauf:* Von der anterioren kranialen Fläche des Kalkaneus nach distal zu den Dorsalaponeurosen der 2.–4. Zehe.
*Palpation:* Distal des Sinus tarsi quer zum Faserverlauf in entspanntem und angespanntem Zustand.

## Medialseite

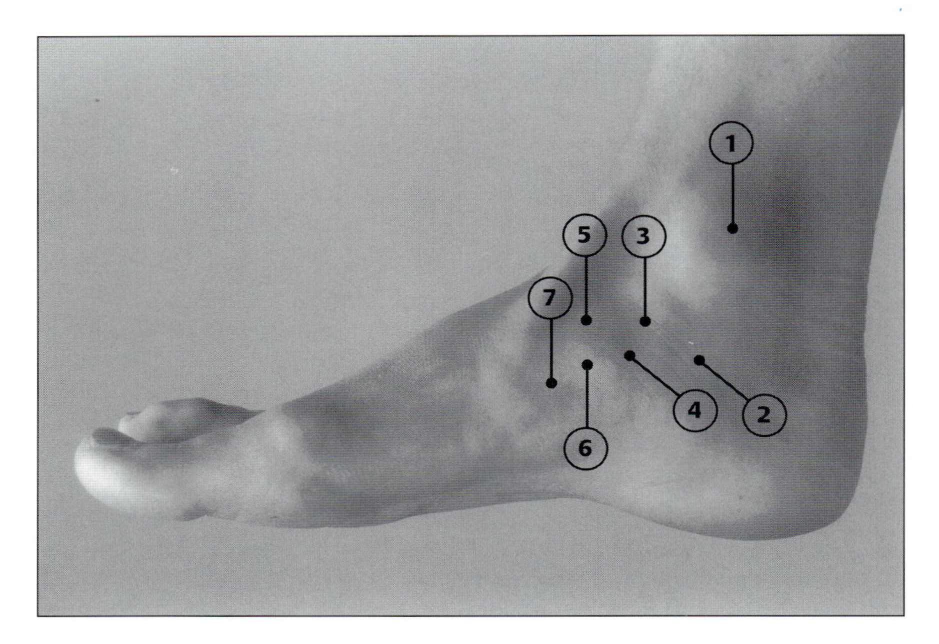


### Knochen

1 Malleolus medialis
2 Sustentaculum tali (des Kalkaneus)
3 Taluskopf
4 Gelenkspalt zwischen Talus und Os naviculare
5 Os naviculare
6 Tuberositas ossis navicularis
7 Gelenkspalt zwischen Os naviculare und Os cuneiforme I

*Ausgangsstellung des Patienten:* Rückenlage, Hüfte und Knie leicht flektiert, Fuß leicht plantarflektiert auf die Ferse gestützt.
*Ausgangsstellung des Untersuchers:* Stehend am Fußende der Behandlungsliege an der Lateralseite des Fußes.

**1 Malleolus medialis**
Der Malleolus medialis bildet das distale mediale Ende der Tibia. Er wird großflächig, inklusive seiner anterioren, kaudalen und posterioren Flächen palpiert.

**2 Sustentaculum tali (des Kalkaneus)**
Das Sustentaculum tali bildet einen knöchernen Vorsprung auf der Medialseite des Kalkaneus. Es liegt unterhalb und etwas anterior des Malleolus medialis. Der Palpationsfinger bewegt sich vom Malleolus medialis nach distal, bis zum Kontakt mit dem Sustentaculum tali, das palpatorisch von allen Seiten gut abgegrenzt werden kann. Das Sustentaculum tali dient der Sehne des M. flexor hallucis longus als Hypomochlion. Dadurch kann dieser Muskel den Kalkaneus varisieren und zur Erhaltung des Längsgewölbes des Fußes beitragen.

**3 Taluskopf**
Zur Palpation des Taluskopfes wird der Fuß passiv in Eversion gehalten. Der Palpationsfinger bewegt sich vom Sustentaculum tali nach distal in Richtung Os naviculare und spürt dort eine knöcherne Halbkugel, welche bei Inversion des Fußes verschwindet, weil das konkave Os naviculare sich dabei in mediale Richtung über den Taluskopf schiebt.

**4 Gelenkspalt zwischen Talus und Os naviculare**
Zur Palpation des Gelenkspaltes zwischen Taluskopf und Os naviculare wird der Fuß passiv in Eversion gehalten. Der Palpationsfinger hat Kontakt mit dem Taluskopf auf der Medialseite des Fußes und dem distal davon liegenden Os naviculare und bewegt sich wiederholt von distal nach proximal quer über den Gelenkspalt. Die Palpation wird erleichtert, wenn einer der Gelenkspartner während der Palpation passiv leicht bewegt wird.

**5 Os naviculare**
Vom Gelenkspalt zwischen Taluskopf und Os naviculare erfolgt die Palpation weiter auf der Medialseite des Fußes nach distal zum Os naviculare. Dieses soll in seiner ganzen Ausdehnung palpiert und abgegrenzt werden.

**6 Tuberculum ossis navicularis**
An der Medialseite des Os naviculare befindet sich das prominente Tuberculum ossis navicularis. Es dient der Sehne des M. tibialis posterior als Insertion. Das Tuberculum ossis navicularis ist in der Regel prominenter als das Sustentaculum tali und als knöcherner Referenzpunkt für die Palpation leicht zu finden.

**7 Gelenkspalt zwischen Os naviculare und Os cuneiforme I**
Vom Tuberculum ossis navicularis aus bewegt sich der Palpationsfinger in distale Richtung bis zum Gelenkspalt zwischen Os naviculare und Os cuneiforme I. Der Gelenkspalt verläuft rechtwinklig zum Längsgewölbe und wird quer zu seinem Verlauf palpiert. Die Palpation wird erleichtert, wenn einer der Gelenkspartner während der Palpation passiv leicht bewegt wird.

**8** Os cuneiforme I
**9** Gelenkspalt zwischen Os cuneiforme I und Os metatarsale I
**10** Os metatarsale I
**11** Gelenkspalt zwischen Os metatarsale I und proximaler Phalanx
**12** Phalangen der Großzehe

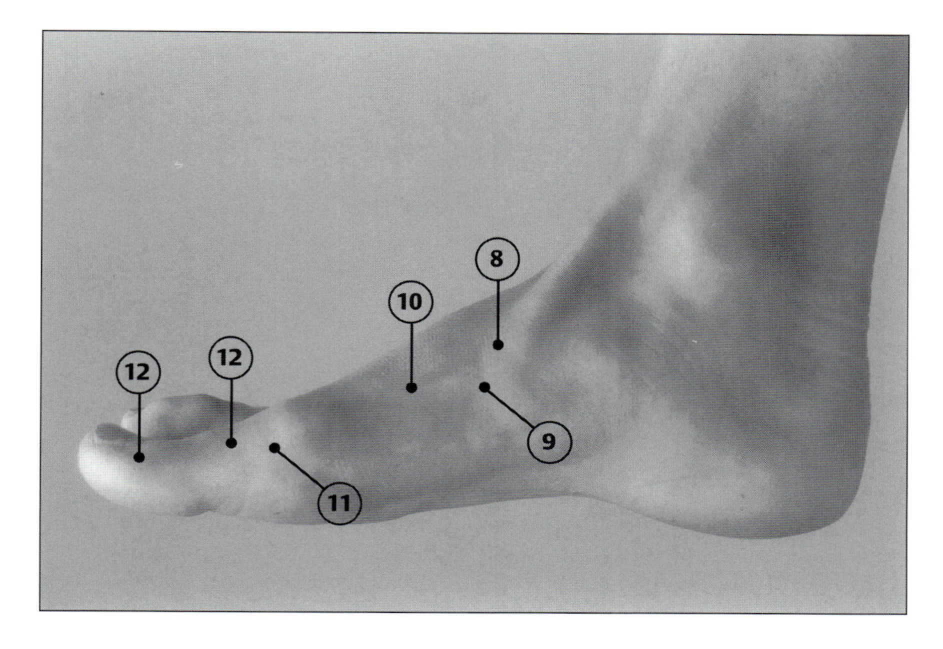


*Ausgangsstellung des Patienten:* Rückenlage, Hüfte und Knie leicht flektiert, Fuß leicht plantarflektiert auf die Ferse gestützt.
*Ausgangsstellung des Untersuchers:* Stehend am Fußende der Behandlungsliege an der Lateralseite des Fußes.

### 8 Os cuneiforme I

Das Os cuneiforme I befindet sich direkt distal des Gelenkspaltes zwischen dem Os naviculare und dem Os cuneiforme I. Der Palpationsfinger bewegt sich vom Gelenkspalt nach distal über das Os cuneiforme I. Dieses soll in seiner ganzen Ausdehnung palpiert und abgegrenzt werden.

### 9 Gelenkspalt zwischen Os cuneiforme I und Os metatarsale I

Vom Os cuneiforme I aus bewegt sich der Palpationsfinger in distale Richtung, bis der Gelenkspalt zwischen dem Os cuneiforme I und der Basis des Os metatarsale I spürbar wird. Der Gelenkspalt verläuft rechtwinklig zum Längsgewölbe. Die Palpation wird erleichtert, wenn einer der Gelenkspartner während der Palpation passiv leicht bewegt wird. Hier bewährt es sich, während der Palpation des Gelenkspaltes das Os metatarsale I passiv um seine Längsachse zu rotieren.

### 10 Os metatarsale I

Die Basis des Os metatarsale I befindet sich direkt distal des Gelenkspaltes zwischen Os cuneiforme I und der Basis des Os metatarsale I. Der Palpationsfinger bewegt sich vom Gelenkspalt nach distal über die Basis bis zum Caput des Os metatarsale I. Das Os metatarsale I soll in seiner ganzen Ausdehnung palpiert und abgegrenzt werden.

### 11 Gelenkspalt zwischen Os metatarsale I und der proximalen Phalanx der Großzehe

Vom Caput des Os metatarsale I aus bewegt sich der Palpationsfinger in distale Richtung, bis daß der Gelenkspalt zwischen Os metatarsale I und der Basis der Grundphalanx der Großzehe spürbar wird. Der Gelenkspalt ist nach distal konvex gekrümmt und verläuft rechtwinklig zum Längsgewölbe. Die Palpation wird erleichtert, wenn einer der Gelenkspartner während der Palpation passiv leicht bewegt wird. Hier bewährt es sich, während der Palpation des Gelenkspaltes die Grundphalanx der Großzehe passiv zu flektieren und zu extendieren.

### 12 Phalangen der Großzehe

Die Phalangen der Großzehe findet man distal des Großzehengrundgelenkes. Sie sind durch ein Interphalangealgelenk miteinander verbunden. Die beiden Phalangen und das Interphalangealgelenk sind palpatorisch leicht abgrenzbar.

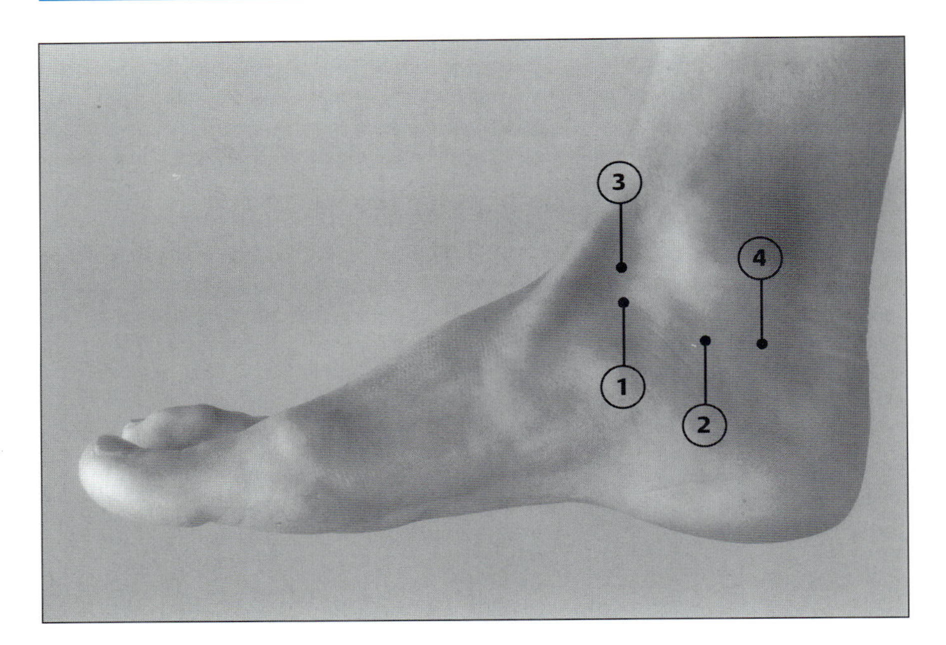


## Ligamente, Bursen, Nerven und Gefäße

Lig. deltoideum bestehend aus Ligg.

**1** – tibionaviculare
**2** – tibiocalcaneare
**3** – tibiotalare anterius
**4** – tibiotalare posterius

*Ausgangsstellung des Patienten:* Rückenlage, Hüfte und Knie leicht flektiert, Fuß leicht plantarflektiert auf die Ferse gestützt.
*Ausgangsstellung des Untersuchers:* Stehend am Fußende der Behandlungsliege an der Lateralseite des Fußes.

### Lig. deltoideum

Dieses mehrteilige, fächerförmige Ligament verstärkt die mediale Gelenkkapsel des oberen und des unteren Sprunggelenkes des Fußes. Es ist schwierig, die einzelnen Teile palpatorisch voneinander zu unterscheiden. Durch passive Bewegungskombinationen können die einzelnen Anteile des Lig. deltoideum unter Spannung gebracht und so palpatorisch leichter differenziert werden. Während dieser Manöver liegt der Palpationsfinger auf dem vermuteten Verlauf der gesuchten Struktur und spürt deren Spannungsänderungen.

### 1 Lig. tibionaviculare

*Ursprung:* Malleolus medialis.
*Ansatz:* Medialer Anteil des Os naviculare im Bereich des Dorsum pedis.
*Anspannung:* Plantarflexion und Abduktion des Fußgelenkes.
*Faserverlauf:* Vom Malleolus medialis nach distal zum medialen Anteil des Os naviculare im Bereich des Dorsum pedis.
*Palpation:* Der Palpationsfinger liegt zwischen dem distalen anterioren Ende des Malleolus medialis und dem medialen Anteil des Os naviculare im Bereich des Dorsum pedis. Während der Palpation wird der Fuß wiederholt passiv in Plantarflexion und Abduktion bewegt. Palpation quer zum Faserverlauf des Ligamentes in angespanntem und entspanntem Zustand.

### 2 Lig. tibiocalcaneare

*Ursprung:* Malleolus medialis.
*Ansatz:* Sustentaculum tali.
*Anspannung:* Valgisierung des Kalkaneus, Eversion des Fußgelenks.
*Faserverlauf:* Vom Malleolus medialis nach distal zum Sustentaculum tali.
*Palpation:* Der Palpationsfinger liegt zwischen dem medialen, distalen Ende des Malleolus medialis und dem Sustentaculum tali. Während der Palpation wird der Kalkaneus wiederholt passiv valgisiert und der Fuß passiv in Eversion bewegt. Palpation quer zum Faserverlauf des Ligamentes in angespanntem und entspanntem Zustand.

### 3 Lig. tibiotalare anterius

*Ursprung:* Malleolus medialis.
*Ansatz:* Hals des Talus.
*Anspannung:* Plantarflexion und Abduktion des Fußgelenkes.
*Faserverlauf:* Vom Malleolus medialis nach distal zum Hals des Talus.
*Palpation:* Der Palpationsfinger liegt zwischen dem anterioren distalen Ende des Malleolus medialis und dem Hals des Talus. Während der Palpation wird der Fuß wiederholt passiv in Plantarflexion und Abduktion bewegt. Palpation quer zum Faserverlauf des Ligamentes in angespanntem und entspanntem Zustand.

### 4 Lig. tibiotalare posterius

*Ursprung:* Malleolus medialis.
*Ansatz:* Retromalleoläre Fläche des Talus.
*Anspannung:* Eversion des Fußgelenkes.
*Faserverlauf:* Vom Malleolus medialis nach posterior zur retromalleolären Fläche des Talus.

*Palpation:* Der Palpationsfinger liegt zwischen dem posterioren distalen Ende des Malleolus medialis und dem Talus. Während der Palpation wird der Fuß wiederholt passiv in Eversion bewegt. Palpation quer zum Faserverlauf des Ligamentes in angespanntem und entspanntem Zustand.

## Muskeln, Sehnen und Insertionen

Retromalleoläre Strukturen – Tom, Dick an' Harry: (Eselsbrücke: Tom: **T**ibialis p**o**sterior, Dick = Flexor **di**gitorum, an = **A**rteria und **N**ervus tibialis, Harry = Flexor **ha**llucis longus.)

1 Sehne des M. tibialis posterior
2 Sehne des M. flexor digitorum longus
3 A. tibialis posterior
4 N. tibialis posterior
5 Sehne des M. flexor hall. longus
6 Insertion des M. tibialis posterior u. a. an der Tuberositas ossis navicularis, weitere Insertionen an den Ossa cuneiformia I, II und III
7 Insertion des M. tibialis anterior an Os cuneiforme I und Basis des Os metatarsale I
8 M. abductor hallucis

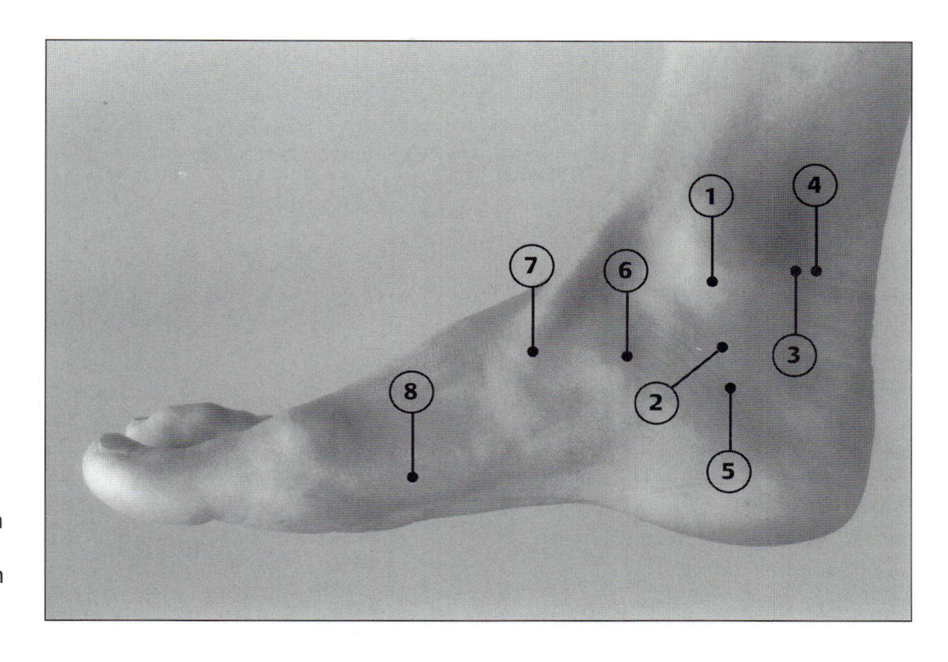


*Ausgangsstellung des Patienten:* Rückenlage, Hüfte und Knie leicht flektiert, Fuß leicht plantarflektiert auf die Ferse gestützt.
*Ausgangsstellung des Untersuchers:* Stehend am Fußende der Behandlungsliege an der Lateralseite des Fußes.

### Retromalleoläre Strukturen

Retromalleolär finden sich die folgenden Strukturen (1–5) von anterior nach posterior:

### 1 Sehne des M. tibialis posterior

*Ursprung:* Membrana interossea, Tibia, Fibula.
*Ansatz:* Tuberositas ossis navicularis, Ossa cuneiformia.
*Anspannung:* Plantarflexion und Supination im Fußgelenk.
*Faserverlauf:* Von der Membrana interossea, der Tibia und der Fibula nach distal, retromalleolär zur Fußohle und weiter zur Tuberositas ossis navicularis und den Ossa cuneiformia.
*Palpation:* Der Palpationsfinger wird distal des Malleolus medialis plaziert. Während der Palpation wird der Fuß aktiv in Inversion bewegt. Die Sehne des M. tibialis posterior wird prominent und kann bis zu ihrer Insertion am Tuberculum ossis navicularis verfolgt werden. Die Palpation erfolgt quer zum Verlauf der Sehne in entspanntem und angespanntem Zustand.

### 2 Sehne des M. flexor digitorum longus

*Ursprung:* Hinterfläche der Tibia.
*Ansatz:* Endphalangen der Zehen.
*Anspannung:* Plantarflexion der Zehen, Plantarflexion und Supination im Fußgelenk.
*Faserverlauf:* Von der Hinterfläche der Tibia nach distal, retromalleolär zur Fußohle und weiter zu den Endphalangen der Zehen.
*Palpation:* Der Palpationsfinger wird zwischen dem Malleolus medialis und dem Sustentaculum tali plaziert. Während der Palpation werden die Zehen aktiv flektiert. Dabei läßt sich die Bewegung der Sehne des M. flexor digitorum longus palpieren. Die Sehne kann in Richtung des Längsgewölbes und in Richtung der retromalleolären Grube verfolgt werden. Die Palpation erfolgt quer zum Verlauf der Sehne in entspanntem und angespanntem Zustand.

### 3 A. tibialis posterior

Drei Palpationsfinger werden parallel zur Achillessehne in die retromalleoläre Grube gelegt. Dabei soll die Arterie leicht nach vorne gebracht und gegen die Hinterfläche der Tibia bzw. des Talus abgestützt werden. Der Puls der A. tibialis posterior ist in der Tiefe zu spüren. Die Arterie ist bei leichter Plantarflexion des Fußes und bei entspannter Muskulatur leichter zu palpieren.

### 4 N. tibialis posterior

Der N. tibialis posterior verläuft parallel zur A. tibialis posterior. Er kann in der Tiefe der retromalleolären Grube mit der Fingerspitze quer zu seinem Verlauf palpiert werden. Dabei wird die Fingerspitze so plaziert, daß der Nerv zwischen Fingerspitze und Fingernagel liegt. Die Palpation erfolgt quer zum Verlauf des Nerven wobei der Nerv leicht gegen die Tibia abgestützt wird.

### 5 Sehne des M. flexor hallucis longus

*Ursprung:* Hinterfläche der Fibula, Membrana interossea, Septum intermusculare posterius cruris.

*Ansatz:* Basis der Endphalanx der Großzehe.

*Anspannung:* Plantarflexion der Großzehe, Plantarflexion und Supination im Fußgelenk.

*Faserverlauf:* Von der Hinterfläche der Fibula, der Membrana interossea und dem Septum intermusculare posterius cruris nach distal retromalleolär zur Fußohle und weiter zur Basis der Endphalanx der Großzehe..

*Palpation:* Der Palpationsfinger wird unterhalb des Sustentaculum tali plaziert. Bei aktiven Flexionsbewegungen der Großzehe kann die Bewegung der Sehne palpiert werden. Die Sehne kann in Richtung des Längsgewölbes und in Richtung der retromalleolären Grube verfolgt werden. Die Palpation erfolgt quer zum Verlauf der Sehne in entspanntem und angespanntem Zustand.

### 6 Insertion des M. tibialis posterior am Tuberculum ossis navicularis

Die Palpation erfolgt distal des Malleolus medialis. Der Fuß wird aktiv in Inversion gebracht. Die Sehne des M. tibialis posterior wird prominent und kann bis zu ihrer Insertion am Tuberculum ossis navicularis verfolgt werden.

### 7 Insertion des M. tibialis anterior am Os cuneiforme I und an der Basis des Os metatarsale I

Der Fuß wird aktiv in Dorsalflexion, Adduktion und Supination gebracht. Dabei wird die Sehne des M. tibialis anterior sichtbar und kann palpatorisch bis zu ihrer Insertion am Os cuneiforme I und der Basis des Os metatarsale I an der Medialseite des Fußes verfolgt werden.

### 8 M. abductor hallucis

*Ursprung:* Processus medialis des Tuber calcanei und Plantaraponeurose.

*Ansatz:* Basis der Grundphalanx der Großzehe und mediales Sesambein.

*Anspannung:* Abduktion der Großzehe.

*Faserverlauf:* Vom Processus medialis des Tuber calcanei und der Plantarapponeurose zur Basis der Grundphalanx der Großzehe und dem medialen Sesambein.

*Palpation:* Die Palpation erfolgt proximal und etwas plantar des Großzehengrundgelenks dem medialen Fußrand entlang bis zum Tuber calcanei. Palpation quer zum Faserverlauf in entspanntem und angespanntem Zustand.

## Lateralseite

### Knochen

1 Malleolus lateralis
2 Gelenkspalt zwischen Calcaneus und Os cuboideum
3 Os cuboideum
4 Gelenkspalt zwischen Os cuboideum und Os metatarsale V
5 Basis des Os metatarsale V
6 Os metatarsale V
7 Gelenkspalt zwischen Os metatarsale V und proximaler Phalanx V
8 Phalangen der Kleinzehe

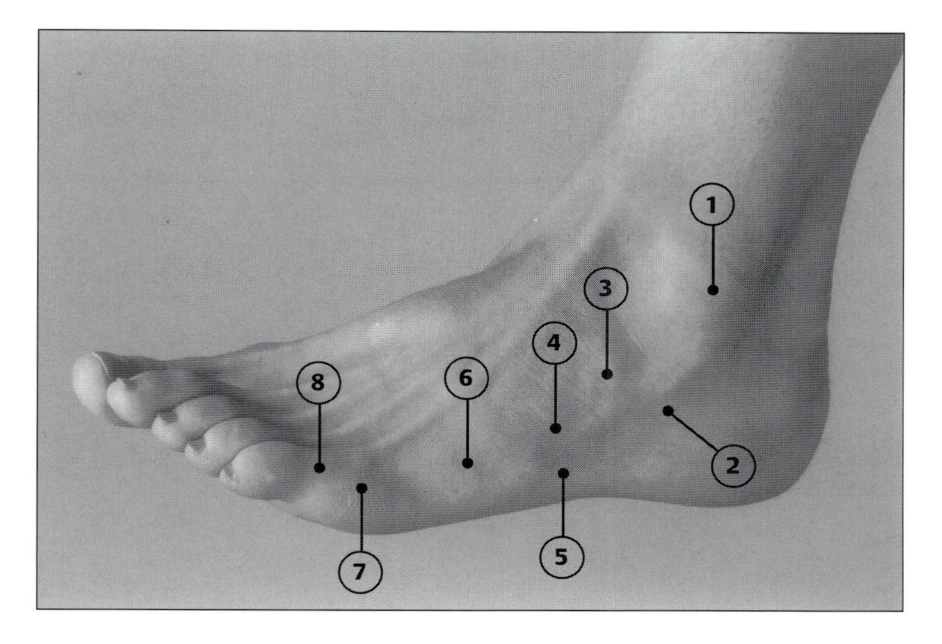


*Ausgangsstellung des Patienten:* Rückenlage, Hüfte und Knie leicht flektiert, Fuß leicht plantarflektiert auf die Ferse gestützt.
*Ausgangsstellung des Untersuchers:* Stehend am Fußende der Behandlungsliege an der Medialseite des Fußes.

**1 Malleolus lateralis**
Der Malleolus lateralis bildet das distale laterale Ende der Fibula. Er wird großflächig, inklusive seiner anterioren, distalen und posterioren Flächen palpiert.

**2 Gelenkspalt zwischen Kalkaneus und Os cuboideum**
Die Palpation erfolgt von der lateralen Begrenzung des Sinus tarsi aus mit Druck nach plantar bis zum Knochenkontakt. Bei der Bewegung des Palpationsfingers nach proximal und distal ist ein kleiner V-förmiger Einschnitt, der proximale Anteil des Gelenkspaltes zwischen Kalkaneus und Os cuboideum, zu spüren. Der Gelenkspalt verläuft weiter nach distal zur Fußsohle und kann auf seiner ganzen Länge quer zu seinem Verlauf palpiert werden.

**3 Os cuboideum**
Das Os cuboideum befindet sich distal des Sinus tarsi und artikuliert mit dem Kalkaneus, dem Os naviculare, dem Os cuneiforme III und den Basen der Ossa metatarsalia IV und V. Die Palpation erfolgt von der Lateralseite des Kalkaneus her über den Gelenkspalt zwischen Kalkaneus und Os cuboideum zum Os cuboideum. Das Os cuboideum soll in seiner ganzen Ausdehnung palpiert und abgegrenzt werden.

**4 Gelenkspalt zwischen Os cuboideum und Os metatarsale V**
Die Palpation erfolgt vom Os cuboideum her auf der Lateralseite des Fußes nach distal bis zur Basis des Os metatarsale V, die durch eine erhöhte Knochenkante am proximalen Ende abgrenzbar ist. Der Palpationsfinger bewegt sich dort in distale und proximale Richtung. Der Gelenkspalt zwischen den zwei Knochen kann auf diese Weise quer zu seinem Verlauf palpiert werden.

**5 Basis des Os metatarsale V**
Die Palpation erfolgt von distal her vom Os metatarsale V aus bis zu seiner Basis, die durch eine erhöhte Knochenkante am proximalen Ende abgrenzbar ist. Die Basis des Os metatarsale V ist besonders breit und dient mit ihrem prominenten lateralen Vorsprung, der Tuberositas ossis metatarsalis V, als knöcherner Orientierungspunkt am lateralen Fußrand.

**6 Os metatarsale V**
Das Os metatarsale V läßt sich leicht in seiner ganzen Länge von der Basis bis zum Caput palpieren.

**7 Gelenkspalt zwischen Os metatarsale V und der proximalen Phalanx der Kleinzehe**
Die Palpation erfolgt vom Caput des Os metatarsale V aus in distale Richtung, bis der Gelenkspalt zwischen dem Os metatarsale V und der Basis der Grundphalanx der Kleinzehe zu spüren ist. Der Gelenkspalt verläuft rechtwinklig zum lateralen Fußrand in dorsale und plantare Richtung. Die Palpation wird erleichtert, wenn einer der Gelenkspartner während der Palpation passiv leicht bewegt wird. Hier bewährt es sich, während der Palpation des Gelenkspaltes die Grundphalanx der Kleinzehe passiv zu flektieren und zu extendieren.

**8 Phalangen der Kleinzehe**
Die Phalangen der Kleinzehe findet man distal des Kleinzehengrundgelenkes. Sie sind durch zwei Interphalangealgelenke miteinander verbunden. Die Phalangen und die Interphalangealgelenke können palpatorisch differenziert werden.

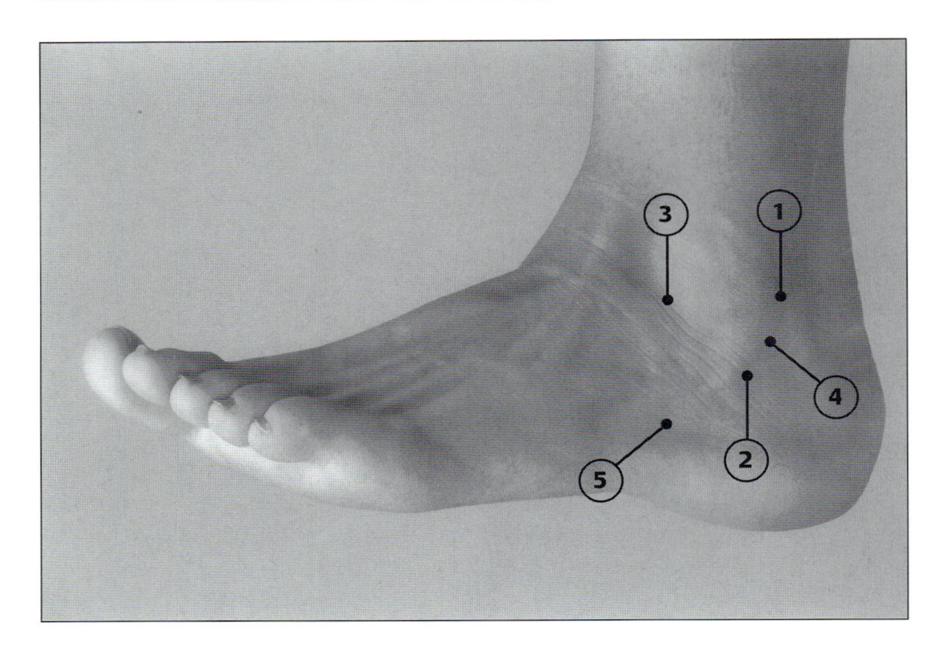


## Ligamente, Bursen, Nerven und Gefäße

1 Lig. fibulotalare posterius
2 Lig. fibulocalcaneare
3 Lig. fibulotalare anterius
4 Retinaculum Mm. peronaeorum superius
5 Retinaculum Mm. peronaeorum inferius

*Ausgangsstellung des Patienten:* Rückenlage, Hüfte und Knie leicht flektiert, Fuß leicht plantarflektiert auf die Ferse gestützt.
*Ausgangsstellung des Untersuchers:* Stehend am Fußende der Behandlungsliege an der Medialseite des Fußes.

**1 Lig. fibulotalare posterius**

*Ursprung:* Innenseite des Malleolus lateralis.
*Ansatz:* Tuberculum laterale des Processus posterior tali.
*Anspannung:* Varisierung des Rückfußes.
*Faserverlauf:* Von der Innenseite des Malleolus lateralis zum Tuberculum laterale des Processus posterior tali.
*Palpation:* Der Palpationsfinger liegt in der retromalleolären Grube zwischen dem distalen posterioren Ende des Malleolus lateralis und dem posterioren lateralen Ende des Talus. Während der Palpation wird der Rückfuß wiederholt passiv varisiert. Palpation quer zum Faserverlauf des Ligamentes in angespanntem und entspanntem Zustand.

**2 Lig. fibulocalcaneare**

*Ursprung:* Distales Ende des Malleolus lateralis.
*Ansatz:* Laterale Fläche des Kalkaneus.
*Anspannung:* Varisierung des Kalkaneus.
*Faserverlauf:* Vom distalen Ende des Malleolus lateralis zur lateralen Fläche des Kalkaneus.
*Palpation:* Der Palpationsfinger liegt unterhalb des Malleolus lateralis fibulae. Während der Palpation wird der Kalkaneus wiederholt passiv varisiert. Palpation quer zum Faserverlauf des Ligamentes in angespanntem und entspanntem Zustand. Es darf nicht mit den Sehnen der Mm. peronaei verwechselt werden.

**3 Lig. fibulotalare anterius**

*Ursprung:* Vorderkante und Spitze des Malleolus lateralis.
*Ansatz:* Seitenfläche des Collum tali.
*Anspannung:* Eversion des Fußgelenkes.
*Faserverlauf:* Von der Vorderkante und Spitze des Malleolus lateralis zur Seitenfläche des Collum tali.
*Palpation:* Der Palpationsfinger liegt vor dem distalen Ende des Malleolus lateralis über der dorsalen Begrenzung des Sinus tarsi. Während der Palpation wird der Fuß wiederholt passiv in Inversion gebracht. Palpation quer zum Faserverlauf des Ligamentes in angespanntem und entspanntem Zustand.

**4 Retinaculum Mm. peronaeorum superius**

Dieses Retinaculum ist ein Führungsband für die Sehnen der Mm. peronaeii longus und brevis und zieht vom Malleolus lateralis zum Tuber calcanei. Bei aktiver Plantarflexion und Pronation des Fußes werden die Sehnen lateral und dorsal des Malleolus lateralis sichtbar. Dorsal des Malleolus lateralis werden sie von den Retinacula überlagert. Bei aktiv plantarflektiertem und proniertem Fuß können die Retinacula durch leichtes Überstreichen entlang der Sehnen der Mm. peronaei longus und brevis abgegrenzt werden.

**5 Retinaculum Mm. peronaeorum inferius**

Dieses Retinaculum ist ein Führungsband für die Sehnen der Mm. peronaei longus und brevis und entspringt oberhalb, unterhalb und an der Trochlea peronealis am Kalkaneus. Bei aktiver Plantarflexion und Pronation des Fußes werden die Sehnen distal des Malleolus lateralis über der lateralen Fläche des Kalkaneus sichtbar. Bei aktiv plantarflektiertem und proniertem Fuß können die Retinacula durch leichtes Überstreichen entlang der Sehnen der Mm. peronaei longus und brevis abgegrenzt werden.

## Muskeln, Sehnen und Insertionen

1 Sehne des M. peronaeus longus unter dem lateralen Retinaculum
2 Sehnen und Insertion des M. peronaeus brevis
3 M. abductor digiti V

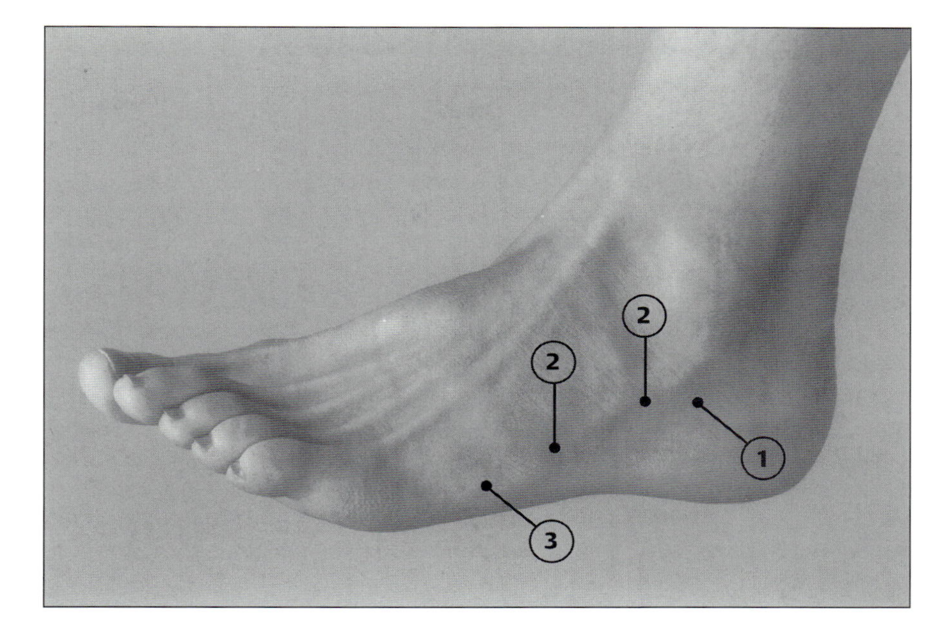


*Ausgangsstellung des Patienten:* Rückenlage, Hüfte und Knie leicht flektiert, Fuß leicht plantarflektiert auf die Ferse gestützt.
*Ausgangsstellung des Untersuchers:* Stehend am Fußende der Behandlungsliege an der Medialseite des Fußes.

### 1 Sehne des M. peronaeus longus

*Ursprung:* Caput fibulae und proximaler Teil der Fibula, Kapsel des Tibiofibulargelenks.
*Ansatz:* Os cuneiforme I, Basis ossis metatarsalis I.
*Anspannung:* Plantarflexion und Eversion (Abduktion, Pronation) im Fußgelenk.
*Faserverlauf:* Vom Caput fibulae, dem proximalen Teil der Fibula und der Kapsel des Tibiofibulargelenks nach distal hinter dem Malleolus lateralis und hinter der Basis des Os metatarsale V durch zum Os cuneiforme I und der Basis ossis metatarsalis I.
*Palpation:* Der Palpationsfinger wird dorsal und etwas proximal des Malleolus lateralis hingelegt. Durch aktive Plantarflexion und Eversion (Abduktion, Pronation) im Fußgelenk wird die Sehne des M. peronaeus longus prominent. Die Sehne kann vom Malleolus lateralis bis zur Grube dorsal der Basis des Os metatarsale V verfolgt werden. Sie darf nicht mit der Sehne des M. peronaeus brevis verwechselt werden. Palpation quer zum Faserverlauf der Sehne in angespanntem und entspanntem Zustand.

### 2 Sehne des M. peronaeus brevis

*Ursprung:* Laterale Fläche der Fibula.
*Ansatz:* Basis ossis metatarsalis V.
*Anspannung:* Plantarflexion und Eversion (Abduktion, Pronation) im Fußgelenk.
*Faserverlauf:* Von der lateralen Fläche der Fibula und Membrana interossea nach distal hinter dem Malleolus lateralis durch zur Basis des Os metatarsale V.
*Palpation:* Der Palpationsfinger wird distal des Malleolus lateralis hingelegt. Durch aktive Plantarflexion und Eversion (Abduktion, Pronation) im Fußgelenk wird die Sehne des M. peronaeus brevis prominent. Die Sehne kann von distal des Malleolus lateralis, wo sie die Sehne des M. peronaeus longus unterkreuzt, bis zur Basis des Os metatarsale V verfolgt werden. Palpation quer zum Faserverlauf der Sehne in angespanntem und entspanntem Zustand.

### 3 M. abductor digiti V

*Ursprung:* Processus lateralis des Tuber calcanei, Unterfläche des Kalkaneus, Os metatarsale V, Plantaraponeurose.
*Ansatz:* Basis der Grundphalanx der Kleinzehe
*Anspannung:* Abduktion der Kleinzehe.
*Faserverlauf:* Vom Processus lateralis des Tuber calcanei, der Unterfläche des Kalkaneus, dem Os metatarsale V und der Plantarapponeurose zur Basis der Grundphalanx der Großzehe.
*Palpation:* Mit Pinzettengriff oder den Fingerkuppen posterior des Kleinzehengrundgelenks und entlang des lateralen Fußrandes quer zum Faserverlauf in entspanntem und angespanntem Zustand.

## 2.6.3 Weichteiltechniken Fußregion

### Friktionsmassagen

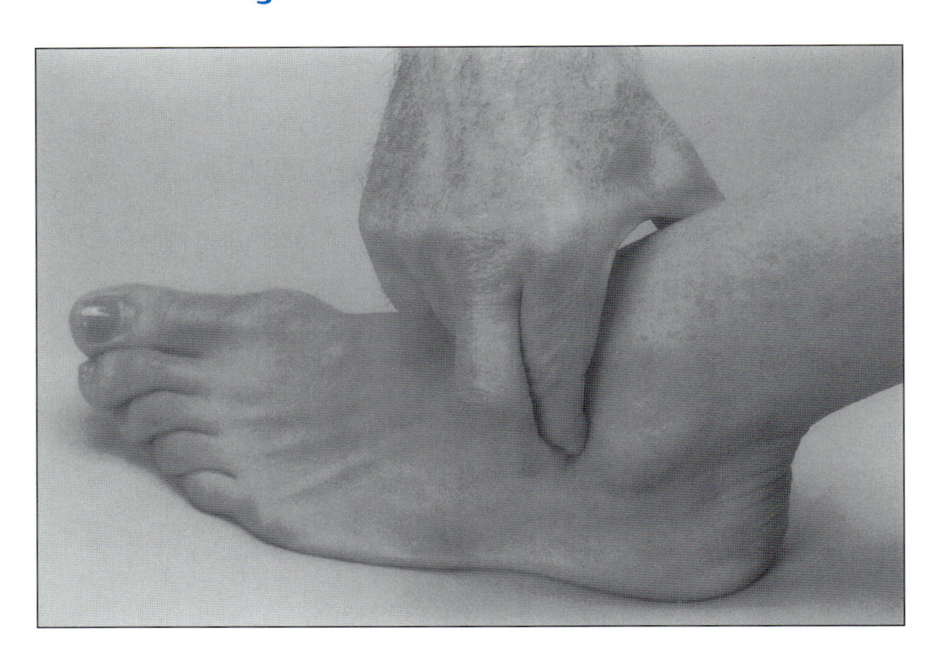

**Friktionsmassage des Lig. fibulotalare anterius**

*Ausgangsstellung des Patienten:* Rückenlage, Knie 90° flektiert, Fuß auf der Behandlungsliege aufgestützt etwas in Inversionsstellung.

*Ausgangsstellung des Behandlers:* Stehend an der Medialseite des Fußes. Der Fuß wird in die beschriebene Ausgangsstellung gebracht.

*Kontakt:* Der Zeigefinger, verstärkt durch den Mittelfinger (siehe Bild) nimmt Kontakt distal der zu behandelnden Stelle des Lig. fibulotalare anterius.
Der Kontakt wird zusammen mit den dazwischenliegenden mobilen Gewebeschichten unter Druck in proximale Richtung quer zum Verlauf des Ligamentes gezogen, ohne über die Haut zu gleiten, und kehrt dann unter Nachlassen des Drucks in die Ausgangsposition zurück.

*Endstellung des Patienten:* Rückenlage, das Bein gestreckt, der Fuß ragt über das Fußende der Behandlungsliege hinaus. Der Fuß ist plantarflektiert und proniert.

*Endstellung des Behandlers:* Stehend an der Plantarseite des Fußes.

*Rückkehr zur Ausgangsstellung:* Nach der Verlängerung des Muskels wird der Kompressionsdruck der Kontakthand gelöst. Der Fuß wird dorsalflektiert und supiniert.

## Funktionsmassagen

### Funktionsmassage des M. tibalis anterior

Verlängerung des Muskels durch Plantarflexion des Fußes

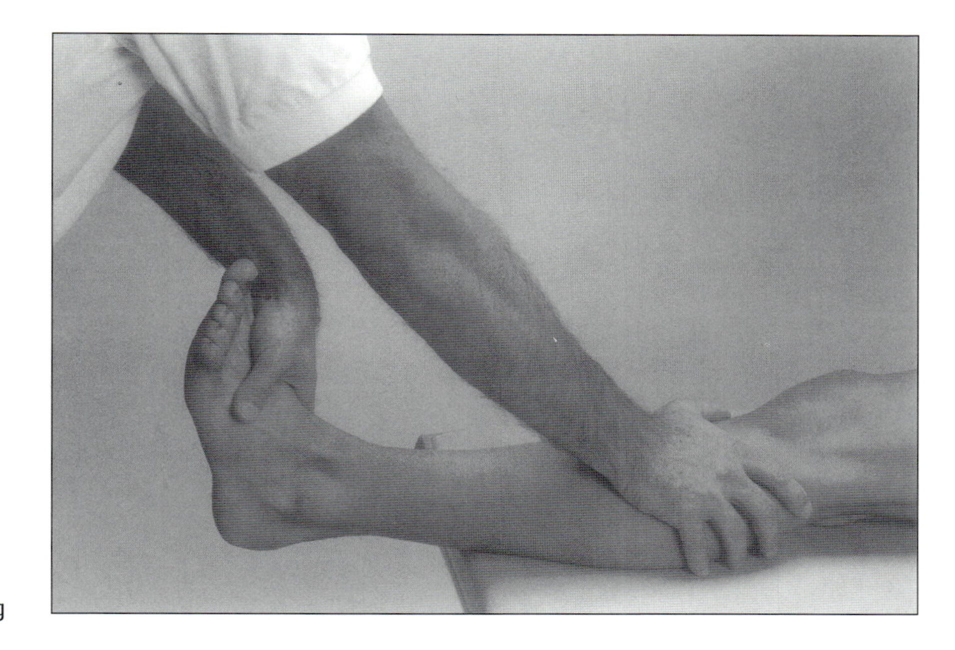

Ausgangsstellung

*Ausgangsstellung des Patienten:* Rückenlage, das Bein gestreckt, der Fuß ragt über das Fußende der Behandlungsliege hinaus. Der Fuß ist dorsalflektiert und supiniert.

*Ausgangsstellung des Behandlers:* Stehend an der Plantarseite des Fußes. Der Behandler umfaßt den Fuß von medial.

*Kontakt:* Der Handballen kontaktiert die verspannten Fasern des M. tibialis anterior.

*Behandlungsrichtung:* Parallel zur Faserrichtung des Muskels, hier von distal nach proximal.

*Verlängerung des Muskels:* Plantarflexion und Pronation des Fußes. Während der Verlängerung des Muskels wird dieser gleichzeitig mit der Kontakthand komprimiert.

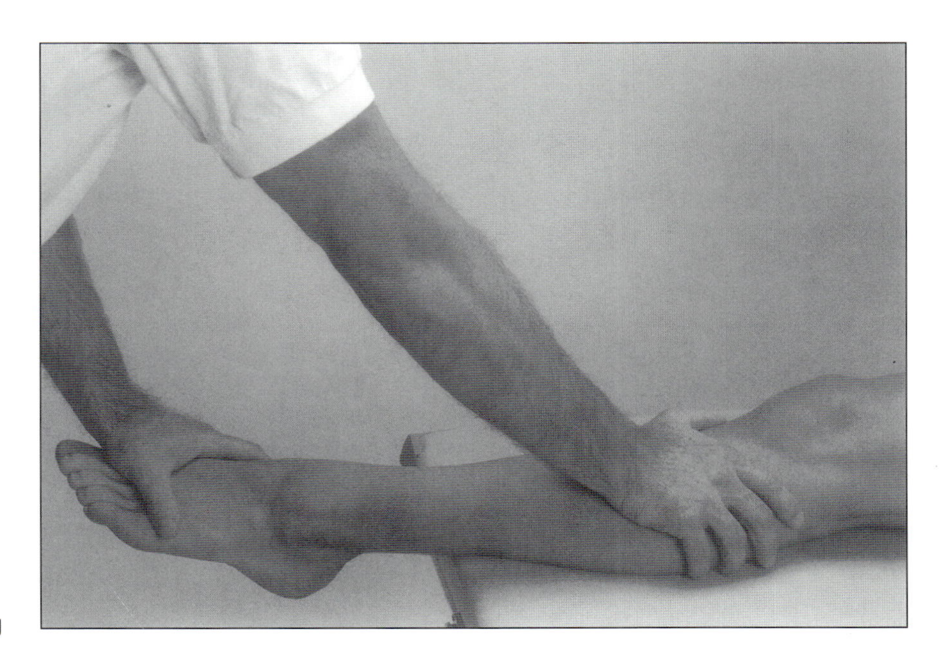

Endstellung

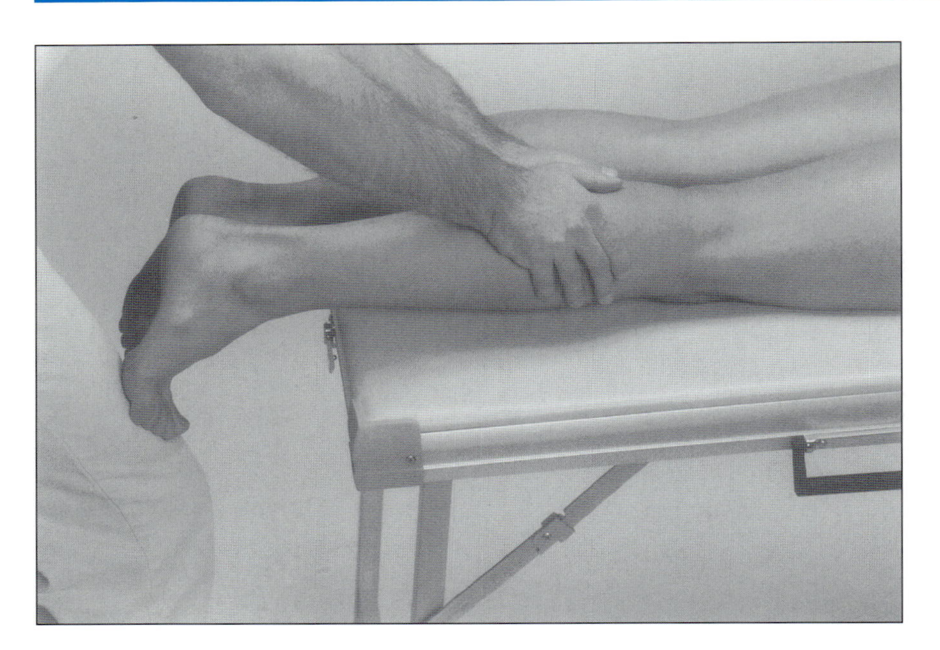

## Funktionsmassage des M. triceps surae

Verlängerung des Muskels durch Plantarflexion des Fußes

Ausgangsstellung

*Ausgangsstellung des Patienten:* Bauchlage, das Bein gestreckt, der Fuß ragt über das Fußende der Behandlungsliege hinaus. Der Fuß ist plantarflektiert.

*Ausgangsstellung des Behandlers:* In Schrittstellung stehend an der Plantarseite des Fußes. Der Oberschenkel des vorderen Beines hat Kontakt mit dem Fußballen des Fußes des Patienten. Der Behandler umfaßt mit beiden Händen von medial und lateral die Dorsalseite des Unterschenkels des Patienten über den beiden Köpfen des M. gastrocnemius.

*Kontakt:* Die Handballen kontaktieren die verspannten Fasern des M. triceps surae.

*Behandlungsrichtung:* Parallel zur Faserrichtung des Muskels, hier von distal nach proximal.

*Verlängerung des Muskels:* Dorsalflexion des Fußes durch Vorschieben des Oberschenkels des Behandlers gegen die Fußspitze. Während der Verlängerung des Muskels wird dieser gleichzeitig mit beiden Händen komprimiert.

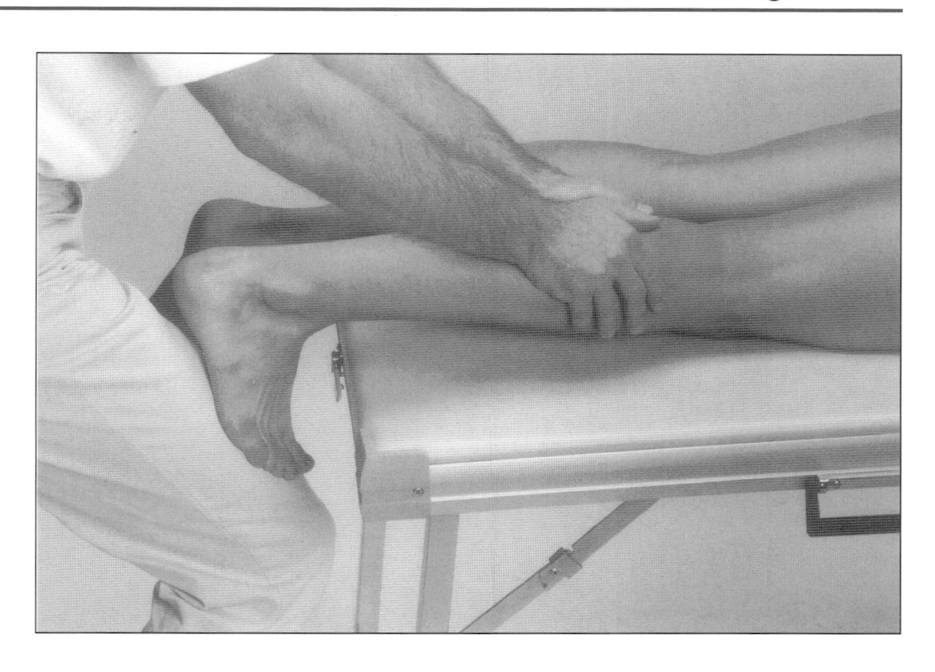

Endstellung

*Endstellung des Patienten:* Bauchlage, das Bein gestreckt, der Fuß ragt über das Fußende der Behandlungsliege hinaus. Der Fuß ist dorsalflektiert

*Endstellung des Behandlers:* In Schrittstellung stehend an der Plantarseite des Fußes. Der Oberschenkel des vorderen Beines hat Kontakt mit dem Fußballen des Fußes des Patienten.

*Rückkehr zur Ausgangsstellung:* Nach der Verlängerung des Muskels wird der Kompressionsdruck der Kontakthände gelöst. Der Fuß wird durch Zurückziehen des Oberschenkels des vornestehenden Beines des Behandlers plantarflektiert.

## 2.6.4 Röntgenanatomie Fuß

### Fuß a.p.

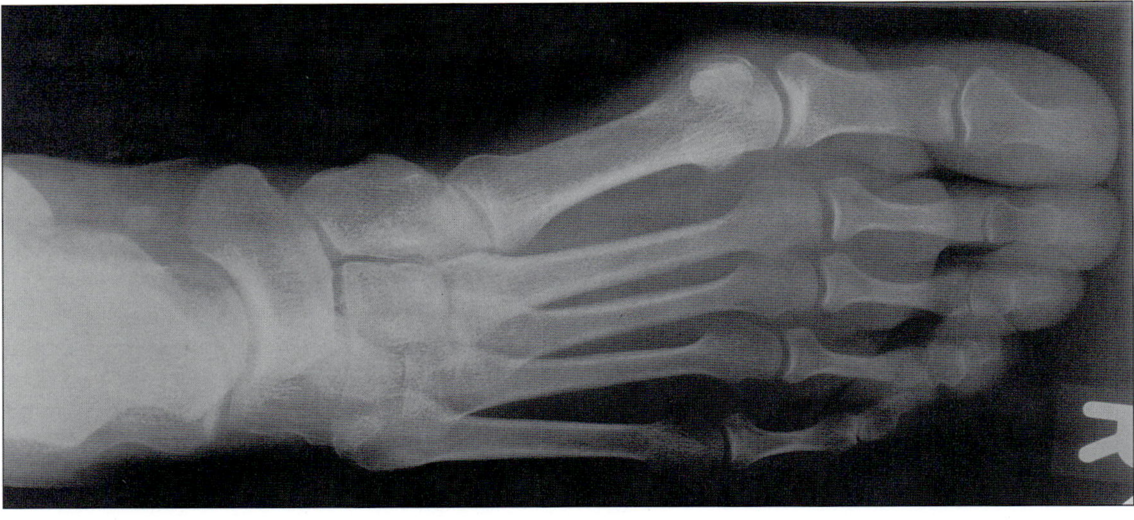

Nativröntgenbild

## Fuß a.p.

**1** Talus
**2** Caput tali
**3** Sustentaculum tali
**4** Malleolus medialis
**5** Kalkaneus
**6** Os naviculare
**7** Tuberculum ossis navicularis
**8** Os cuneiforme I
**9** Os cuneiforme II
**10** Os cuneiforme III
**11** Os cuboideum
**12** Basis ossis metatarsalis I
**13** Ossa metatarsalia
**14** Caput ossis metatarsalis I
**15** Basis ossis metatarsalis II
**16** Basis ossis metatarsalis III
**17** Basis ossis metatarsalis IV
**18** Basis ossis metatarsalis V
**19** Grundphalangen
**20** Mittelphalangen
**21** Endphalangen
**22** Sesamknochen

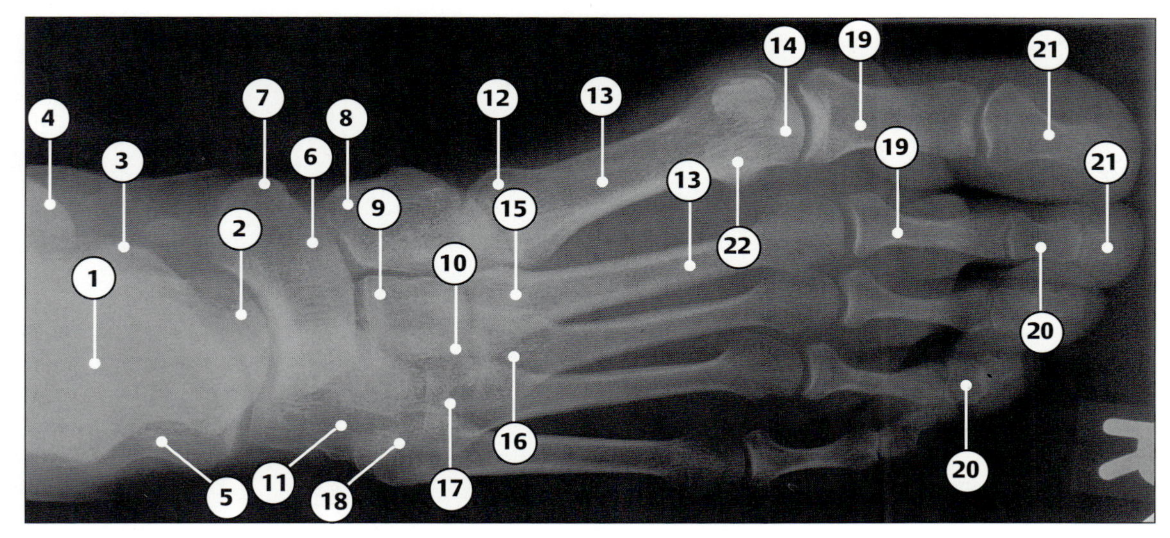


Nativröntgenbild

## Fuß lateral

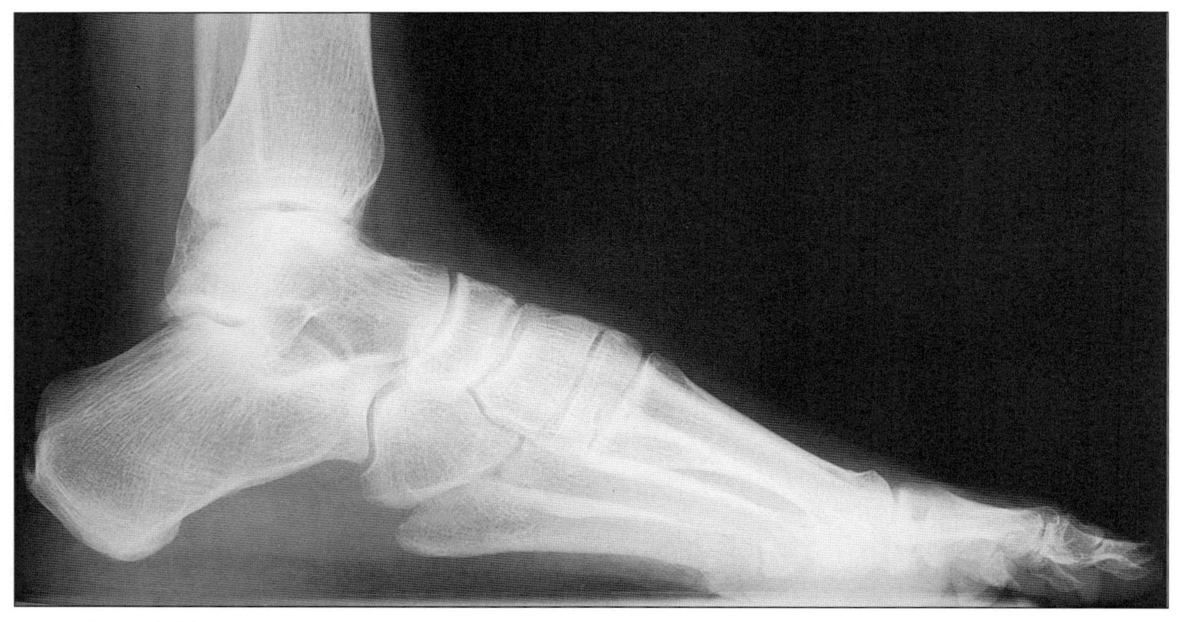

Nativröntgenbild

## Fuß lateral

**1** Tibia
**2** Fibula
**3** Talus
**4** Collum tali
**5** Caput tali
**6** Sustentaculum tali
**7** Malleolus medialis
**8** Malleolus lateralis
**9** Kalkaneus
**10** Tuber calcanei
**11** Os naviculare
**12** Ossa cuneiformia
**13** Os cuboideum
**14** Basis ossis metatarsalis V
**15** Os metatarsale V
**16** Basis ossis metatarsalis I
**17** Os metatarsale I
**18** Caput ossis metatarsalis I
**19** Grundphalangen
**20** Mittelphalangen
**21** Endphalangen

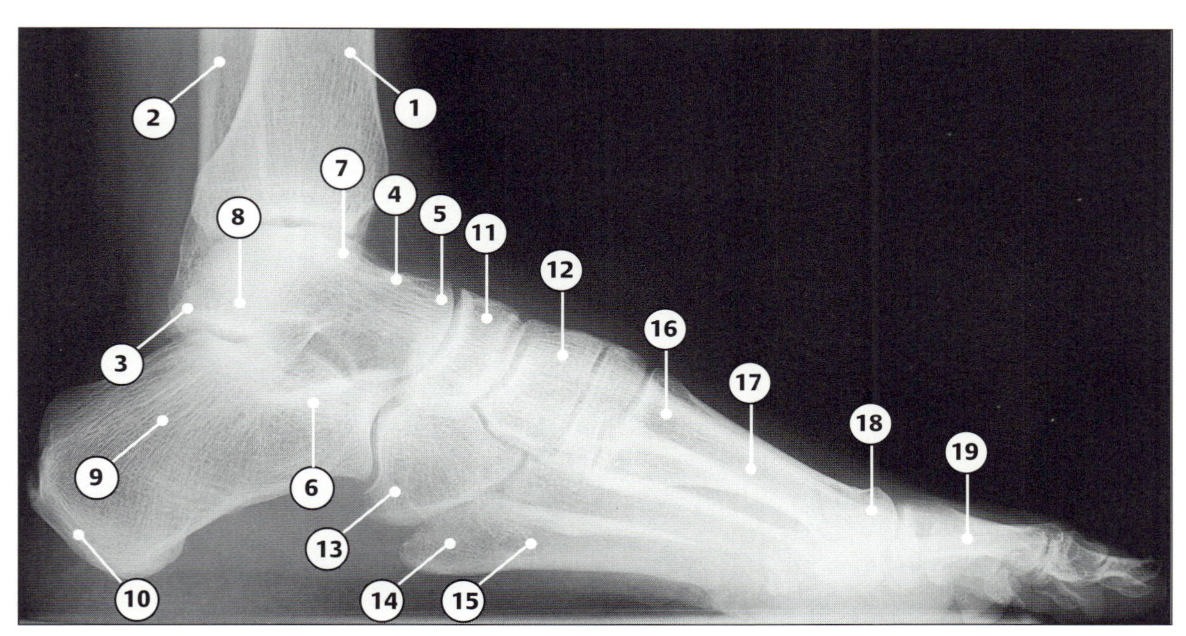

Nativröntgenbild

## Fuß schräg

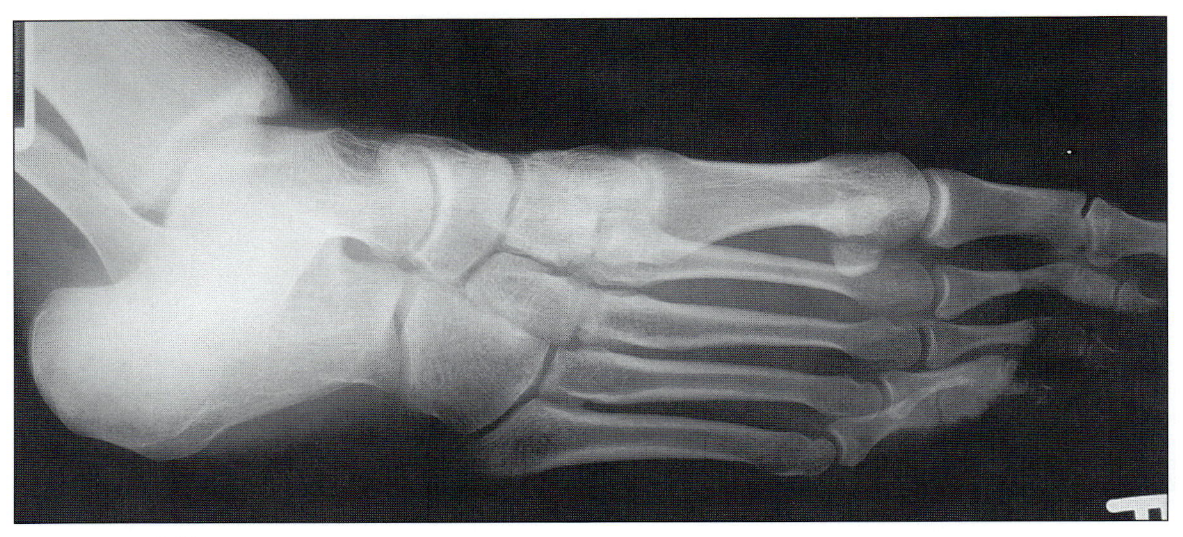

Nativröntgenbild

## Fuß schräg

1 Tibia
2 Fibula
3 Talus
4 Collum tali
5 Caput tali
6 Sustentaculum tali
7 Malleolus medialis
8 Kalkaneus
9 Tuber calcanei
10 Os naviculare
11 Os cuneiforme I
12 Os cuneiforme II
13 Os cuneiforme III
14 Os cuboideum
15 Basis ossis metatarsalis I
16 Ossa metatarsalia
17 Caput ossis metatarsalis I
18 Basis ossis metatarsalis II
19 Basis ossis metatarsalis III
20 Basis ossis metatarsalis IV
21 Basis ossis metatarsalis V
22 Grundphalangen
23 Mittelphalangen
24 Endphalangen
25 Sesamknochen

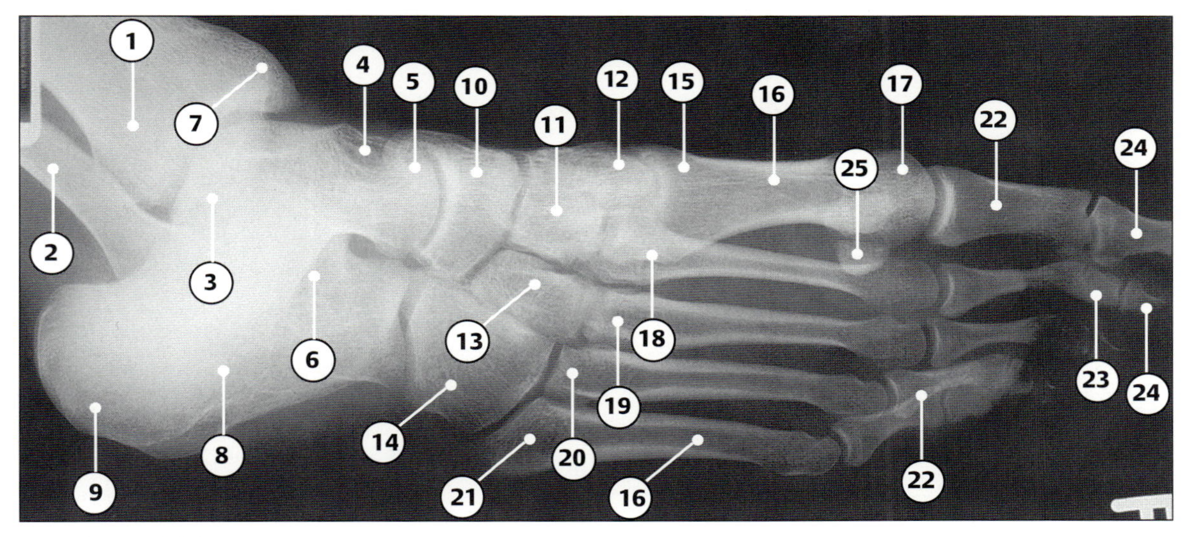


Nativröntgenbild

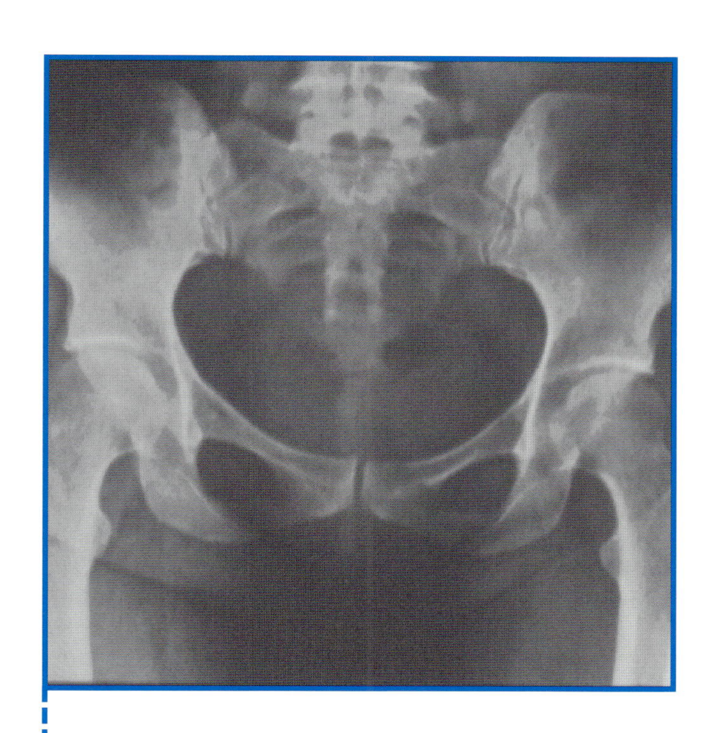

# 2.7 Becken

# 2.7 Becken

## 2.7.1 Übersicht: Anatomie und Funktion

Das knöcherne Becken ist das Fundament des Rumpfes und verbindet die Wirbelsäule mit der unteren Extremität. Es besteht aus den zwei Ossa coxae und dem Os sacrum. Das Os coxae hat drei Anteile:
- Os ilium (Darmbein)
- Os ischii (Sitzbein)
- Os pubis (Schambein)

Die drei Knochenteile treffen sich im Azetabulum, das die Gelenkpfanne des Hüftgelenks bildet.
Die drei Knochen bilden einen Ring, der durch drei Gelenke unterbrochen ist:
- zwei Iliosakralgelenke zwischen den Ossa ilia und dem Os sacrum,
- die Symphysis pubis, die die Ossa ilia miteinander verbindet.

Die Antriebsbewegungen der unteren Extremität zur Fortbewegung und die akzessorischen Antriebsbewegungen der oberen Extremität und des Rumpfes müssen koordiniert und mechanisch sinnvoll übertragen werden.

Die Iliosakralgelenke
- wirken als Stoßdämpfer (zusammen mit anderen Mechanismen)
- sind unter Belastung stabil und ermöglichen verlustfreie Kraftübertragung
- sind ohne Belastung beweglich und ermöglichen so ein größeres Bewegungsausmaß der unteren Extremität im Verhältnis zum Rumpf.

### Iliosakralgelenk

#### Gelenkbau

Das Iliosakralgelenk ist eine Amphiarthrose, in der die Facies auricularis ossis ilii mit der Facies auricularis ossis sacri miteinander artikulieren. Die Gelenksflächen sind nahezu kongruent, Form, Größe und Ausrichtung der Gelenkflächen zeigen aber große individuelle Unterschiede. In der Regel umfassen die Gelenkflächen das Gebiet der Sakralwirbel S1-S3. Die Gelenkflächen sind bei Individuen mit wenig ausgeprägten Wirbelsäulenkrümmungen und steil stehendem Kreuzbein vertikal ausgerichtet (hohes Assimilationsbecken nach Gutmann). Ausgeprägte Wirbelsäulenkrümmungen finden sich oft in Verbindung mit einem flach stehenden Kreuzbein und entsprechend horizontal angeordneten, stark abgewinkelten Gelenkflächen (horizontales oder Überlastungsbecken nach Gutmann). Der Gelenkknorpel ist auf der Sakrumseite doppelt so dick wie auf der Iliumseite und besteht aus hyalinem Knorpel mit einer breiten Tangentialfaserschicht.

#### Kapsel-Bandapparat

Die Gelenkkapsel wird ventral und dorsal durch die Ligg. sacroiliaca ventralia und dorsalia verstärkt, wobei der dorsale Bandapparat wesentlich kräftiger ausgebildet ist. Kranial schließt an die Ligg. sacroiliaca das Lig. iliolumbale an. Es entspringt vom Processus costalis von L5 und zieht V-förmig zur Vorderseite der Crista iliaca und der Basis ossis sacri. Die dünne Bandverbindung zwischen dem Processus costalis von L4 und der Crista iliaca ist Teil der Fascia thoracolumbalis. Das Lig. sacrotuberale entspringt am seitlichen Rand des Kreuzbeins bis zum Os coccyx, verbindet sich kranial mit den Ligg. sacroiliaca dorsalia und inseriert breit am Tuber ossis ischii. Das Lig. sacrospinale entspringt an der lateralen Innenfläche des Os sacrum und an der Basis des Os coccyx. Es inseriert an der Spina ischiadica. An den Ligg. sacrotuberalia und sacrospinalia inserieren kräftige Hüft- und Beckenbodenmuskeln, die die Spannung dieser Bänder erhöhen können.

### Symphysis pubis

Die Symphyse verbindet die beiden Ossa pubis miteinander. Die Gelenkflächen sind von hyalinem Knorpel bedeckt. Dazwischen befindet sich ein Discus interpubicus, der aus Faserknorpel besteht. In der Symphyse sind Translationsbewegungen von 2 mm in der Vertikalen und bis zu 3° Rotation möglich.

#### Kapsel-Bandapparat

- Lig. pubicum superius
- Lig. arcuatum pubis (Unterseite der Symphyse)

### Articulatio sacrococcygealis

Der erste Steißbeinwirbel steht mit dem Apex ossis sacri entweder durch ein echtes Gelenk oder durch eine Knorpelhaft in Verbindung. Die Gelenkverbindung ermöglicht eine passive Bewegung des Steißbeins.

#### Kapsel-Bandapparat

- Lig. sacrococcygeum dorsale superficiale
- Lig. sacrococcygeum dorsale profundum
- Lig. sacrococcygeum ventrale

## Muskeln und Innervation

| *Muskeln* | *Segment. Innervation* | *Nerven* | *Segment. Ursprung* |
|---|---|---|---|
| M. psoas major | L1-L4 | Plexus lumbalis | L1-L4 |
| | | N. femoralis | L2-L4 |
| M. glutaeus maximus | L4-S2 | N. glutaeus inferior | L4-S2 |
| M. piriformis | L5-S2 | Plexus sacralis | L4-S3 |
| M. levator ani | S4 | | S4 |
| | S2-S4 | N. pudendus | L4-S4 |
| M. coccygeus | S4-S5 | | S4-S5 |

## 2.7.2 Oberflächenanatomie

### Dorsalseite

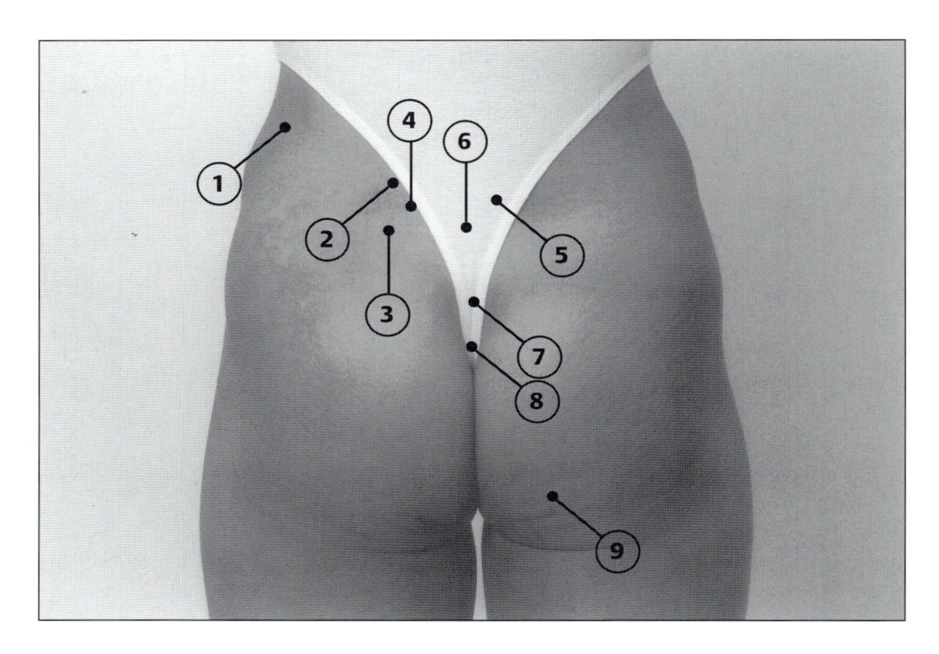


**Knochen**

1 Crista iliaca
2 Spina iliaca posterior superior
3 Spina iliaca posterior inferior
4 Sulkus des Iliosakralgelenkes
5 Basis ossis sacri
6 Crista sacralis mediana
7 Apex ossis sacri
8 Os coccyx
9 Tuber ischiadicum

*Ausgangsstellung des Patienten:* Bauchlage.
*Ausgangsstellung des Untersuchers:* Stehend seitlich des Patienten auf Höhe der Oberschenkel, der Untersucher ist schräg zum Kopf des Patienten hin gewendet.

**1 Crista iliaca**
Palpation von der Flanke her flächig mit der Radialseite der Hand von kranial nach kaudal bis zum knöchernen Kontakt mit der Crista iliaca. Nach dorsal der Crista iliaca entlang palpieren, bis sich die Crista iliaca nach dorsal medial inferior abwinkelt.

**2 Spina iliaca posterior superior**
Die Crista iliaca verbreitert sich dorsal medial zur Spina iliaca posterior superior. Diese liegt sehr oberflächlich und ist deshalb mit den Fingerspitzen gut zu palpieren.

**3 Spina iliaca posterior inferior**
Weiter kaudal und meist leicht nach lateral versetzt befindet sich die Spina iliaca posterior inferior, die den kranialen, medialen Abschluß der Incisura ischiadica major bildet. Falls die Palpation von der Spina iliaca posterior superior her nicht möglich ist, kann alternativ entlang dem lateralen Sakrumrand nach kranial bis zum oberen, annähernd horizontal verlaufenden Teil der Incisura ischiadica major palpiert werden. Die Spina iliaca posterior inferior ist oft nicht als eigentlicher Dorn (Spina) zu palpieren.

**4 Sulkus des Iliosakralgelenkes**
Ausgehend von der Spina iliaca posterior inferior läßt sich nach kranial lateral hin eine Vertiefung zwischen Os coxae und Os sacrum palpieren. Der palpierende Finger kontaktiert dabei gleichzeitig die Dorsalfläche des Sakrumrandes und den medialen Anteil der Spina iliaca posterior inferior und bewegt sich nach kranial lateral zur Spina iliaca posterior superior hin und weiter in Richtung Crista iliaca. Diese Rinne bildet den Sulcus des Iliosakralgelenkes.
Im Bereich der Spina iliaca posterior inferior liegt der dorsal kaudale Teil des Gelenkspaltes des Iliosakralgelenkes unmittelbar an der Oberfläche, nach kranial lateral hin liegt der dorsale Zugang zum Gelenk tief im Sulcus.

**5 Basis ossis sacri**
Medial des Sulcus läßt sich der kraniale Teil des Os sacrum palpieren. Ventral davon liegt die Basis ossis sacri, die kraniale Deckplatte des ersten Sakralwirbels. Ihre ventrale Begrenzung, das Promontorium, läßt sich von ventral her palpieren.

**6 Crista sacralis mediana**
In der Mitte des Os sacrum findet sich eine höckerige Knochenleiste, die Crista sacralis mediana, die von den Dornfortsätzen der Sakralwirbel gebildet wird.

**7 Apex ossis sacri**
Die Crista sacralis mediana läßt sich nach kaudal verfolgen, man palpiert die in der Sagittalebene dorsal konvexe Rundung des unteren Teils des Os sacrum, den Apex ossis sacri. Unterhalb des letzten Höckers der Crista sacralis mediana läßt sich eine Vertiefung, der Hiatus sacralis, palpieren.

### 8 Os coccyx

Kaudal des Hiatus sacralis liegt das Os coccyx, das wie der Apex ossis sacri in der Sagittalebene dorsal konvex gekrümmt ist und dessen Spitze nach ventral kaudal zeigt. Das Os coccyx läßt sich unterhalb des Hiatus sacralis von dorsal her nach ventral kaudal in die Gesäßfalte verfolgen. Auch die lateralen Ränder sind palpierbar.

### 9 Tuber ischiadicum

Palpation in der Glutäalfalte mit Palpationsdruck nach lateral vom Apex ossis sacri nach kaudal entlang dem Ligamentum sacrotuberale bis zum Kontakt mit dem Tuber ischiadicum in der Glutäalfalte.
*Alternative Palpation:* Von der Gesäßfalte her entlang der Glutäalfalte in der Tiefe nach lateral bis zum Kontakt mit dem Tuber ischiadicum.

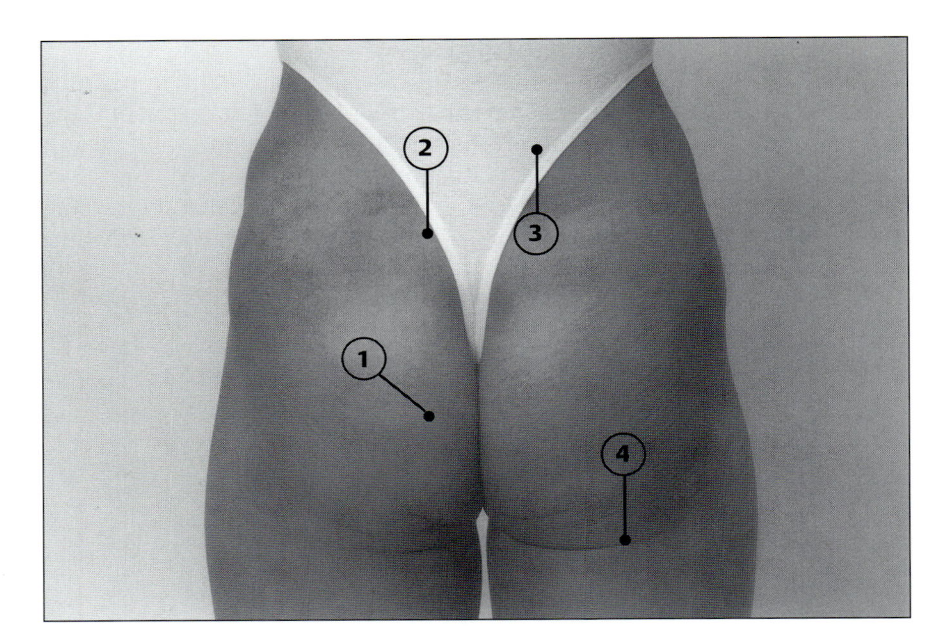


## Ligamente, Bursen, Nerven und Gefäße

1 Lig. sacrotuberale
2 Lig. sacroiliaca dorsalia
3 Lig. iliolumbale
4 Nervus ischiadicus

*Ausgangsstellung des Patienten:* Bauchlage.
*Ausgangsstellung des Untersuchers:* Stehend seitlich des Patienten auf Höhe der Oberschenkel, der Untersucher ist schräg zum Kopf des Patienten hin gewendet.

### 1 Lig. sacrotuberale

*Ursprung:* Laterale kaudale Seitenfläche des Os sacrum, Seitenfläche des Os coccyx.
*Ansatz:* Tuber ossis ischii.
*Anspannung:* Flexion (Rückwärtsrotation) des Os coxae bei fixiertem Os sacrum oder Nutationsbewegung des Os sacrum bei fixiertem Os coxae.
*Faserverlauf:* Vom lateralen Rand des Os sacrum nach kaudal und lateral zum Ansatz an der dorsalen medialen Fläche des Tuber ischiadicum.
*Palpation:* Quer zum Faserverlauf des Ligaments, von der medialen Seite des Tuber ischiadicum auf der Medialseite des kleinfingerdicken Bandes nach kranial bis an den lateralen Rand des Os sacrum. Palpation in entspanntem Zustand.

### 2 Ligg. sacroiliaca dorsalia

*Ursprung:* Os sacrum auf der Dorsalseite des Iliosakralgelenks.
*Ansatz:* Os ilium auf der Dorsalseite des Iliosakralgelenks, die Bänder verstärken die Gelenkkapsel auf ihrer Dorsalseite.
*Anspannung:* Rotations- und Klaffbewegungen der Gelenkspartner.
*Faserverlauf:* Von der Dorsalfläche des Os sacrum nach kranial lateral zum dorsomedialen Teil der Crista iliaca und zur Medialseite der Spina iliaca posterior superior.
*Palpation:* Quer zum Faserverlauf der Ligamente. Palpation in entspanntem Zustand.

### 3 Lig. iliolumbale

*Ursprung:* Processus costarius von L 5.
*Ansatz:* Mediale Lippe der Crista iliaca und kranial lateraler Anteil des Os sacrum.
*Anspannung:* Rotations- und Klaffbewegungen der Ossa ilia, Scherbewegungen des 5. Lendenwirbels nach ventral kaudal, Rotationsbewegungen des 5. Lendenwirbels auf dem Os sacrum.
*Faserverlauf:* Von den Processus costarii des 5. Lendenwirbels nach dorsal lateral zum kranial lateralen Anteil der Ala ossis sacri und nach kranial lateral zur medialen Lippe der Crista iliaca.
*Palpation:* Quer zum Faserverlauf im Winkel zwischen Processus costarius und Beckenkamm, in entspanntem Zustand.

### 4 Nervus ischiadicus

*Leitstrukturen:* Laterale Begrenzung des Tuber ischiadicum, kaudale Fasern des M. glutaeus maximus, laterale Fasern des Caput longum M. bicipitis femoris.
*Verlauf:* Von proximal nach distal entlang der Längsachse des Femurs in Richtung Fossa poplitea.
*Palpation:* Lateral der vom Tuber ischiadicum ausgehenden Hüftextensoren auf der Grenze zwischen dem medialen und dem mittleren Drittel einer Verbindungslinie zwischen Tuber ischiadicum und Trochanter major und distal der untersten Fasern des M. Glutaeus maximus. Palpation quer zum Verlauf.

## Muskeln, Sehnen und Insertionen

1 M. glutaeus maximus
2 M. glutaeus medius
3 M. piriformis
4 Ursprung der Mm. semitendinosus, semimembranosus und biceps femoris vom Tuber ischiadicum

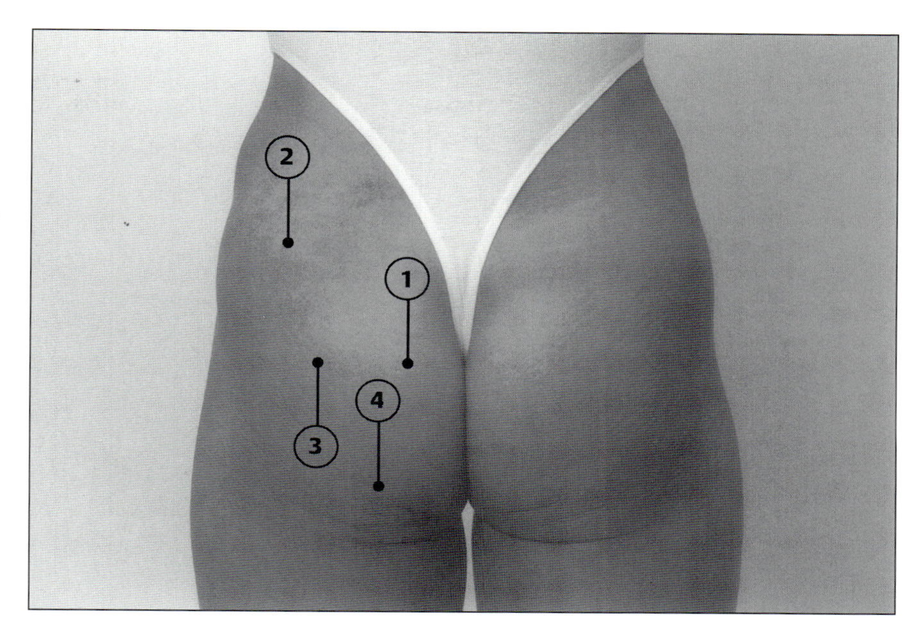


*Ausgangsstellung des Patienten:* Bauchlage.
*Ausgangsstellung des Untersuchers:* Stehend seitlich des Patienten auf Höhe der Oberschenkel, der Untersucher ist schräg zum Kopf des Patienten hin gewendet.

### 1 M. glutaeus maximus

*Ursprung:* Crista iliaca, Spina iliaca posterior superior, Os sacrum, Os coccyx, Fascia thoracolumbalis, Lig. sacrotuberale.
*Ansatz:* Tuberositas glutaea am Femur, Tractus iliotibialis.
*Kontraktion:* Extension und Außenrotation (auch Abduktion und Adduktion) des Femurs im Hüftgelenk, Aufrichten des Oberkörpers aus gebückter Stellung.
*Faserverlauf:* Von der Crista iliaca, der Spina iliaca posterior superior, dem Os sacrum, dem Os coccyx, der Fascia thoracolumbalis und dem Lig. sacrotuberale schräg nach kaudal und lateral zur Tuberositas glutaea am Femur und weiter nach distal in den Tractus iliotibialis.
*Palpation:* Mit Pinzettengriff und flächig vom Ursprung bis zum Ansatz, quer zum Faserverlauf, in angespanntem und entspanntem Zustand.

### 2 M. glutaeus medius

*Ursprung:* Facies glutaea der Ala ossis ilii, Crista iliaca.
*Ansatz:* Trochanter major.
*Kontraktion:* Alle Fasern: Abduktion. Vordere Fasern: Flexion und Innenrotation. Hintere Fasern: Extension und Außenrotation des Femurs im Hüftgelenk.
*Faserverlauf:* Vom Trochanter major fächerförmig nach kranial dorsal, kranial und kranial ventral zur Facies glutaea der Ala ossis ilii und zur Crista iliaca.
*Palpation:* Flächig quer zum Faserverlauf von der Crista iliaca bis zum Trochanter major, in angespanntem und entspanntem Zustand.

### 3 M. piriformis

*Ursprung:* Facies pelvina des Os sacrum, Rand der Incisura ischiadica major.
*Ansatz:* Mediale Seite der Spitze des Trochanter major.
*Kontraktion:* Außenrotation, Abduktion, Extension des Femurs im Hüftgelenk.
*Faserverlauf:* Von der Facies pelvina des Os sacrum und dem Rand der Incisura ischiadica major fast horizontal nach lateral und wenig kaudal zur medialen Seite der Spitze des Trochanter major. Der Muskel liegt in der Tiefe auf einer Linie, die das mittlere Drittel des Os sacrum mit dem Trochanter major verbindet.
*Palpation:* Mit mehreren Fingerspitzen flächig und tief, quer zum Faserverlauf, in angespanntem und entspanntem Zustand.

**4 Ursprung der Mm. semitendinosus, semimembranosus und biceps femoris**

M. biceps femoris

*Ursprung:* Caput longum: Tuber ischiadicum.
Caput breve: Mittleres Drittel der lateralen Lippe der Linea aspera, Septum intermusculare.

*Ansatz:* Caput fibulae.

*Kontraktion:* Extension des Femurs im Hüftgelenk, Flexion und Außenrotation des Unterschenkels im Kniegelenk.

*Faserverlauf:* Vom Tuber ischiadicum nach distal und wenig lateral zum Caput fibulae.

Mm. semitendinosus und semimembranosus

*Ursprung:* Tuber ischiadicum.

*Ansatz:* M. semitendinosus: Pes anserinus superficialis.
M. semimembranosus: Condylus medialis tibiae, Faszie des M. popliteus, Lig. popliteum obliquum.

*Kontraktion:* Extension des Femurs im Hüftgelenk, Flexion und Innenrotation des Unterschenkels im Kniegelenk.

*Faserverlauf:* Vom Tuber ischiadicum nach distal zum Pes anserinus superficialis bzw. zum Condylus medialis tibiae, der Faszie des M. popliteus und dem Lig. popliteum obliquum.

*Palpation:* Vom Tuber ischiadicum aus nach kaudal, flächig quer zum Faserverlauf, in angespanntem und entspanntem Zustand.

## Ventralseite

### Knochen

**1** Spina iliaca anterior superior
**2** Spina iliaca anterior inferior
**3** Innenfläche des Os ilium
**4** Os pubis
**5** Symphysis pubis
**6** Promontorium

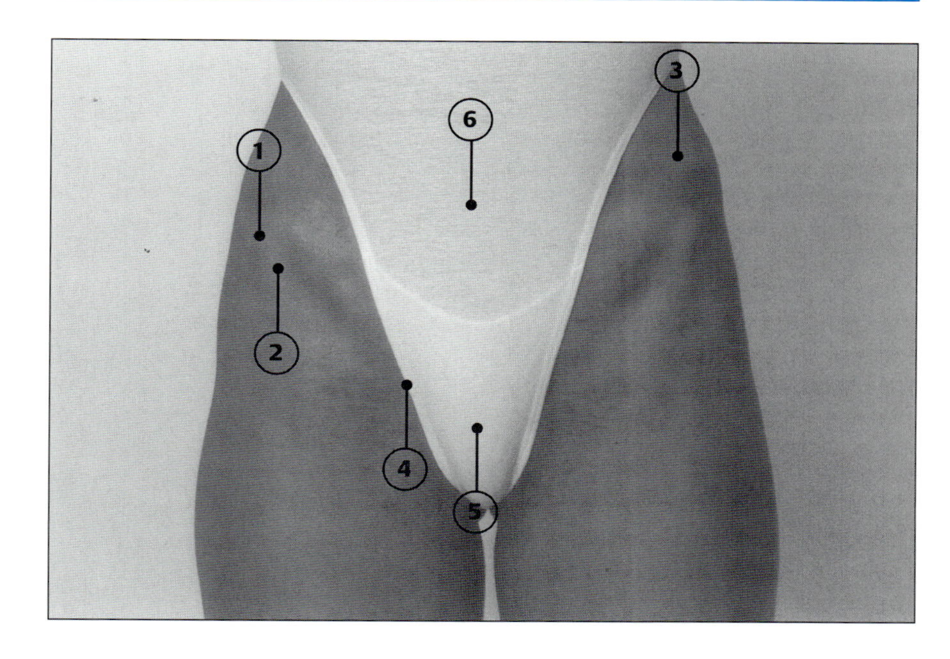


*Ausgangsstellung des Patienten:* Rückenlage, Hüft- und Kniegelenke leicht flektiert.
*Ausgangsstellung des Untersuchers:* Stehend seitlich des Patienten auf Höhe der Oberschenkel, der Untersucher ist schräg zum Kopf des Patienten hin gewendet.

#### 1 Spina iliaca anterior superior

Von der Crista iliaca erfolgt die Palpation in ventrale Richtung zur vorderen Ecke des Beckenkamms, die die Spina iliaca anterior superior bildet.

#### 2 Spina iliaca anterior inferior

Auf Höhe der Spina iliaca anterior superior wird medial der Ursprungssehne des M. sartorius nach kaudal und leicht medial in die Tiefe palpiert. Zwei querfingerbreit unterhalb der Spina iliaca anterior superior zwischen dem M. tensor fasciae latae und dem M. sartorius läßt sich bei flektiertem und außenrotiertem Oberschenkel in der Tiefe die Spina iliaca anterior inferior palpieren.

#### 3 Innenfläche des Os ilium

Bei entspannter Bauchdecke ist es möglich, die mediale Seite des Beckenkamms nach kaudal und dorsal zu verfolgen. Die Innenfläche des Os ilium ist weitgehend vom M. iliacus bedeckt, unter dessen Fasern der Knochen erahnt werden kann.

#### 4 Os pubis

Von der Spina iliaca anterior inferior erfolgt die Palpation weiter nach kaudal medial dem vorderen Rand des Os ilium entlang zum Os pubis und via Ramus ossis pubis bis zur Symphyse.

#### 5 Symphysis pubis

Die Knorpelhaft und die beiden Ossa pubis lassen sich palpatorisch leicht differenzieren. Die Knorpelhaft ist als weich-elastische Verbindung zwischen den beiden Ossa pubis tastbar. Im Stehen läßt sich die relative Bewegung der beiden Ossa pubis bei Standbeinwechsel gut palpieren, im Liegen kann der Standbeinwechsel durch Beckenbewegungen um eine sagittale Achse simuliert werden.

#### 6 Promontorium

Bei normal gebauten Individuen lassen sich durch die Bauchdecke leicht rechts von der Mittellinie (die Aorta abdominalis liegt leicht nach links versetzt vor den Wirbelkörpern) die Vorderflächen der Wirbelkörper palpieren. Auf Höhe des Bauchnabels (Umbilicus) befindet sich der Wirbelkörper von L 3, von dort können nach kaudal die Wirbelkörper von L 4 und dann auch von L 5 palpiert werden. Die konkaven Vorderflächen der Wirbelkörper lassen sich gut von den konvexen Bandscheiben unterscheiden. Die Unterkante von L 5 kann meist palpiert werden, die Bandscheibe L 5/S 1 und die vordere Oberkante des Sakrums, das Promontorium, lassen sich oft nur erahnen.

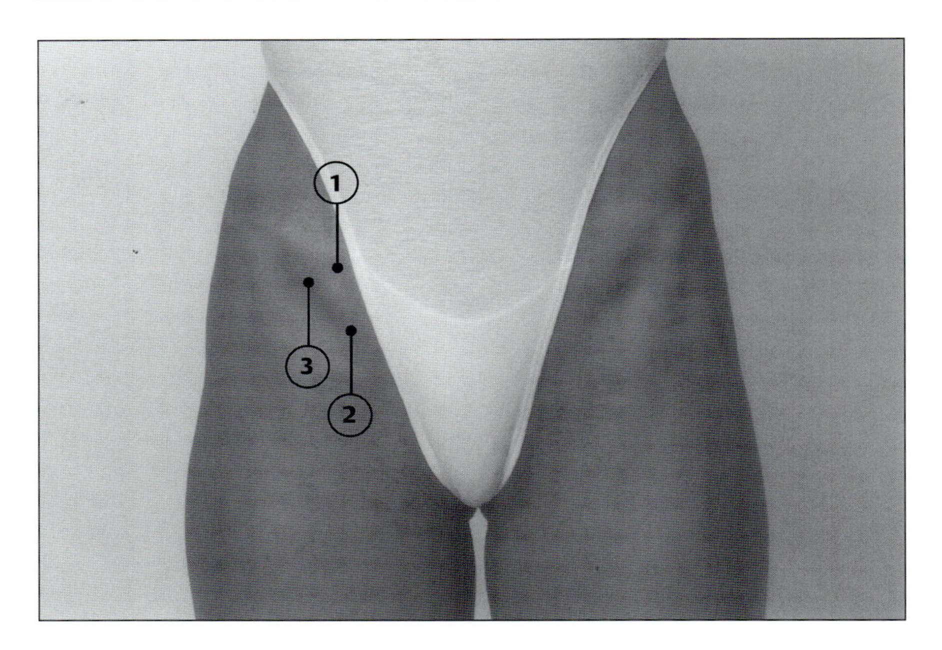


## Ligamente, Bursen, Nerven und Gefäße

**1** Lig. inguinale
**2** Lacuna vasorum (A. femoralis, V. femoralis)
**3** Lacuna musculorum (N. femoralis, M. iliopsoas)

*Ausgangsstellung des Patienten:* Rückenlage.
*Ausgangsstellung des Untersuchers:* Stehend seitlich des Patienten auf Höhe der Oberschenkel, der Untersucher ist schräg zum Kopf des Patienten hin gewendet.

### 1 Lig. inguinale

*Ursprung und Ansatz:* Verbindet die Spina iliaca anterior superior mit dem Tuberculum pubicum. Bildet die unterste Begrenzung der Aponeurose des M. obliquus abdominis externus.

*Anspannung:* Entfällt.

*Faserverlauf:* Von der Spina iliaca anterior superior nach medial und kaudal zum Ansatz am Tuberculum pubicum.

*Palpation:* Quer zum Faserverlauf des Ligaments, das Ligament fühlt sich in der Konsistenz faserig, wie derber Stoff, an. Palpation in entspanntem Zustand, das Band kann nur durch Druck nach dorsal unter Spannung gebracht werden.

### 2 Lacuna vasorum

Der Raum zwischen Lig. inguinale und vorderem Rand des Os coxae wird durch zwei Logen (Lacunae) gefüllt. Medial befindet sich die Lacuna vasorum, die die Arteria und die Vena femoralis enthält, lateral liegt die Lacuna musculorum. Die A. femoralis läßt sich einen Fingerbreit kaudal des Leistenbandes auf der Grenze zwischen dessen mittlerem und medialem Drittel palpieren. Die Palpation erfolgt mit leichtem Druck bei leicht flektiertem Oberschenkel mit drei Fingerspitzen nebeneinandergereiht auf der Arterie.

### 3 Lacuna musculorum

Die lateral von der Lacuna vasorum gelegene Lacuna musculorum ist durch den faserigen Arcus iliopectineus von der Lacuna vasorum getrennt. Sie enthält die Mm. psoas und iliacus und den N. femoralis. Der M. psoas liegt auf der Medialseite, der M. iliacus auf der Lateralseite der Loge. In der Lacuna musculorum verläuft der N. femoralis ventral des M. psoas und direkt lateral des Arcus iliopectineus, ungefähr einen Fingerbreit lateral der A. femoralis. Der Nerv kann durch Knieflexion bei extendierter Hüfte unter Zug gesetzt und so palpatorisch leichter differenziert werden.

## Muskeln, Sehnen und Insertionen

**1** M. tensor fasciae latae
**2** M. sartorius
**3** M. rectus femoris
**4** M. iliacus
**5** M. psoas major und minor
**6** M. obliquus abdominis externus
**7** M. rectus abdominis

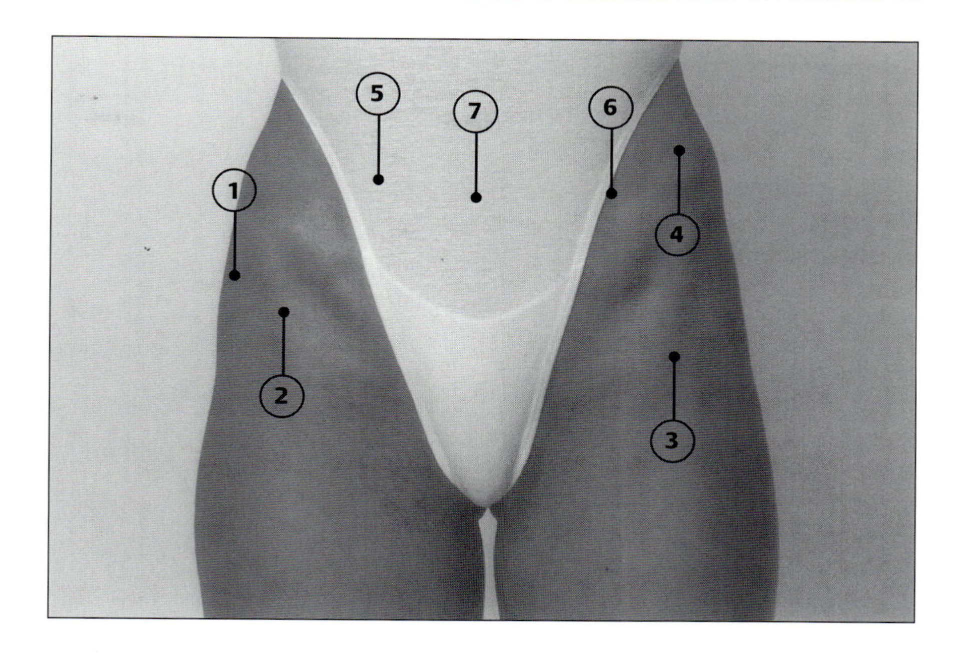


*Ausgangsstellung des Patienten:* Rückenlage.
*Ausgangsstellung des Untersuchers:* Stehend seitlich des Patienten auf Höhe der Oberschenkel, der Untersucher ist schräg zum Kopf des Patienten hin gewendet.

### 1 M. tensor fasciae latae

*Ursprung:* Laterale Crista iliaca im Bereich der Spina iliaca anterior superior.
*Ansatz:* Via Tractus iliotibialis und Fascia lata zum Tuberculum Gerdyi.
*Kontraktion:* Flexion, Abduktion und Innenrotation des Femurs im Hüftgelenk.
*Faserverlauf:* Der Muskelbauch erstreckt sich von der lateralen Crista iliaca bis distal über den Trochanter major hinaus und geht dann in den Tractus iliotibialis über, der sich auf der Lateralseite des Oberschenkels nach distal bis zum Tuberculum Gerdyi am Condylus lateralis tibiae erstreckt.
*Palpation:* Flächig quer zum Faserverlauf des Muskels und der Sehnenplatte. Der proximale Anteil kann mit breitem Pinzettengriff palpiert werden. Palpation in angespanntem und entspanntem Zustand.

### 2 M. sartorius

*Ursprung:* Spina iliaca anterior superior.
*Ansatz:* Als proximaler Anteil des Pes anserinus superficialis an der Tuberositas tibiae.
*Kontraktion:* Flexion, Abduktion und Außenrotation des Femurs im Hüftgelenk, Flexion und Innenrotation im Kniegelenk.
*Faserverlauf:* Von der Spina iliaca anterior superior um den anterioren Oberschenkel nach kaudal und medial zur Tuberositas tibiae.
*Palpation:* Flächig oder mit Pinzettengriff quer zum Faserverlauf des Muskels. Palpation in angespanntem und entspanntem Zustand.

### 3 M. rectus femoris

*Ursprung:* Spina iliaca anterior inferior, Pfannendach und Hüftgelenkskapsel.
*Ansatz:* Oberer Pol der Patella, via Patella und Lig. patellae zur Tuberositas tibiae.
*Kontraktion:* Flexion und Abduktion des Femurs im Hüftgelenk, Extension des Unterschenkels im Kniegelenk.
*Faserverlauf:* Von der Spina iliaca anterior inferior, dem Pfannendach und der Hüftgelenkskapsel nach distal zum oberen Pol der Patella.
*Palpation:* Der Femur wird im Hüftgelenk leicht flektiert und außenrotiert. Wird das Bein in dieser Position gestreckt gehalten, kann der Ursprung des Muskels zwischen den Mm. tensor fasciae latae und sartorius palpiert werden (die Extension des Unterschenkels strafft die Ursprungssehne zusätzlich). Palpation in angespanntem und entspanntem Zustand.

### 4 M. iliacus

*Ursprung:* Fossa iliaca, Spina iliaca anterior inferior.
*Ansatz:* Hüftgelenkkapsel, Trochanter minor.
*Kontraktion:* Flexion, Außenrotaion des Femurs im Hüftgelenk.
*Faserverlauf:* Von der Fossa iliaca nach kaudal medial zum Trochanter minor.
*Palpation:* Bei leicht flektierter Hüfte flächig quer zum Faserverlauf des Muskels mit der ulnaren Seite der Hand. Der distale Anteil kann bei sorgfältiger und weicher

Palpation mit den Fingerspitzen bis zum Trochanter minor verfolgt werden. Palpation in angespanntem und entspanntem Zustand.

**5 M. psoas major und minor**

*Ursprung:* Seitenflächen der Wirbelkörper von Th12, L1, L2, L3 und L4, Disci intervertebrales Th12–L4, Processus costarii L1–L5.
*Ansatz:* Hüftgelenkkapsel, Trochanter minor.
*Kontraktion:* Flexion, Außenrotaion des Femurs im Hüftgelenk, Flexion, Seitneigung und Rotation zur Seite des kontrahierenden Muskels in der Lendenwirbelsäule.
*Faserverlauf:* Von den Seitenflächen der Wirbelkörper von Th12, L1, L2, L3 und L4, den Disci intervertebrales Th12–L4 und den Processus costarii L1–L5 nach kaudal lateral ventral durch die Lacuna musculorum unter dem Leistenband hindurch nach distal und leicht dorsal zur Hüftgelenkkapsel und dann zum Trochanter minor.
*Palpation:* Palpation von der Lacuna musculorum (der Muskel liegt auf der Medialseite der Loge) nach dorsal kranial und leicht medial flächig in angespanntem und entspanntem Zustand. Durch leichte Anspannung des M. psoas läßt sich der Muskel leichter abgrenzen. Eine gleichzeitige Kontraktion der Bauchwand verunmöglicht die Palpation. Der distale Anteil kann bei sorgfältiger und weicher Palpation mit den Fingerspitzen bis zum Trochanter minor verfolgt werden. Palpation in angespanntem und entspanntem Zustand.

**6 M. obliquus abdominis externus**

*Ursprung:* Außenfläche der 5.–12. Rippe mit 8 Zacken, die sich mit dem M. serratus anterior (Rippe 5–9) und dem M. latissimus dorsi (Rippe 10–12) verzahnen.
*Ansatz:* Labium externum der Crista iliaca, Bauchaponeurose.
*Kontraktion:* Flexion, Seitneigung zur Seite und Rotation des Oberkörpers zur Gegenseite des kontrahierenden Muskels.
*Faserverlauf:* Von den Rippen 5–12 nach kaudal medial ventral zur Crista iliaca und der Bauchaponeurose.
*Palpation:* Flächig in angespanntem und entspanntem Zustand.

**7 M. rectus abdominis**

*Ursprung:* Rippenknorpel 5–7, Processus xyphoideus.
*Ansatz:* Crista pubica.
*Kontraktion:* Flexion des Oberkörpers im Verhältnis zum Becken.
*Faserverlauf:* Von den Rippenknorpeln 5–7 und dem Processus xyphoideus nach kaudal zur Crista pubica.
*Palpation:* Flächig in angespanntem und entspanntem Zustand.

## Medialseite

### Knochen

**1** Femur
**2** Trochanter minor

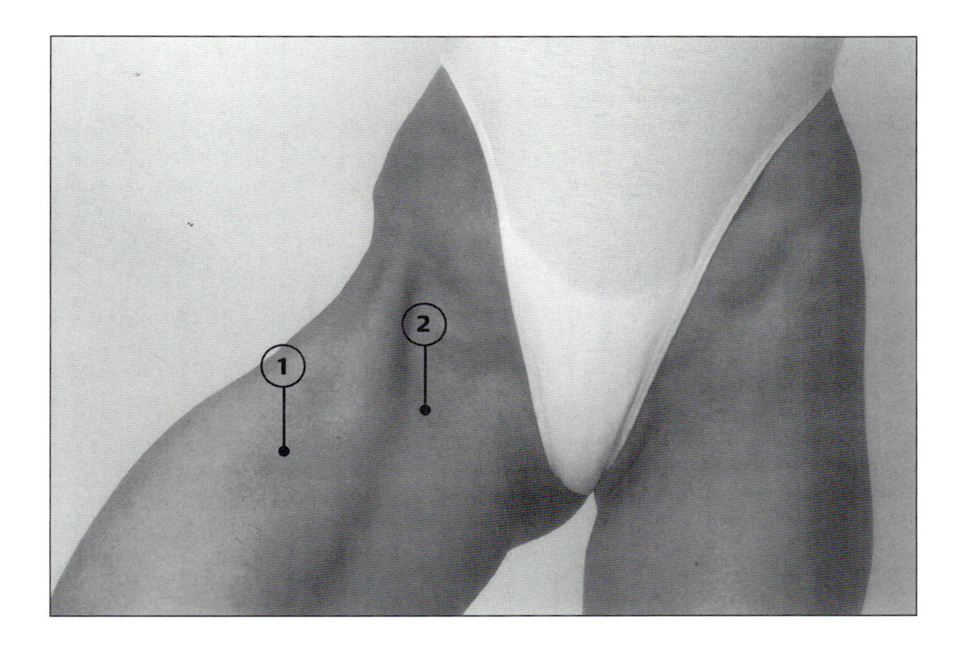


*Ausgangsstellung des Patienten:* Rückenlage, Oberschenkel im Hüftgelenk ca. 45° flektiert und leicht außenrotiert, das Knie wird durch den Untersucher abgestützt.
*Ausgangsstellung des Untersuchers:* Stehend seitlich des Patienten auf Höhe der Oberschenkel, der Untersucher ist schräg zum Kopf des Patienten hin gewendet und stützt mit seinem Oberkörper das Knie des Patienten ab, damit die Oberschenkelmuskulatur entspannt werden kann.

#### 1 Femur

An der Innenseite des Oberschenkels findet man auf Höhe der Übergangsregion zwischen mittlerem und anteriorem Drittel den Femur. Zur Auffindung bewährt sich die Palpation von ventral und medial her mit flächigem, leichtem Kontakt. Palpation auf dem Knochen in proximale Richtung.

#### 2 Trochanter minor

Der Kontakt mit dem Femur auf der Medialseite des Oberschenkels wird beibehalten. Gegen die Leistenbeuge hin kann die Medialseite des Femurs flächig und weich weiter nach proximal und dorsal verfolgt werden. Bei flektiertem und außenrotiertem Oberschenkel ist ungefähr eine Handbreit distal der Leiste eine Auftreibung an der Medialseite des Femurs, der Trochanter minor, zu spüren. Eine leichte Kontraktion des M. iliopsoas sichert die Lokalisation.

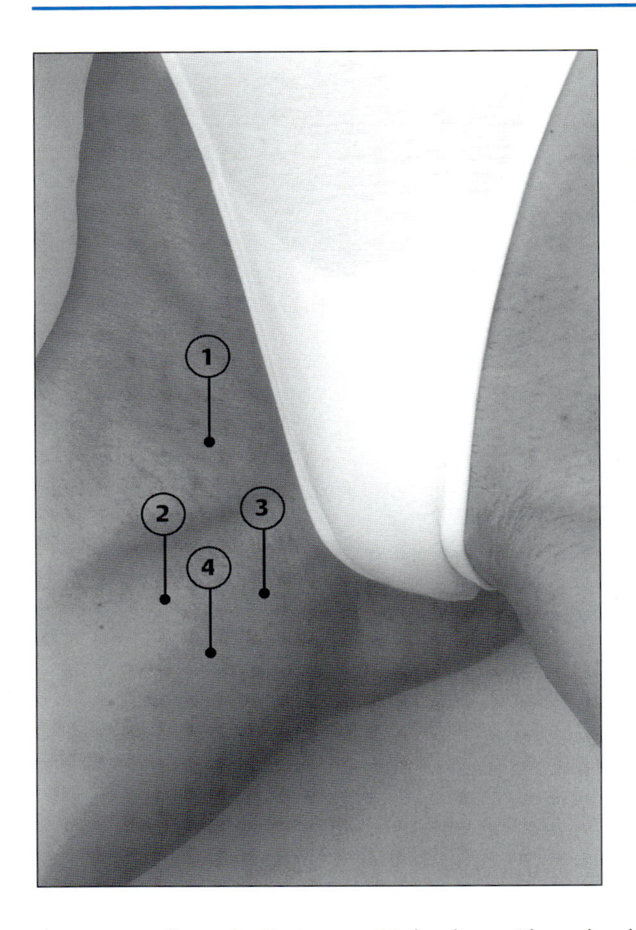


## Muskeln, Sehnen und Insertionen

**1** M. pectineus
**2** M. adductor longus
**3** M. gracilis
**4** M. adductor magnus

*Ausgangsstellung des Patienten:* Rückenlage, Oberschenkel im Hüftgelenk ca. 45° flektiert und leicht außenrotiert, das Knie wird durch den Untersucher abgestützt.
*Ausgangsstellung des Untersuchers:* Stehend seitlich des Patienten auf Höhe der Oberschenkel, der Untersucher ist schräg zum Kopf des Patienten hin gewendet und stützt mit seinem Oberkörper das Knie des Patienten ab, damit die Oberschenkelmuskulatur entspannt werden kann.

### 1 M. pectineus

*Ursprung:* Eminentia iliopubica, Pecten ossis pubis bis zum Tuberculum pubicum.
*Ansatz:* Linea pectinea und proximales Drittel der Linea aspera.
*Kontraktion:* Flexion, Adduktion und Außenrotation des Femurs im Hüftgelenk.
*Faserverlauf:* Von der Eminentia iliopubica, dem Pecten ossis pubis bis zum Tuberculum pubicum schräg nach dorsal, distal und lateral hinter dem Trochanter minor zur Linea pectinea und dem proximalen Anteil der Linea aspera.
*Palpation:* Flächig quer zum Faserverlauf des Muskels. Der Muskel kann distal bis zum Trochanter minor verfolgt werden. Palpation in angespanntem und entspanntem Zustand.

### 2 M. adductor longus (Leitstruktur)

*Ursprung:* Ramus superior ossis pubis.
*Ansatz:* Mittleres Drittel der medialen Lippe der Linea aspera.
*Kontraktion:* Flexion, Adduktion und Außenrotation des Femurs im Hüftgelenk.
*Faserverlauf:* Vom Ramus superior ossis pubis divergierend von proximal ventral nach distal dorsal lateral zum mittleren Drittel der medialen Lippe der Linea aspera.
*Palpation:* Die Sehne im Ursprungsgebiet ist rund und kleinfingerdick. Sie ist bei flektiertem und außenrotiertem Oberschenkel auf den ersten Blick klar abgrenzbar und kann mit einem Pinzettengriff palpiert werden. Distal erfolgt die Palpation flächig quer zum Faserverlauf des Muskels. Palpation in angespanntem und entspanntem Zustand.

### 3 M. gracilis

*Ursprung:* Ramus inferior ossis pubis, nahe der Symphysis pubis.

*Ansatz:* Mittlerer Muskel des Pes anserinus am medialen Condylus tibiae.

*Kontraktion:* Flexion und Adduktion des Femurs im Hüftgelenk, Flexion und Innenrotation im Kniegelenk.

*Faserverlauf:* Vom Ramus inferior ossis pubis unmittelbar dorsal des Ansatzes des M. adductor longus nach kaudal zum Pes anserinus.

*Palpation:* Unmittelbar dorsal des Ursprungs des M. adductor longus (Leitstruktur) flächig nach distal, quer zum Faserverlauf des Muskels. Palpation in angespanntem und entspanntem Zustand.

### 4 M. adductor magnus

*Ursprung:* Ramus inferior ossis pubis, Ramus inferior ossis ischii bis zum Tuber ischiadicum.

*Ansatz:* Mediale Lippe der Linea aspera (muskulär), Tuberculum adductorium (sehnig). Der sehnige Anteil des Muskels bildet das Septum intermusculare und trennt Flexoren und Extensoren des Oberschenkels.

*Kontraktion:* Extension, Adduktion und Innenrotation des Femurs im Hüftgelenk.

*Faserverlauf:* Vom Ramus inferior ossis pubis und dem Ramus inferior ossis ischii bis zum Tuber ischiadicum nach kaudal zur medialen Lippe der Linea aspera und zum Tuberculum adductorium.

*Palpation:* Flächig quer zum Faserverlauf des Muskels. Der Muskel ist nur ganz proximal zwischen dem M. gracilis und der Semigruppe oberflächlich gelegen. Palpation in angespanntem und entspanntem Zustand.

## Lateralseite

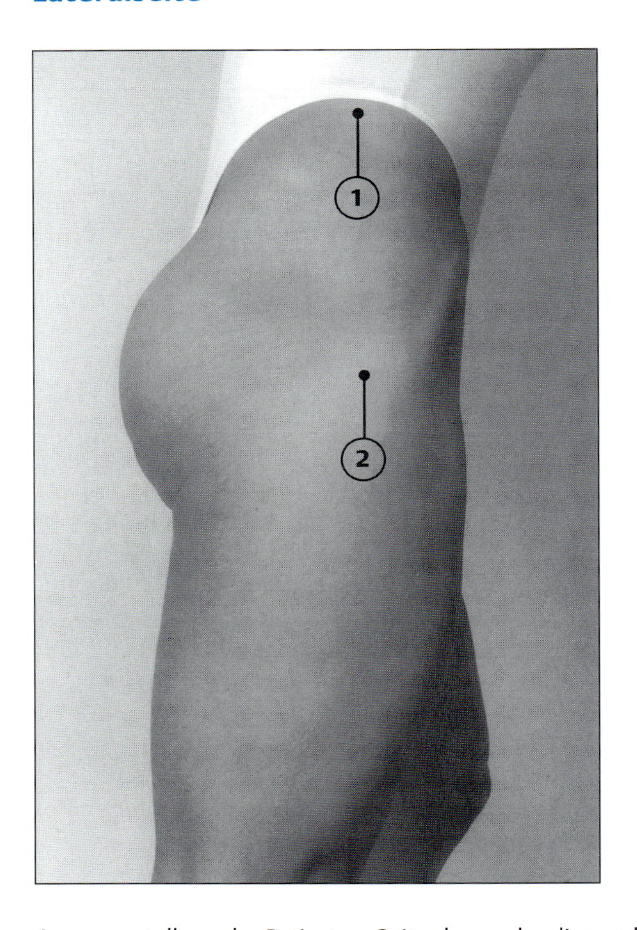


### Knochen

1 Crista iliaca
2 Trochanter major

*Ausgangsstellung des Patienten:* Seitenlage, obenliegender Oberschenkel im Hüftgelenk extendiert, untenliegender Oberschenkel im Hüftgelenk leicht flektiert.
*Ausgangsstellung des Untersuchers:* Stehend seitlich des Patienten auf Höhe der Oberschenkel, der Untersucher ist schräg zum Kopf des Patienten hin gewendet.

**1 Crista iliaca**
Palpation von der Flanke her flächig mit der Radialseite der Hand von kranial nach kaudal bis zum knöchernen Kontakt mit der Crista iliaca.

**2 Trochanter major**
Ungefähr eine Handbreit kaudal der Crista iliaca ist die Spitze des Trochanter major zu spüren. Bei Außen- und Innenrotation des Oberschenkels im Hüftgelenk bewegt sich der Trochanter major nach dorsal bzw. nach ventral. Wenn diese Bewegung palpiert werden kann, ist die Lokalisation gesichert.

## Ligamente, Bursen, Nerven und Gefäße

1 Tractus iliotibialis

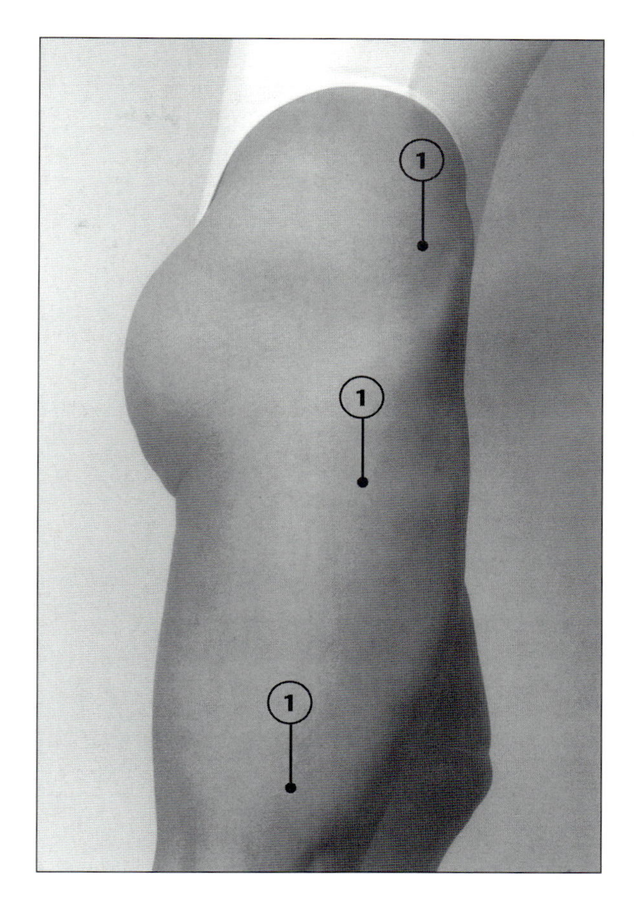


*Ausgangsstellung des Patienten:* Seitenlage, obenliegender Oberschenkel im Hüftgelenk extendiert, untenliegender Oberschenkel im Hüftgelenk leicht flektiert.
*Ausgangsstellung des Untersuchers:* Stehend seitlich des Patienten auf Höhe der Oberschenkel, der Untersucher ist schräg zum Kopf des Patienten hin gewendet.

**1 Tractus iliotibialis**

*Ursprung und Ansatz:* Bildet die Endsehne des M. tensor fasciae latae und zieht zum Tuberculum Gerdyi.

*Anspannung:* Durch Kontraktion oder Dehnung des M. tensor fasciae latae.

*Faserverlauf:* Von der Crista iliaca, lateral dorsal der Spina iliaca anterior superior und vom Trochanter major her auf der Lateralseite des Femurs nach distal zum Ansatz am Tuberculum Gerdyi.

*Palpation:* Quer zum Faserverlauf des Tractus iliotibialis, die Konsistenz ist faserig, wie derber Stoff.
Palpation in angespanntem und in entspanntem Zustand.

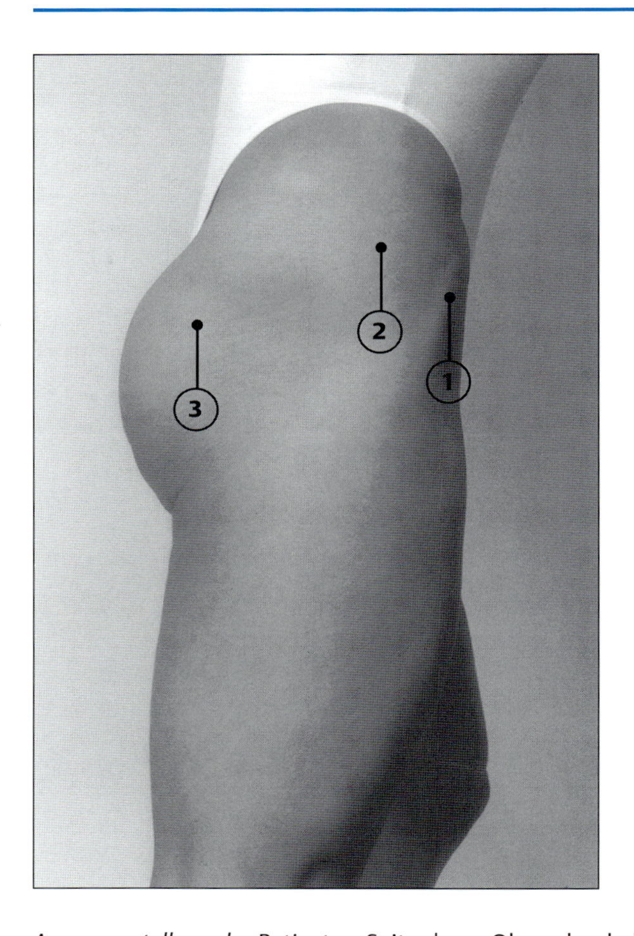


## Muskeln, Sehnen und Insertionen

1 M. tensor fasciae latae
2 M. glutaeus medius
3 M. glutaeus maximus

*Ausgangsstellung des Patienten:* Seitenlage, Oberschenkel im Hüftgelenk extendiert.
*Ausgangsstellung des Untersuchers:* Stehend seitlich des Patienten auf Höhe der Oberschenkel, der Untersucher ist schräg zum Kopf des Patienten hin gewendet.

### 1 M. tensor fasciae latae

*Ursprung:* Laterale Crista iliaca im Bereich der Spina iliaca anterior superior.

*Ansatz:* Via Tractus iliotibialis und Fascia lata zum Tuberculum Gerdyi.

*Kontraktion:* Flexion, Abduktion und Innenrotation des Femurs im Hüftgelenk.

*Faserverlauf:* Der Muskelbauch erstreckt sich von der lateralen Crista iliaca bis distal über den Trochanter major hinaus und geht dann in den Tractus iliotibialis über, der sich auf der Lateralseite des Oberschenkels nach distal bis zum Tuberculum Gerdyi am Condylus lateralis tibiae erstreckt.

*Palpation:* Der M. tensor fasciae latae ist hier am weitesten ventral gelegen.
Die Palpation erfolgt von der Spina iliaca anterior superior nach dorsal flächig quer zum Faserverlauf des Muskels. Der proximale Anteil kann mit breitem Pinzettengriff palpiert werden. Palpation in angespanntem und entspanntem Zustand.

### 2 M. glutaeus medius

*Ursprung:* Facies glutaea der Ala ossis ilii, Crista iliaca.

*Ansatz:* Trochanter major.

*Kontraktion:* Alle Fasern: Abduktion. Vordere Fasern: Flexion und Innenrotation. Hintere Fasern: Extension und Außenrotation des Femurs im Hüftgelenk.

*Faserverlauf:* Vom Trochanter major fächerförmig nach kranial dorsal, kranial und kranial ventral zur Facies glutaea der Ala ossis ilii und der Crista iliaca.

*Palpation:* Die vordersten Fasern des M. glutaeus medius liegen unmittelbar dorsal der Fasern des M. tensor fasciae latae. Der posteriore Anteil wird von den kranialen Fasern des M. glutaeus maximus bedeckt. Die Palpation erfolgt flächig quer zum Faserverlauf in angespanntem und entspanntem Zustand.

**3 M. glutaeus maximus**

*Ursprung:* Crista iliaca, Spina iliaca posterior superior, Os sacrum, Os coccyx, Fascia thoracolumbalis, Lig. sacrotuberale.

*Ansatz:* Tuberositas glutaea am Femur, Tractus iliotibialis.

*Kontraktion:* Extension und Außenrotation (auch Abduktion und Adduktion) des Femurs im Hüftgelenk, Aufrichten des Oberkörpers aus gebückter Stellung.

*Faserverlauf:* Von der Crista iliaca, der Spina iliaca posterior superior, dem Os sacrum, dem Os coccyx, der Fascia thoracolumbalis und der Lig. sacrotuberale schräg nach kaudal und lateral zur Tuberositas glutaea am Femur und weiter nach distal in den Tractus iliotibialis.

*Palpation:* Die kranialen Fasern des M. glutaeus maximus bedecken den posterioren Anteil des M. glutaeus medius. Die Palpation erfolgt mit Pinzettengriff und flächig vom Ursprung bis zum Ansatz, quer zum Faserverlauf, in angespanntem und entspanntem Zustand.

## 2.7.3 Weichteiltechniken

### Friktionsmassagen

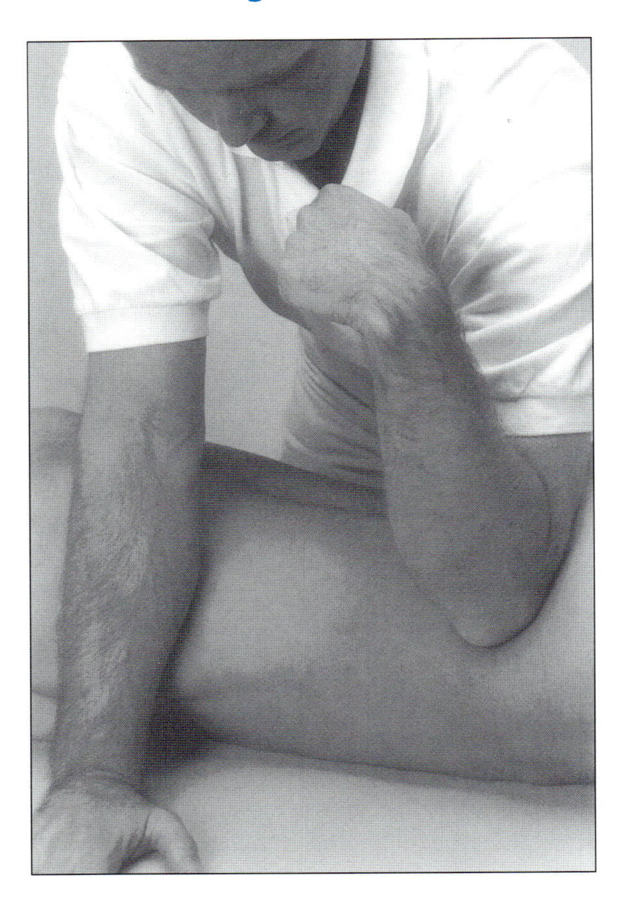

#### Friktionsmassage der Glutäalmuskulatur

*Ausgangsstellung des Patienten:* Bauchlage.

*Ausgangsstellung des Behandlers:* Stehend seitlich des Patienten auf Höhe der Oberschenkel, der Behandler ist leicht schräg zum Kopf des Patienten hin gewendet und stützt sich mit der rechten Hand auf der Behandlungsliege ab.

*Kontakt:* Der distale Anteil des rechten dorsalen Oberarms des Behandlers kontaktiert die verspannten Fasern der Glutäalmuskulatur.

*Behandlungsrichtung:* Quer zur Faserrichtung des behandelten Muskels.

## Friktionsmassage des Lig. iliolumbale

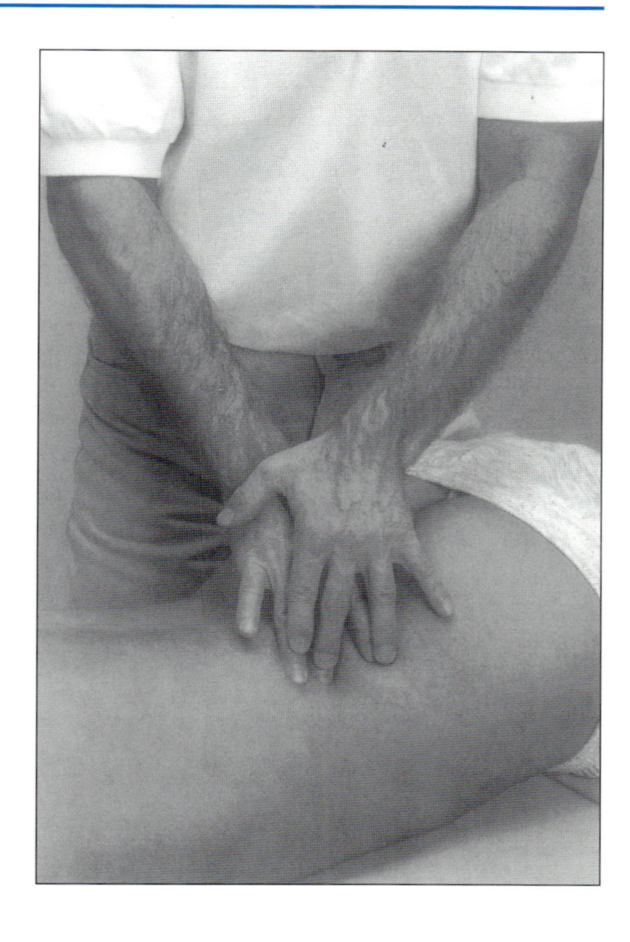

*Ausgangsstellung des Patienten:* Bauchlage.

*Ausgangsstellung des Behandlers:* Stehend seitlich des Patienten auf Höhe des Beckens, der Behandler ist leicht schräg zum Kopf des Patienten gewendet.

*Kontakt:* Die Fingerkuppe des Mittelfingers der einen Hand, verstärkt durch die Finger der anderen Hand, kontaktiert das Lig. iliolumbale.

*Behandlungsrichtung:* Quer zur Faserrichtung des behandelten Ligamentes.

## Funktionsmassagen

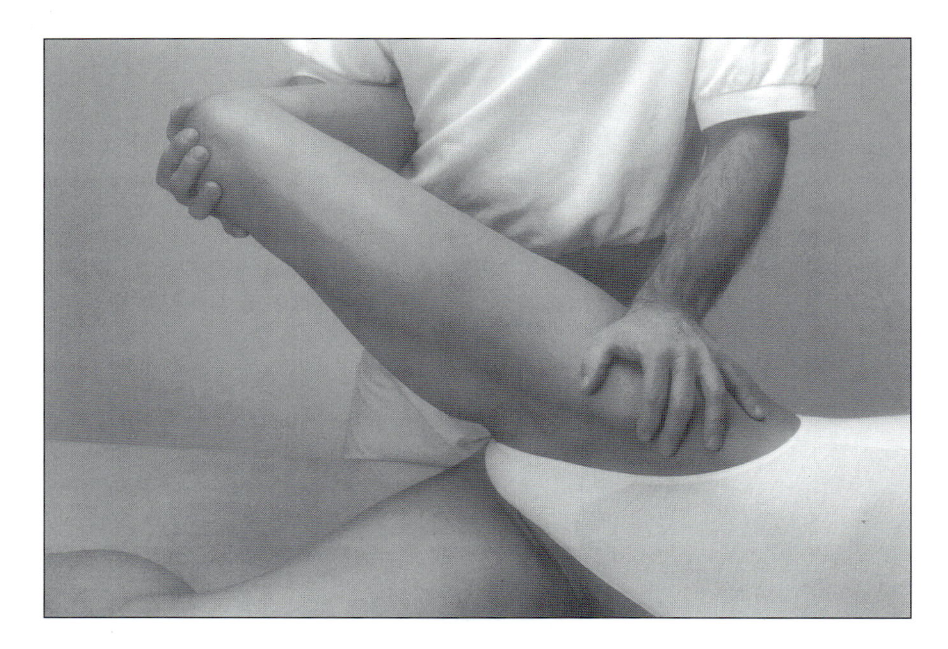

### Funktionsmassage des M. tensor fasciae latae

Verlängerung des Muskels durch Adduktion und Extension des Oberschenkels

Ausgangsstellung

*Ausgangsstellung des Patienten:* Seitlage, linker, untenliegender Oberschenkel flektiert, rechter, obenliegender Oberschenkel im Hüftgelenk extendiert und ca. 20° abduziert.

*Ausgangsstellung des Behandlers:* Stehend seitlich des Patienten auf Höhe der Oberschenkel, der Behandler ist leicht schräg zu den Füßen des Patienten hin gewendet. Der Behandler faßt von unten und distal her Unterschenkel und Knie des Patienten.

*Kontakt:* Der Handballen kontaktiert die verspannten Fasern des M. tensor fasciae latae.

*Behandlungsrichtung:* Parallel zur Faserrichtung des Muskels, hier von kaudal nach kranial.

*Verlängerung des Muskels:* Adduktion durch Absenken des Oberschenkels des Patienten. Der Behandler hält Unterschenkel und Knie stabil an seiner Seite und adduziert den Oberschenkel des Patienten, indem er seine eigenen Hüften und Knie flektiert.

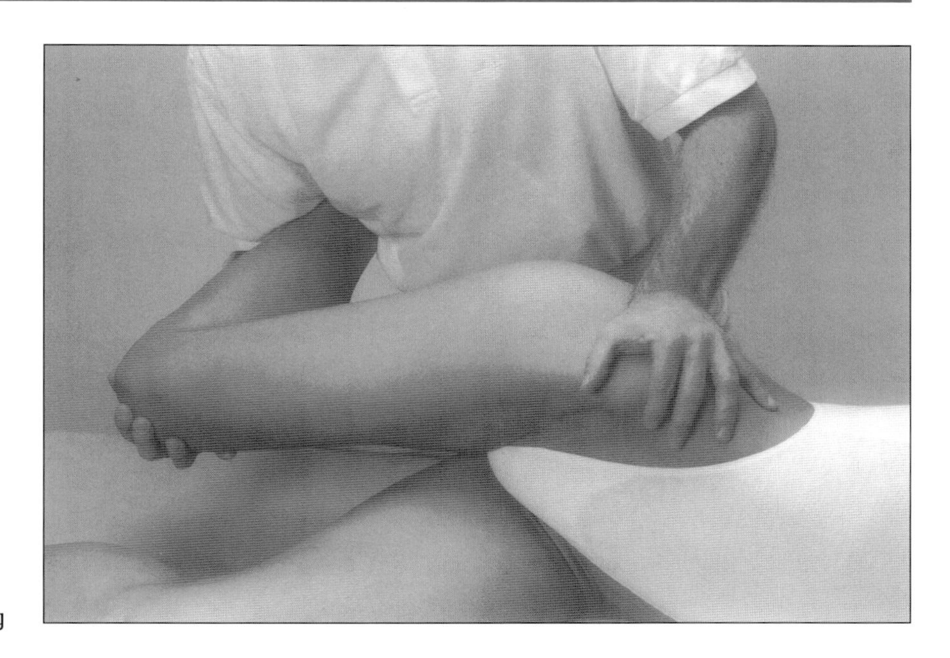

Endstellung

*Endstellung des Patienten:* Seitlage, linker untenliegender Oberschenkel flektiert, rechter, obenliegender Oberschenkel im Hüftgelenk extendiert und ca. 20° adduziert.

*Endstellung des Behandlers:* Stehend mit leicht flektierten Hüften und Knien seitlich des Patienten auf Höhe der Oberschenkel, der Behandler ist leicht schräg zu den Füßen des Patienten hin gewendet. Der Behandler hält von unten und distal her Unterschenkel und Knie des Patienten.

*Rückkehr zur Ausgangsstellung:* Abduktion durch Anheben des Oberschenkels des Patienten. Der Behandler hält Unterschenkel und Knie stabil an seiner Seite und abduziert den Oberschenkel, indem er seine Hüften und Knie extendiert.

## 2.7.4 Röntgenanatomie Becken

### Beckenübersicht a.p.

Nativröntgenbild

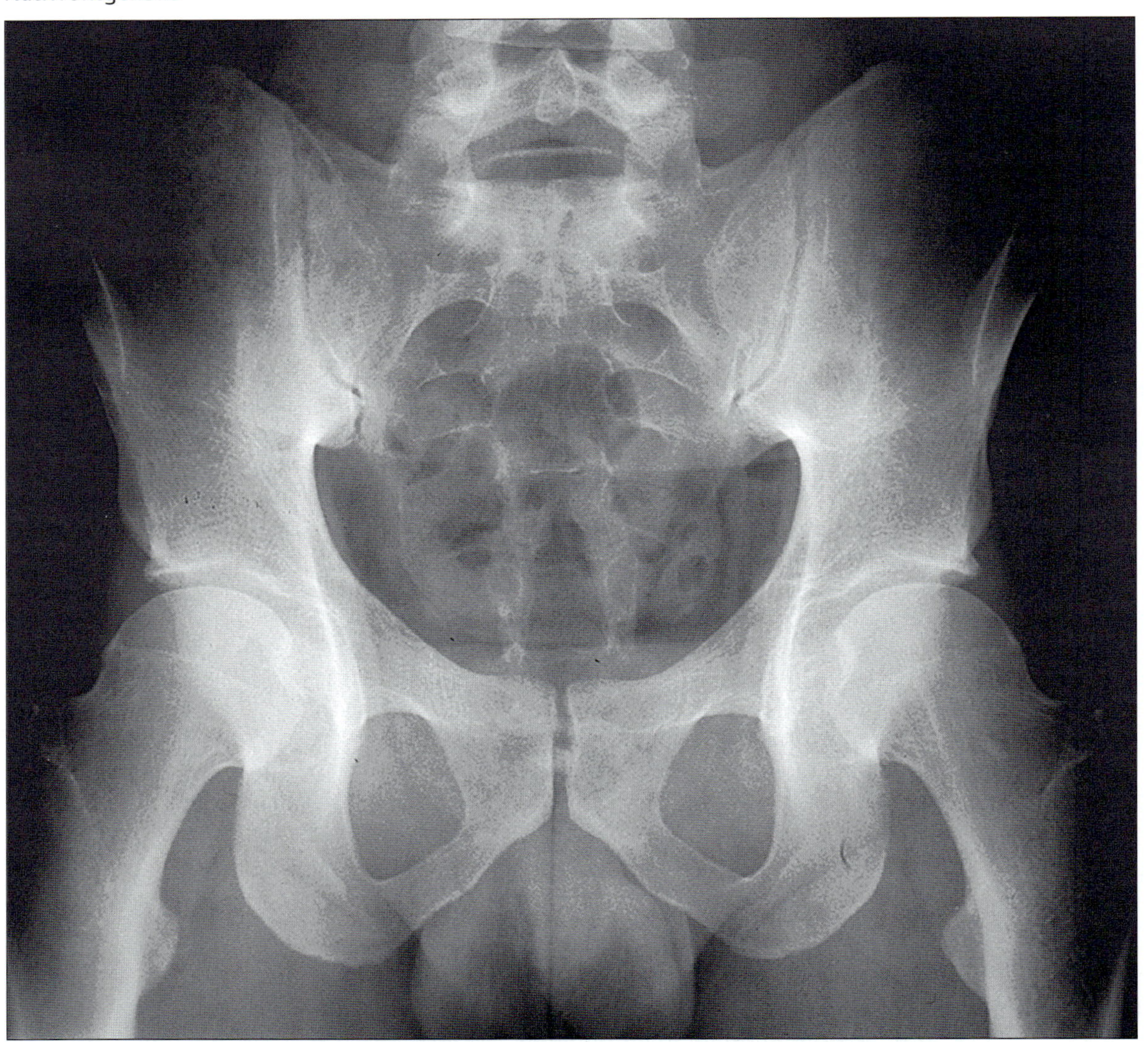

## Beckenübersicht a.p.

1 Ala ossis ilii
2 Os pubis
3 Os ischii
4 Os sacrum
5 Femur
6 Crista iliaca
7 Spina iliaca anterior superior
8 Spina iliaca anterior inferior
9 Dach des Acetabulum
10 Spina ischiadica
11 Processus articularis superior ossis sacri
12 Ala ossis sacri
13 Crista sacralis mediana
14 Foramina sacralia anteriora
15 Foramina sacralia posteriora
16 Caput femoris
17 Collum femoris
18 Trochanter major
19 Crista intertrochanterica
20 Trochanter minor
21 Pecten ossis pubis
22 Hüftgelenk
23 Iliosakralgelenk

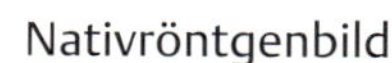
Nativröntgenbild

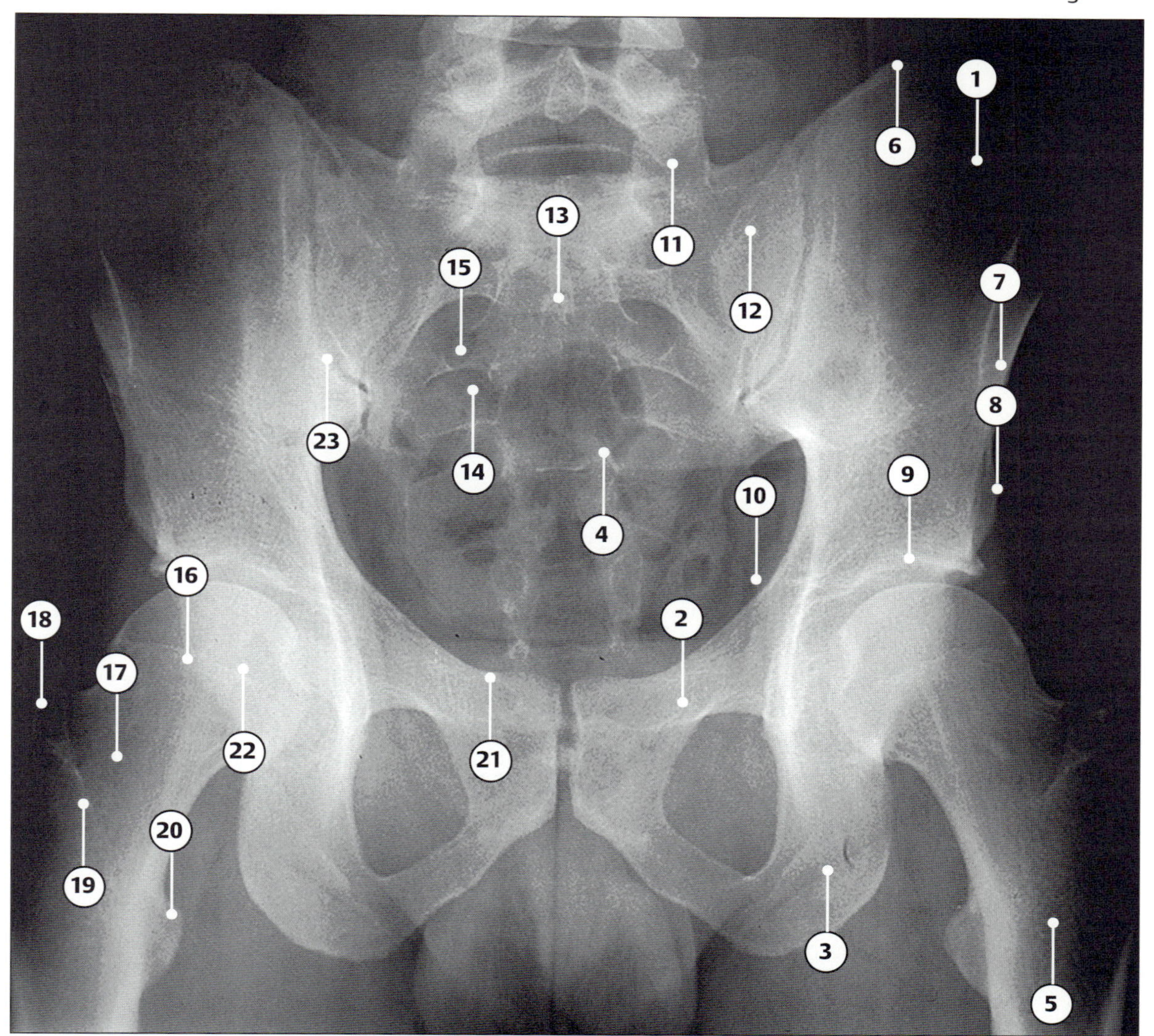

## Becken lateral

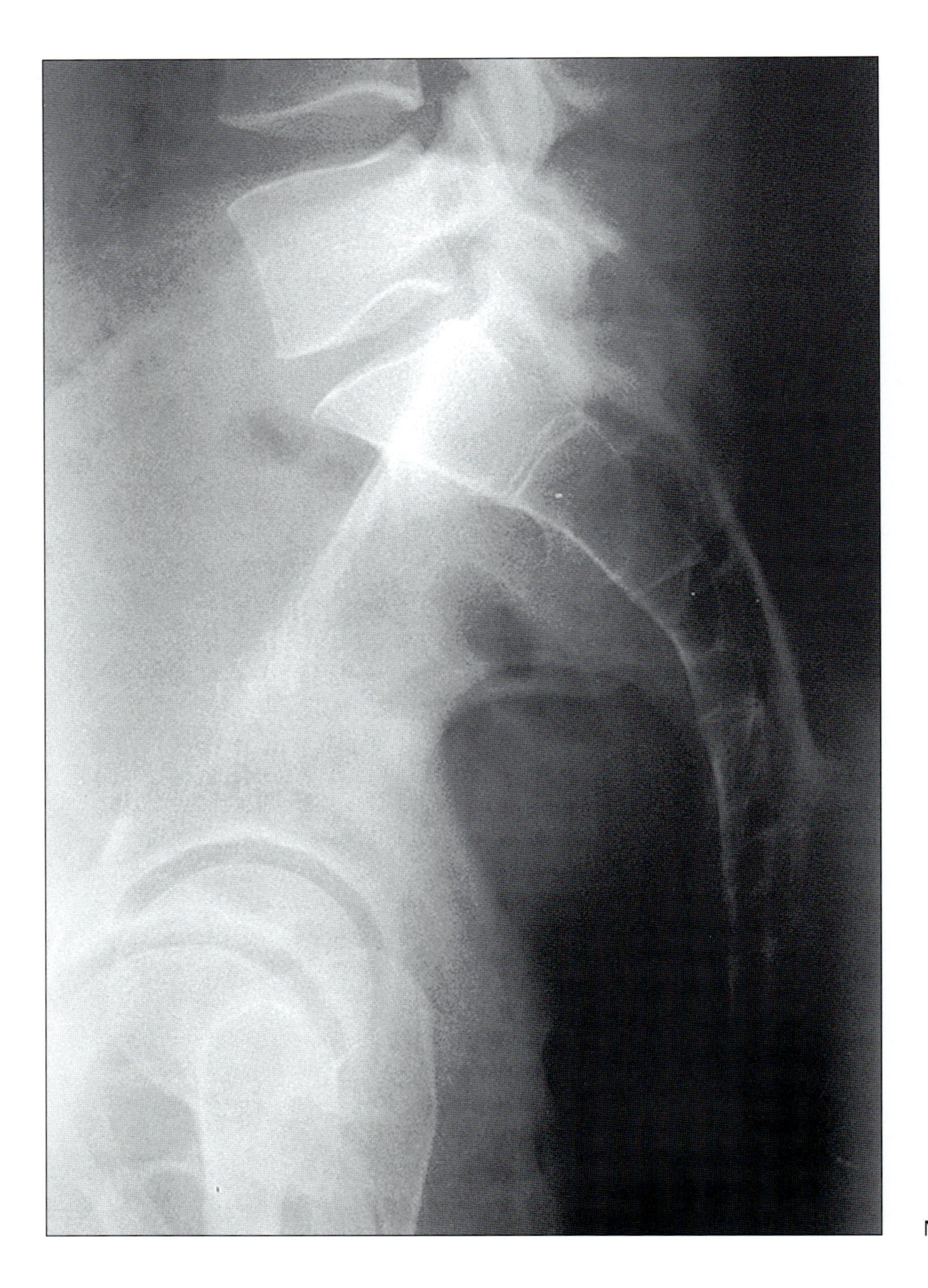

Nativröntgenbild

## Becken lateral

1 Sakralwirbel
2 Ala ossis ilii
3 Promontorium
4 4. Lumbalwirbel
5 5. Lumbalwirbel
6 Crista iliaca
7 Incisura ischiadica major
8 Spina ischiadica
9 Processus spinosus des 4. Lumbalwirbels
10 Processus spinosus des 5. Lumbalwirbels
11 Processus articularis superior von L 5
12 Processus articularis inferior von L 5
13 Processus articularis superior ossis sacri
14 Facettengelenk L4–L5
15 Facettengelenk L5–S1
16 Discus intervertebralis L4–L5
17 Discus intervertebralis L4–L5
18 Crista sacralis mediana
19 Spinalkanal des Os sacrum
20 Hiatus sacralis
21 Hüftgelenk
22 Gegend des Iliosakralgelenks

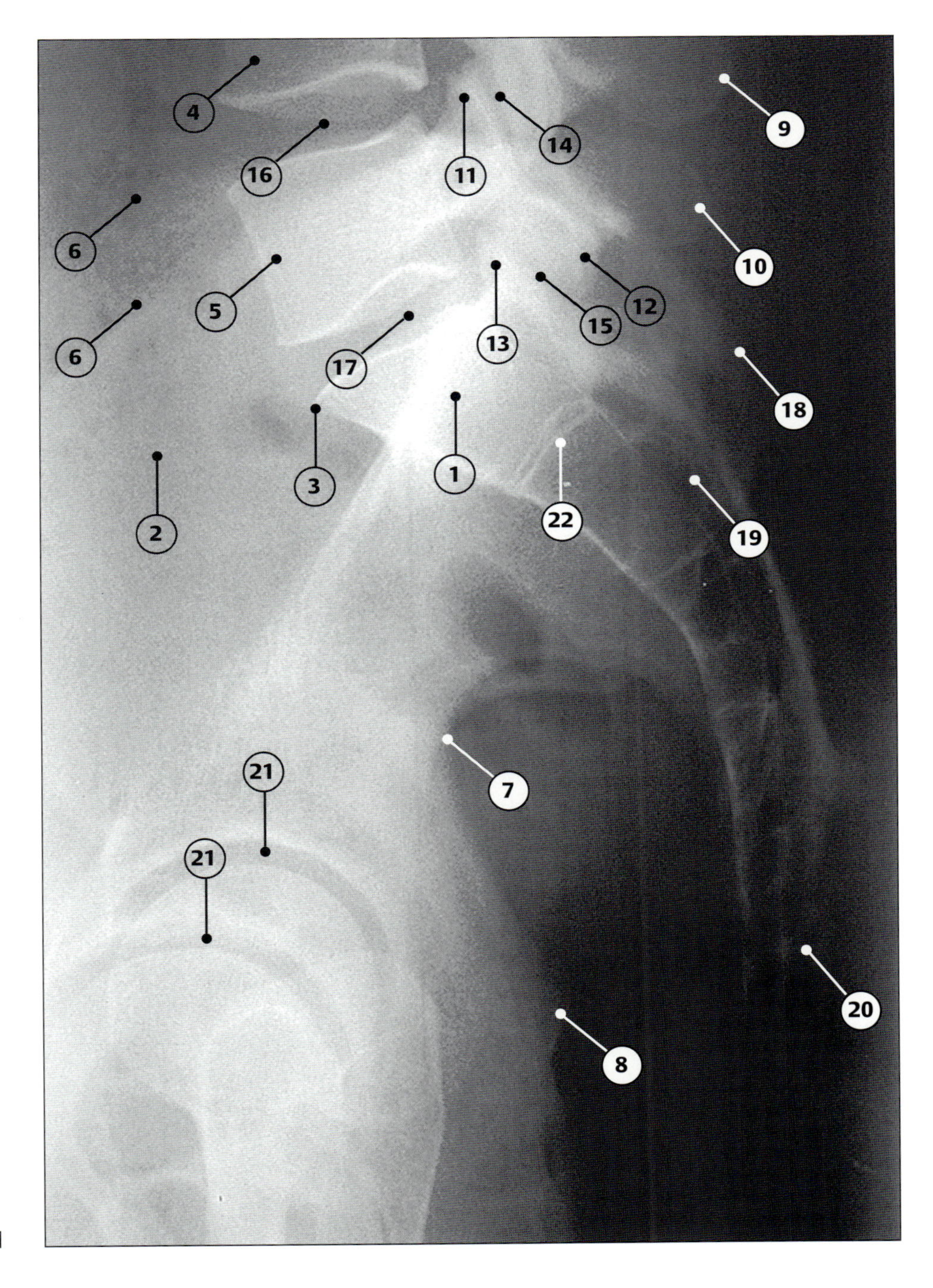


Nativröntgenbild

# Becken
# Schnittebene koronar durch S1

## Computertomographie

1 Os sacrum
2 Crista sacralis mediana
3 Basis des Processus articularis superior von S1
4 Spinalkanal des Os sacrum
5 Cauda equina
6 Ala ossis ilii
7 Spina iliaca posterior superior
8 Iliosakralgelenk

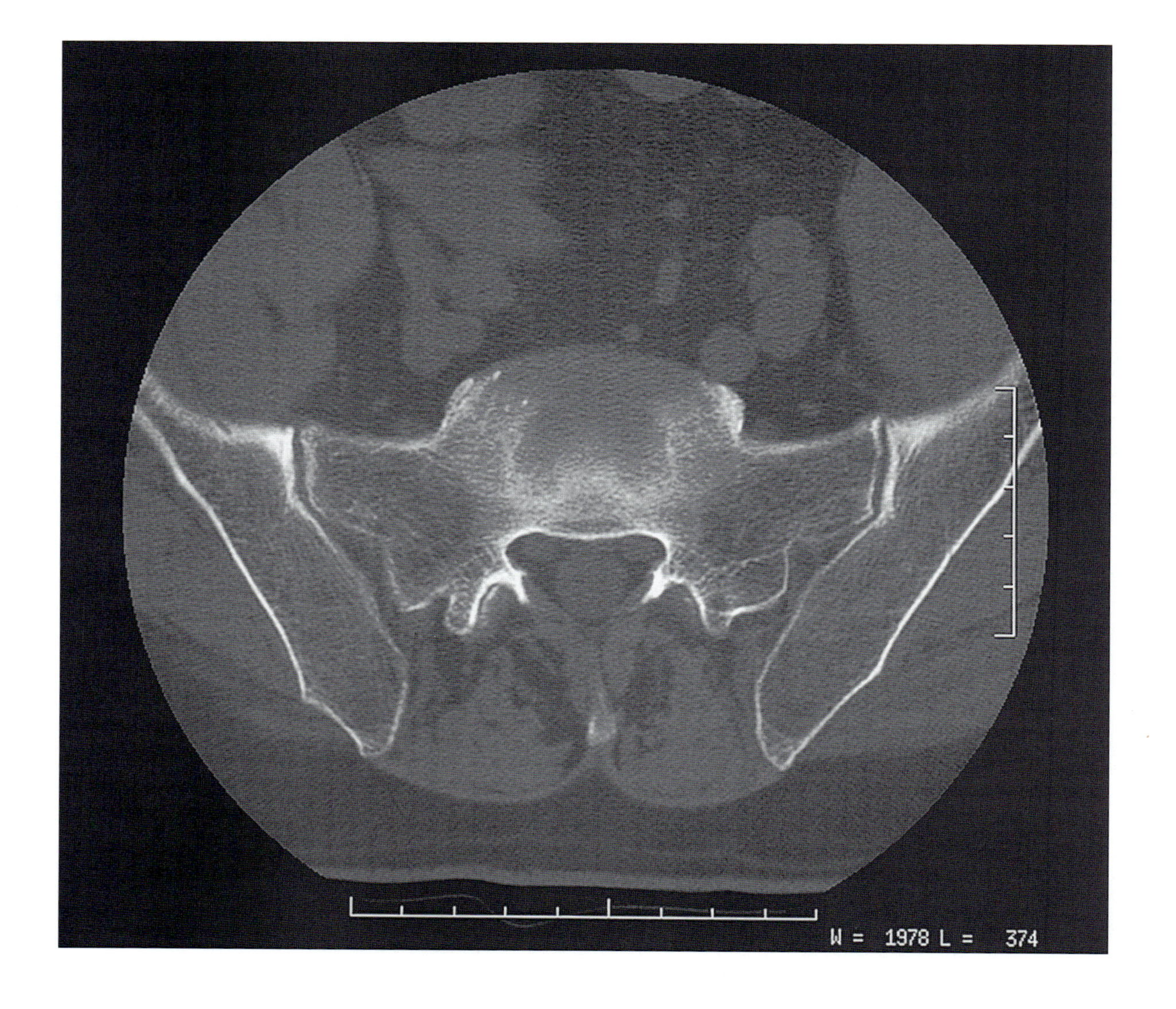

# Becken
# Schnittebene koronar durch S1

## Computertomographie

1 Os sacrum
2 Crista sacralis mediana
3 Basis des Processus articularis superior von S1
4 Spinalkanal des Os sacrum
5 Cauda equina
6 Nervenwurzel S 1
7 Ala ossis ilii
8 Spina iliaca posterior superior
9 Iliosakralgelenk

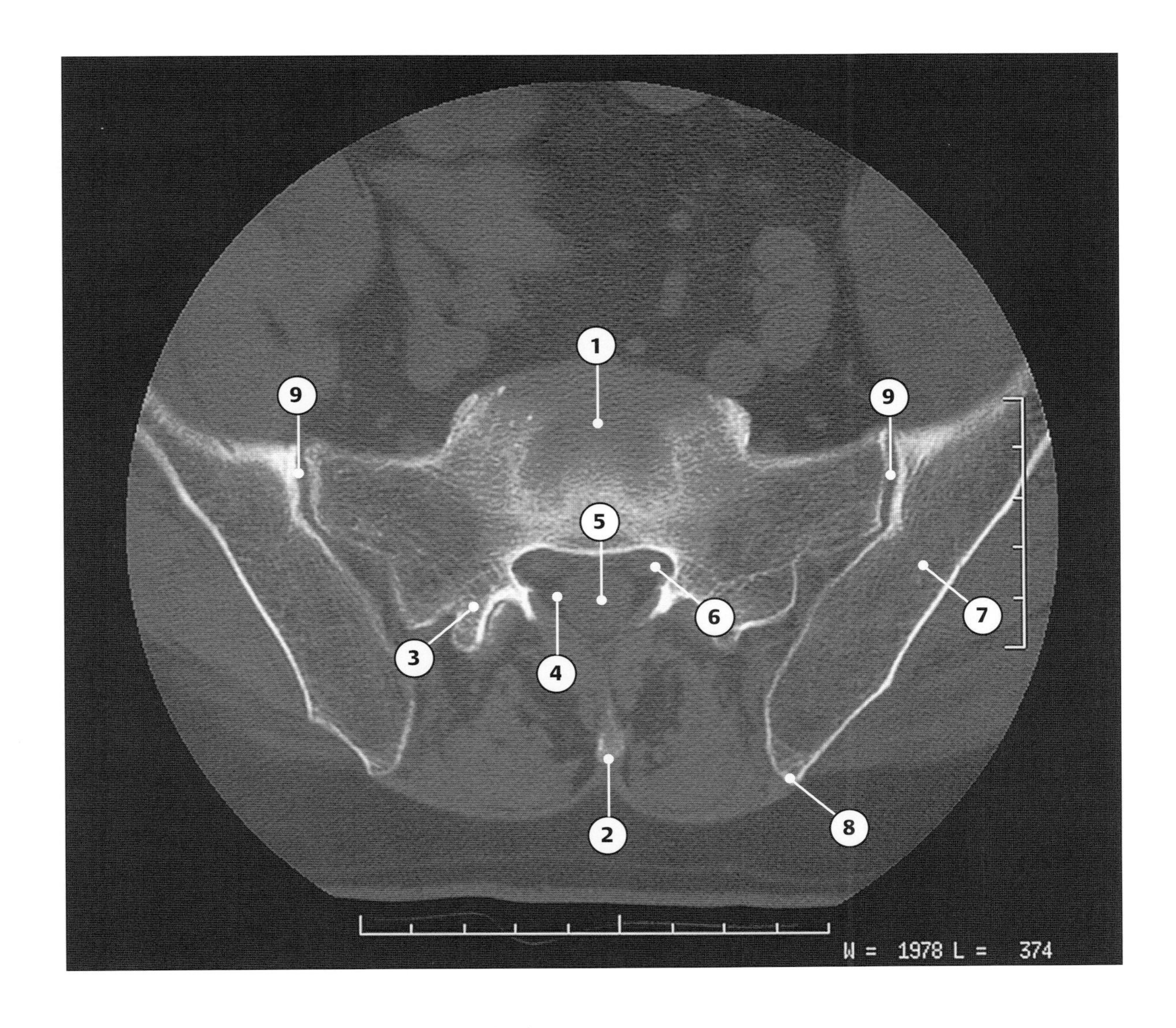

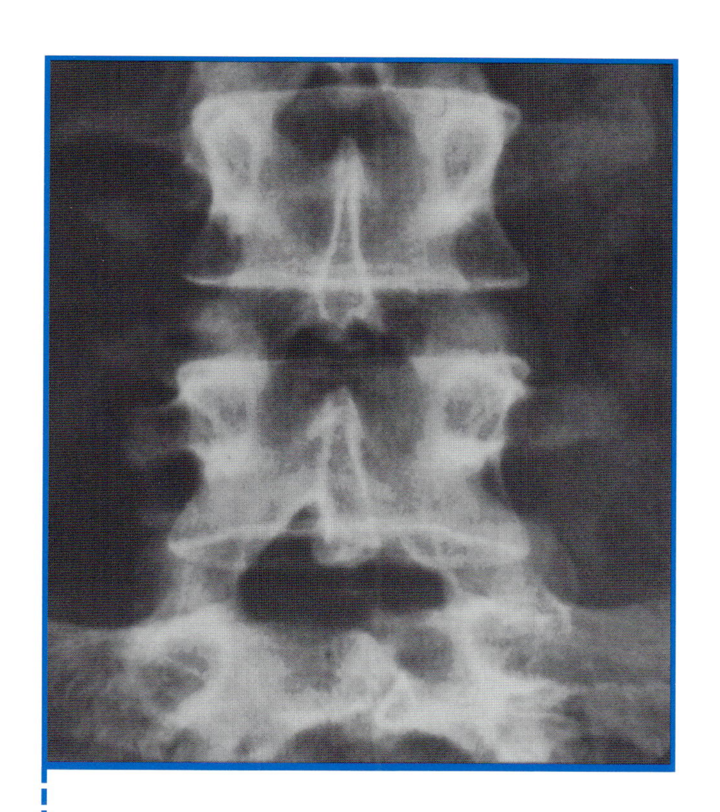

## 2.8 Lendenwirbelsäule

# 2.8 Lendenwirbelsäule

## 2.8.1 Übersicht: Anatomie und Funktion

Die Lendenwirbelsäule besteht aus fünf Lendenwirbeln und fünf Bandscheiben. Sie ist lordotisch gekrümmt. Diese Krümmung ist sekundär und bildet sich erst im Laufe des dritten Lebensjahres aus. Die Wirbelkörper sind in der Seitenansicht annähernd quadratisch, nur der fünfte Lendenwirbelkörper ist keilförmig ausgebildet und vorne höher als hinten. Von oben gesehen sind die Wirbelkörper nierenförmig, die Rückseite der Wirbelkörper ist konkav.
Die fünf Bandscheiben sind hoch, das Verhältnis von Wirbelkörperhöhe zu Bandscheibenhöhe beträgt 3:1. Sie sind vorne höher als hinten und tragen maßgeblich zur lordotischen Stellung der Lendenwirbelsäule bei.
Zwei kurze kräftige Pedikel verbinden den Wirbelkörper mit dem Wirbelbogen.
Die Gelenkfortsätze sind dick und kräftig. Auf dem Processus articularis superior befindet sich ein kleiner Höcker, der Processus mamillaris.
Der Processus costalis wird allgemein Querfortsatz genannt. Er entspricht aber eigentlich dem Rippenrudiment des Lendenwirbels. An seiner Basis entspringt dorsal der kleine Processus accessorius, der die eigentliche Querfortsatzanlage darstellt.

Der Spinalkanal ist dreieckig und relativ eng. Er wird begrenzt:
- ventral durch die Dorsalfläche des Wirbelkörpers und der Bandscheibe,
- lateral durch die Pedikel und Medialfläche des Processus articularis superior,
- dorsal durch die Lamina und die Ligg. flava.

### Gelenkbau

#### Intervertebralgelenk
Die Zwischenwirbelscheibe (Discus intervertebralis) besteht aus dem Faserring (Anulus fibrosus) und dem Gallertkern (Nucleus pulposus). Die Endplatte des Wirbelkörpers ist funktionell Teil der Bandscheibe, der Randleistenbereich bildet die Insertionsfläche des Anulus fibrosus.
Der Anulus fibrosus besteht in seinen äußeren Schichten aus Lamellen straffen Bindegewebes. Die inneren Schichten gleichen mehr einem faserknorpligen Gewebe. Sie gehen übergangslos in den Nucleus pulposus über. Die Bindegewebslamellen bestehen zu 90% aus Kollagen, die restlichen 10% bestehen aus elastischen Fasern. Die Fasern sind in einem Winkel von 30°–40° zur Horizontalen angeordnet, wobei die Richtung von Lamelle zu Lamelle ändert, so daß die Fasern der 1., 3., 5. etc. beziehungsweise der 2., 4., 6. etc. Lamellen parallel verlaufen. Die Bandscheibe ist an der Dorsalseite konkav, was zu einer Vergrößerung der dorsalen Bandscheibenfläche und des dorsalen Faseranteils führt.
Der Nucleus pulposus hat die Fähigkeit Wasser zu binden. Dieses „Wasserkissen" überträgt Druckkräfte gleichmäßig in alle Richtungen, so daß die Fasern des Anulus auf Zug belastet werden. Die Wasserbindungskapazität nimmt im Alter ab und die gleichmäßige Druckverteilung ist nicht mehr gewährleistet. Dies führt zu vermehrter Belastung und später zur Degeneration des Anulus fibrosus.

#### Facettengelenke
Die Gelenkflächen weisen eine zylindrische Oberflächenkrümmung auf und sind annähernd sagittal eingestellt. Die Gelenkflächen der unteren Gelenkfortsätze des obenliegenden Wirbels sind konvex. Sie artikulieren mit den konkaven oberen Gelenkfortsätzen des untenliegenden Wirbels. Die Gelenkflächen sind in der oberen Lendenwirbelsäule annähernd sagittal eingestellt. Die Orientierung ändert sich gegen kaudal hin, so daß die Facettengelenke im Bereich des lumbosakralen Übergangs annähernd frontal ausgerichtet sind. Häufig finden sich Stellungsasymmetrien, die als Tropismus der Facettengelenke bezeichnet werden.

#### Kapsel-Bandapparat
- Lig. longitudinale anterius
- Lig. longitudinale posterius
- Lig. flavum
- Lig. intertransversarium
- Lig. interspinale
- Lig. supraspinale
- Kapsel der Facettengelenke

#### Anatomische Bewegungen
- Flexion–Extension um eine frontale Achse
- Lateralflexion nach links und nach rechts um eine sagittale Achse
- Rotation nach links und nach rechts um eine vertikale Achse
- translatorische Bewegungen in alle Richtungen als akzessorische Bewegungen

**Muskeln und Innervation**

| *Muskeln* | *Segment. Innervation* | *Nerven* | *Segment. Ursprung* |
|---|---|---|---|
| Mm. intertransversarii | C1-C6, L1-L4 | Rr. dorsales (ventrales) | C1-C6, L1-L4 |
| Mm. interspinales | C1-Th3, Th11-L5 | Rr. dorsales | C1-Th3, Th11-L5 |
| Mm. rotatores | segmental | Rr. dorsales | |
| M. longissimus | C2-L5 | Rr. dorsales | C2-L5 |
| Mm. multifidi | C3-S4 | Rr. dorsales | C3-S4 |
| M. iliocostalis | C4-L3 | Rr. dorsales | C4-L3 |
| M. quadratus lumborum | T12-L3 | Plexus lumbalis | L1-L4 |
| M. psoas major | L1-L4 | Plexus lumbalis | L1-L4 |
| | | N. femoralis | L2-L4 |
| M. psoas minor | L1-L4 | Plexus lumbalis | L1-L4 |
| | | N. femoralis | L2-L4 |

## 2.8.2 Oberflächenanatomie

### Dorsalseite

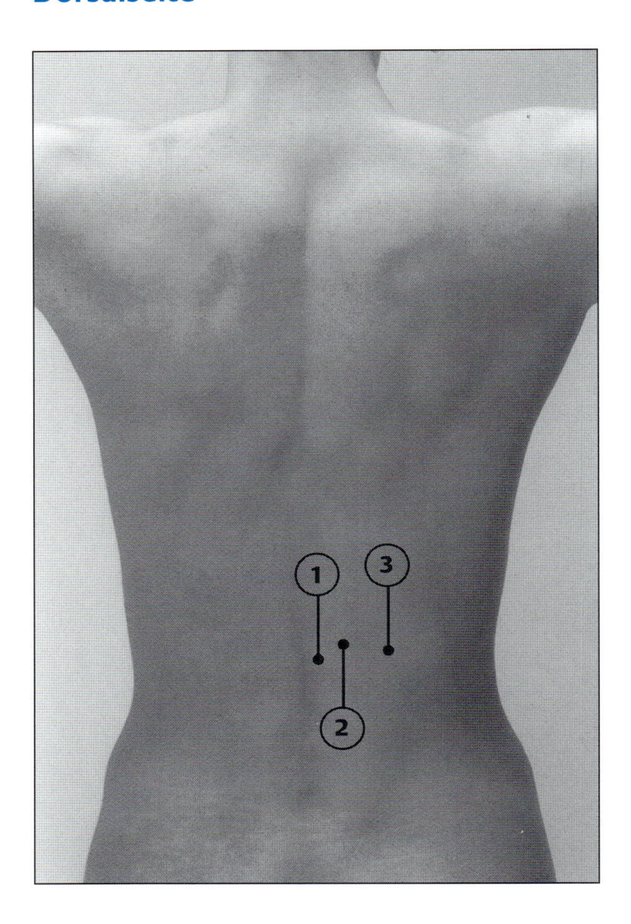


**Knochen**

1 Processus spinosus
2 Processus mamillaris
3 Processus costalis

*Ausgangsstellung des Patienten:* Bauchlage.
*Ausgangsstellung des Untersuchers:* Stehend seitlich des Patienten auf Höhe der Oberschenkel, der Untersucher ist schräg zum Kopf des Patienten hin gewendet.

**1 Processus spinosus**
Palpation vom Os sacrum her flächig mit den Fingerspitzen nach kranial bis zum runden Processus spinosus von L5. Nach kranial weiter palpieren bis zum länglich oval ausgeformten Processus spinosus von L4, dann weiter zu den ähnlich geformten Processus spinosi von L3, L2, und L1.

**2 Processus mamillaris**
Unmittelbar lateral der Processus spinosi zwischen dem M. erector trunci und den Processus spinosi in die Tiefe palpieren. Die dorsalen Anteile der Processus articulares und der Partes interarticulares sind zu spüren. Palpation von dort in der Tiefe nach lateral, bis ein kleiner Höcker auf der dorsal medialen Kante des Processus articularis superior, der Processus mamillaris, spürbar wird.

**3 Processus costalis**
In der mittleren Lendenwirbelsäule, ca. eine Handbreit lateral der Processus spinosi und lateral des kräftigen M. erector trunci, erfolgt die Palpation nach ventral medial in die Tiefe, bis die Spitzen der Processus costales zu spüren sind. Die Processus costales von L5 sind schwieriger zu palpieren, da der palpatorische Zugang durch die Lage des Beckenkamms erschwert ist. Dasselbe gilt für die Processus costales von L1 durch die Lage des 12. Rippenpaars.

## Ligamente, Bursen, Nerven und Gefäße

1 Fascia thoracolumbalis
2 Ligamentum supraspinale
3 Ligamentum iliolumbale

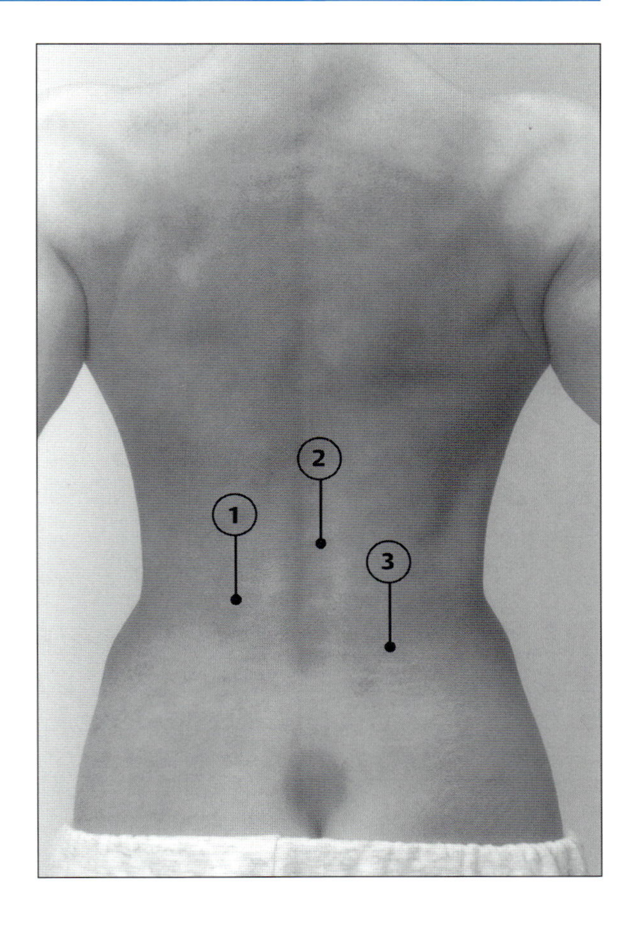


*Ausgangsstellung des Patienten:* Bauchlage.
*Ausgangsstellung des Untersuchers:* Stehend seitlich des Patienten auf Höhe der Oberschenkel, der Untersucher ist schräg zum Kopf des Patienten hin gewendet.

### 1 Fascia thoracolumbalis

Oberflächlicher, palpierbarer Anteil:

*Ursprung:* Processus spinosi des Os sacrum, der Lenden- und Brustwirbelsäule, Crista iliaca.
*Ansatz:* Ursprungsgebiete der Mm. latissimus dorsi und serratus posterior inferior.
*Anspannung:* Kontraktion der Mm. latissimus dorsi und serratus posterior inferior.
*Faserverlauf:* Von den Processus spinosi des Os sacrum, der Lenden- und Brustwirbelsäule und der Crista iliaca nach lateral kranial bzw. lateral kaudal zu den Ursprungsgebieten der Mm. latissimus dorsi und serratus posterior inferior.
*Palpation:* Flächig quer zum Faserverlauf des Faszie, Palpation in angespanntem und in entspanntem Zustand.

### 2 Lig. supraspinale

*Ursprung und Ansatz:* Verbindet die Processus spinosi untereinander.
*Anspannung:* Flexions- und Rotationsbewegungen in der Lendenwirbelsäule.
*Faserverlauf:* In kaudal kranialer Richtung auf den Spitzen der Processus spinosi.
*Palpation:* Quer zum Faserverlauf der Ligamente in angespanntem und in entspanntem Zustand.

### 3 Lig. iliolumbale

*Ursprung:* Processus costarius von L5.
*Ansatz:* Mediale Lippe der Crista iliaca und kranial lateraler Anteil des Os sacrum.
*Anspannung:* Rotations- und Klaffbewegungen der Ossa ilia, Scherbewegungen des 5. Lendenwirbels nach ventral kaudal, Rotationsbewegungen des 5. Lendenwirbels auf dem Os sacrum.
*Faserverlauf:* Von den Processus costarii des 5. Lendenwirbels nach dorsal lateral zum kranial lateralen Anteil der Ala ossis sacri und nach kranial lateral zur medialen Lippe der Crista iliaca.
*Palpation:* Quer zum Faserverlauf im Winkel zwischen Processus costarius und Beckenkamm, in entspanntem Zustand.

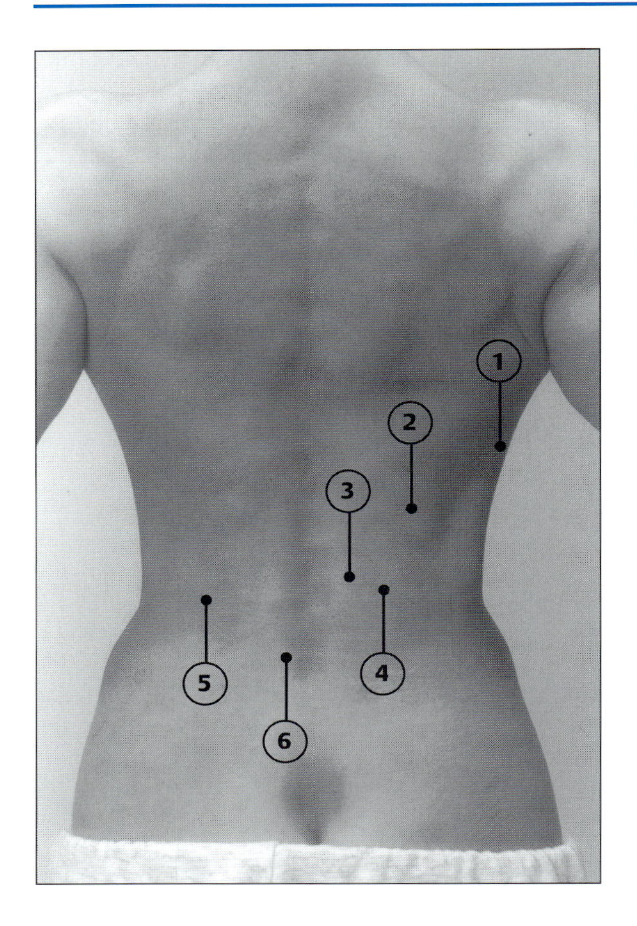


## Muskeln, Sehnen und Insertionen

1 M. latissimus dorsi
2 M. serratus posterior inferior
3 M. longissimus
4 M. iliocostalis lumbalis
5 M. quadratus lumborum
6 Mm. multifidi

*Ausgangsstellung des Patienten:* Bauchlage.
*Ausgangsstellung des Untersuchers:* Stehend seitlich des Patienten auf Höhe der Oberschenkel, der Untersucher ist schräg zum Kopf des Patienten hin gewendet.

### 1 M. latissimus dorsi

*Ursprung:* Hinteres Drittel der Crista iliaca, Fascia thoracolumbalis, Processus spinosi Th7–12, 10.–12. Rippe.

*Ansatz:* Angulus inferior scapulae, Crista tuberculi minoris.

*Kontraktion:* Retroversion, Adduktion und Innenrotation des Humerus im Schultergelenk, Depression der Scapula.

*Faserverlauf:* Vom hinteren Drittel der Crista iliaca, der Fascia thoracolumbalis, den Processus spinosi Th7–12 und der 10.–12. Rippe nach kranial lateral zum Angulus inferior scapulae und der Crista tuberculi minoris. Der kraniale Anteil des Muskels bildet die hintere Achselfalte.

*Palpation:* Flächig quer zum Faserverlauf vom Ursprung bis auf Höhe der Scapula, dann mit Pinzettengriff weiter nach kranial und lateral. Palpation in angespanntem und entspanntem Zustand.

### 2 M. serratus posterior inferior

*Ursprung:* Fascia thoracolumbalis im Bereich von Th12–L3.

*Ansatz:* Rippen 9–12.

*Kontraktion:* Depression der unteren Rippen bei forcierter Exspiration.

*Faserverlauf:* Von der Fascia thoracolumbalis im Bereich von Th12–L3 nach kranial lateral zur 9.–12. Rippe.

*Palpation:* Flächig quer zum Faserverlauf in angespanntem und entspanntem Zustand.

### 3 M. longissimus thoracis (Ursprung und Ansatz sind auch in der Lendenwirbelsäule zu palpieren)

*Ursprung:* Os sacrum, Processus spinosi der Lendenwirbel, Processus transversi der unteren Brustwirbel.

*Ansatz:* Medial: Processus accessorii der Lendenwirbel, Processus transversi der Brustwirbel.
Lateral: Tiefes Blatt der Fascia thoracolumbalis, Processus costarii der Lendenwirbel, Rippen.

*Kontraktion:* Bilateral: Extension der Lendenwirbelsäule.
Unilateral: Extension, Lateralflexion und Rotation der Lendenwirbelsäule zur kontrahierenden Seite hin.
*Faserverlauf:* Von kaudal nach kranial und leicht lateral.
*Palpation:* Mit mehreren Fingerspitzen tief, aber flächig quer zum Faserverlauf in entspanntem Zustand.

**4 M. iliocostalis lumbalis**
*Ursprung:* Sacrum, Labium externum cristae iliacae, Fascia thoracolumbalis.
*Ansatz:* Processus costarii der oberen Lendenwirbel, untere 6–9 Rippen.
*Kontraktion:* Bilateral: Extension der Lendenwirbelsäule, Depression der Rippen.
Unilateral: Extension, Lateralflexion und Rotation der Lendenwirbelsäule zur kontrahierenden Seite hin, Depression der Rippen.
*Faserverlauf:* Von kaudal nach kranial und leicht lateral.
*Palpation:* Mit mehreren Fingerspitzen flächig quer zum Faserverlauf in angespanntem und entspanntem Zustand.

**5 M. quadratus lumborum**
*Ursprung:* Labium externum cristae iliacae.
*Ansatz:* Processus costarii der oberen Lendenwirbel, 12. Rippe.
*Kontraktion:* Lateralflexion der Lendenwirbelsäule, Depression der Rippen.
*Faserverlauf:* Vom Labium externum cristae iliacae nach kranial zu den Processus costarii der oberen Lendenwirbel und der 12. Rippe.
*Palpation:* Flächig quer zum Faserverlauf, in angespanntem und entspanntem Zustand.

**6 Mm. multifidi**
*Ursprung:* Os sacrum, oberflächliches Sehnenblatt des M. longissimus, Processus mamillares der Lendenwirbel.
*Ansatz:* Processus spinosi 2–4 Segmente oberhalb des Ursprungs.
*Kontraktion:* Bilateral: Extension der Lendenwirbelsäule.
Unilateral: Extension, Lateralflexion der Lendenwirbelsäule zur kontrahierenden Seite hin, Rotation der Lendenwirbelsäule zur Gegenseite hin.
*Faserverlauf:* Von kaudal lateral schräg nach kranial medial.
*Palpation:* Mit mehreren Fingerspitzen unmittelbar lateral der Processus spinosi der Lendenwirbelsäule in die Tiefe und dort flächig, quer zum Faserverlauf in entspanntem Zustand palpieren.

## Ventralseite

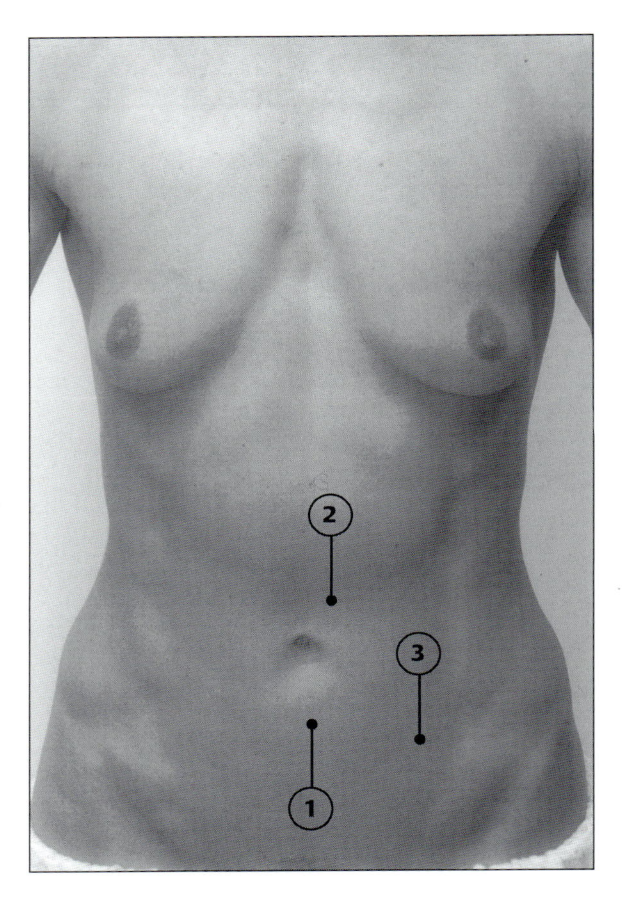


### Knochen

1 Borderfläche der Wirbelkörper L5 – L3 mit Disci

### Ligamente, Bursen, Nerven und Gefäße

1 Lig. longitudinale anterius
2 Aorta
3 A. iliaca

*Ausgangsstellung des Patienten:* Rückenlage, Hüft- und Kniegelenke leicht flektiert, Hände des Patienten auf dem Oberbauch. *Ausgangsstellung des Untersuchers:* Stehend seitlich des Patienten auf Höhe der Oberschenkel, der Untersucher ist schräg zum Kopf des Patienten hin gewendet.

**1 Vorderfläche der Wirbelkörper L5 – L3 mit Disci intervertebrales und Lig. longitudinale anterius**
Bei normal gebauten Individuen lassen sich durch die Bauchdecke leicht rechts von der Mittellinie (die Aorta abdominalis liegt leicht nach links versetzt vor den Wirbelkörpern) die Vorderflächen der Wirbelkörper palpieren. Auf Höhe des Umbilicus befindet sich der Wirbelkörper von L3, von dort können nach kaudal die Wirbelkörper von L4 und dann auch von L5 palpiert werden. Die konkaven Vorderflächen der Wirbelkörper lassen sich gut von den konvexen Bandscheiben unterscheiden. Die Wirbelkörper und die Disci intervertebrales sind vom breiten Lig. longitudinale anterius bedeckt, das eigentlich als einzige Struktur der Palpation direkt zugänglich ist.

**2 Aorta**
Ventral der Wirbelkörper und leicht nach links versetzt liegt die Aorta abdominalis. Sie verläuft von kranial nach kaudal und kann in der Tiefe mit leicht abgespreiztem Zeige- und Mittelfinger der palpierenden Hand von medial und lateral her abgegrenzt werden. Die Palpation erfolgt mit leichtem Druck der Fingerspitzen gleichzeitig von ventral medial und ventral lateral her auf die Arterie.

**3 A. iliaca**
Die Aorta abdominalis teilt sich auf Höhe des 4. Lendenwirbelkörpers in die beiden Arteriae iliacae communes. Die Bifurkation kann palpiert werden, wenn die Aorta abdominalis nach kaudal verfolgt wird. Anstelle der fingerdicken Aorta spürt man deutlich die zwei kleineren, bleistiftdicken Gefäße, die schräg nach kaudal lateral abgehen.

## Muskeln, Sehnen und Insertionen

1 M. rectus abdominis
2 Mm. obliqui abdominis externi und interni
3 M. psoas major

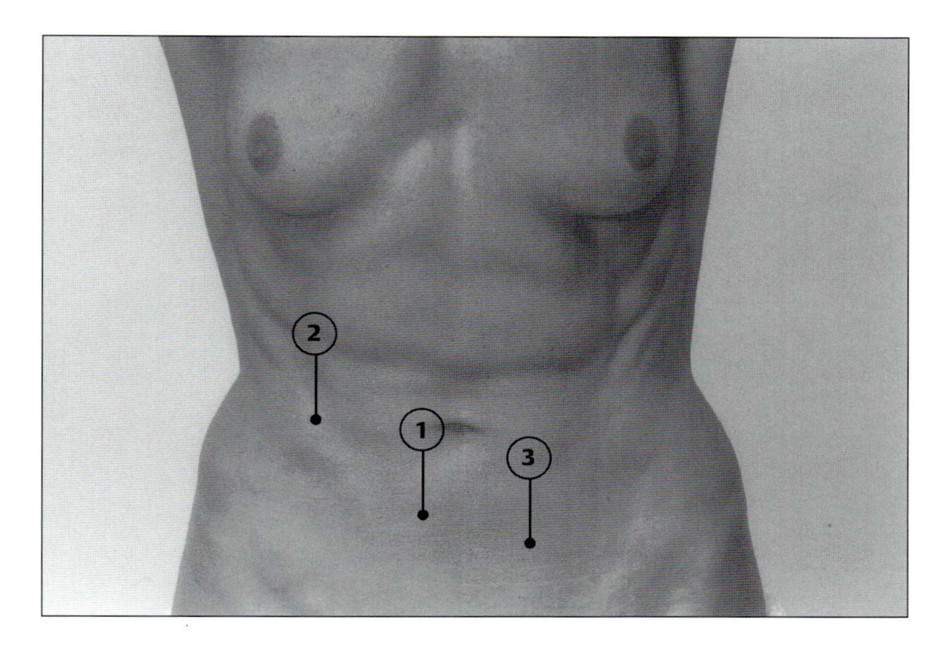


*Ausgangsstellung des Patienten:* Rückenlage.
*Ausgangsstellung des Untersuchers:* Stehend seitlich des Patienten auf Höhe der Oberschenkel, der Untersucher ist schräg zum Kopf des Patienten hin gewendet.

### 1 M. rectus abdominis

*Ursprung:* Rippenknorpel 5–7, Processus xyphoideus.
*Ansatz:* Crista pubica.
*Kontraktion:* Flexion des Oberkörpers im Verhältnis zum Becken.
*Faserverlauf:* Von kranial nach kaudal.
*Palpation:* Flächig in angespanntem und entspanntem Zustand.

### 2 Mm. obliqui abdominis externi und interni

M. obliquus abdominis externus
*Ursprung:* Außenfläche der 5.–12. Rippe mit 8 Zacken, die sich mit dem M. serratus anterior (Rippe 5–9) und dem M. latissimus dorsi (Rippe 10–12) verzahnen.
*Ansatz:* Labium externum der Crista iliaca, Bauchapponeurose.
*Kontraktion:* Flexion, Seitneigung zur Seite und Rotation des Oberkörpers zur Gegenseite des kontrahierenden Muskels.
*Faserverlauf:* Von den Rippen nach kaudal medial ventral zur Crista iliaca und der Bauchaponeurose.
M. obliquus abdominis internus
*Ursprung:* Crista iliaca, Spina iliaca anterior superior.
*Ansatz:* Bauchaponeurose.
*Kontraktion:* Flexion, Seitneigung und Rotation des Oberkörpers zur Seite des kontrahierenden Muskels hin.
*Faserverlauf:* Von der Crista iliaca nach kranial medial ventral zur Bauchaponeurose.
*Palpation:* Die beiden Muskeln können palpatorisch nur auf Grund ihrer Lage differenziert werden. Die Palpation beider Muskeln erfolgt flächig, in angespanntem und entspanntem Zustand.

### 3 M. psoas major

*Ursprung:* Seitenflächen der Wirbelkörper von Th12, L1, L2, L3 und L4, Disci intervertebrales Th12–L4, Processus costarii L1–L5.
*Ansatz:* Hüftgelenkkapsel, Trochanter minor.
*Kontraktion:* Hüftgelenk: Flexion und Außenrotaion des Femurs.
Lendenwirbelsäule: Flexion, Seitneigung und Rotation zur Seite des kontrahierenden Muskels.
*Faserverlauf:* Von den Seitenflächen der Wirbelkörper von Th12, L1, L2, L3 und L4, den Disci intervertebrales Th12–L4 und den Processus costarii L1–L5 nach kaudal lateral ventral durch die Lacuna musculorum unter dem Leistenband nach kaudal und leicht dorsal zur Hüftgelenkkapsel und dann zum Trochanter minor.
*Palpation:* Von der Lacuna musculorum (medialer Anteil) aus nach dorsal kranial und leicht medial palpieren. Die Palpation erfolgt normalerweise flächig und in entspanntem Zustand. Durch leichte Anspannung des M. psoas läßt sich der Muskel leichter abgrenzen. Eine gleichzeitige Kontraktion der Bauchwand erschwert die Palpation und sollte möglichst vermieden werden.

## 2.8.3 Weichteiltechniken an der Lendenwirbelsäule

### Massagetechnik mit Mitbewegung der Wirbelsäule

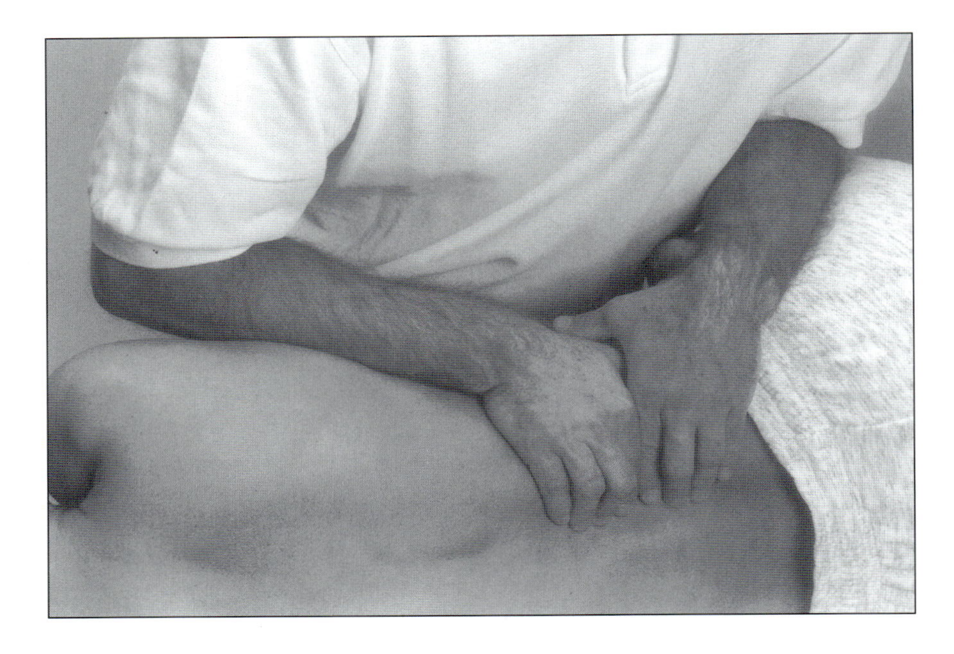

**Massage des M. erector trunci mit gleichzeitiger Lateralflexion der Lendenwirbelsäule**

Verlängerung der Muskulatur durch Lateroflexion der LWS nach links

Ausgangsstellung

*Ausgangsstellung des Patienten:* Seitlage, beide Hüftgelenke und Knie ca. 60° flektiert, das Becken des Patienten muß sich leicht in kranial kaudale Richtung bewegen lassen.

*Ausgangsstellung des Behandlers:* Stehend seitlich des Patienten auf Höhe der Lendenwirbelsäule. Die Unterarme des Behandlers liegen auf der Beckenschaufel bzw. dem Thorax des Patienten.

*Kontakt:* Der Behandler faßt von von oben mit den Fingerspitzen beider Hände den obenliegenden M. erector trunci unmittelbar lateral der Processus spinosi.

*Behandlungsrichtung:* Der obenliegende M. erector trunci wird mit der einen (hier rechten) Hand nach lateral kranial und mit der anderen (hier linken) Hand nach lateral kaudal hin gedehnt. Gleichzeitig wird das Becken des Patienten nach kaudal und der Thorax des Patienten nach kranial geschoben, so daß die Lendenwirbelsäule lateralflektiert (hier nach links).

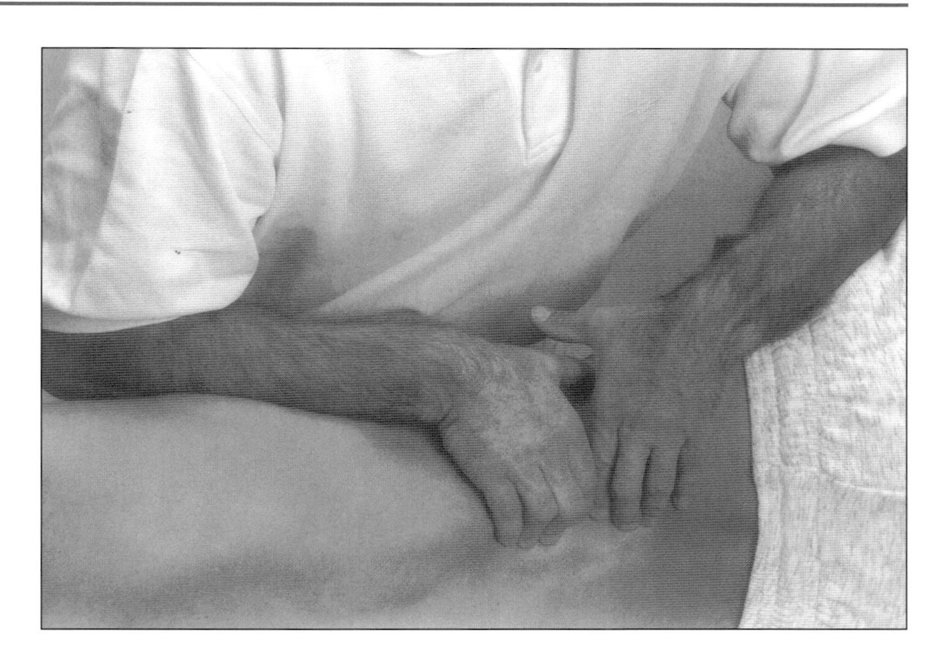

Endstellung

*Endstellung des Patienten:* Seitlage, beide Hüftgelenke und Knie ca. 60° flektiert, die Lendenwirbelsäule des Patienten ist lateralflektiert.

*Endstellung des Behandlers:* Stehend seitlich des Patienten auf Höhe der Lendenwirbelsäule. Durch Absenken des Oberkörpers des Behandlers wird die Auseinanderbewegung von Becken und Thorax des Patienten erleichtert.

*Rückkehr zur Ausgangsstellung:* Der Behandler richtet sich wieder auf und läßt Becken und Thorax zur Ausgangsstellung zurückkehren. Gleichzeitig wird der M. erector trunci von der Dehnung entlastet.

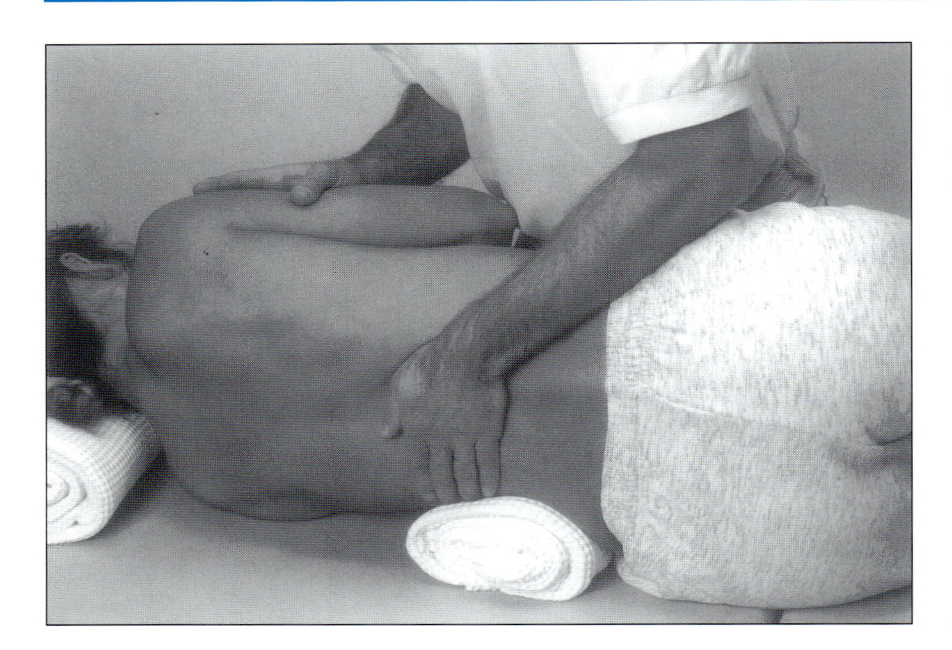

**Massage des M. erector trunci mit gleichzeitiger Rotation und Extension der Lendenwirbelsäule von kranial her (gekoppelte Bewegung)**

Ausgangsstellung

*Ausgangsstellung des Patienten:* Seitlage, beide Hüftgelenke und Knie flektiert, die Lendenwirbelsäule wird durch ein festes Kissen oder eine Rolle in eine leichte Lateralflexion (hier nach links) gebracht. Die Arme sind vor der Brust verschränkt, der obenliegende Oberarm liegt vorne seitlich fest auf dem Thorax.

*Ausgangsstellung des Behandlers:* Stehend vor dem Patienten auf Höhe des Beckens, der Untersucher ist schräg zum Kopf des Patienten hin gewendet, der eine Unterarm des Behandlers ruht auf der Beckenschaufel, der andere auf dem Oberarm des Patienten.

*Kontakt:* Der Handballen, speziell der Thenar, kontaktiert den obenliegenden M. erector trunci.

*Behandlungsrichtung:* Der obenliegende M. erector trunci wird mit Druck nach lateral kaudal fixiert, während der Oberkörper des Patienten nach hinten (hier nach rechts) rotiert wird. Durch die Bewegung der Wirbelsäule unter der Kontakthand wird der M. erector spinae massiert.

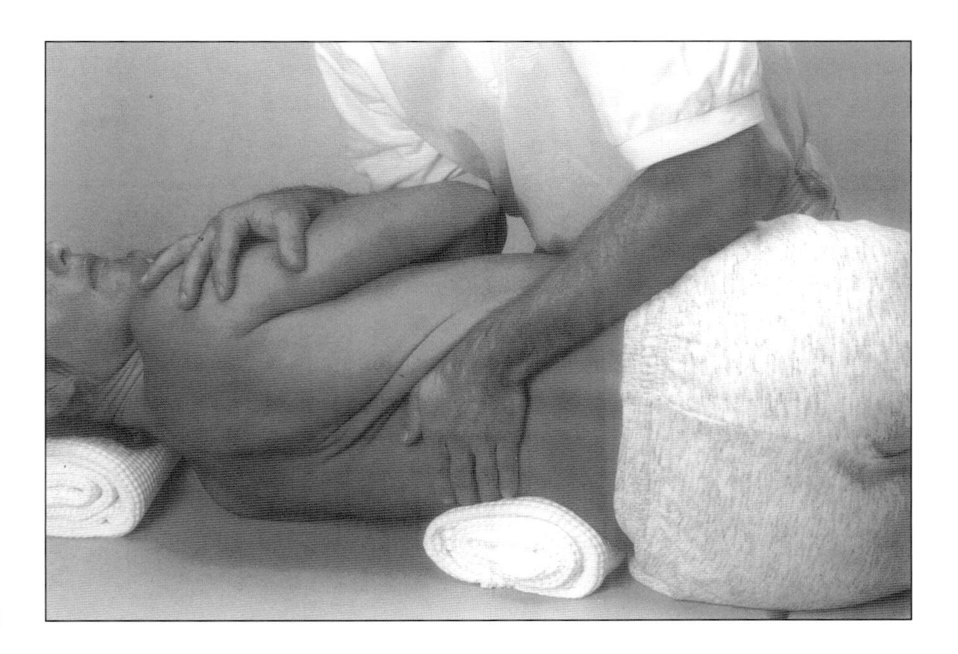

Endstellung

*Endstellung des Patienten:*
Seitlage, beide Hüftgelenke und Knie flektiert, die Lendenwirbelsäule ist durch ein festes Kissen oder eine Rolle in eine leichte Lateralflexion (hier nach links) gebracht, der Wirbelsäule ist von kranial her extendiert und rechtsrotiert und durch die Rolle leicht links lateralflektiert. Die Arme sind vor der Brust verschränkt, der obenliegende Oberarm liegt vorne seitlich fest auf dem Thorax.

*Endstellung des Behandlers:*
Stehend seitlich des Patienten auf Höhe des Beckens, der Untersucher ist schräg zum Kopf des Patienten hin gewendet, der kaudale Unterarm und die Hand des Behandlers fixieren die Beckenschaufel und die Lendenwirbelsäule kaudal des Kontaktes. Die andere Hand fixiert den Oberkörper via obenliegenden Oberarm des Patienten in Extension und Rotation.

*Rückkehr zur Ausgangsstellung:*
Der Oberkörper des Patienten wird durch Zug an Schulter und Oberarm zurück in die Neutralstellung gebracht, die Fixation des obenliegenden M. erector trunci wird gleichzeitig entlastet.

## Massage des M. erector trunci mit gleichzeitiger Rotation und Flexion der Lendenwirbelsäule von kaudal her (gekoppelte Bewegung)

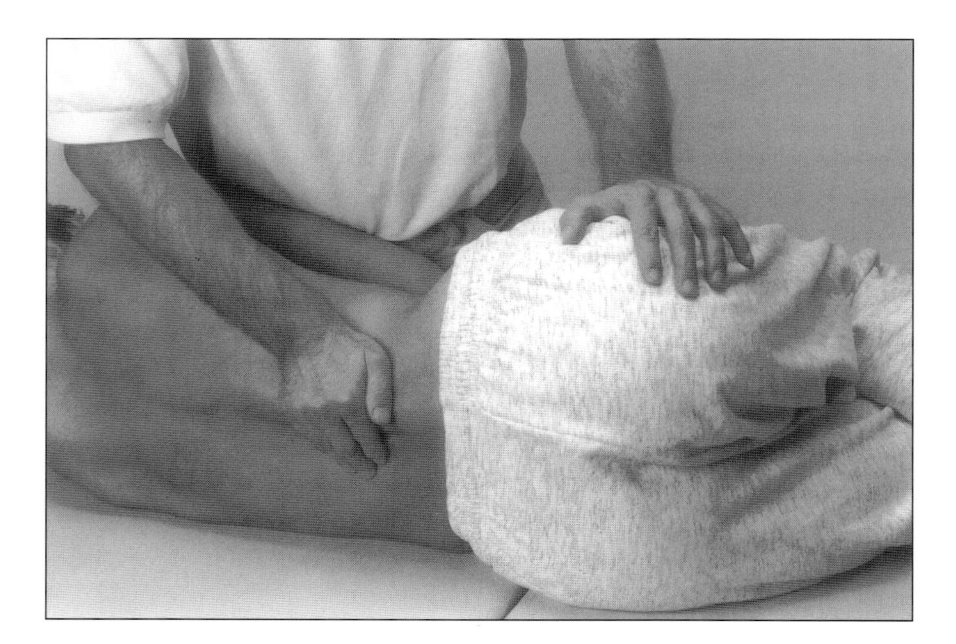

Ausgangsstellung

*Ausgangsstellung des Patienten:* Seitlage, beide Hüftgelenke und Knie flektiert, die Lendenwirbelsäule ist in leichter Lateralflexion (hier nach rechts) und Flexion eingestellt. Das Becken muß nach vorne rotieren können. Die Arme sind vor der Brust verschränkt.

*Ausgangsstellung des Behandlers:* Stehend vor dem Patienten auf Höhe des Thorax, der Untersucher ist leicht schräg zum Becken des Patienten hin gewendet, die eine (hier linke) Hand des Behandlers ruht auf dem Trochanter major und der Beckenschaufel.

*Kontakt:* Der Handballen kontaktiert den obenliegenden M. erector trunci.

*Behandlungsrichtung:* Der obenliegende M. erector trunci wird mit Druck nach medial fixiert, während das Becken des Patienten nach vorne (hier nach links) rotiert wird. Durch die Bewegung der Wirbelsäule unter der Kontakthand wird der M. erector spinae massiert.

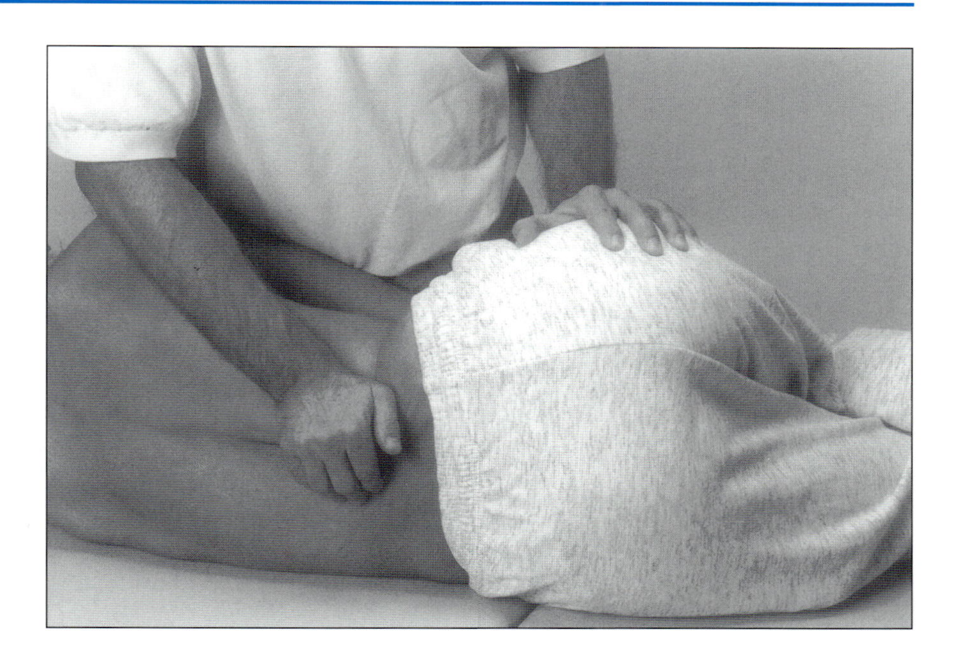

Endstellung

*Endstellung des Patienten:*

Seitlage, beide Hüftgelenke und Knie flektiert, die Lendenwirbelsäule ist in leichter Lateralflexion (hier nach links) eingestellt. Die Wirbelsäule ist durch die Beckenrotation nach links von kaudal her rechtsrotiert und leicht flektiert. Die Arme sind vor der Brust verschränkt.

*Endstellung des Behandlers:*

Stehend seitlich des Patienten auf Höhe des Beckens, der Untersucher ist leicht schräg zum Becken des Patienten hin gewendet, die eine (hier linke) Hand des Behandlers hat Trochanter major und Beckenschaufel nach ventral und leicht nach kranial gebracht während die Kontakthand den obenliegenden M. erector trunci nach medial fixiert.

*Rückkehr zur Ausgangsstellung:*

Das Becken des Patienten wird durch Druck nach dorsal zurück in die Neutralstellung gebracht, die Fixation des obenliegenden M. erector trunci wird gleichzeitig entlastet.

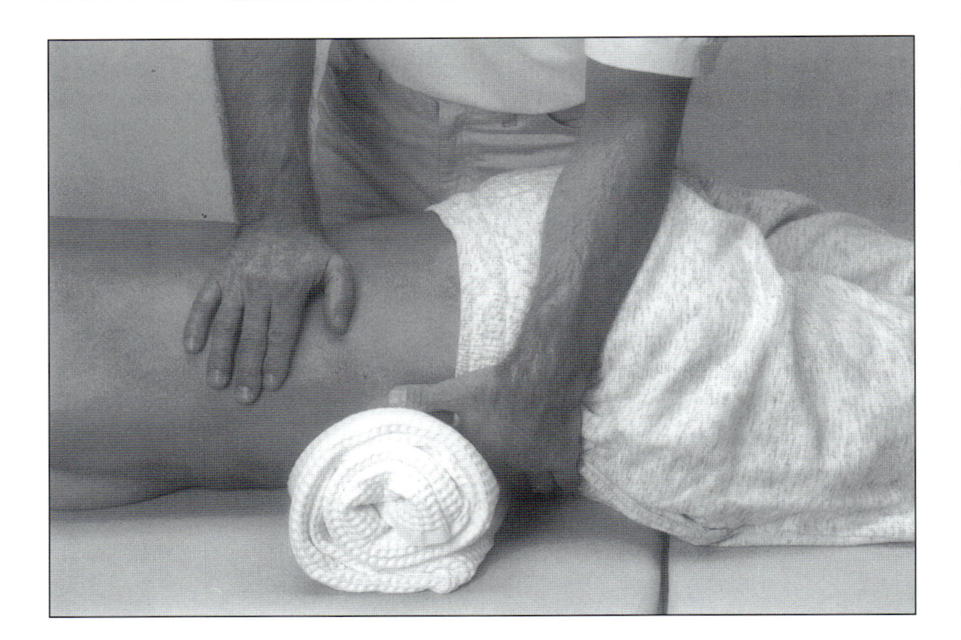

## Massage des M. erector trunci mit gleichzeitiger Rotation der Lendenwirbelsäule von kaudal her (gekoppelte Bewegung)

Ausgangsstellung

*Ausgangsstellung des Patienten:* Bauchlage, die Lendenwirbelsäule wird durch ein festes Kissen oder eine Rolle in eine leichte Flexion und von kaudal her in leichte Lateralflexion nach rechts gebracht.

*Ausgangsstellung des Behandlers:* Stehend seitlich des Patienten auf Höhe des Beckens, der Behandler ist leicht schräg zum Kopf des Patienten hin gewendet. Der Behandler faßt von kaudal und ventral her die Beckenschaufel des Patienten.

*Kontakt:* Der Handballen kontaktiert die verspannten Fasern des (hier linken) M. erector trunci.

*Behandlungsrichtung:* Der M. erector trunci wird mit Druck nach ventral lateral fixiert, während das Becken des Patienten nach dorsal (hier nach links) rotiert wird. Durch die Bewegung der Wirbelsäule unter der Kontakthand wird der M. erector spinae massiert.

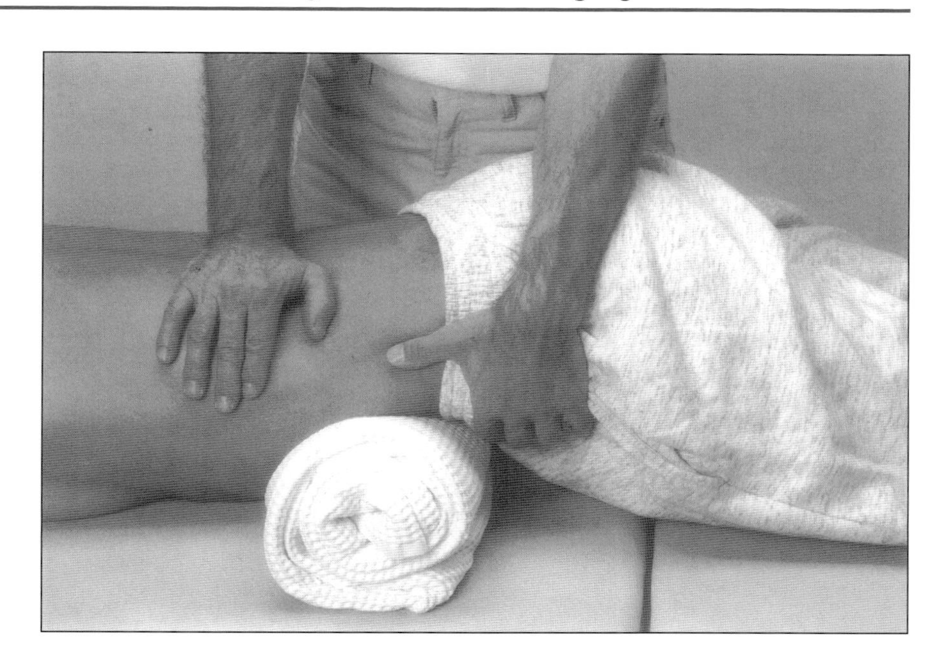

Endstellung

*Endstellung des Patienten:*

Bauchlage, die Lendenwirbelsäule ist leicht flektiert, nach rechts lateralflektiert und durch die Beckenrotation nach links rechtsrotiert.

*Endstellung des Behandlers:*

Stehend seitlich des Patienten auf Höhe des Beckens, der Behandler ist leicht schräg zum Kopf des Patienten hin gewendet. Der Behandler hält das Becken nach links rotiert. Die Kontakthand fixiert den M. erector trunci nach ventral lateral.

*Rückkehr zur Ausgangsstellung:*

Das Becken des Patienten kommt passiv nach ventral zurück in die Neutralstellung, die Fixation des M. erector trunci wird gleichzeitig entlastet.

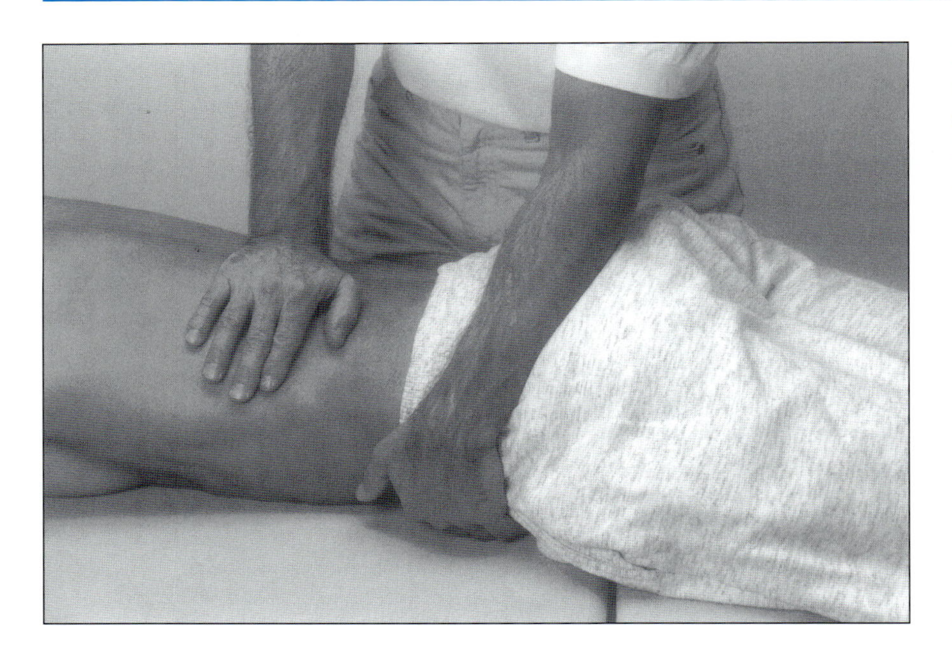

## Massage des M. erector trunci mit gleichzeitiger Rotation der Lendenwirbelsäule von kaudal her (gekoppelte Bewegung)

Ausgangsstellung

*Ausgangsstellung des Patienten:* Bauchlage, die Lendenwirbelsäule ist leicht extendiert und von kaudal her in leichter Lateralflexion nach links eingestellt.

*Ausgangsstellung des Behandlers:* Stehend seitlich des Patienten auf Höhe des Beckens, der Behandler ist leicht schräg zum Kopf des Patienten hin gewendet. Der Behandler faßt von kaudal und ventral her die Beckenschaufel des Patienten.

*Kontakt:* Der Handballen kontaktiert die verspannten Fasern des (hier linken) M. erector trunci.

*Behandlungsrichtung:* Der M. erector trunci wird mit Druck nach ventral lateral fixiert, während das Becken des Patienten nach dorsal (hier nach links) rotiert wird. Durch die Bewegung der Wirbelsäule unter der Kontakthand wird der M. erector spinae massiert.

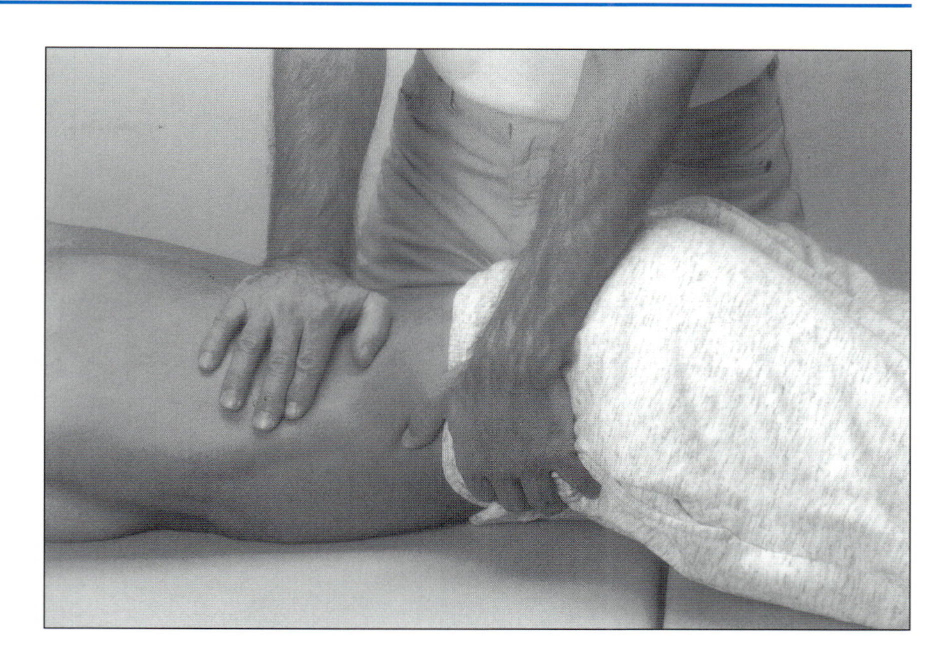

Endstellung

*Endstellung des Patienten:* Bauchlage, die Lendenwirbelsäule ist leicht extendiert, nach links lateralflektiert und durch die Beckenrotation nach links rechtsrotiert.

*Endstellung des Behandlers:* Stehend seitlich des Patienten auf Höhe des Beckens, der Behandler ist leicht schräg zum Kopf des Patienten hin gewendet. Der Behandler hält das Becken nach links rotiert. Die Kontakthand fixiert den M. erector trunci nach ventral lateral.

*Rückkehr zur Ausgangsstellung:* Das Becken des Patienten kommt passiv nach ventral zurück in die Neutralstellung, die Fixation des M. erector trunci wird gleichzeitig entlastet.

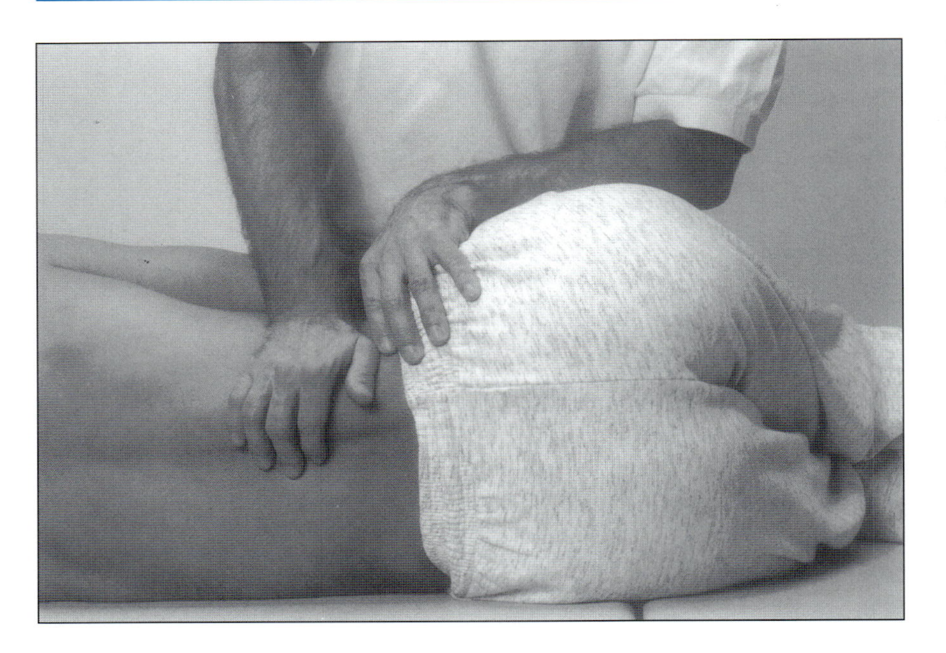

**Massage des M. quadratus lumborum auf der obenliegenden Seite, mit gleichzeitiger Lateralflexion der Lendenwirbelsäule (hier nach links) von kaudal her**

Ausgangsstellung

*Ausgangsstellung des Patienten:* Seitlage, beide Hüftgelenke und Knie flektiert, die Lendenwirbelsäule ist leicht nach rechts lateralflektiert. Die obenliegende Beckenschaufel des Patienten muß in kaudale und kraniale Richtung beweglich sein.

*Ausgangsstellung des Behandlers:* Stehend vor dem Patienten auf Höhe des Beckens, der Untersucher ist schräg zum Kopf des Patienten hin gewendet, der Unterarm des Behandlers ruht auf der Beckenschaufel.

*Kontakt:* Der Handballen kontaktiert den obenliegenden M. quadratus lumborum.

*Behandlungsrichtung:* Der obenliegende M. quadratus lumborum wird mit Druck nach medial fixiert und quer zum Faserverlauf massiert, während das Becken des Patienten vom Unterarm des Behandlers nach kaudal gezogen wird.
Dehnung des Muskels: Durch Lateralflexion der Lendenwirbelsäule zur Gegenseite des behandelten Muskels.

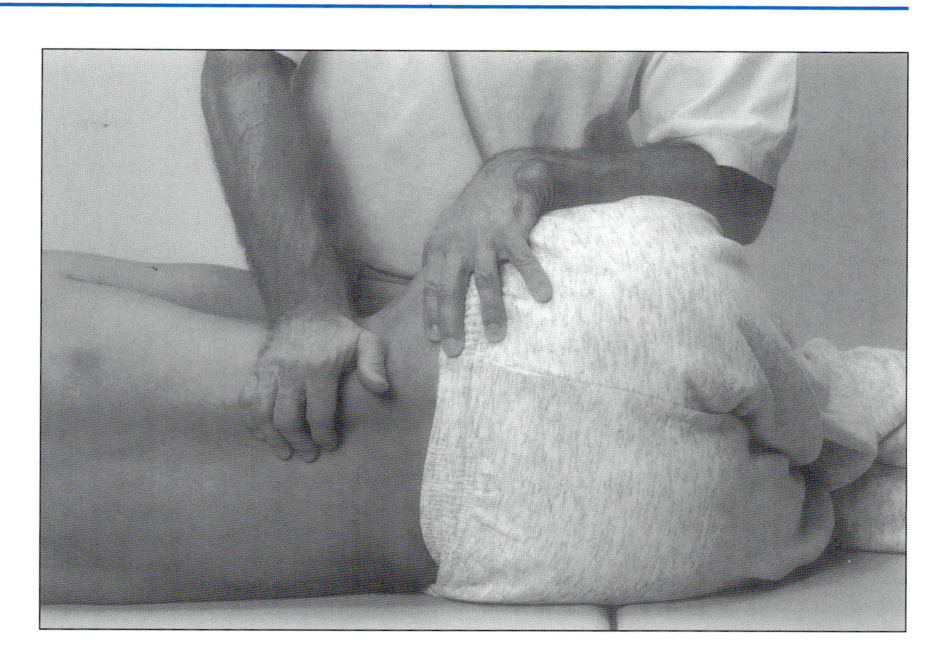

Endstellung

*Endstellung des Patienten:* Seitlage, beide Hüftgelenke und Knie flektiert. Durch Zug an der obenliegenden Beckenschaufel des Patienten nach kaudal ist die Lendenwirbelsäule nach links lateralflektiert.

*Endstellung des Behandlers:* Stehend seitlich des Patienten auf Höhe des Beckens, der Untersucher ist schräg zum Kopf des Patienten hin gewendet, der kaudale Unterarm und die Hand des Behandlers fixieren die Beckenschaufel nach kaudal.

*Rückkehr zur Ausgangsstellung:* Die Beckenschaufel kommt passiv oder durch leichten Druck nach kranial zuück in Neutralstellung, der Druck auf den obenliegenden M. quadratus lumborum wird gleichzeitig entlastet.

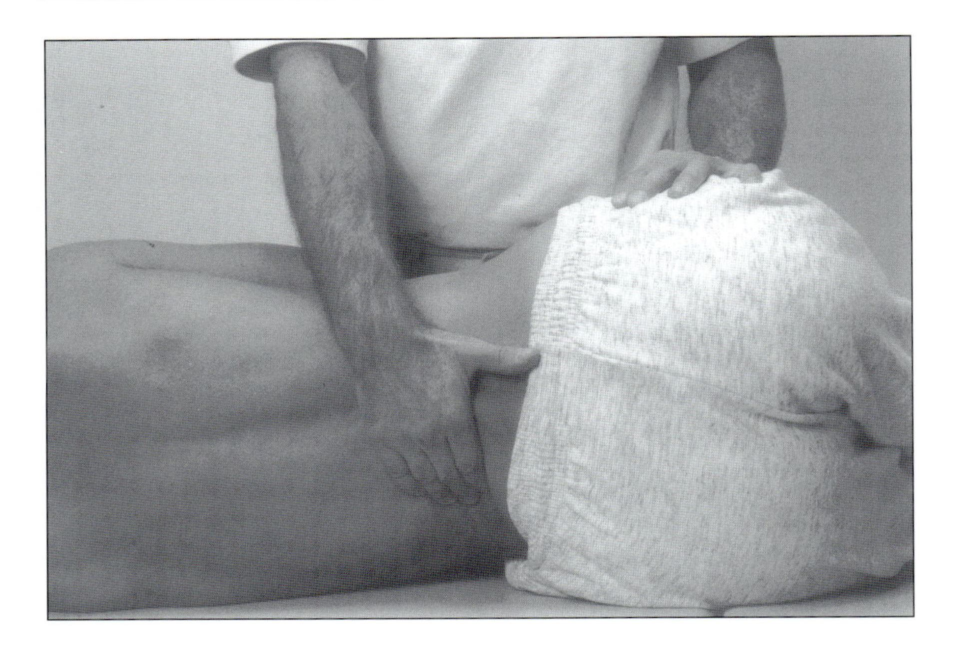

**Massage des M. quadratus lumborum auf der untenliegenden Seite, mit gleichzeitiger Lateralflexion der Lendenwirbelsäule (hier nach rechts) von kaudal her**

Ausgangsstellung

*Ausgangsstellung des Patienten:* Seitlage, beide Hüftgelenke und Knie flektiert, die Lendenwirbelsäule ist leicht nach rechts lateralflektiert. Die obenliegende Beckenschaufel des Patienten muß in kaudale und kraniale Richtung beweglich sein.

*Ausgangsstellung des Behandlers:* Stehend vor dem Patienten auf Höhe des Beckens, der Untersucher ist schräg zum Kopf des Patienten hin gewendet, die Hand des Behandlers ruht auf der Beckenschaufel.

*Kontakt:* Die Finger kontaktieren den untenliegenden M. quadratus lumborum.

*Behandlungsrichtung:* Der untenliegende M. quadratus lumborum wird mit Druck nach medial fixiert und quer zum Faserverlauf massiert, während das Becken des Patienten mit der Hand des Behandlers nach kranial geschoben wird.
Dehnung des Muskels: Durch Lateralflexion der Lendenwirbelsäule zur Gegenseite des behandelten Muskels.

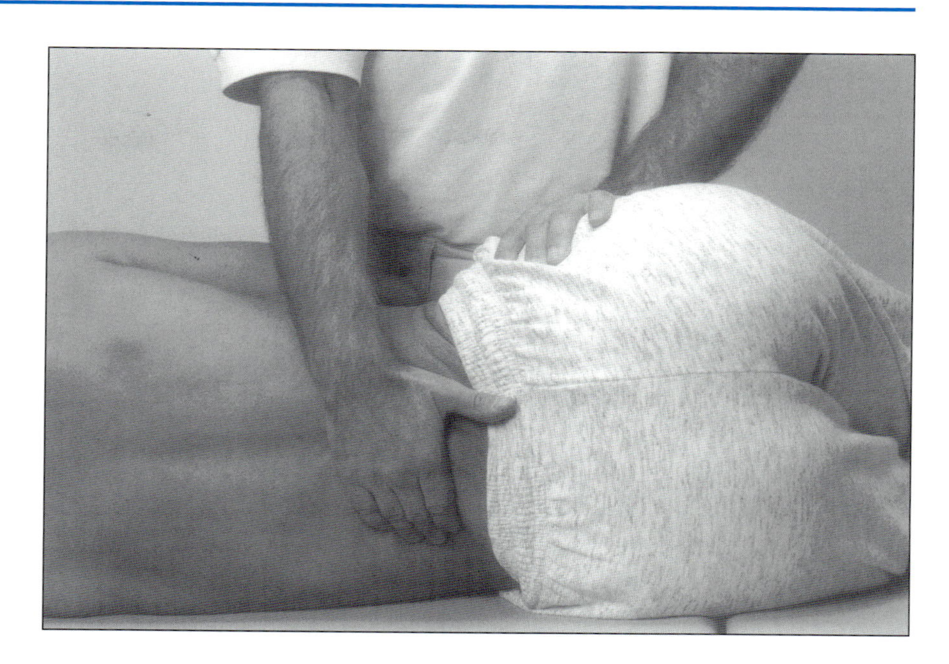

Endstellung

*Endstellung des Patienten:*
Seitlage, beide Hüftgelenke und Knie flektiert. Durch Zug an der obenliegenden Beckenschaufel des Patienten nach kaudal ist die Lendenwirbelsäule nach links lateralflektiert.

*Endstellung des Behandlers:*
Stehend seitlich des Patienten auf Höhe des Beckens, der Untersucher ist schräg zum Kopf des Patienten hin gewendet, der kaudale Unterarm und die Hand des Behandlers fixieren die Beckenschaufel nach kaudal.

*Rückkehr zur Ausgangsstellung:*
Die Beckenschaufel kommt passiv oder durch leichten Druck nach kranial zurück in Neutralstellung, der Druck auf den untenliegenden M. quadratus lumborum wird gleichzeitig entlastet.

## 2.8.4. Röntgenanatomie

### Lendenwirbelsäule a.p.

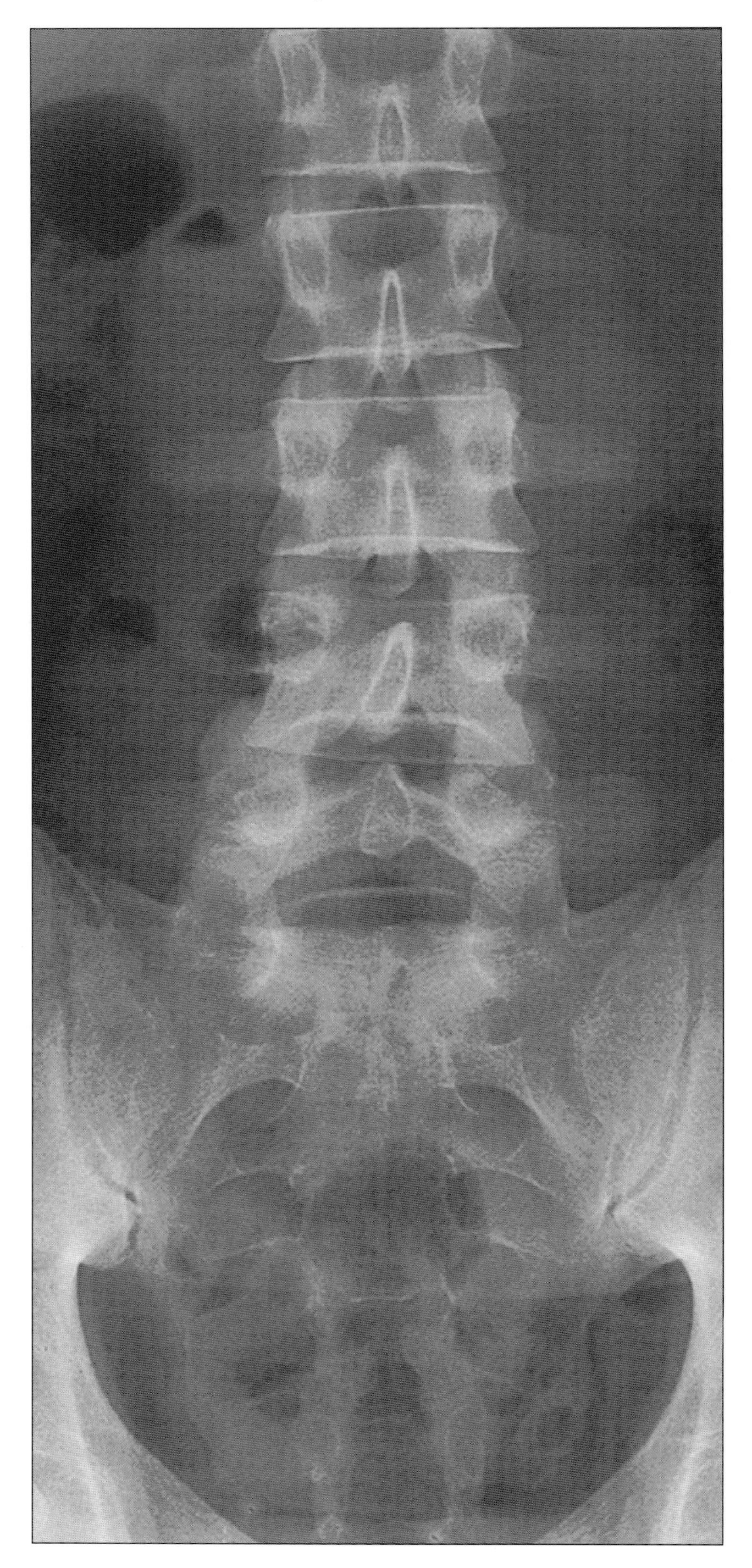

Nativröntgenbild

## Lendenwirbelsäule a.p.

1 1. Lumbalwirbel
2 2. Lumbalwirbel
3 3. Lumbalwirbel
4 4. Lumbalwirbel
5 5. Lumbalwirbel
6 Bogenwurzel (Pediculus arcus vertebrae)
7 Processus articularis superior
8 Processus articularis inferior
9 Processus spinosus
10 Processus costarius
11 Discus intervertebralis
12 Crista iliaca
13 Iliosakralgelenk
14 Os sacrum
15 Rand des M. psoas

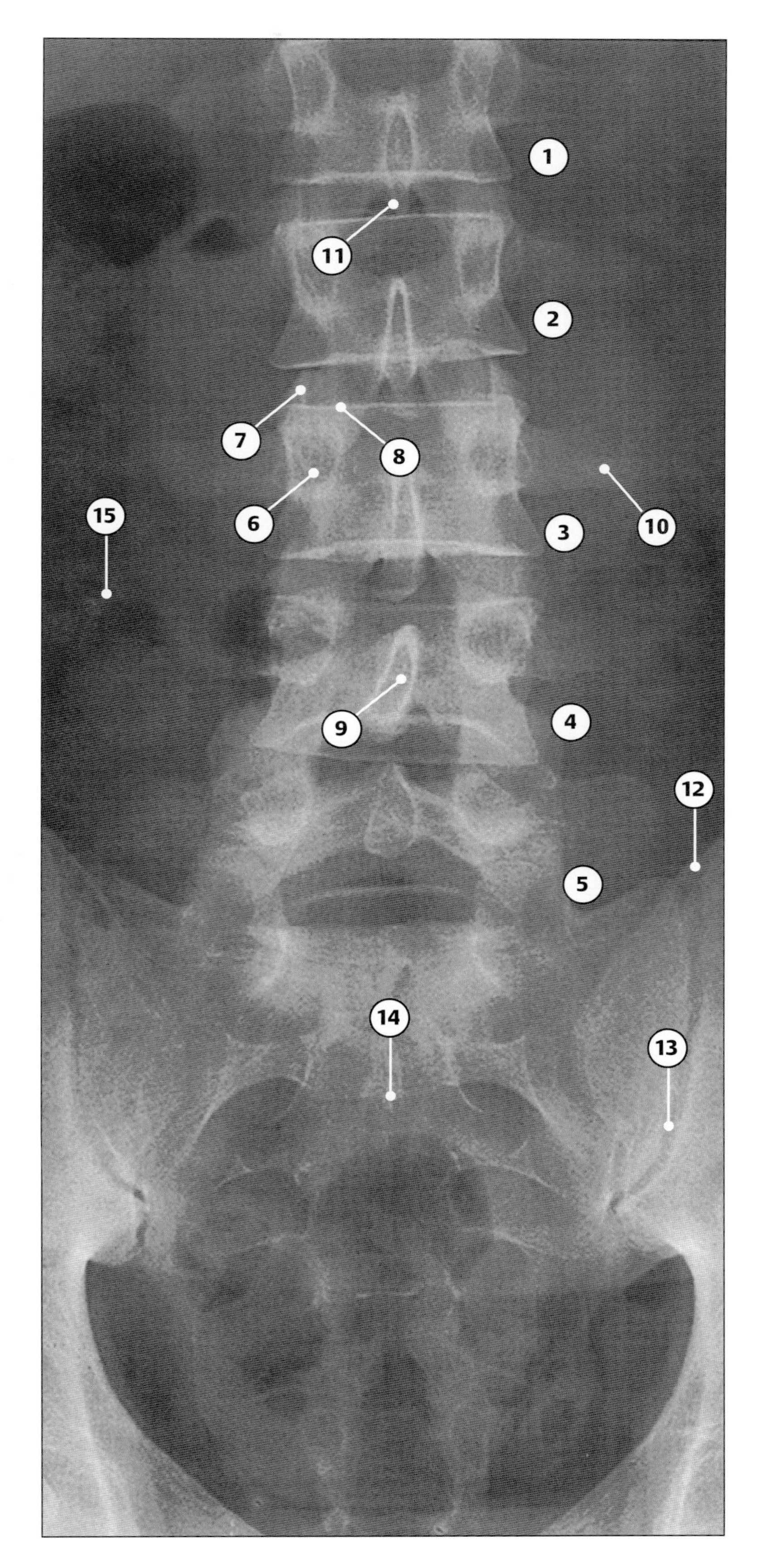


Nativröntgenbild

## Lendenwirbelsäule lateral

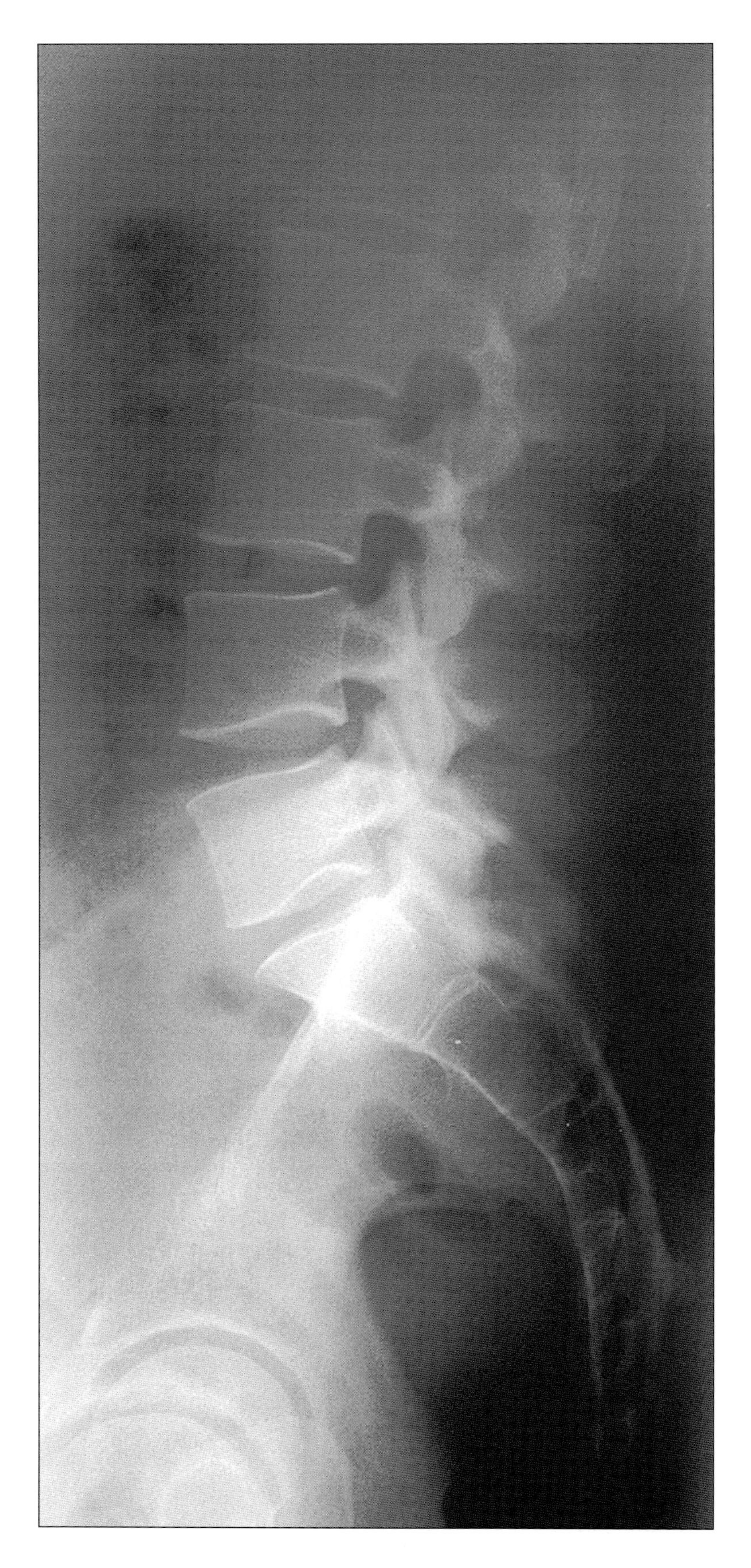

Nativröntgenbild

## Lendenwirbelsäule lateral

**1** 1. Lumbalwirbel
**2** 2. Lumbalwirbel
**3** 3. Lumbalwirbel
**4** 4. Lumbalwirbel
**5** 5. Lumbalwirbel
**6** Bogenwurzel (Pediculus arcus vertebrae)
**7** Processus articularis superior
**8** Processus articularis inferior
**9** Processus spinosus
**10** Processus costarius
**11** Discus intervertebralis
**12** Foramen intervertebrale
**13** Incisura vertebralis inferior
**14** Incisura vertebralis superior
**15** Promontorium
**16** 1. Sakralwirbel
**17** Crista iliaca

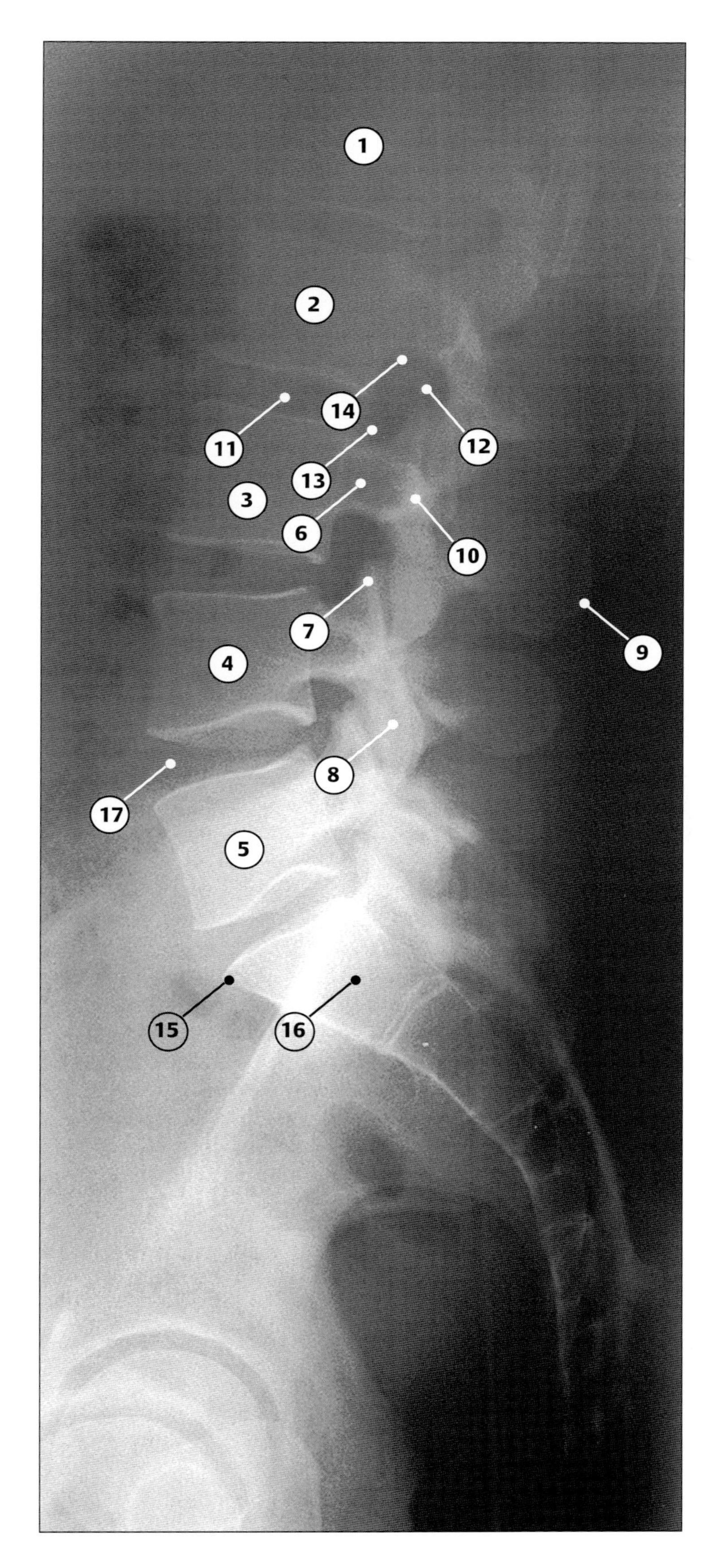


Nativröntgenbild

## Lendenwirbelsäule Schrägaufnahme

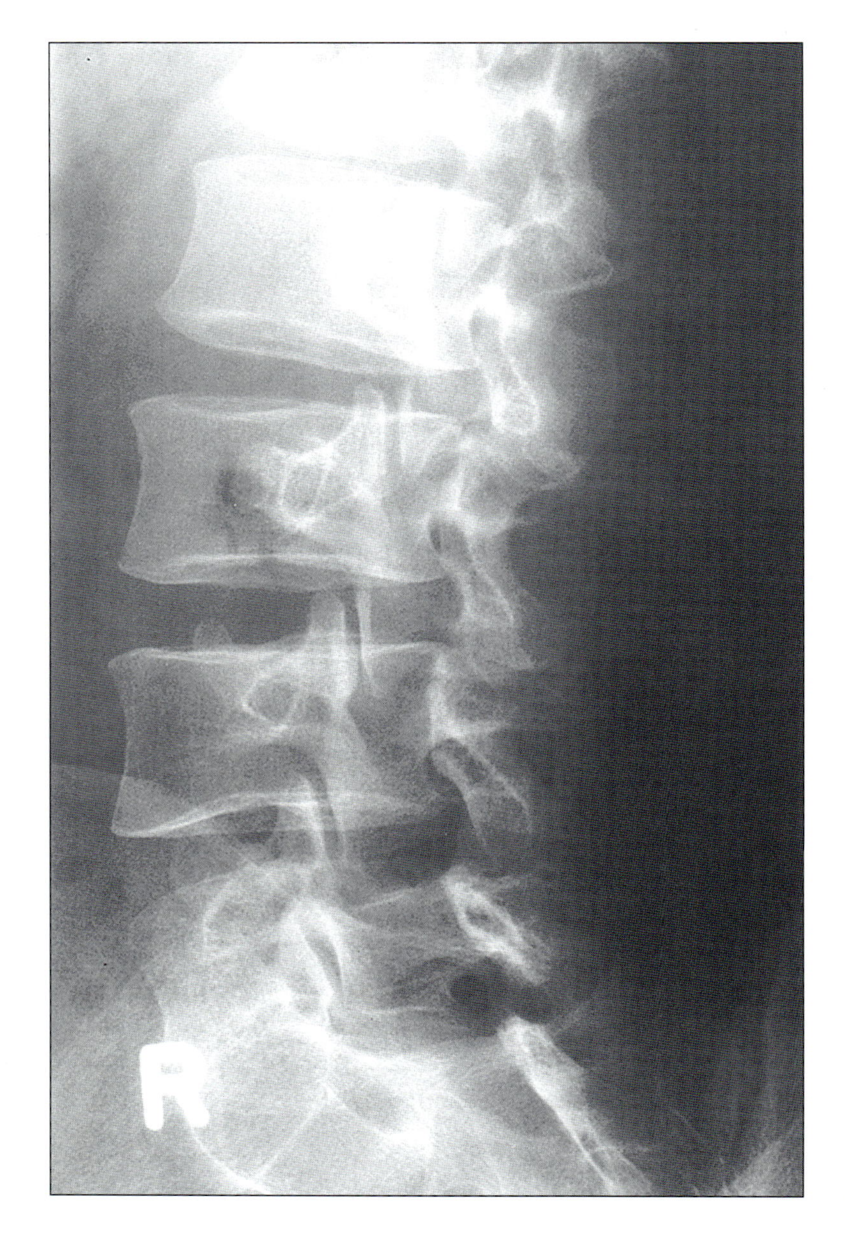


Nativröntgenbild

## Lendenwirbelsäule Schrägaufnahme

**1** 1. Lumbalwirbel
**2** 2. Lumbalwirbel
**3** 3. Lumbalwirbel
**4** 4. Lumbalwirbel
**5** 5. Lumbalwirbel
**6** Obere Deckplatte von L2
**7** Untere Deckplatte von L2
**8** Bogenwurzel (Pediculus arcus vertebrae, filmseitig)
**9** Processus articularis superior (filmseitig)
**10** Processus articularis inferior (filmseitig)
**11** Processus costarius (filmseitig)
**12** Processus articularis superior (röhrenseitig)
**13** Processus articularis inferior (röhrenseitig)
**14** Processus costarius (röhrenseitig)
**15** Discus intervertebralis

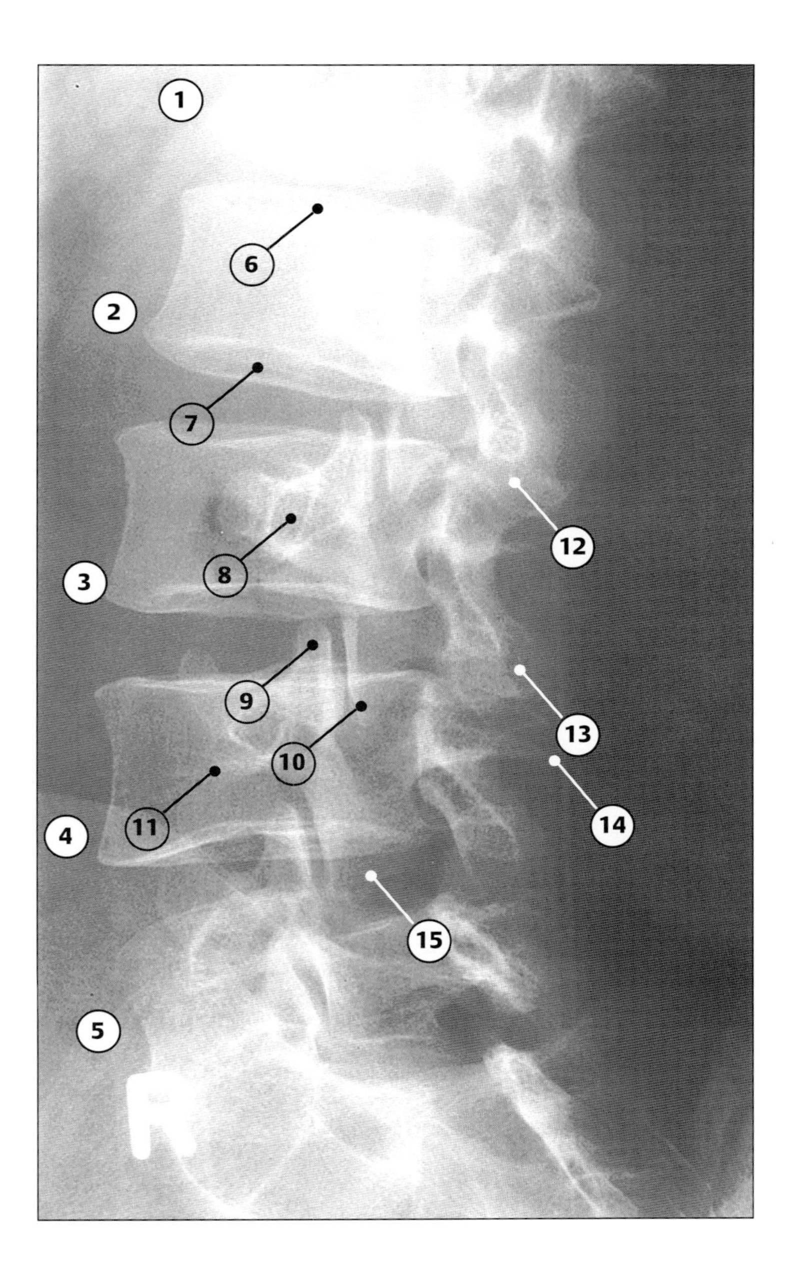


Nativröntgenbild

## Lendenwirbelsäule
## Schnittebene koronar durch S1

Computertomographie

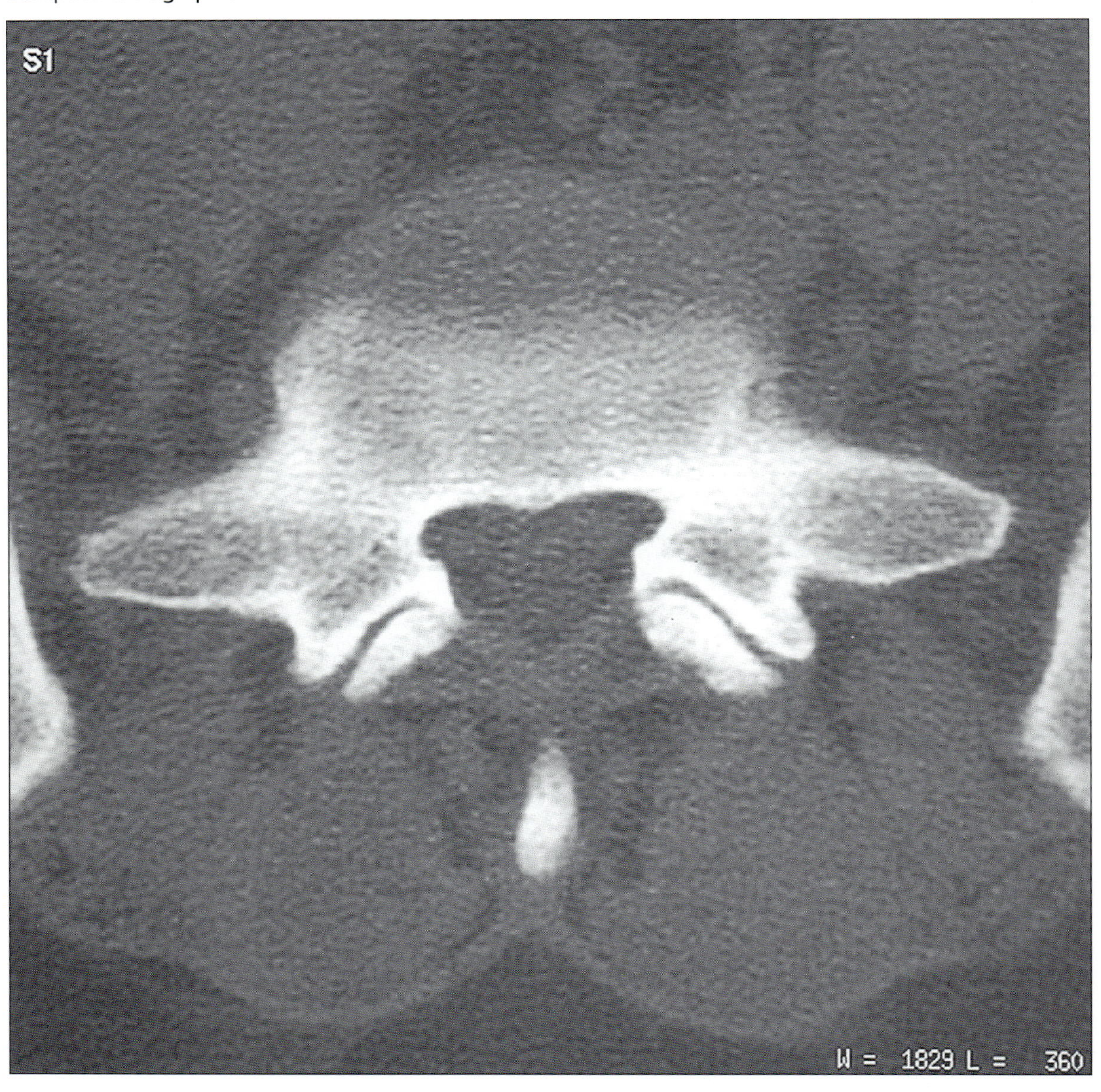

## Lendenwirbelsäule
## Schnittebene koronar durch S1

1 Os sacrum
2 Crista sacralis mediana
3 Processus articularis superior von S1
4 Kaudale Spitze des Processus articularis inferior von L5
5 Spinalkanal des Os sacrum
6 Cauda equina
7 Spina iliaca posterior superior
8 Querschnitt durch den M. erector trunci

Computertomographie

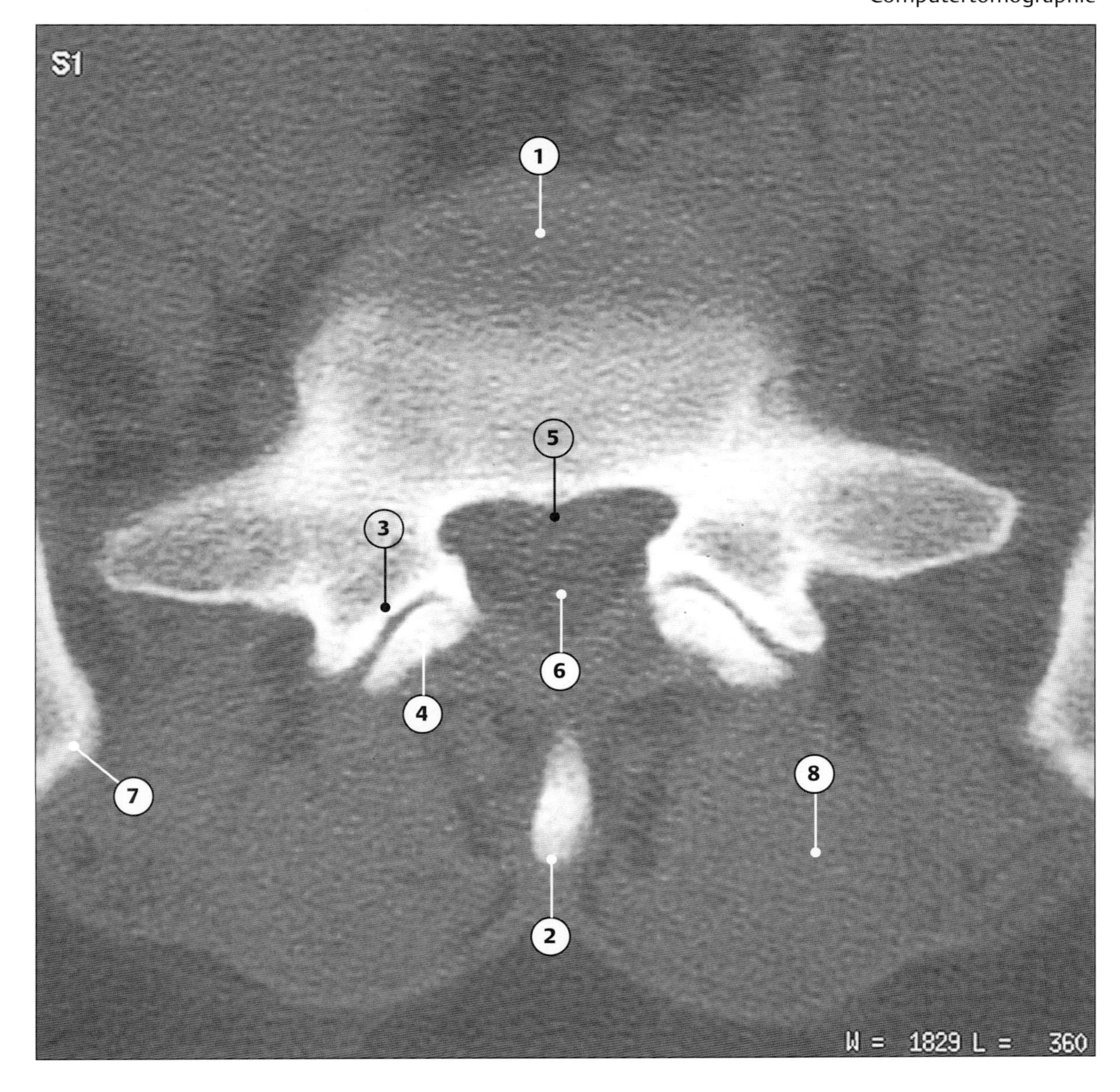

## Lendenwirbelsäule
## Schnittebene koronar durch L5

Computertomographie

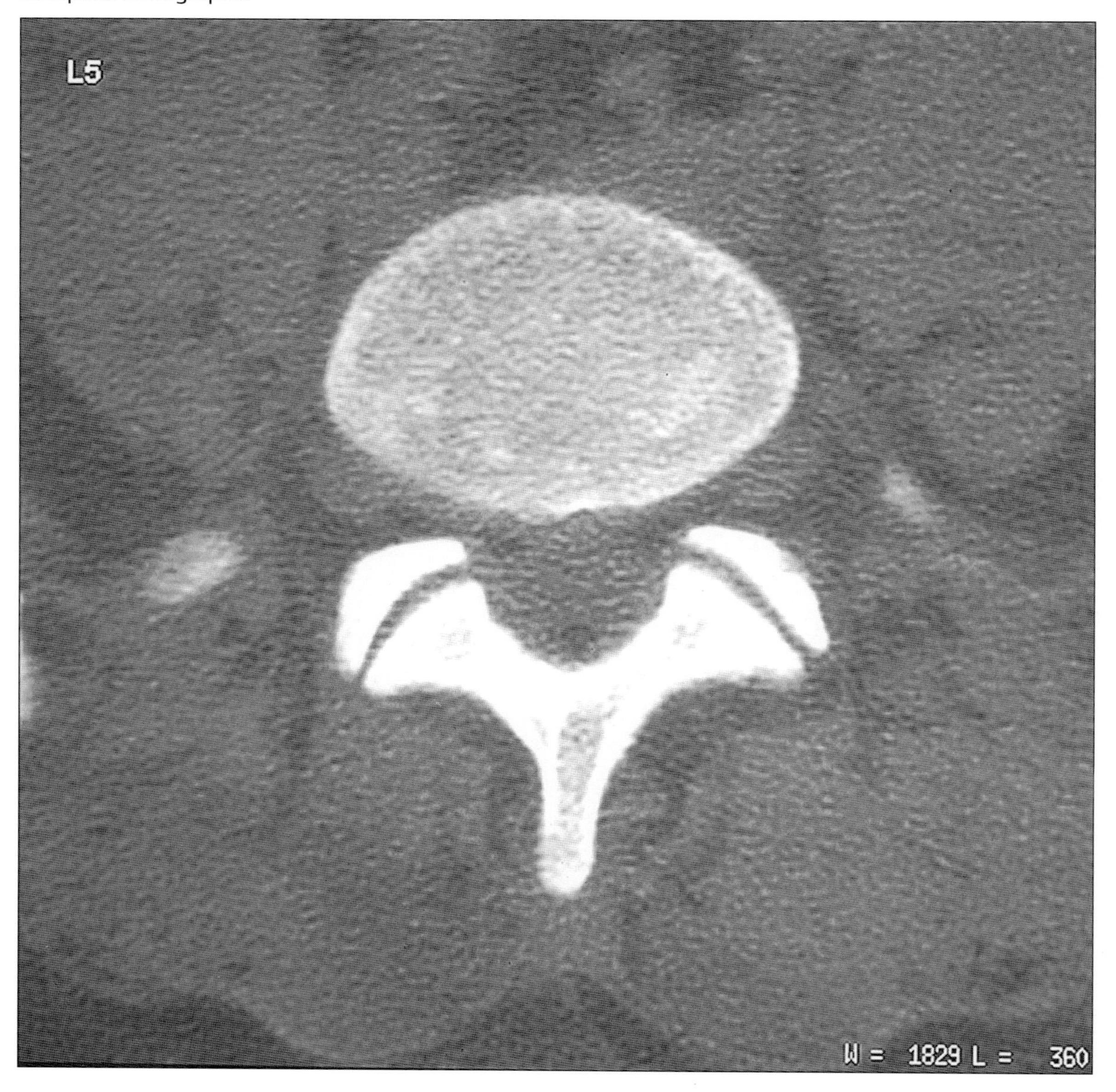

## Lendenwirbelsäule
## Schnittebene koronar durch L5

**1** Wirbelkörper von L5
**2** Processus articularis superior von S1
**3** Processus articularis inferior von L5
**4** Gelenkspalt des Facettengelenks L5–S1
**5** Processus spinosus von L5
**6** Lamina von L5
**7** Foramen intervertebrale
**8** Spinalkanal
**9** Querschnitt durch den M. erector trunci

Computertomographie

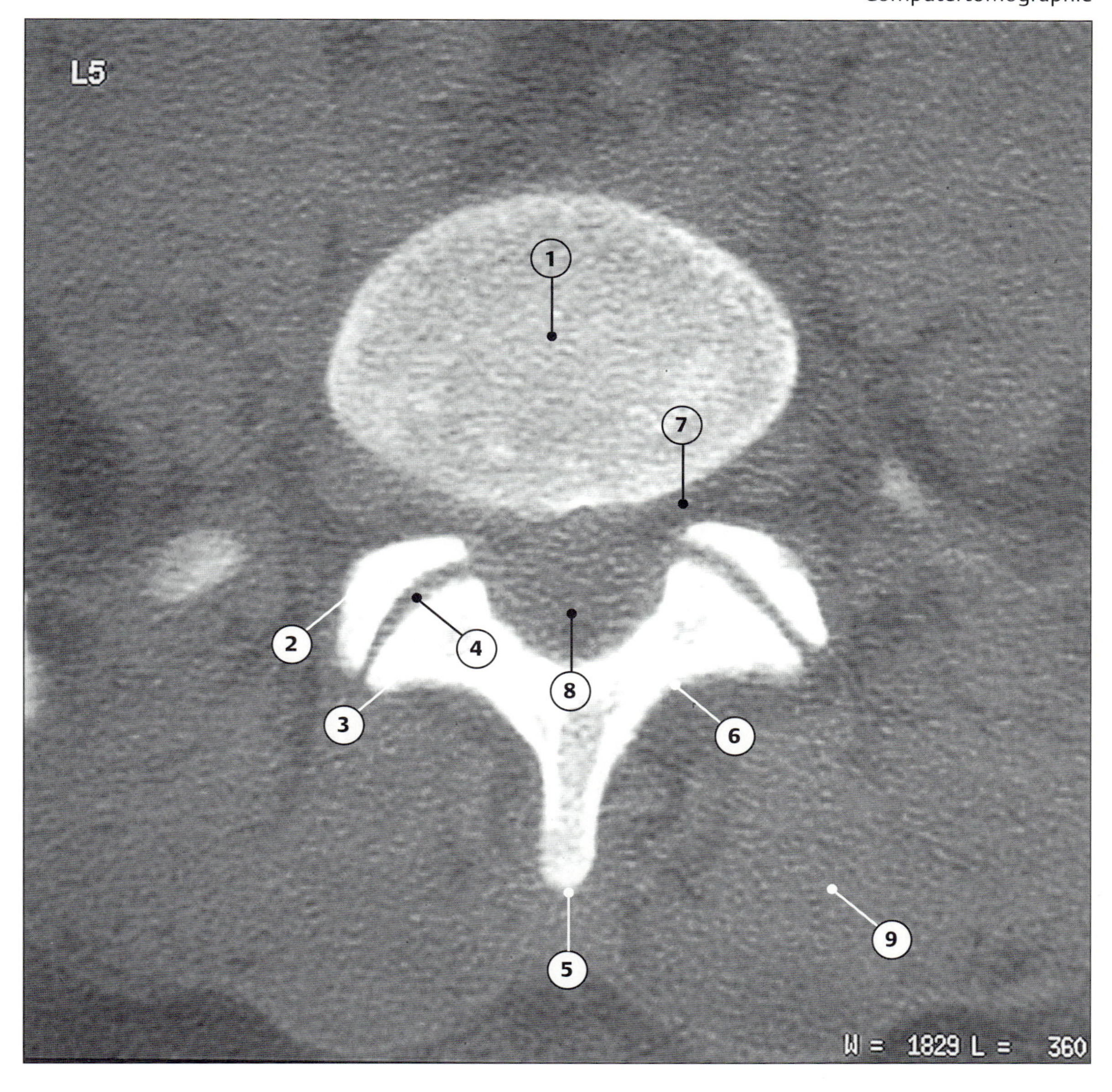

# Lendenwirbelsäule
# Schnittebene koronar durch L2

Computertomographie

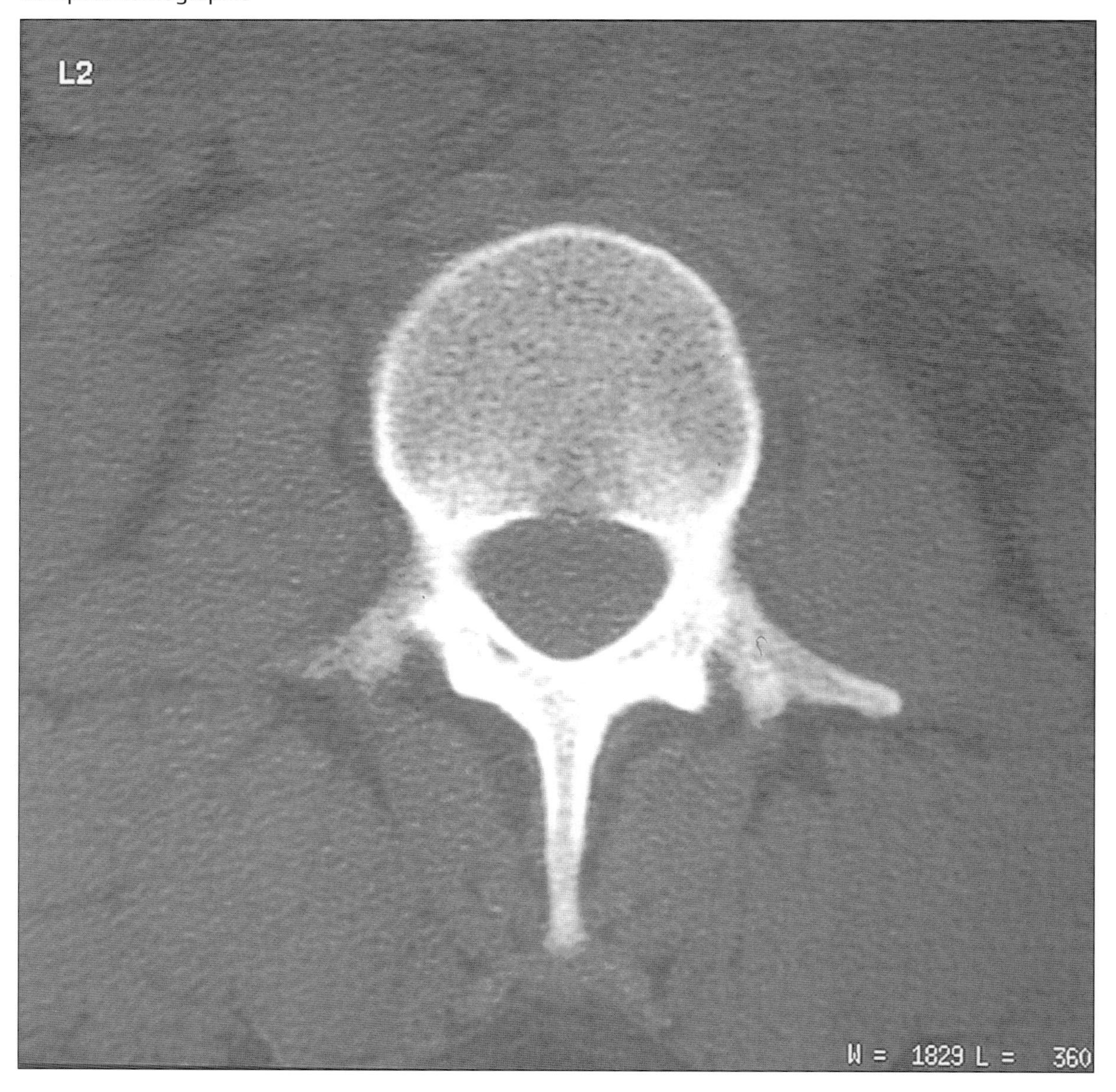

## Lendenwirbelsäule
## Schnittebene koronar durch L2

1 Wirbelkörper von L2
2 Processus costarius von L2
3 Processus spinosus von L2
4 Lamina von L2
5 Bogenwurzel (Pediculus arcus vertebrae) von L2
6 Spinalkanal
7 Querschnitt durch den M. erector trunci

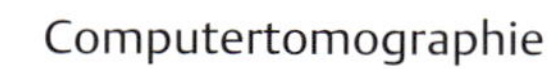
Computertomographie

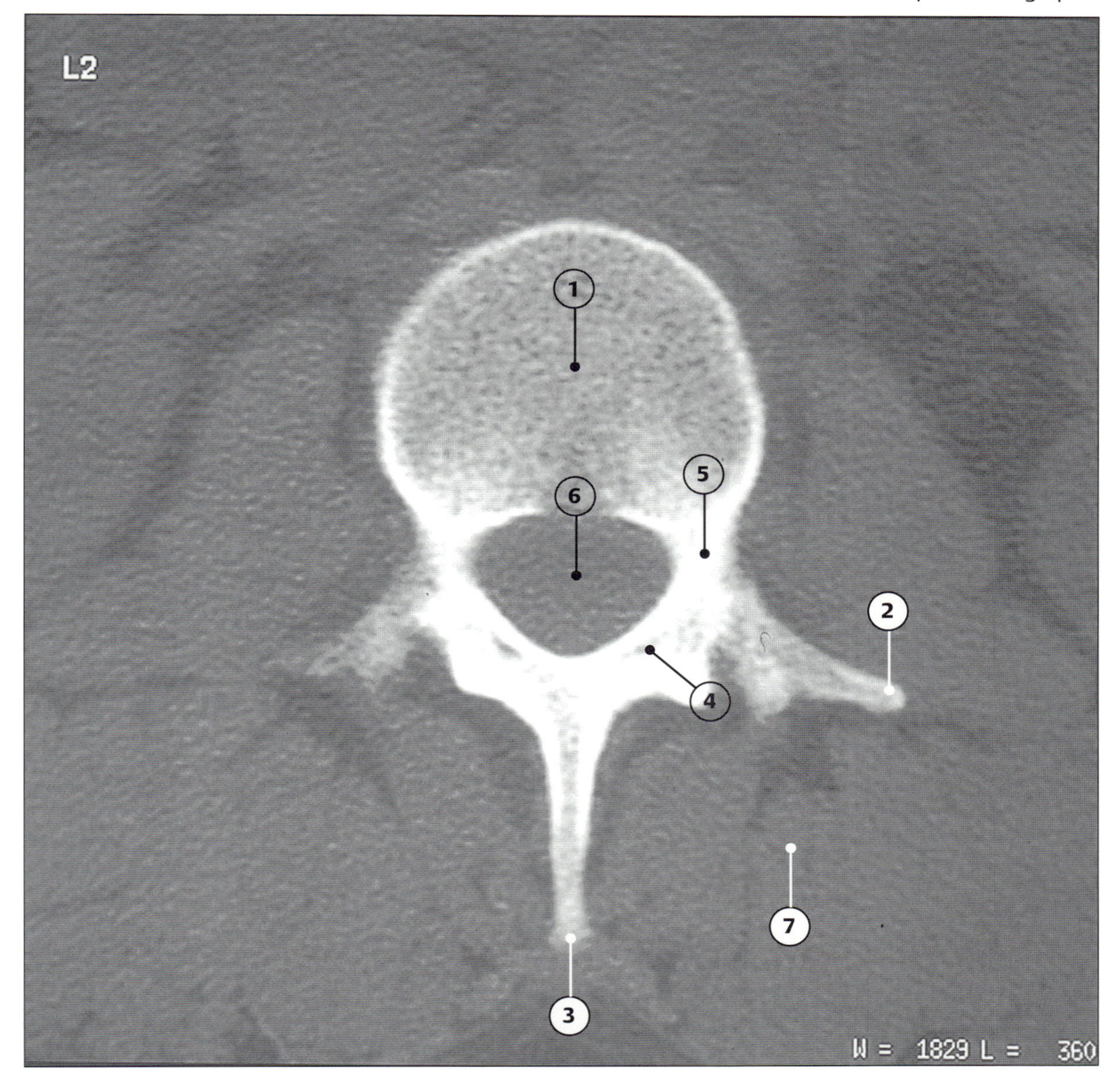

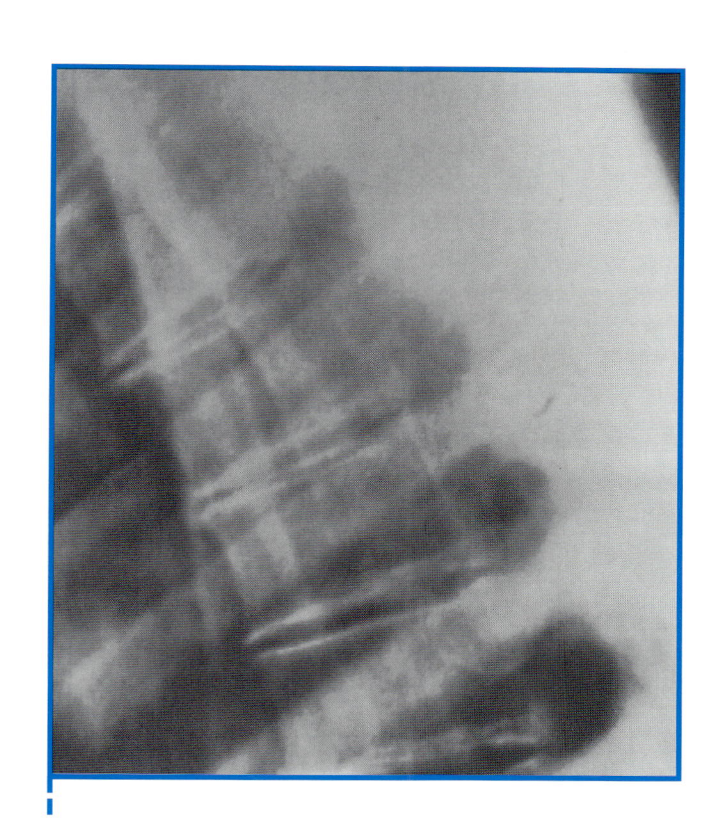

## 2.9 Brustwirbelsäule und Rippen

# 2.9 Brustwirbelsäule und Rippen

## 2.9.1 Übersicht: Anatomie und Funktion

Die Brustwirbelsäule besteht aus zwölf Brustwirbeln und zwölf Bandscheiben. Sie ist kyphotisch gekrümmt. Diese kyphotische Krümmung ist primär in der ganzen Wirbelsäule vorhanden. Die Wirbelkörper sind in der Seitenansicht keilförmig, ventral etwas niedriger als dorsal. Die Form der Wirbelkörper ist maßgebend für die kyphotische Form der Brustwirbelsäule. Wirbelkörperhöhe, -länge und -breite nehmen gegen kaudal kontinuierlich zu. Von oben gesehen sind die Wirbelkörper herzförmig, die Rückseite der Wirbelkörper ist konkav.
Die Wirbelkörper des 1.–9. Brustwirbels haben jeweils am oberen hinteren und am unteren hinteren Rand je zwei Gelenkflächen (Fovea costalis superior und inferior). Die Fovea costalis inferior bildet mit der Fovea costalis superior des untenliegenden Wirbels und der dazwischenliegenden Bandscheibe die Gelenkpfanne, mit welcher der zugehörige Rippenkopf artikuliert. Die Wirbelkörper des zehnten, elften und zwölften Brustwirbels besitzen nur je eine Fovea costalis.
Die zwölf Bandscheiben sind niedrig, das Verhältnis von Wirbelkörperhöhe zu Bandscheibenhöhe beträgt 5:1.
Die Querfortsätze der Brustwirbel ragen gegen dorsal und lateral. Von kranial nach kaudal nimmt ihre Ausrichtung nach dorsal zu. Sie nehmen bis zum 7. bis 8. Brustwirbel etwas an Länge zu und werden dann wieder kürzer. An ihrem freien, ventralen Ende tragen sie eine Gelenkfläche, die Fovea costalis processus transversi, welche mit der Facies articularis tuberculi costae artikuliert. Diese Gelenkflächen fehlen am 11. und 12. Brustwirbel bzw. an der 11. und 12. Rippe.
Die Dornfortsätze der Brustwirbel sind lang und nach kaudal gerichtet und tragen an ihrem distalen Ende einen kleinen Höcker.
Der Spinalkanal ist rund und relativ eng. Er wird begrenzt:

- ventral durch die Dorsalfläche des Wirbelkörpers und der Bandscheibe,
- lateral durch die Pedikel und Medialfläche des Processus articularis superior,
- dorsal durch die Lamina und die Ligg. flava.

### Gelenkbau

#### Intervertebralgelenk

siehe Lendenwirbelsäule

#### Facettengelenke

Die Gelenkflächen der Processus articulares superiores sind oval, flach oder transversal leicht konvex und sind nach posterior, superior und leicht lateral gerichtet. Die Gelenkflächen der Processus articulares inferiores sind oval, flach oder transversal leicht konkav und sind nach anterior, inferior und leicht medial gerichtet.

### Thorax

Der Thorax ist aus den 12 Brustwirbeln mit ihren Bandscheiben, den 12 Rippenpaaren mit ihren knorpeligen Anteilen, dem Sternum und dem Bandapparat aufgebaut. Er hat die Form eines sagittal abgeplatteten Kegels. Oben und unten besteht eine Öffnung, die Apertura thoracis superior und inferior. Die Apertura thoracis superior wird begrenzt durch den Wirbelkörper des ersten Brustwirbels, das erste Rippenpaar und das Manubrium sterni. Die Apertura thoracis inferior ist bedeutend weiter und wird vorne durch die Arcus costales und den Processus xyphoideus begrenzt. Die Zwischenrippenräume sind ventral breiter als dorsal. Die Zwischenrippenräume 1–5 reichen vorn bis an den Rand des Sternum. Die Zwischenrippenräume 6–9 werden durch die Knorpelverbindungen benachbarter Rippen begrenzt, während die Zwischenrippenräume 10 und 11 mit der Bauchwand in Verbindung stehen.

### Rippen

Die ersten sieben Rippen sind in der Regel am Sternum befestigt und werden als Costae verae bezeichnet. Die unteren fünf Rippen werden als Costae spuriae bezeichnet. Die Rippe 8, 9 und 10 beteiligt sich am Aufbau des Rippenbogens, indem sich ihre Knorpel aneinanderlagern. Die Rippen 11 und 12 enden frei zwischen den Muskeln der vorderen Bauchwand. Diese freien Rippen werden als Costae fluctuantes bezeichnet.
Jede Rippe besteht aus einem knöchernen und einem knorpeligen Anteil. Man unterscheidet an der Rippe das Caput costae, das Collum costae und das Corpus costae. Das Caput costae trägt an seinem Ende eine Gelenkfläche, die Facies articularis capitis costae, die

mit Ausnahme der 1., 11. und 12. Rippe durch die Crista capitis costae in zwei Facetten geteilt ist. Diese, ohne die erwähnten Ausnahmen, artikulieren jeweils mit dem zugehörigen Wirbelkörper und der unteren Gelenkfläche des darüberliegenden Wirbelkörpers. Das Caput costae der 1., 11. und 12. Rippe artikuliert nur mit dem zugehörigen Wirbelkörper. Das Collum costae reicht vom Caput costae bis zum Tuberculum costae. Dieses trägt auf der Dorsalseite eine Gelenkfläche, die Facies articularis tuberculi costae, welche mit der Fovea costalis transversalis am Processus transversus artikuliert. An das ventrale Ende des Corpus costae sind die Rippenknorpel angelagert. Der Rippenknorpel der 7. Rippe ist am längsten. Die Verbindungen der 1., 6. und 7. Rippe mit dem Brustbein sind in der Regel Synchondrosen. Die Verbindung der 2.–5. Rippe mit dem Brustbein sind echte Gelenke.
Die 2. Rippe befindet sich vorn auf Höhe des Angulus sterni.
Die oberen Rippen befinden sich ein wenig unter den Processus transversi, die unteren Rippen leicht oberhalb der Processus transversi.

## Sternum

Das Sternum ist ein nach ventral konvexer Knochen und besteht aus dem Manubrium sterni, dem Corpus sterni und dem Processus xyphoideus. Die drei Anteile sind als Synchondrose oder Synostose miteinander verbunden. Das Manubrium sterni bildet mit dem Corpus sterni einen nach hinten offenen stumpfen Winkel, den Angulus sterni. Das Manubrium sterni hat am kranialen Ende eine Einziehung, die Incisura jugularis. Sie liegt auf der Höhe des dritten Brustwirbels. Lateral der Incisura jugularis liegen die Gelenkflächen für die Claviculae, die Incisurae claviculares. Direkt darunter, am Seitenrand des Manubrium liegt die Incisura costalis prima, die Gelenkfläche für die erste Rippe. Am Seitenrand des Sternum auf Höhe des Angulus sterni befindet sich die Incisura costalis secunda, die Gelenkfläche für die zweite Rippe. An den Seitenrändern des Corpus sterni befinden sich die Gelenkflächen für die 2.–7. Rippe, die Incisurae costales. Der Processus xyphoideus kann eine sehr unterschiedliche Form haben und nach ventral oder dorsal gebogen sein.
Im Bereich der Rippenverbindungen mit dem Sternum gibt es zahlreiche Variationen und Asymmetrien.

## Kapsel-Bandapparat der BWS und der Rippen

- ⇨ Lig. longitudinale anterius
- ⇨ Lig. longitudinale posterius
- ⇨ Lig. flavum
- ⇨ Lig. intertransversarium
- ⇨ Lig. interspinale
- ⇨ Lig. supraspinale
- ⇨ Kapsel der Facettengelenke
- ⇨ Kapsel der Kostovertebralgelenke
- ⇨ Kapsel der Kostotransversalgelenke
- ⇨ Lig. capitis costae intraarticulare
- ⇨ Lig. capitis costae radiatum
- ⇨ Lig. costotransversarium laterale
- ⇨ Lig. costotransversarium
- ⇨ Lig. costotransversarium superius
- ⇨ Lig. lumbocostale (Proc. costalis L1 zur 12. Rippe)
- ⇨ Ligg. sternocostalia radiata
- ⇨ Membrana intercostalis interna
- ⇨ Membrana intercostalis externa
- ⇨ Ligg. costoxyphoidea

## Anatomische Bewegungen der BWS und der Rippen

### BWS

- ⇨ Flexion–Extension um eine frontale Achse
- ⇨ Lateralflexion nach links und nach rechts um eine sagittale Achse
- ⇨ Rotation nach links und nach rechts um eine vertikale Achse
- ⇨ translatorische Bewegungen in alle Richtungen als akzessorische Bewegungen

### Rippen

Heben und Senken um eine Achse durch das Kostovertebral- und das Kostotransversalgelenk bzw. um eine Achse parallel zum Collum costae. Diese Achse steht für die oberen Rippen mehr frontal, für die unteren Rippen mehr sagittal. Dadurch bewegen sich die oberen Rippen mehr nach vorne oben (in der Sagittalebene), die unteren Rippen mehr nach lateral oben (in der Frontalebene).

## Muskeln und Innervation

| *Muskeln* | *Segment. Innervation* | *Nerven* | *Segment. Ursprung* |
|---|---|---|---|
| Mm. semispinales | C1-Th6 | Rr. dorsales | C1-Th6 |
| Mm. intertransversarii | C1-C6, L1-L4 | Rr. dorsales (ventrales). | C1-C6, L1-L4 |
| Mm. interspinales | C1-Th3, Th11-L5 | Rr. dorsales | C1-Th3, Th11-L5 |
| M. spinalis | C2-Th10 | Rr. dorsales | C2-Th10 |
| M. longissimus | C2-L5 | Rr. dorsales | C2-L5 |
| Diaphragma | C3-C5 | Nn. phrenici | C3-C5 |
| Mm. multifidi | C3-S4 | Rr. dorsales | C3-S4 |
| Mm. rotatores | segmental | Rr. dorsales | |
| M. scalenus medius | C4-C8 | Plexus cerv. und brach. | C1-Th1 |
| M. iliocostalis | C4-L3 | Rr. dorsales | C4-L3 |
| M. scalenus anterior | C5-C7 | Plexus brachialis | C5-Th1 |
| M. scalenus posterior | C7-C8 | Plexus brachialis | C5-Th1 |
| Mm. levatores costarum | Th1-Th12 | Rr. dorsales | Th1-Th12 |
| Mm. intercostales externi | Th1-Th12 | Nn. intercostales | Th1-Th12 |
| Mm. intercostales interni | Th1-Th12 | Nn. intercostales | Th1-Th12 |
| M. serratus posterior superior | Th2-Th5 | Nn. intercostales | Th2-Th5 |
| M. transversus thoracis | Th2-Th6 | Nn. intercostales | Th2-Th6 |
| M. rectus abdominis | Th5-Th12 | Nn. intercostales | Th5-Th12 |
| M. obliquus abdominis ext. | Th5-Th12 (L1) | Nn. intercostales | Th5-Th12 (L1) |
| M. transversus abdominis | Th5-L1 | Nn. intercostales | Th5-L1 |
| | L1 | N. iliohypogastricus | L1 |
| | L1 | N. ilioinguinalis | L1 |
| | L1 | N. genitofemoralis | L1-L2 |
| M. obliquus abdominis int. | Th8-Th12 (L1) | Nn. intercostales | Th8-Th12 (L1) |
| | L1 | N. iliohypogastricus | L1 |
| | L1 | N. ilioinguinalis | L1 |
| | L1 | N. genitofemoralis | L1-L2 |
| M. serratus posterior inferior | Th9-Th12 | Nn. intercostales | Th9-Th12 |
| M. pyramidalis | Th12-L1 | N. intercostalis | Th12 |
| | L1 | N. iliohypogastricus | L1 |
| | L1 | N. ilioinguinalis | L1 |
| | L1 | N. genitofemoralis | L1-L2 |

## 2.9.2 Oberflächenanatomie

### Dorsalseite

#### Knochen

1 Processus spinosus
2 Processus transversus
3 Angulus costae
4 Corpus costae

#### Ligamente, Bursen, Nerven und Gefäße

5 Lig. supraspinale

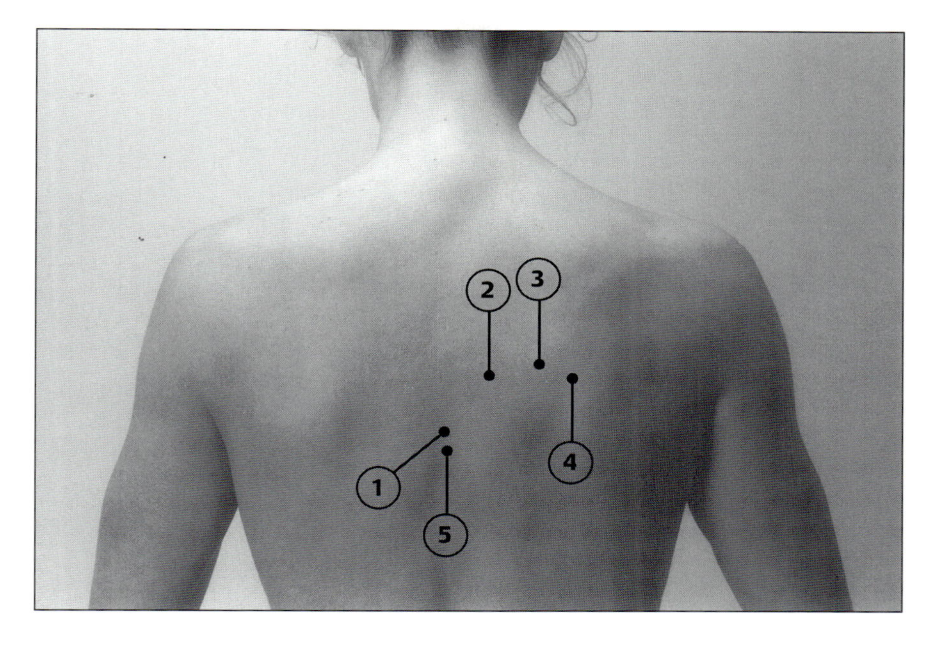


*Ausgangsstellung des Patienten:* Bauchlage.
*Ausgangsstellung des Untersuchers:* Stehend seitlich des Patienten auf Höhe des Beckens, der Untersucher ist schräg zum Kopf des Patienten hin gewendet.

**1 Processus spinosus**
Die Processus spinosi sind bei flektierter Brustwirbelsäule in der Mittellinie dorsal am Thorax als kleine Höcker deutlich sichtbar. Die Processus spinosi werden von kaudal nach kranial und jeweils von allen Seiten her palpiert.

**2 Processus transversus**
Die Processus transversi befinden sich in der Brustwirbelsäule jeweils ca. zwei Querfingerbreit lateral und kranial der entsprechenden Processus spinosi. Nur in der mittleren Brustwirbelsäule beträgt der Abstand nach kranial ca. drei Querfinger. Die Palpation erfolgt vom Processus spinosus aus nach lateral und kranial mit einem Finger. Der Palpationsdruck wird durch Fingerkuppen der anderen Hand oder durch den Thenar der anderen Hand verstärkt. Unter Druck wird dann der Palpationsfinger mit dem darüberliegenden Gewebe in kraniale und kaudale Richtung verschoben. Dabei können die Processus transversi als knöcherne Erhebungen wie „Berg und Tal" gespürt werden.

**3 Angulus costae**
Die am weitesten dorsal gelegenen Anteile der Rippen bilden einen Winkel, den Angulus costae. Von dort verlaufen die Rippen nach medial und ventral in Richtung Kostotransversalgelenk bzw. nach lateral, ventral und kaudal in Richtung Ventralseite des Thorax. Die Palpation erfolgt von den Processus transversi aus nach lateral und leicht nach kranial. Lateral der autochthonen Rückenmuskulatur (Erector spinae) trifft der Palpationsfinger auf die Rippen. Bei der Palpation entlang der Rippe nach lateral und kaudal läßt sich ein wenig lateral der Rückenstrecker der Angulus costae als Abknickung im Verlauf der Rippe spüren. Die Lokalisation kann durch Verschieben des Palpationsfingers auf der Rippe gesichert werden.

**4 Corpus costae**
Das Corpus costae liegt lateral des Angulus costae. Der Palpationsfinger verfolgt den Verlauf der Rippen vom Angulus costae nach lateral. Zwischen zwei Rippen kann jeweils auch der Interkostalraum palpiert werden.

**5 Lig. supraspinale**

| | |
|---|---|
| *Ursprung und Ansatz:* | Das Lig. supraspinale verbindet die Spitzen der Processus spinosi miteinander. |
| *Anspannung:* | Flexion und Rotation der Brustwirbelsäule |
| *Faserverlauf:* | Von kaudal nach kranial |
| *Palpation:* | Der Palpationsfinger liegt quer zum Verlauf der Wirbelsäule zwischen jeweils zwei Processus spinosi und bewegt sich quer zum Faserverlauf des Ligaments nach medial und lateral. Die Palpation erfolgt in angespanntem und entspanntem Zustand. Das oberflächlich verlaufende Lig. supraspinale ist leichter zu palpieren, wenn die Spannung des Ligaments durch Flexion der Brustwirbelsäule etwas erhöht wird. |

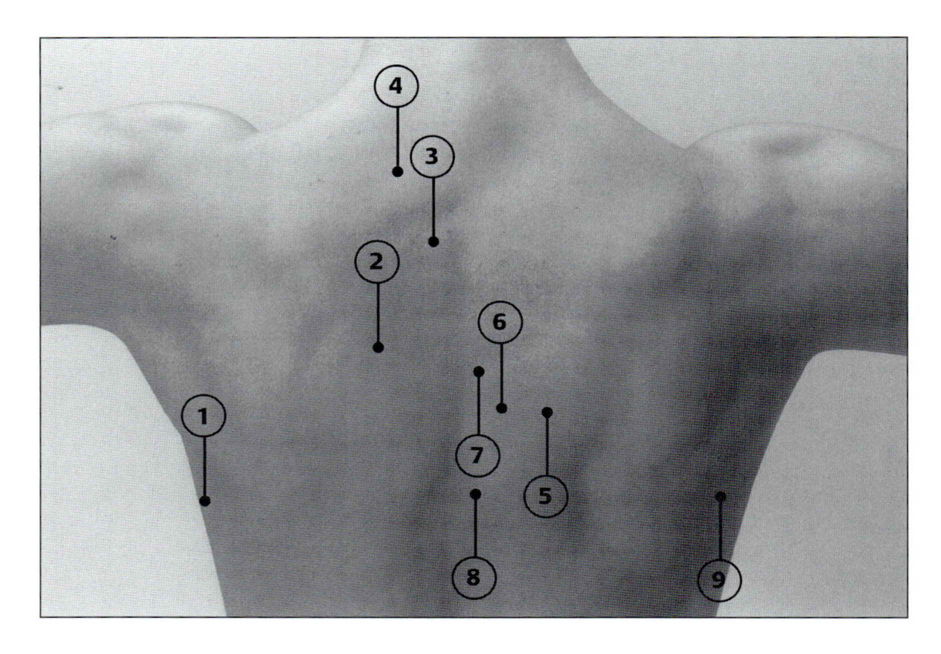


## Muskeln, Sehnen und Insertionen

1 M. latissimus dorsi
2 M. trapezius ascendens
3 M. rhomboideus major
4 M. rhomboideus minor
5 M. iliocostalis thoracis
6 M. longissimus thoracis
7 M. spinalis
8 Mm. rotatores
9 M. intercostales externi

*Ausgangsstellung des Patienten:* Bauchlage.
*Ausgangsstellung des Untersuchers:* Stehend seitlich des Patienten auf Höhe des Beckens, der Untersucher ist schräg zum Kopf des Patienten hin gewendet.

**1 M. latissimus dorsi**

*Ursprung:* Processus spinosi Th7–12, Fascia thoracolumbalis, Crista iliaca, 10.–12. Rippe, Angulus inferior scapulae.
*Ansatz:* Crista tuberculi minoris.
*Anspannung:* Schultergelenk: Extension, Adduktion, Innenrotation.
Schultergürtel: Depression.
*Faserverlauf:* Von der Crista iliaca, der Fascia thoracolumbalis und dem Angulus inferior scapulae nach kranial und lateral zur Crista tuberculi minoris.
*Palpation:* Mit den Fingerkuppen quer zum Verlauf in angespanntem und entspanntem Zustand, alternativ mit einem Pinzettengriff lateral am Thorax entlang bis zur dorsalen Achselfalte.

**2 M. trapezius ascendens**

*Ursprung:* Processus spinosi Th3–Th12.
*Ansatz:* Spina scapulae.
*Anspannung:* Depression, Retraktion des Schultergürtels.
*Faserverlauf:* Von den Processus spinosi Th3–Th12 nach kranial und lateral zur Spina scapulae.
*Palpation:* Durch horizontale Abduktion der im Ellbogengelenk 90° flektierten Arme und gleichzeitige Retraktion des Schultergürtels wird der Muskel gut sichtbar. Die Palpation erfolgt mit den Fingerkuppen flächig, quer zum Faserverlauf, in entspanntem und angespanntem Zustand.

**3 M. rhomboideus major**

*Ursprung:* Processus spinosi Th1–Th4.
*Ansatz:* Margo medialis scapulae kaudal der Spina scapulae.
*Anspannung:* Adduktion und Elevation der Skapula (zur Wirbelsäule).
*Faserverlauf:* Von den Processus spinosi Th1–Th4 nach kaudal und lateral zur Margo medialis scapulae, kaudal der Spina scapulae.
*Palpation:* Mit den Fingerkuppen flächig, quer zum Faserverlauf, in entspanntem und angespanntem Zustand.

**4 M. rhomboideus minor**

*Ursprung:* Processus spinosi C6–C7.
*Ansatz:* Margo medialis scapulae, kranial der Spina scapulae.
*Anspannung:* Adduktion und Elevation der Skapula (zur Wirbelsäule).
*Faserverlauf:* Von den Processus spinosi C6–C7 nach kaudal und lateral zur Margo medialis scapulae, kranial der Spina scapulae.
*Palpation:* Mit den Fingerkuppen flächig, quer zum Faserverlauf, in entspanntem und angespanntem Zustand.

**5 M. iliocostalis thoracis**

*Ursprung:* Rippen 7–12 medial der Anguli costarum.
*Ansatz:* Anguli costae der Rippen 1–6.
*Anspannung:* Extension der Wirbelsäule.
*Faserverlauf:* Von den Rippen 7–12 nach kranial zu den Rippen 1–6.

*Palpation:* Der M. iliocostalis bildet den lateralsten Anteil des oberflächlichen, langen Teils des Erector spinae (sacrospinales System). Die Palpation erfolgt mit den Fingerkuppen flächig, quer zum Faserverlauf, in entspanntem und angespanntem Zustand.

**6 M. longissimus thoracis**

*Ursprung:* Sakrum, Processus spinosi der Lendenwirbel, Processus transversi der unteren Brustwirbel.

*Ansatz:* Processus accessorii der Lendenwirbel, Processus transversi der Brustwirbel, Rippen 2–12 medial des Angulus costae, Fascia thoracolumbalis.

*Anspannung:* Extension der Wirbelsäule.

*Faserverlauf:* Vom Sakrum, den Processus spinosi der Lendenwirbel und den Processus transversi der unteren Brustwirbel nach kranial zu den Processus accessorii der Lendenwirbel, den Processus transversi der Brustwirbel, den Rippen 2–12, und zur Fascia thoracolumbalis.

*Palpation:* Der M. longissimus ist der mittlere Anteil des oberflächlichen, langen Teils des Erector spinae (sakrospinales System). Die Palpation erfolgt mit den Fingerkuppen flächig, quer zum Faserverlauf, in entspanntem und angespanntem Zustand. Der Muskel ist oft hart und verspannt, bei der Palpation „rollt" er unter den Palpationsfingern hin und her.

**7 M. spinalis**

*Ursprung:* Processus spinosi Th10–L3.

*Ansatz:* Processus spinosi Th2–Th8.

*Anspannung:* Extension der Wirbelsäule.

*Faserverlauf:* Von den Processus spinosi Th10–L3 nach kranial zu den Processus spinosi Th2–Th8.

*Palpation:* Der M. spinalis ist der medialste Anteil des oberflächlichen, langen Teils des Erector spinae (sakrospinales System). Man findet ihn nur im Bereich der Brustwirbelsäule und der Halswirbelsäule. Die Palpation erfolgt mit den Fingerkuppen, quer zum Faserverlauf, der Muskel wird bei der Palpation gegen die Processus spinosi abgestützt.

**8 Mm. rotatores**

*Ursprung:* Processus transversi.

*Ansatz:* Processus spinosi der ein oder zwei Segmente kranial gelegenen Wirbel.

*Anspannung:* Rotation und Lateralflexion der Wirbelsäule.

*Faserverlauf:* Von den Processus transversi nach medial und kranial zu den Processus spinosi.

*Palpation:* Die Mm. rotatores gehören zur tiefen Schicht des M. erector spinae (transversospinales System). Die Palpation erfolgt mit den Fingerkuppen, unterstützt durch die Fingerspitzen oder den Thenar der anderen Hand, quer zum Faserverlauf des Muskels in kraniale, leicht laterale Richtung.

**9 Mm. intercostales externi**

*Ursprung:* Unterkante der oberen Rippe.

*Ansatz:* Oberkante der unteren Rippe.

*Anspannung:* Einatmung.

*Faserverlauf:* Von der Unterkante der oberen Rippe nach kaudal und lateral zur Oberkante der unteren Rippe.

*Palpation:* Mit einer Fingerkuppe im Verlauf des Interkostalraumes.

## Ventralseite

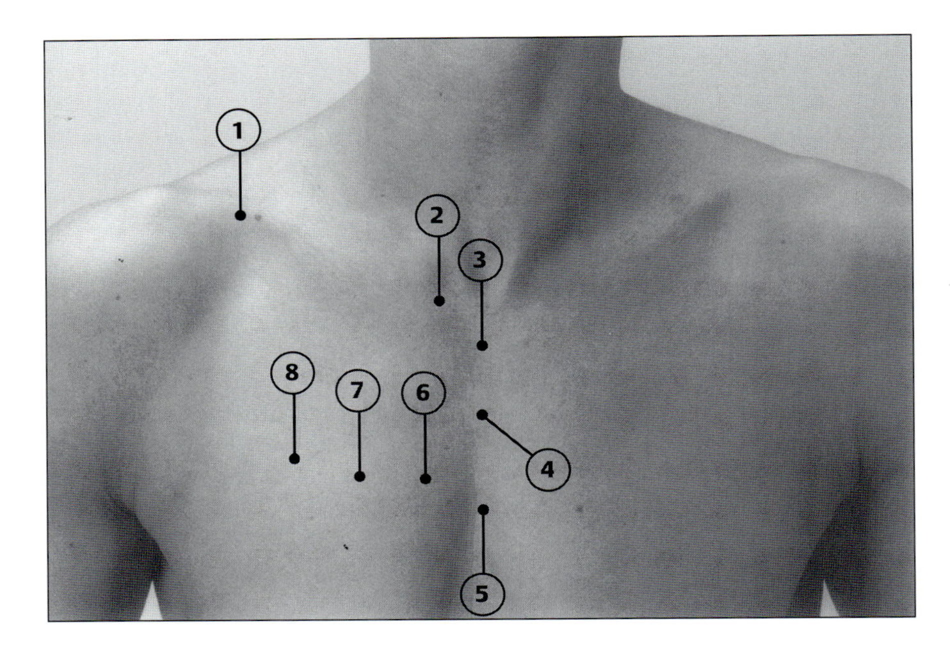


### Knochen

1 Klavikula
2 Sternoklavikulargelenk
3 Manubrium sterni
4 Angulus sterni
5 Corpus sterni
6 Kostosternalgelenke
7 Kostochondrale Verbindung
8 Costae

*Ausgangsstellung des Patienten:* Rückenlage.
*Ausgangsstellung des Untersuchers:* Stehend seitlich des Patienten auf Höhe des Beckens, der Untersucher ist schräg zum Kopf des Patienten hin gewendet.

**1 Klavikula**
Ausgehend von der Ventralseite des Akromioklavikulargelenks erfolgt die Palpation vom lateralen, kugelförmigen Ende der Klavikula entlang ihrer (kranialen) Oberseite in mediale und leicht kaudale Richtung bis zu ihrem medialen Ende, der Extremitas sternalis claviculae beim Sternoklavikulargelenk. Die Klavikula soll ebenfalls ihrer ventralen und kaudalen Seite entlang zurück bis zu ihrem lateralen Ende palpiert werden.

**2 Sternoklavikulargelenk**
Das Sternoklavikulargelenk verbindet die Klavikula mit dem Sternum und befindet sich zwischen dem medialen Ende der Klavikula, der Extremitas sternalis claviculae, und der Incisura clavicularis sterni am Manubrium sterni. Die Palpation erfolgt von der Oberseite der Extremitas sternalis claviculae her in mediale Richtung. Der Palpationsfinger wird wiederholt nach medial und lateral bewegt, bis der Gelenkspalt unter dem palpierenden Finger zu spüren ist. Das Auffinden des Gelenkspalts wird duch leichte Bewegungen des Schultergürtels während der Palpation erleichtert. Dann verfolgt man den Gelenkspalt in laterale und kaudale Richtung, bis er im Winkel zwischen dem kaudalen, medialen Ende der Klavikula und der lateralen Begrenzung des Manubrium sterni endet.

**3 Manubrium sterni**
Das Manubrium sterni bildet den kranialen Teil des Sternums. Es artikuliert an seiner kranialen lateralen Seite mit der Klavikula, an der lateralen Seite mit der 1. und der 2. Rippe und endet kaudal am Angulus sterni. Die Palpation erfolgt vom medialen Aspekt des Sternoklavikulargelenks aus flächig mit den Fingerkuppen.

**4 Angulus sterni**
Der Angulus sterni verbindet das Manubrium sterni mit dem Corpus sterni. Diese Verbindung bildet einen nach dorsal offenen, stumpfen Winkel, der an der Ventralseite des Sternums als Erhöhung zu spüren ist. Dort artikuliert auch die 2. Rippe mit dem Sternum. Man findet den Angulus sterni palpatorisch durch das flächige Verschieben des Palpationsfingers über das Sternum in kaudale und kraniale Richtung.

**5 Corpus sterni**
Das Corpus sterni ist der kaudale Teil des Sternums. Es grenzt kranial an den Angulus sterni und lateral an die 2. bis 6. Rippe. An seinem kaudalen Ende befindet sich der Processus xyphoideus. Die Palpation erfolgt flächig mit den Fingerkuppen vom Angulus sterni her nach kaudal.

**6 Kostosternalgelenke**
Die Kostosternalgelenke stellen die Verbindung zwischen den knorpligen, medialen, ventralen Enden der 1.–6. Rippe und dem Sternum dar. Es sind abgesehen von der 1. Rippe (Synchondrose) meist echte Gelenke. Der Palpationsfinger folgt der Rippe von lateral her bis zum Sternum und bewegt sich am Übergang zum Sternum in mediale und laterale Richtung, quer zum Gelenkspalt.

**7 Kostochondrale Verbindung**
Die kostochondrale Verbindung stellt den Übergang des knöchernen Teils der Rippe in ihren knorpeligen Teil am ventralen medialen Ende dar. Die Länge des knorpligen Anteils der Rippen nimmt von kranial nach kaudal kontinuierlich zu und beträgt beim 2. Rippenknorpel wenige Zentimeter, beim 6. Rippenknorpel bis zu zehn Zentimeter. Der Palpationsfinger folgt der Rippe vom Kostosternalgelenk in laterale Richtung und spürt lateral des Kostosternalgelenks eine kleine Stufe bzw. eine Veränderung der Palpationsqualität.

**8 Costae**
Die Palpation erfolgt von der kostochondralen Verbindung her nach lateral dem Verlauf der Rippe entlang.

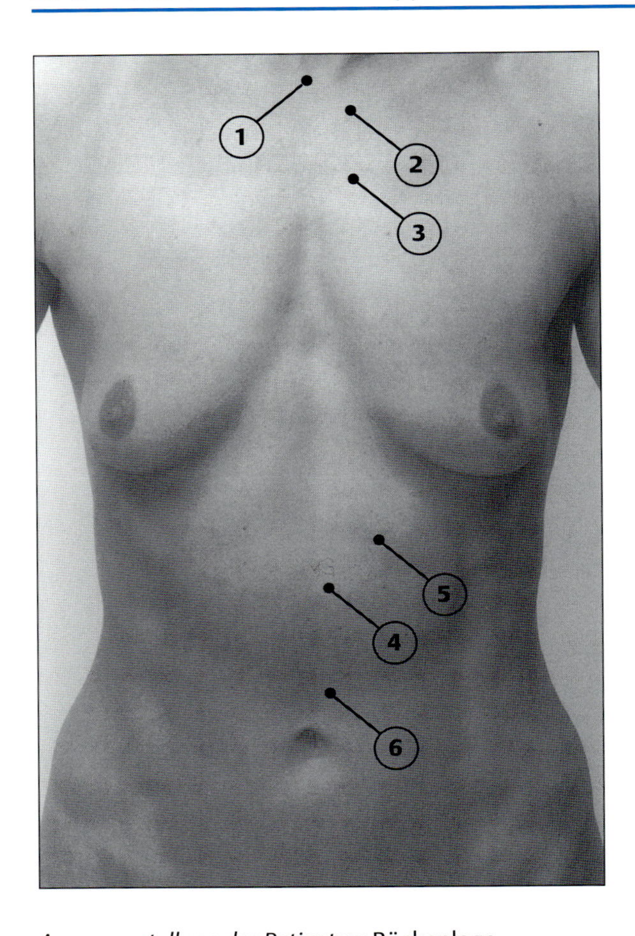


## Ligamente, Bursen, Nerven und Gefäße

1 Lig. interclaviculare
2 Lig. sternoclaviculare
3 Cartilago costae
4 Linea alba
5 Intersectiones tendineae des M. rectus abdominis
6 Aorta

*Ausgangsstellung des Patienten:* Rückenlage.
*Ausgangsstellung des Untersuchers:* Stehend seitlich des Patienten auf Höhe des Beckens, der Untersucher ist schräg zum Kopf des Patienten hin gewendet.

### 1 Lig. interclavikulare

*Ursprung und Ansatz:* Verbindet die beiden medialen kranialen Enden der Klavikulae.
*Anspannung:* Depression der Klavikulae.
*Faserverlauf:* Vom medialen kranialen Ende der einen Klavikula nach medial zum medialen kranialen Manubrium sterni und weiter zum medialen kranialen Ende der anderen Klavikula.
*Palpation:* Die Palpation erfolgt vom kranialen Ende des Manubrium sterni beidseits nach lateral zu den Klavikulae hin, dabei wird der Palpationsfinger wiederholt in dorsale und ventrale Richtung bewegt.

### 2 Lig. sternoclaviculare

*Ursprung:* Medial der Incisura clavicularis sterni.
*Ansatz:* Extremitas sternalis claviculae.
*Anspannung:* Alle Bewegungen der Kalvikulae.
*Faserverlauf:* Die Fasern des Ligamentum sternoclaviculare bilden die ligamentäre Verstärkung des ventralen und des dorsalen Teils der Gelenkkapsel des Sternoklavikulargelenks. Sie verlaufen von medial der Incisura clavicularis sterni nach kranial und lateral zur Extremitas sternalis claviculae.
*Palpation:* Vom Manubrium sterni aus quer zum Faserverlauf des Lig. sternoclaviculare und quer zum Gelenkspalt des Sternoklavikulargelenks.

### 3 Cartilago costae (Rippenknorpel)

Die Cartilago costae bildet das knorpelige ventral mediale Ende der Rippe. Sie unterscheidet sich in der Palpationsqualität vom knöchernen Teil der Rippe. Die Länge des knorpligen Anteils der Rippen nimmt von kranial nach kaudal kontinuierlich zu und beträgt bei der 2. Cartilago costae wenige Zentimeter, beim 6. Rippenknorpel bis zu zehn Zentimeter. Die knorpeligen Anteile der 7.–10. Rippe sind noch ausgedehnter und miteinander verwachsen. Sie sind jeweils über die Cartilagines costae der 6. oder 7. Rippe mit dem Sternum verbunden.

### 4 Linea alba

Die Linea alba ist eine schmale Sehnenplatte in der Mittellinie der vorderen Bauchwand, die von von den Aponeurosen der Bauchmuskeln gebildet wird. Sie zieht vom Sternum bis zur Symphyse. Die Palpation erfolgt quer zum Verlauf, bei gespannter und entspannter Bauchmuskulatur.

### 5 Intersectiones tendineae des M. rectus abdominis

Die drei bis vier Intersectiones tendineae unterteilen den M. rectus abdominis als rechtwinklig zu den Muskelfasern verlaufende Verbindungssehnen zwischen den einzelnen Muskelpaketen. Sie werden quer zu ihrem Verlauf bei gespannter und entspannter Muskulatur palpiert.

### 6 Aorta

Ventral der Wirbelkörper und leicht nach links versetzt liegt die Aorta abdominalis. Sie verläuft von kranial nach kaudal und kann in der Tiefe mit den Fingerkuppen lokalisiert werden. Dazu werden drei Fingerspitzen flächig in einer Reihe parallel zur und etwas links der Linea alba auf den Bauch gelegt. Die andere Hand verstärkt den Palpationskontakt. Der Druck wird kontinuierlich verstärkt, bis der Puls der Aorta gespürt werden kann.

## Ventralseite

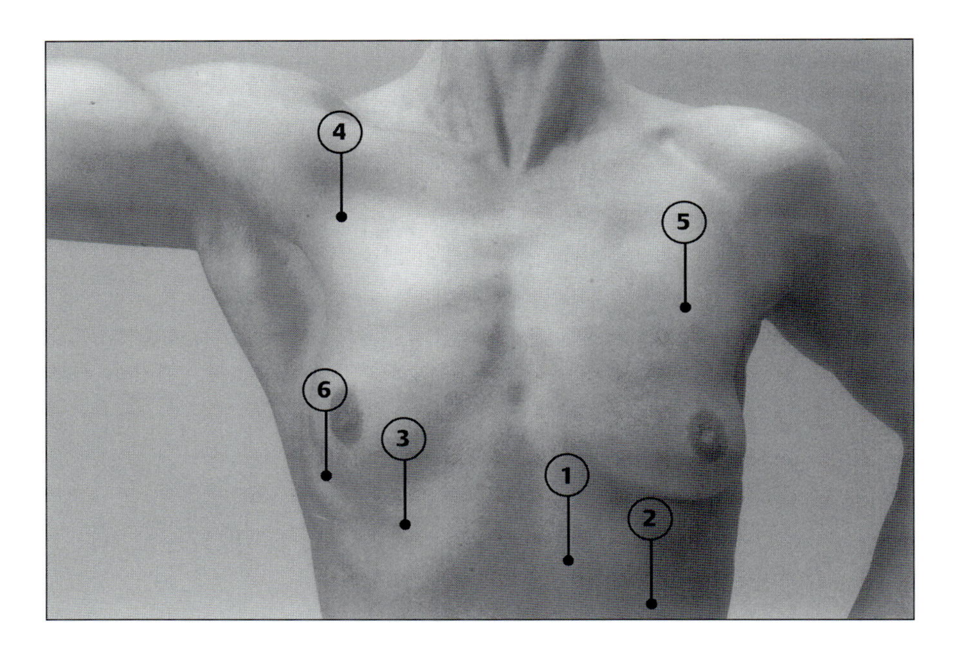


### Muskeln, Sehnen und Insertionen

1 M. rectus abdominis
2 M. obliquus abdominis externus
3 Mm. intercostales externi
4 M. pectoralis major
5 M. pectoralis minor
6 M. serratus anterior

*Ausgangsstellung des Patienten:* Rückenlage.
*Ausgangsstellung des Untersuchers:* Stehend seitlich des Patienten auf Höhe des Beckens, der Untersucher ist schräg zum Kopf des Patienten hin gewendet.

#### 1 M. rectus abdominis

*Ursprung:* 5.–7. Rippe, Processus xyphoideus.
*Ansatz:* Crista pubica.
*Anspannung:* Flexion der Wirbelsäule.
*Faserverlauf:* Von den 5.–7. Rippe und dem Processus xyphoideus nach kaudal zur Crista pubica.
*Palpation:* Flächig mit den Fingerkuppen, quer zum Faserverlauf des Muskels in entspanntem und angespanntem Zustand.

#### 2 M. obliquus abdominis externus

M. obliquus abdominis externus.
*Ursprung:* Außenfläche der 5.–12. Rippe mit 8 Zacken, die sich mit dem M. serratus anterior (Rippe 5–9) und dem M. latissimus dorsi (Rippe 10–12) verzahnen.
*Ansatz:* Labium externum der Crista iliaca, Bauchaponeurose.
*Kontraktion:* Flexion, Seitneigung zur Seite und Rotation des Oberkörpers zur Gegenseite des kontrahierenden Muskels.
*Faserverlauf:* Von den Rippen nach kaudal medial ventral zur Crista iliaca und der Bauchapponeurose
*Palpation:* Flächig mit den Fingerkuppen, quer zum Faserverlauf des Muskels in entspanntem und angespanntem Zustand.

#### 3 Mm. intercostales externi

*Ursprung:* Unterkante der oberen Rippe.
*Ansatz:* Oberkante der unteren Rippe.
*Anspannung:* Inspiration.
*Faserverlauf:* Von der Unterkante der oberen Rippe nach kaudal und ventral zur Oberkante der unteren Rippe.
*Palpation:* Mit einer Fingerkuppe im Verlauf des Interkostalraumes.

#### 4 M. pectoralis major

*Ursprung:* Klavikula, Sternum, Rippen, Rectusscheide.
*Ansatz:* Crista tuberculi majoris.
*Anspannung:* Flexion, Extension, Adduktion, horizontale Adduktion, Innenrotation, je nach Ausgangsstellung im Schultergelenk.
*Faserverlauf:* Von der Klavikula, dem Sternum, den Rippen und der Rektusscheide nach kranial und lateral zur Crista tuberculi majoris.
*Palpation:* An der vorderen Achselfalte mit einem Pinzettengriff, medial und kaudal davon flächig mit den Fingerkuppen, quer zum Faserverlauf des Muskels, in entspanntem und angespanntem Zustand.

**5 M. pectoralis minor**

*Ursprung:* 3.–5. Rippe.
*Ansatz:* Processus coracoideus scapulae.
*Anspannung:* Depression des Schultergürtels.
*Faserverlauf:* Von der 3.–5. Rippe steil nach kranial und leicht lateral zum Processus coracoideus scapulae.
*Palpation:* Durch den M. pectoralis major hindurch, flächig mit den Fingerkuppen, quer zum Faserverlauf des Muskels, in entspanntem und angespanntem Zustand.

*Alternative Palpationsmöglichkeit:* Mit drei Fingerspitzen kann von dorsal und lateral her unter dem Muskelbauch des M. pectoralis major in mediale und kraniale Richtung palpiert werden, bis der fast vertikal verlaufende M. pectoralis minor ertastet und quer zu seinem Verlauf palpiert werden kann.

**6 M. serratus anterior**

*Ursprung:* 1.–9. Rippe.
*Ansatz:* Vom Angulus superior bis zum Angulus inferior entlang der ganzen Margo medialis scapulae.
*Anspannung:* Protraktion des Schultergürtels, Elevation des Armes.
*Faserverlauf:* Von der 1.–9. Rippe nach dorsal zur Margo medialis scapulae.
*Palpation:* Die Palpation erfolgt flächig mit den Fingerkuppen über der Lateralseite des Thorax, zwischen der vorderen und der hinteren Axillarlinie, quer zum Verlauf des Muskels, in entspanntem und angespanntem Zustand.

## 2.9.3 Weichteiltechniken

### Massagetechniken ohne Mitbewegung der Wirbelsäule

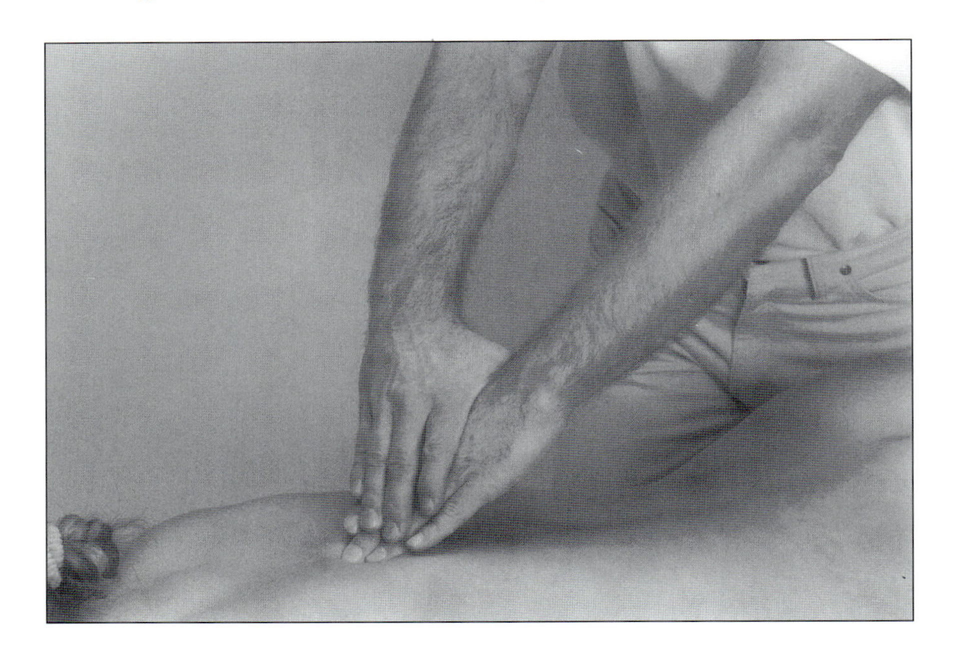

**Massage der Muskeln des transversospinalen Systems**

Bewegungsrichtung parallel zur Wirbelsäule von kaudal nach kranial

Ausgangsstellung

*Ausgangsstellung des Patienten:* Bauchlage.

*Ausgangsstellung des Behandlers:* Stehend seitlich des Patienten auf Höhe des Beckens, der Untersucher ist schräg zum Kopf des Patienten hin gewendet.

*Kontakt:* Der Behandler kontaktiert mit den Fingerspitzen seiner patientennahen, hier linken Hand den M. erector trunci unmittelbar lateral der Processus spinosi auf der linken Seite des Patienten. Der Kontakt wird durch drei Fingerspitzen oder den Thenar der anderen Hand verstärkt.

*Behandlungsrichtung:* Leicht schräg von kaudal medial nach kranial lateral quer zum Faserverlauf der tiefen Muskeln des transversospinalen Systems.

## Massage des M. iliocostalis und M. longissimus

Bewegungsrichtung von medial nach lateral

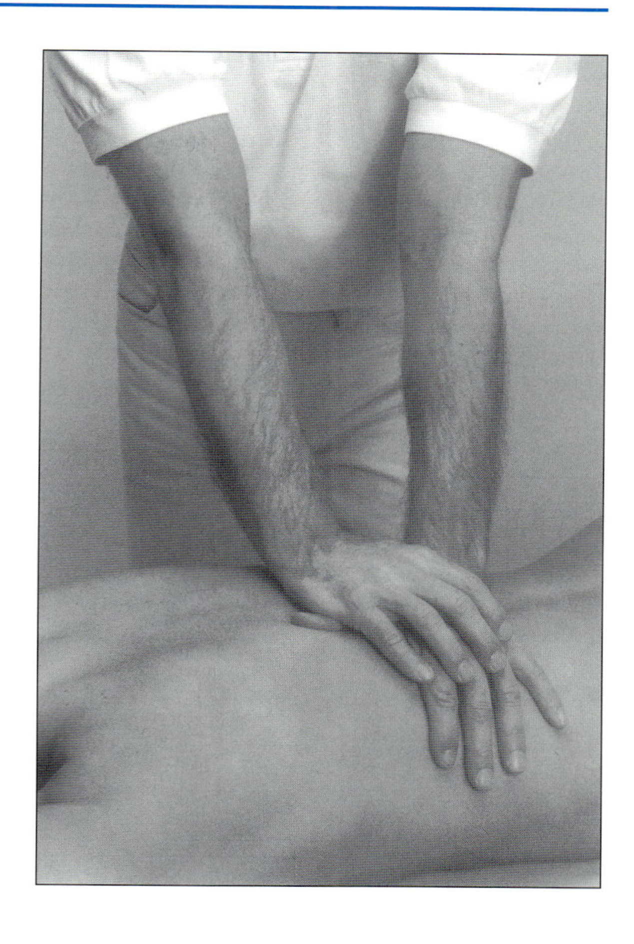

Ausgangsstellung

*Ausgangsstellung des Patienten:* Bauchlage.

*Ausgangsstellung des Behandlers:* Stehend seitlich des Patienten auf Höhe der Brustwirbelsäule.

*Kontakt:* Der Behandler kontaktiert mit Daumen und Daumenballen den M. erector trunci auf der linken Seite des Patienten. Der Daumen wird unmittelbar lateral der Processus spinosi auf die Medialseite des linken M. longissimus gelegt. Der Kontakt wird durch die Handwurzel der anderen Hand verstärkt.

*Behandlungsrichtung:* Von medial nach lateral quer zum Faserverlauf der Mm. iliocostalis und longissimus. Die Muskulatur wird durch den Druck nach lateral geschoben, der Kontakt bleibt dabei auf der Medialseite der Muskulatur und soll sich nie über den Muskelbauch hinweg nach lateral bewegen.

## Massagetechniken mit Mitbewegung der Wirbelsäule

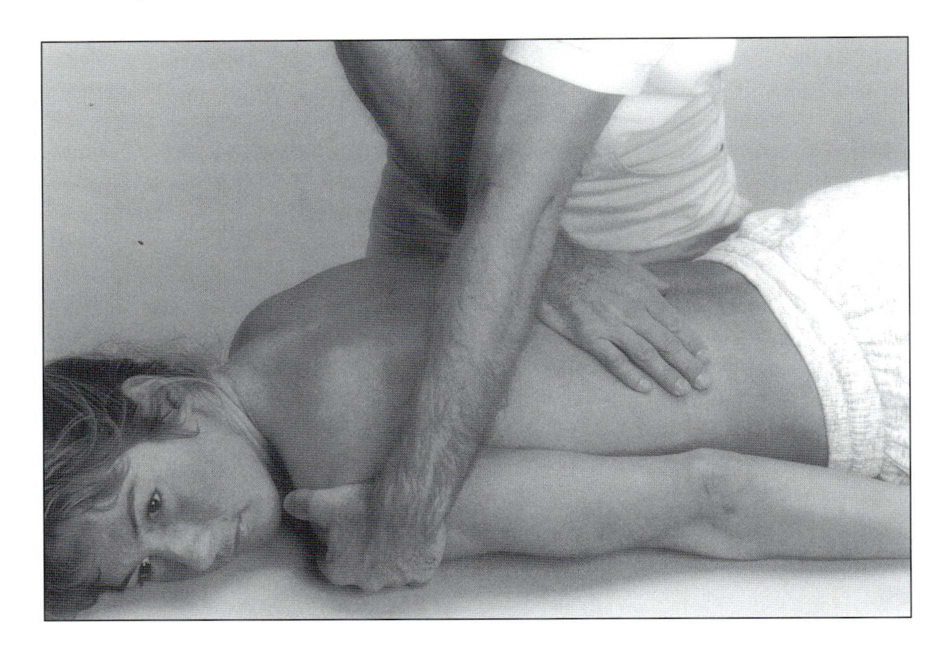

### Massage des M. erector trunci mit gleichzeitiger Rotation der Brustwirbelsäule

(hier nach links) von kranial her (gekoppelte Bewegung)

Ausgangsstellung

*Ausgangsstellung des Patienten:* Bauchlage, die Brustwirbelsäule ist entspannt und in leichter Lateralflexion nach rechts eingestellt.

*Ausgangsstellung des Behandlers:* Stehend seitlich des Patienten auf Höhe der Lendenwirbelsäule, der Behandler ist leicht schräg zum Kopf des Patienten hin gewendet. Der Behandler umfaßt mit seiner linken Hand die linke Schulter des Patienten von kranial und ventral her.

*Kontakt:* Die Kleinfingerseite der Kontakthand liegt parallel zu den Rippen, die Finger liegen flächig auf den kaudal davon gelegenen Rippen. Der Hypothenar kontaktiert die verspannten Fasern des (hier linken) M. erector trunci.

*Behandlungsrichtung:* Der M. erector trunci wird mit Druck nach ventral lateral fixiert, während die linke Schulter des Patienten nach dorsal und medial gebracht und so die Brustwirbelsäule extendiert und (hier nach links) rotiert wird. Durch die Bewegung der Wirbelsäule unter der Kontakthand wird der M. erector spinae massiert.

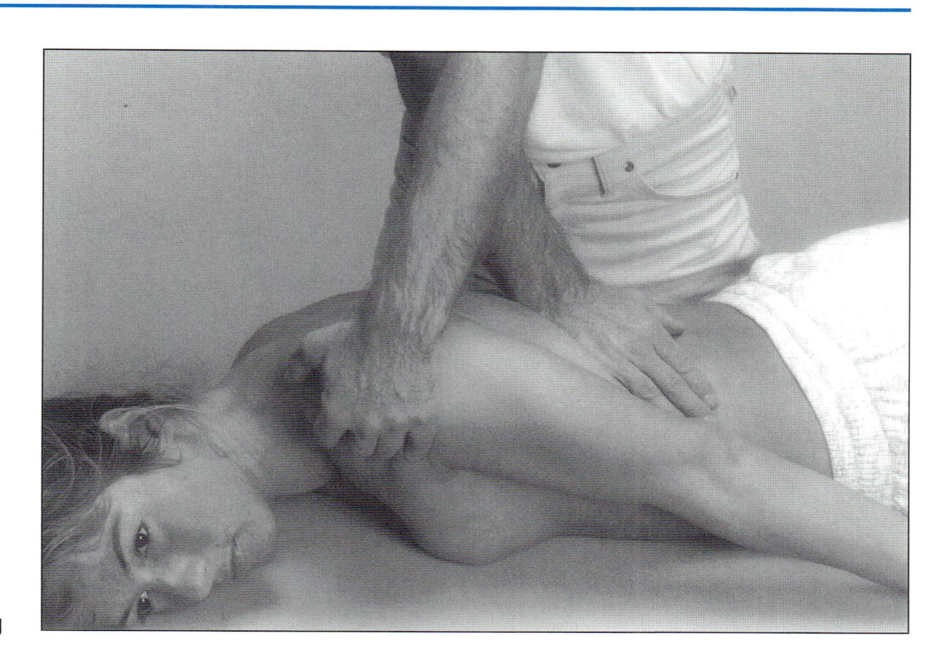

Endstellung

*Endstellung des Patienten:* Bauchlage; die Brustwirbelsäule ist oberhalb der Kontakthand leicht extendiert, nach rechts lateralflektiert und nach links rotiert.

*Endstellung des Behandlers:* Stehend seitlich des Patienten auf Höhe der Lendenwirbelsäule, der Behandler ist leicht schräg zum Kopf des Patienten hin gewendet. Er hält die linke Schulter des Patienten nach dorsal und medial. Die Kontakthand fixiert den M. erector trunci nach ventral lateral.

*Rückkehr zur Ausgangsstellung:* Die Schulter des Patienten kommt passiv nach ventral zurück in die Neutralstellung, die Fixation des M. erector trunci wird gleichzeitig entlastet.

## 2.9.4. Röntgenanatomie Brustwirbelsäule

### Brustwirbelsäule a.p.

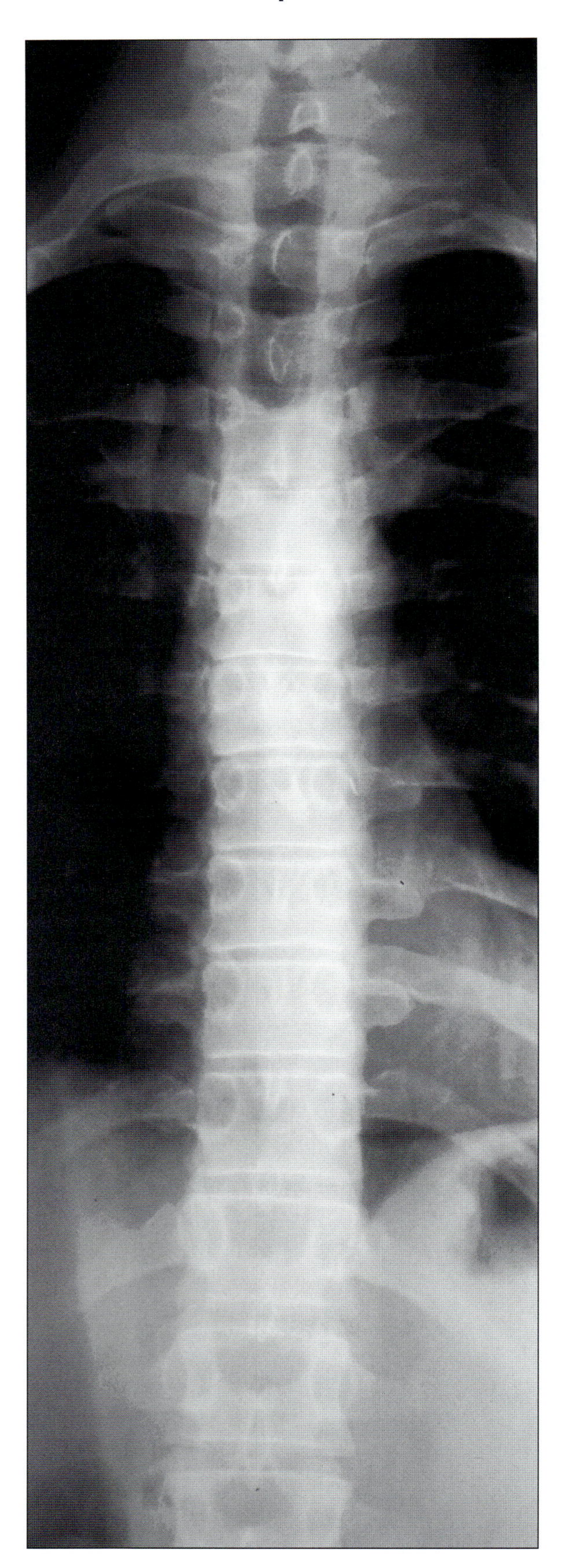

Nativröntgenbild

## Brustwirbelsäule a.p.

**1** 3. Thorakalwirbel
**2** 5. Thorakalwirbel
**3** 7. Thorakalwirbel
**4** 9. Thorakalwirbel
**5** 11. Thorakalwirbel
**6** 1. Lumbalwirbel
**7** Bogenwurzel (Pediculus arcus vertebrae)
**8** Processus spinosus
**9** Processus transversus
**10** Discus intervertebralis
**11** Costa 7
**12** Caput costae 7
**13** Collum costae 7
**14** Tuberculum costae 7
**15** Klavikula

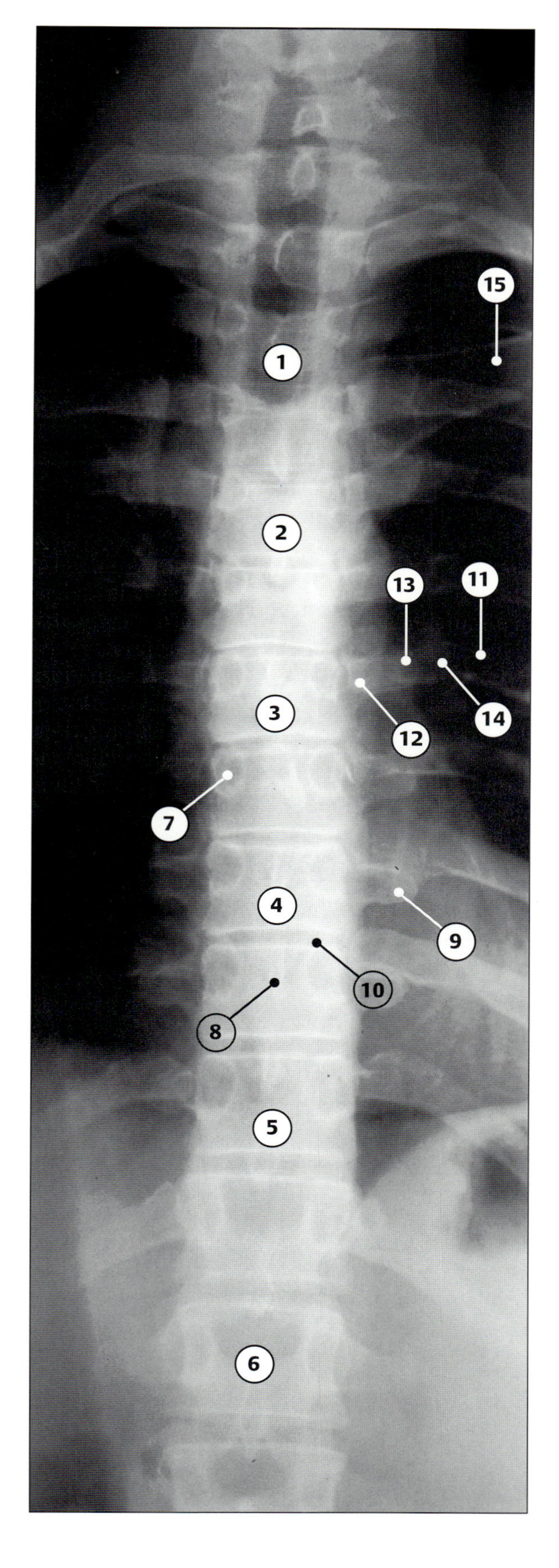


Nativröntgenbild

## Brustwirbelsäule lateral

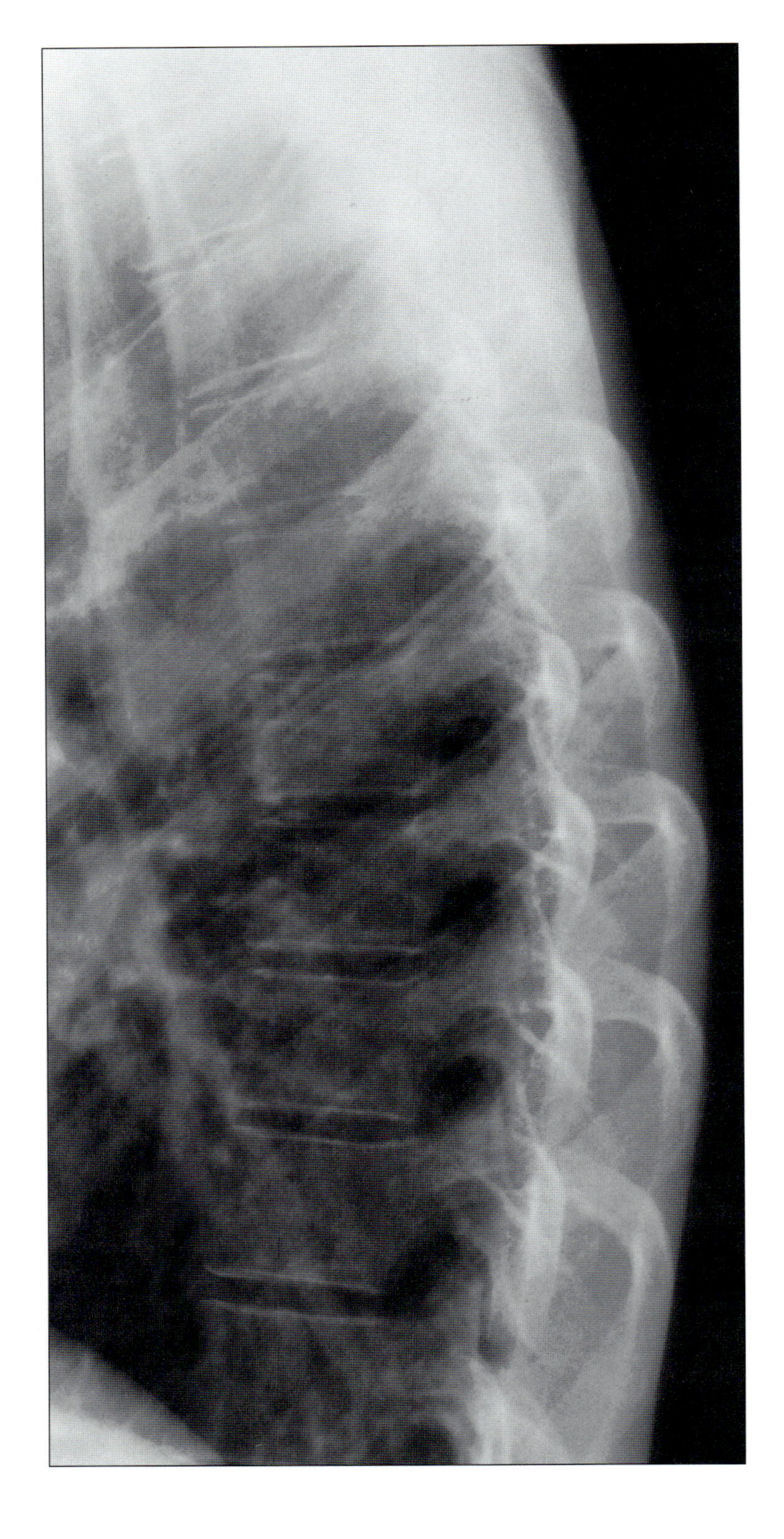

Nativröntgenbild

## Brustwirbelsäule lateral

**1** 3. Thorakalwirbel
**2** 5. Thorakalwirbel
**3** 7. Thorakalwirbel
**4** 9. Thorakalwirbel
**5** 11. Thorakalwirbel
**6** Bogenwurzel (Pediculus arcus vertebrae)
**7** Processus articularis superior
**8** Processus articularis inferior
**9** Processus spinosus
**10** Processus transversus
**11** Incisura vertebralis superior
**12** Foramen intervertebrale
**13** Discus intervertebralis
**14** Costa (filmseitig)
**15** Costa (röhrenseitig)

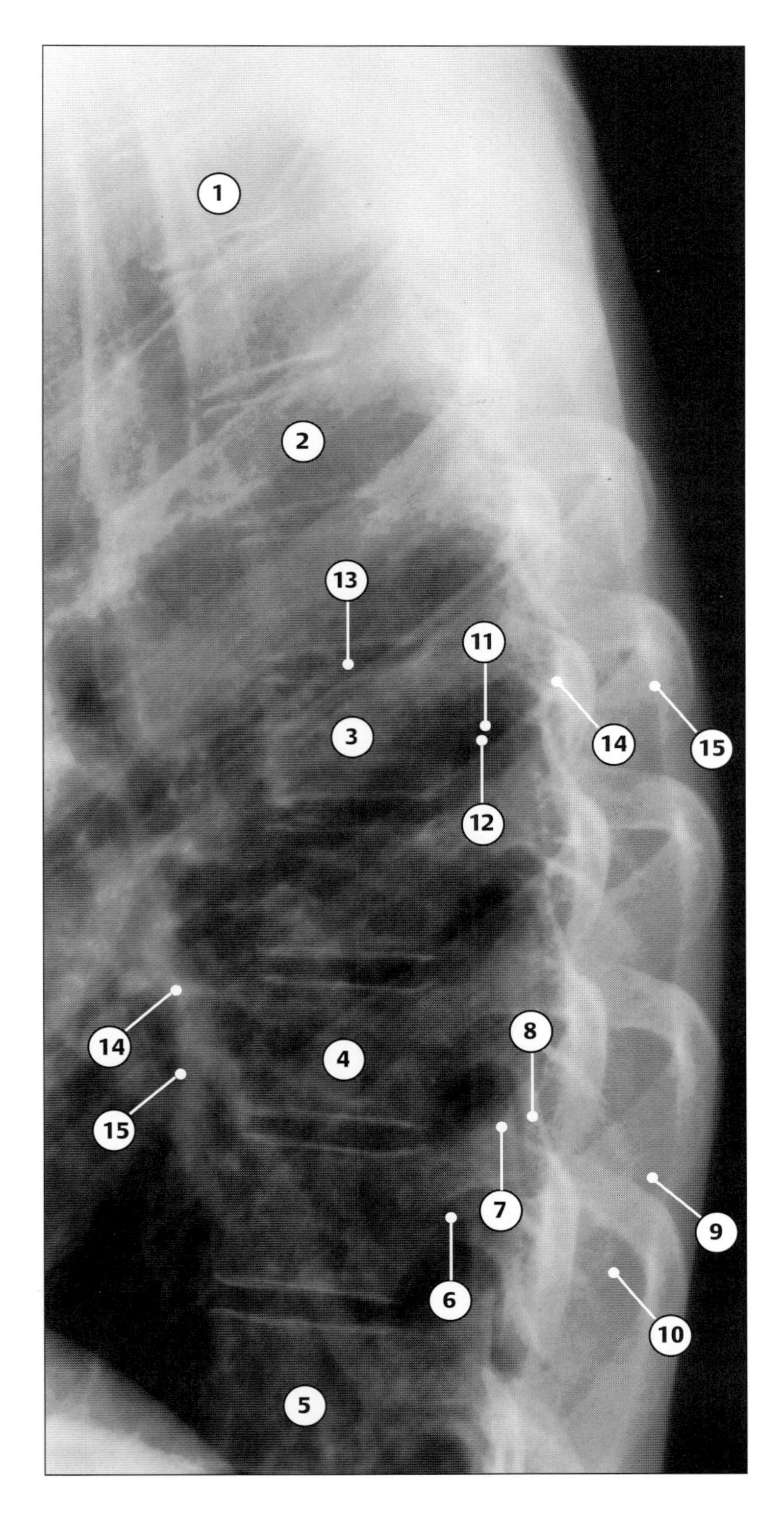


Nativröntgenbild

## Brustwirbelsäule
## Schnittebene koronar durch T12

Computertomographie

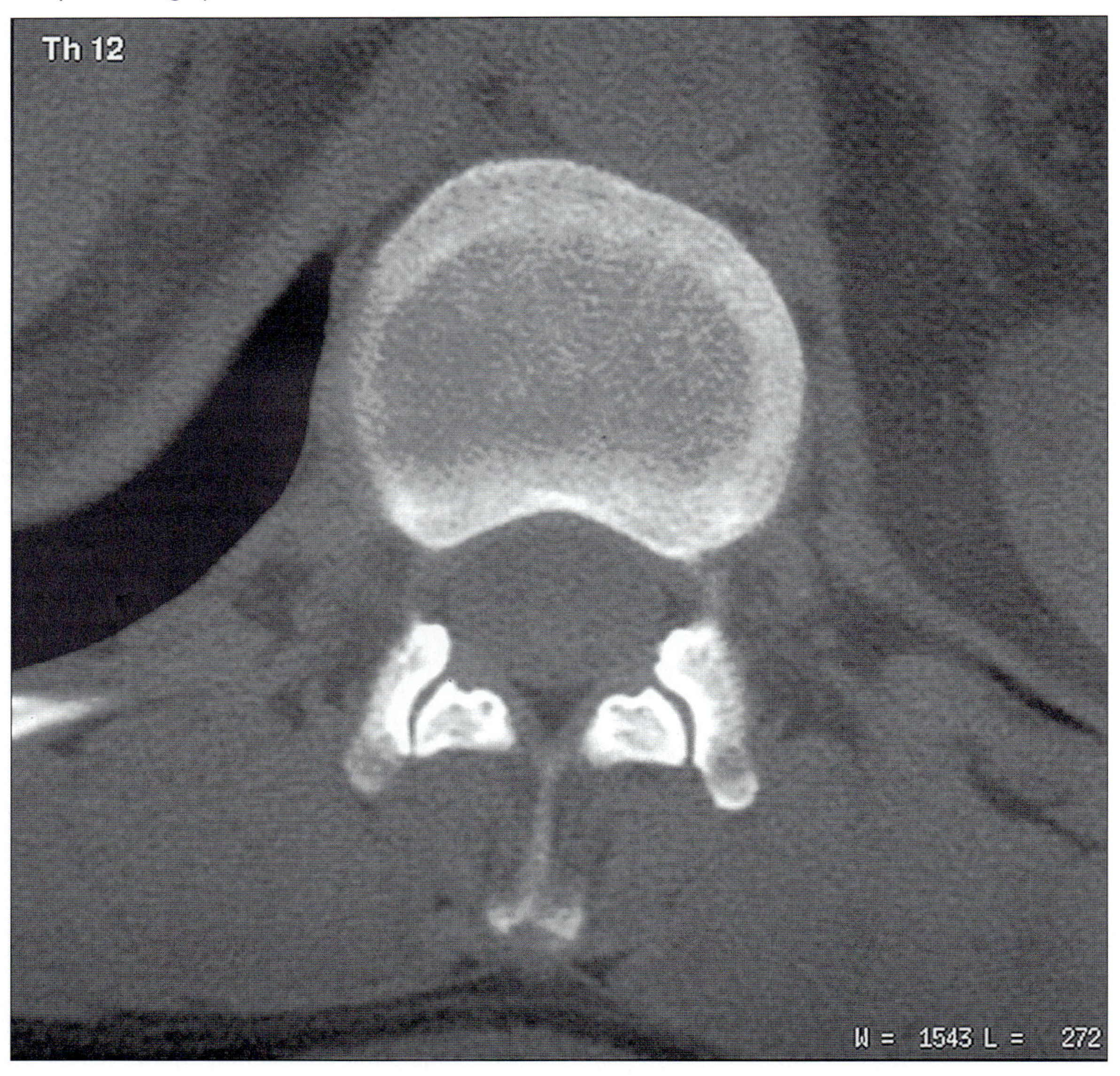

## Brustwirbelsäule
## Schnittebene koronar durch T12

1 Wirbelkörper von T12
2 Processus articularis superior von L1
3 Processus articularis inferior von T12
4 Gelenkspalt des Facettengelenks T 12–L1
5 Processus spinosus von T11
6 11. Rippe
7 Foramen intervertebrale
8 Spinalkanal
9 Rückenmark
9 Querschnitt durch den M. erector trunci
10 Querschnitt durch den M. erector trunci

Computertomographie

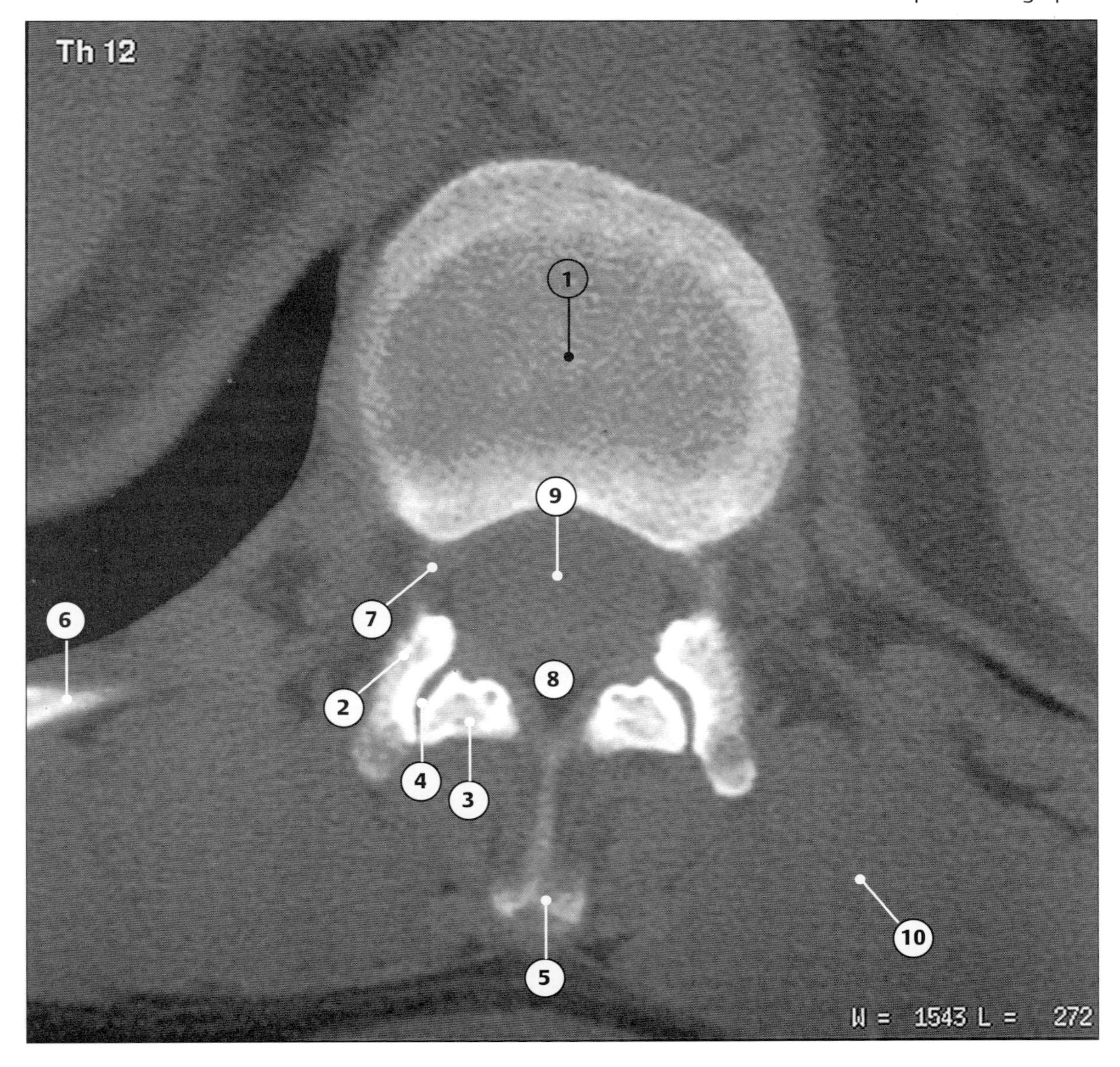

## Brustwirbelsäule
## Schnittebene koronar durch T9

Computertomographie

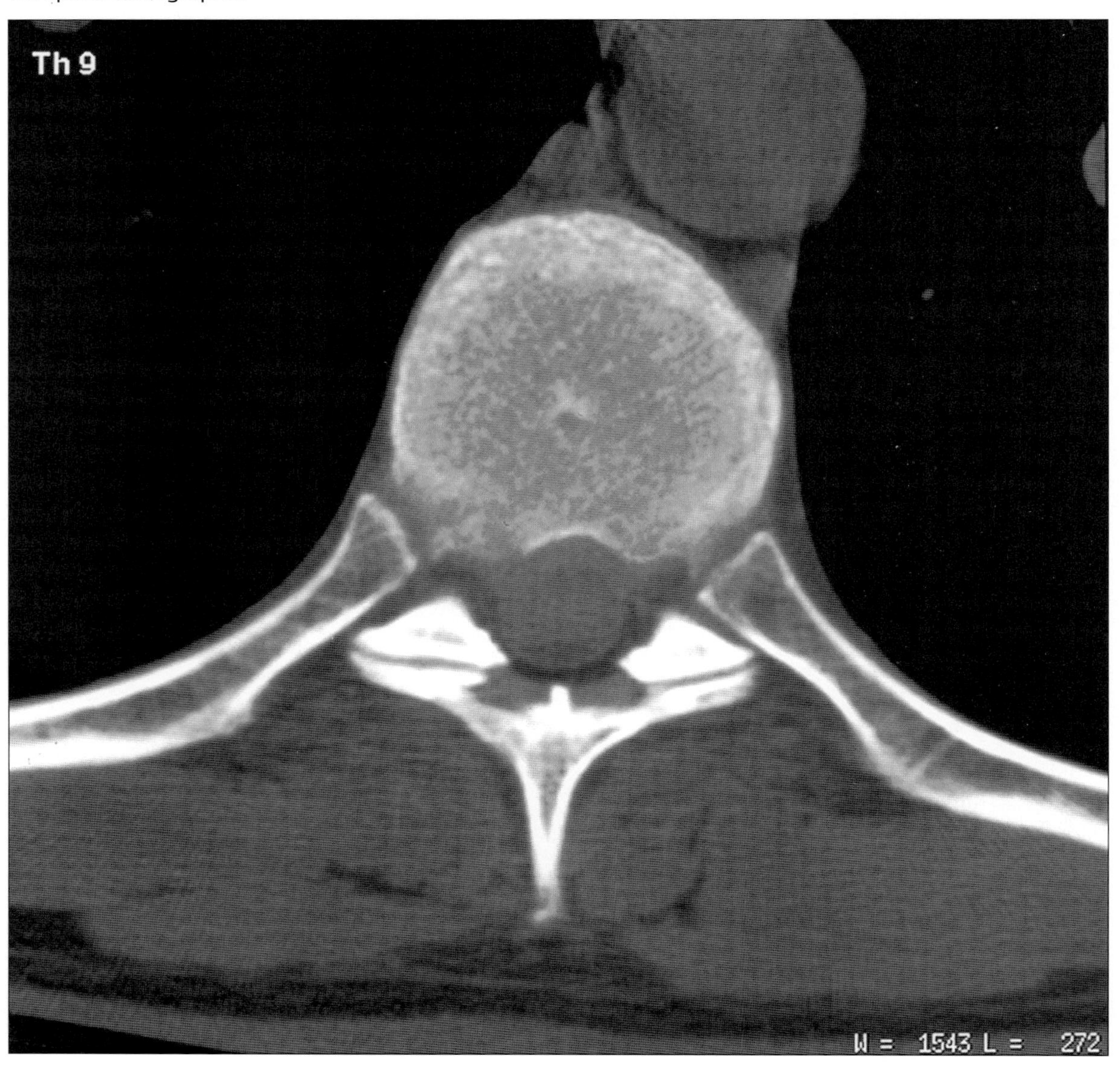

## Brustwirbelsäule
## Schnittebene koronar durch T9

**1** Wirbelkörper von T9
**2** Processus articularis superior von T10
**3** Processus articularis inferior von T9
**4** Gelenkspalt des Facettengelenks T9–10
**5** Lamina von T9
**6** Costa 10
**7** Caput costae 10
**8** Collum costae 10
**9** Tuberculum costae 10
**10** Kostovertebralgelenk
**11** Spinalkanal
**12** Rückenmark
**13** Querschnitt durch den M. erector trunci
**14** Aorta

Computertomographie

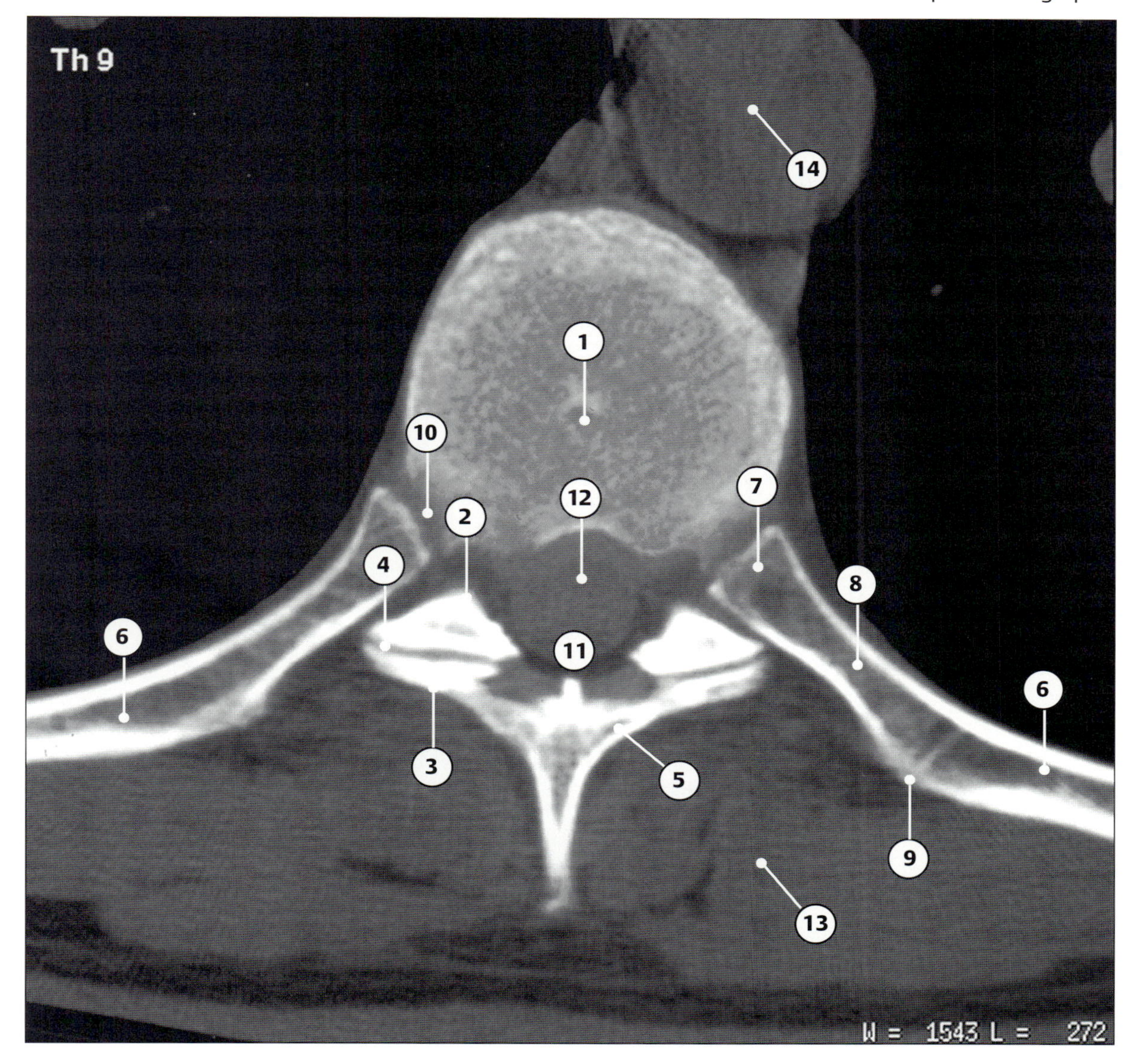

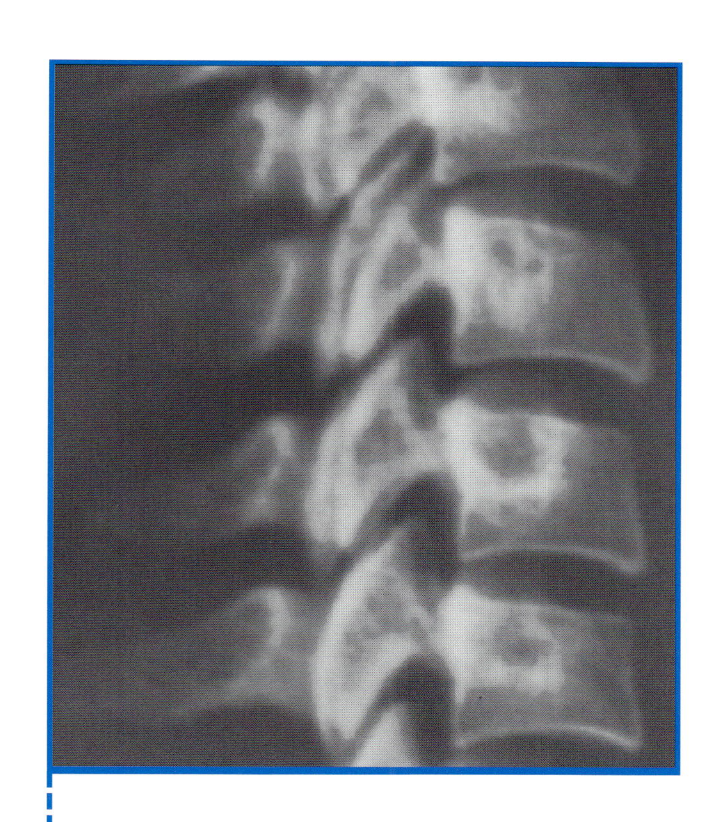

# 2.10 Halswirbelsäule (C2 – C7)

# 2.10 Halswirbelsäule (C2 – C7)

## 2.10.1 Übersicht: Anatomie und Funktion

Die Halswirbelsäule besteht funktionell aus dem Okziput, sieben Halswirbeln und sechs Bandscheiben. Aus methodisch-didaktischen und biomechanischen Gründen wird die Halswirbelsäule in zwei Abschnitte, die obere Halswirbelsäule von Okziput bis C2 und in die untere Halswirbelsäule von C2 bis C7 eingeteilt. Unter funktionellen Gesichtspunkten werden der Halswirbelsäule oft auch die obersten 3 Brustwirbel zugerechnet. Hier wird der Abschnitt von C2 bis C7 beschrieben.
Die Halswirbelsäule ist lordotisch gekrümmt. Diese Krümmung ist sekundär und bildet sich im Laufe des ersten Lebensjahres aus.
Die Wirbelkörper sind in der Seitenansicht an der kranialen Endplatte konvex, an der kaudalen Endplatte konkav. Von oben gesehen sind die Wirbelkörper an ihrer Ventralseite konvex, an ihrer Dorsalseite flach. Zentral an dieser Dorsalseite befinden sich zwei oder mehr große Foramina für basivertebrale Venen.
Von vorne gesehen ist die kraniale Endplatte konkav und trägt an beiden Seitenenden eine steil aufragende Lippe, die Unci corporis (Processus uncinati). Diese ursprünglich flachen Unci corporis richten sich während der Kindheit zu ihrer endgültigen steilen Position auf. Die kaudale Endplatte ist leicht konvex und an ihrem lateralen Ende angeschrägt, so daß sie mit den Processus uncinati des untenliegenden Wirbelkörpers artikulieren kann.
Die sechs Bandscheiben sind hoch, das Verhältnis von Wirbelkörperhöhe zu Bandscheibenhöhe beträgt 5:2.
Die Wirbelbogen sind breit. Die Processus transversi, die sich aus je einer Wirbelanlage (posterior) und einer Rippenanlage (anterior) bilden und nur unvollständig verschmelzen, lassen in der Mitte ein Foramen processus transversi offen. Durch diese Foramina zieht im Bereich C1 – C6 beidseits die Arteria vertebralis hoch. Die Processus transversi sind vorne und hinten durch die Tubercula anteriora bzw. posteriora begrenzt. Das Tuberculum anterius des Processus transversus des 6. Halswirbels kann besonders groß sein und wird als Tuberculum caroticum bezeichnet. Direkt vor ihm verläuft die Arteria carotis communis.
Die Dornfortsätze sind an der Spitze zweigeteilt und abgesehen vom 2. und 7. Halswirbel kurz. Sie verlaufen abgesehen vom Processus spinosus des 7. Halswirbels nur leicht nach dorsal absteigend.
Die Gelenkfortsätze sind breit und kurz und bilden zwei dorsolateral des Wirbelkörpers verlaufende Säulen.
Der Spinalkanal ist herzförmig und relativ weit. Er wird begrenzt:
- ⇨ ventral durch die Dorsalflächen des Wirbelkörpers und der Bandscheibe,
- ⇨ lateral durch die Pedikel und Medialfläche des Processus articularis superior,
- ⇨ dorsal durch die Lamina und die Ligg. flava.

### Gelenkbau

#### Intervertebralgelenk

Die von vorne gesehen schmalen Bandscheiben werden während der Kindheit breiter und dehnen sich bis in den Bereich der Unci corporis aus, wo sich ab dem 5. bis 10. Lebensjahr transversale Risse in der ansonsten völlig normalen Bandscheibe bilden. Diese Risse können sich später weiter ausdehnen und die Bandscheibe schließlich in zwei ungefähr gleichgroße Hälften teilen. Durch die seitliche Anlagerung von Bindegewebe entsteht eine Art Gelenkkapsel, welche den Spalt nach außen abschließt.
In der Kapsel findet man fett- und blutgefäßhaltige Synovialfalten.

#### Facettengelenke

Die Gelenkflächen sind rund bis oval und flach. Sie sind frontal ausgerichtet und bilden mit der Horizontalebene einen Winkel von ca. 45°. Die Gelenkfläche auf dem Processus articularis inferior ist nach ventral kaudal, die Gelenkfläche auf dem Processus articularis superior ist nach dorsal kranial gerichtet. Die Gelenkkapseln sind schlaff und weit. In die Gelenkspalten ragen Synovialfalten ein, welche über die Gelenkkapsel lateral mit dem M. multifidus, medial mit dem perineuralen Gewebe im Bereich des Foramen intervertebrale und medio-dorsal mit dem Ligamentum flavum verbunden sind.

#### Kapsel-Bandapparat

- ⇨ Lig. longitudinale anterius
- ⇨ Lig. longitudinale posterius
- ⇨ Lig. flavum
- ⇨ Lig. intertransversarium
- ⇨ Lig. nuchae
- ⇨ Lig. interspinale
- ⇨ Kapsel der Facettengelenke

#### Anatomische Bewegungen

- ⇨ Flexion–Extension um eine frontale Achse
- ⇨ Lateralflexion nach links und nach rechts um eine sagittale Achse
- ⇨ Rotation nach links und nach rechts um eine vertikale Achse
- ⇨ translatorische Bewegungen in alle Richtungen als akzessorische Bewegungen

## Muskeln und Innervation

| *Muskeln* | *Segment. Innervation* | *Nerven* | *Segment. Ursprung* |
|---|---|---|---|
| Mm. suprahyoidales: | | | |
| M. mylohyoideus | N. mylohyoideus | N. mandibularis | N. trigeminus (V) |
| M. digastricus | | | |
| - venter anterior | N. mylohyoideus | N. mandibularis | N. trigeminus (V) |
| - venter posterior | | | N. facialis (VII) |
| M. stylohyoideus | | | N. facialis (VII) |
| M. geniohyoideus | C1-C2 | Nn. cervicales | Plexus cervicalis C1-C4 |
| M. platysma | | | N. facialis (VII) |
| M. sternocleidomastoideus | C1-C2 | | N. accessorius XI |
| M. trapezius | C2-C4 | | N. accessorius XI |
| M. longus capitis | C1-C4 | Plexus cervicalis | C1-C4 |
| Mm infrahyoidales: | | | |
| M. sternohyoideus | Ansa cervicalis C1-C4 | Nn. cervicales | Plexus cervicalis C1-C4 |
| M. omohyoideus | Ansa cervicalis C1-C4 | Nn. cervicales | Plexus cervicalis C1-C4 |
| M. sternothyroideus | Ansa cervicalis C1-C4 | Nn. cervicales | Plexus cervicalis C1-C4 |
| M. thyreohyoideus | Ansa cervicalis C1-C4 | Nn. cervicales | Plexus cervicalis C1-C4 |
| Mm. splenius capitis et splenius cervicis | C1-C8 | Rr. dorsales | |
| Mm. intertransversarii | C1-C6 | Rr. dorsales (ventrales) | |
| Mm. interspinales | C1-Th3 | Rr. dorsales | |
| M. longus colli | C2-C8 | Cervicalnerven | C2-C8 |
| M. spinalis | C2-Th10 | Rr. dorsales | |
| M. longissimus | C2-L5 | Rr. dorsales | |
| Mm. semispinales | C3-Th6 | Rr. dorsales | |
| Mm. multifidi | C3-S4 | Rr. dorsales | |
| M. levator scapulae | C4-C5 | N. dorsalis scapulae | (C4), C5 |
| M. rhomboideus major | C4-C5 | N. dorsalis scapulae | (C4), C5 |
| M. rhomboideus minor | C4-C5 | N. dorsalis scapulae | (C4), C5 |
| M. scalenus medius | C4-C8 | Plexus cervicalis und brachialis | C1-Th1 |
| M. iliocostalis | C4-L3 | Rr. dorsales | |
| M. scalenus anterior | C5-C7 | Plexus brachialis | C5-Th1 |
| M. scalenus posterior | C7-C8 | Plexus brachialis | C5-Th1 |
| Mm. rotatores | segmental | Rr. dorsales | |

## 2.10.2 Oberflächenanatomie

### Dorsalseite

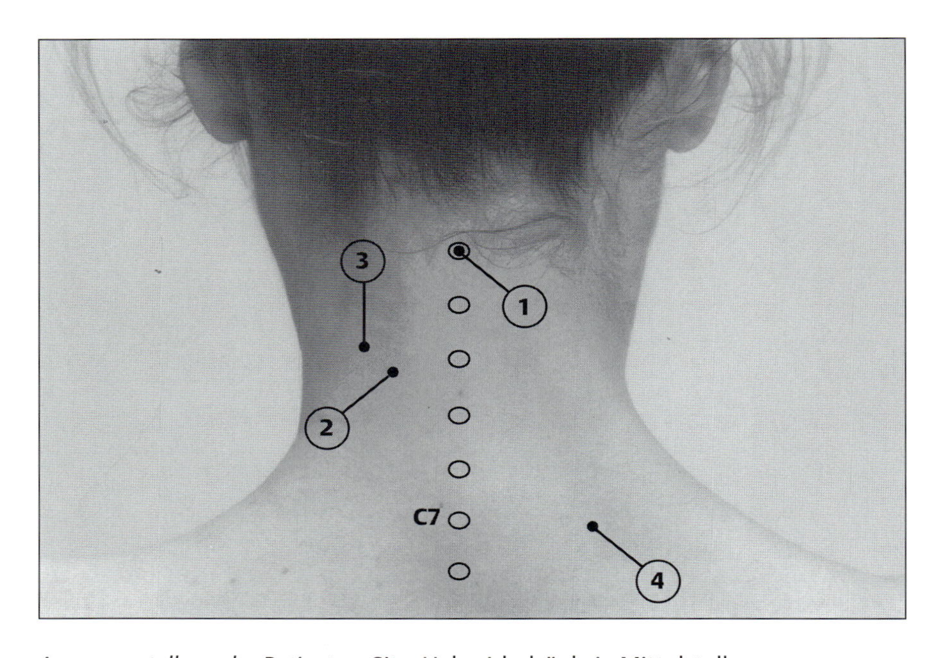


**Knochen**

1 Processus spinosi der Wirbel C2–Th3
2 Laminae der Zervikalwirbel
3 Processus articulares der Zervikalwirbel
4 Angulus und Corpus der 1. Rippe

*Ausgangsstellung des Patienten:* Sitz, Halswirbelsäule in Mittelstellung.
*Ausgangsstellung des Untersuchers:* Stehend neben dem Patienten.
*Alternative Ausgangsstellung des Patienten:* Rückenlage.
*Alternative Ausgangsstellung des Untersuchers:* Stehend am Kopfende der Behandlungsliege.

**1 Processus spinosi der Wirbel C2–Th3**
Vom Hinterhaupt her erfolgt die Palpation in der Mittellinie des Hinterkopfs in kaudale Richtung der Halswirbelsäule entlang. Der erste große Knochenvorsprung den man palpieren kann, ist der Processus spinosus von C2. Die richtige Lokalisation wird geprüft durch Seitneigungsbewegungen des Kopfes nach links und rechts ohne gleichzeitige Rotation des Kopfes. Dabei bewegt sich der Processus spinosus von C2 sofort nach rechts und links. Vom Processus spinosus von C2 aus wird weiter nach distal palpiert.
Die Processus spinosi C3 bis C5 sind schwieriger, und je nach Form der Halswirbelsäule gar nicht einzeln zu spüren. Die ideale Stellung ist leichte Flexion der Halswirbelsäule, bei der sich die Processus spinosi etwas auseinanderbewegen, ohne zu viel Spannung im Lig. nuchae. Die Kopfgelenke, d.h. die obere Halswirbelsäule, müssen in etwas Extension eingestellt sein. Mit Sicherheit wieder zu spüren sind die Processus spinosi C6–Th3.
Das richtige Lokalisieren des Procssus spinosus C7 (Vertebra prominens) birgt einige Schwierigkeiten, weil er leicht mit dem Processus spinosus Th1 verwechselt werden kann. Durch maximale Extension der Halswirbelsäule legt sich der Processus spinosus C6 so gegen den längeren Processus C7, daß er in dieser Stellung nicht mehr zu palpieren ist. Der kranialste Processus spinosus, der im zervikothorakalen Übergang in dieser Stellung noch zu spüren ist, gehört also zu C7.

**2 Laminae der Zervikalwirbel**
Vom Processus spinosus erfolgt die Palpation mit den Fingerkuppen weiter in laterale ventrale Richtung. Lateral der Muskelmasse des M. semispinalis capitis (einer der kräftigsten Extensoren der Halswirbelsäule) weiter in die Tiefe in mediale ventrale Richtung bis zum Knochenkontakt mit dem Wirbelbogen. Dabei wird die Muskelmasse des M. semispinalis capitis etwas nach dorsal verschoben. Leichte Extension und Lateralflexion zur palpierten Seite hin entspannt die Muskulatur.

**3 Processus articulares der Zervikalwirbel**
Von den Laminae der Zervikalwirbel aus werden die Palpationsfinger unter Beibehaltung des Knochenkontaktes weiter in ventrale, laterale Richtung bewegt. Die Processus articulares der Zervikalwirbel bilden insgesamt eine lordotisch gekrümmte knöcherne Säule an der Lateralseite der Wirbelbogen. Die Palpation erfolgt von dorsal nach lateral um diesen knöchernen Kontakt herum. Die Processus articulares superiores des kaudalen Wirbels werden von den Processus articulares des kranialen Wirbels bedeckt.

**4 Angulus und Corpus der 1. Rippe**
Der Palpationsfinger folgt der dorsalen lateralen Seite des Halses in kaudale Richtung bis zu einem knöchernen Widerstand auf der Schulter, der 1. Rippe. Palpation in ventrale dorsale Richtung quer zum Verlauf und entlang der 1. Rippe, bis man sie zwischen der Muskulatur verliert.

## Muskeln, Sehnen und Insertionen

1 M. trapezius, pars descendens
2 M. trapezius, pars transversa
3 M. splenius capitis
4 M. semispinalis capitis und cervicis
5 M. levator scapulae

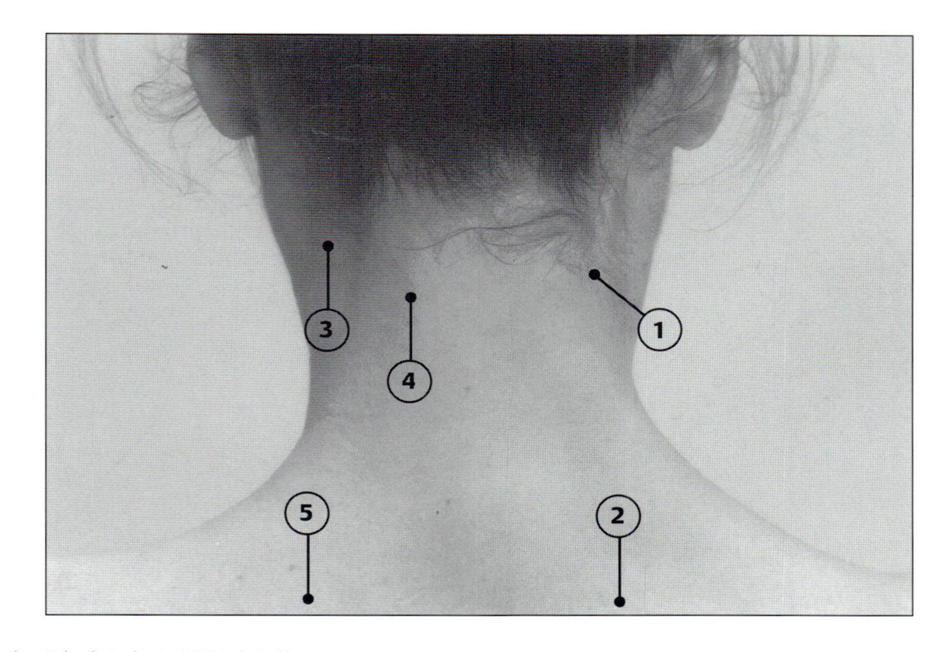


*Ausgangsstellung des Patienten:* Sitz, Halswirbelsäule in Mittelstellung.
*Ausgangsstellung des Untersuchers:* Stehend neben, oder hinter dem Patienten.
*Alternative Ausgangsstellung des Patienten:* Bauchlage.
*Alternative Ausgangsstellung des Untersuchers:* Stehend neben dem Patienten.

### 1 M. trapezius, pars descendens

*Ursprung:* Linea nuchae superior, Protuberantia occipitalis externa, Lig. nuchae.
*Ansatz:* Laterales Drittel der Klavikula.
*Anspannung:* Halswirbelsäule: Extension, Lateralflexion und gegensinnige Rotation. Schultergürtel: Elevation.
*Faserverlauf:* Von der Linea nuchae superior, der Protuberantia occipitalis externa und dem Lig. nuchae nach kaudal lateral zum lateralen Drittel der Klavikula.
*Palpation:* Mit einem Pinzettengriff und den Fingerkuppen, quer zum Faserverlauf des Muskels in entspanntem und angespanntem Zustand.

### 2 M. trapezius, pars transversa

*Ursprung:* Processus spinosi C7–Th3.
*Ansatz:* Akromion, akromiales Ende der Klavikula, Spina scapulae.
*Anspannung:* Schultergürtel: Retraktion.
*Faserverlauf:* Von den Processus spinosi C7–Th3 nach lateral zum Akromion, der Klavikula und der Spina scapulae.
*Palpation:* Mit den Fingerkuppen, flächig, quer zum Faserverlauf des Muskels in entspanntem und angespanntem Zustand.

### 3 M. splenius capitis

*Ursprung:* Processus spinosi C4–Th3.
*Ansatz:* Processus mastoideus.
*Anspannung:* Halswirbelsäule: Extension, Lateralflexion und gleichsinnige Rotation.
*Faserverlauf:* Von den Processus spinosi C4–Th3 nach kranial lateral zum Processus mastoideus.
*Palpation:* Mit den Fingerkuppen, flächig, quer zum Faserverlauf des Muskels in entspanntem und angespanntem Zustand.

### 4 M. semispinalis capitis und cervicis

*Ursprung:* Processus transversi C2–Th7.
*Ansatz:* Zwischen Linea nuchae superior und inferior.
*Anspannung:* Halswirbelsäule: Extension.
*Faserverlauf:* Von den Processus transversi C2–Th7 nach kranial zum Ansatz zwischen Linea nuchae superior und inferior,
*Palpation:* Mit Pinzettengriff und den Fingerkuppen, quer zum Faserverlauf des Muskels in entspanntem und angespanntem Zustand.

### 5 M. levator scapulae

*Ursprung:* Tubercula posteriora der Processus transversi C1–C4.
*Ansatz:* Angulus superior scapulae.
*Anspannung:* Halswirbelsäule: Extension, Lateralflexion und gleichsinnige Rotation. Schultergürtel: Elevation.
*Faserverlauf:* Von den Tubercula posteriora der Processus transversi C1–C4 nach kaudal dorsal zum Angulus superior scapulae.
*Palpation:* Mit den Fingerkuppen, quer zum Faserverlauf des Muskels in entspanntem und angespanntem Zustand.

## Ventralseite

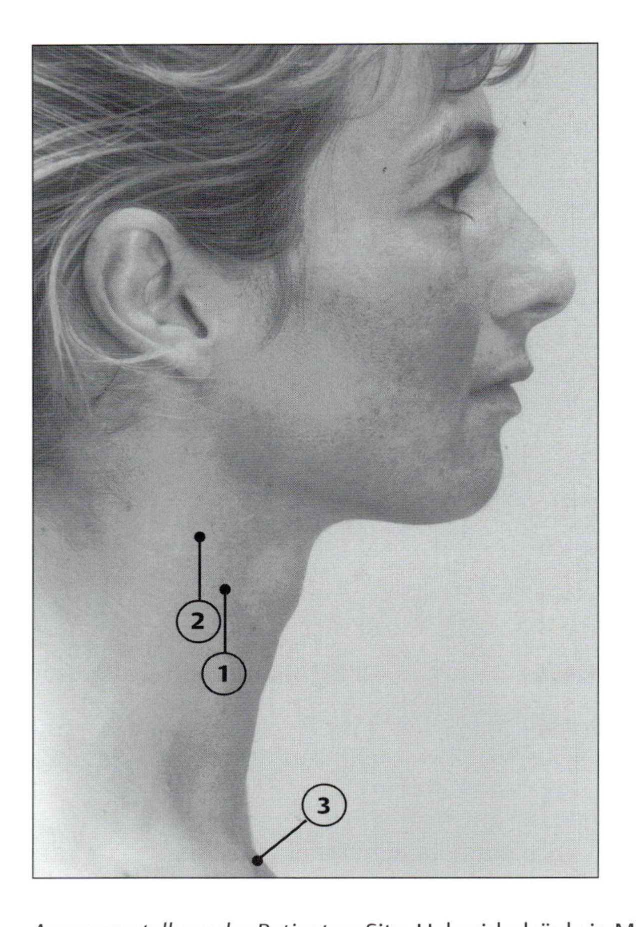


### Knochen

1 Wirbelkörper der Zervikalwirbel
2 Processus transversi der Zervikalwirbel (Tubercula anteriora und posteriora)
3 Manubrium sterni

*Ausgangsstellung des Patienten:* Sitz, Halswirbelsäule in Mittelstellung.
*Ausgangsstellung des Untersuchers:* Stehend neben, oder hinter dem Patienten.
*Alternative Ausgangsstellung des Patienten:* Rückenlage.
*Alternative Ausgangsstellung des Untersuchers:* Stehend am Kopfende der Behandlungsliege.

**1 Wirbelkörper der Zervikalwirbel**
Drei Fingerkuppen oder der Daumen werden vor den M. sternocleidomastoideus gelegt. Der Kehlkopf und die Luftröhre werden etwas nach lateral verschoben. Die Palpation erfolgt in mediale, dorsale Richtung bis zu einem knöchernen Widerstand. Palpiert wird der ventrale laterale Anteil der Wirbelkörper.

**2 Processus transversi der Zervikalwirbel**
Drei Fingerkuppen oder der Daumen werden vor den M. sternocleidomastoideus gelegt. Die Palpation erfolgt in dorsale Richtung bis zu einem knöchernen Widerstand. Palpiert wird der ventrale laterale Anteil (Tubercula anteriora und posteriora) der Processus transversi.

**3 Manubrium sterni**
Die Palpation erfolgt flächig mit den Fingerkuppen, von den Klavikulae her in mediale Richtung über die Sternoklavikulargelenke hinweg auf das Manubrium sterni. Das Manubrium sterni ist der kraniale Teil des Sternums. Es grenzt an die Klavikulae sowie die 1. und 2. Rippe und endet kaudal am Angulus sterni.

## Ligamente, Bursen, Nerven und Gefäße

1 Cartilago thyroidea
2 Trachea (Luftröhre)
3 Austrittsstellen der Spinalnerven
4 A. carotis externa

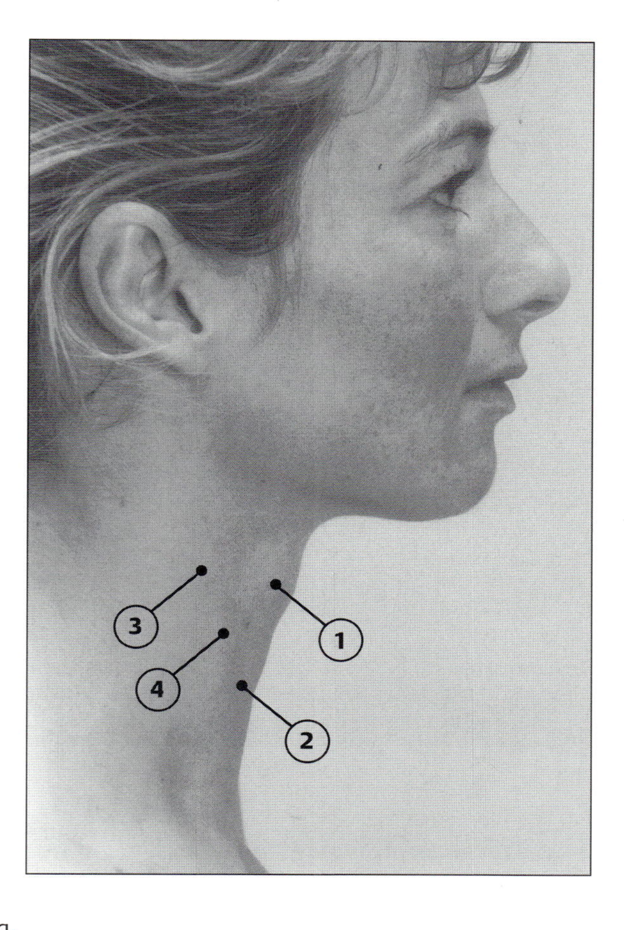


*Ausgangsstellung des Patienten:* Sitz, Halswirbelsäule in Mittelstellung.
*Ausgangsstellung des Untersuchers:* Stehend neben, oder hinter dem Patienten.
*Alternative Ausgangsstellung des Patienten:* Rückenlage.
*Alternative Ausgangsstellung des Untersuchers:* Stehend am Kopfende der Behandlungsliege oder neben dem Kopf des Patienten.

### 1 Cartilago thyroidea

Der Palpationskontakt wird von ventral, kranial auf die prominenteste Stelle des Kehlkopfs (V-förmige Struktur) gelegt. Von dort aus kann der Schildknorpel mit einem Pinzettengriff mit leichtem Druck von beiden Seiten flächig palpiert werden.

### 2 Trachea

Die Trachea läßt sich unterhalb des Schildknorpels mit einem Pinzettengriff mit leichtem Druck von beiden Seiten flächig palpieren und seitlich verschieben. Man spürt die Knorpelspangen rund um die Trachea, welche ein Kollabieren der Luftröhre verhindern.

### 3 Austrittsstellen der Spinalnerven

Die Spinalnerven treten am Ende der Processus transversi, zwischen den Tubercula anteriora und posteriora, aus. Eine Fingerkuppe oder der Daumen wird vor den M. sternocleidomastoideus gelegt. Der Druck der Fingerkuppe erfolgt nun in dorsale Richtung bis auf einen knöchernen Widerstand, den Processus transversus. Die Palpation erfolgt weiter zum lateralen Ende des Processus transversus. Hier befindet sich die Austrittsstelle des Spinalnerven.

### 4 A. carotis externa

Drei Fingerkuppen weden in einer Reihe zwischen den M. sternocleidomastoideus und den Kehlkopf gelegt. Wenn nötig, erfolgt die Palpation mit etwas Druck in dorsale mediale Richtung. Der Puls der A. carotis kann gefühlt werden.

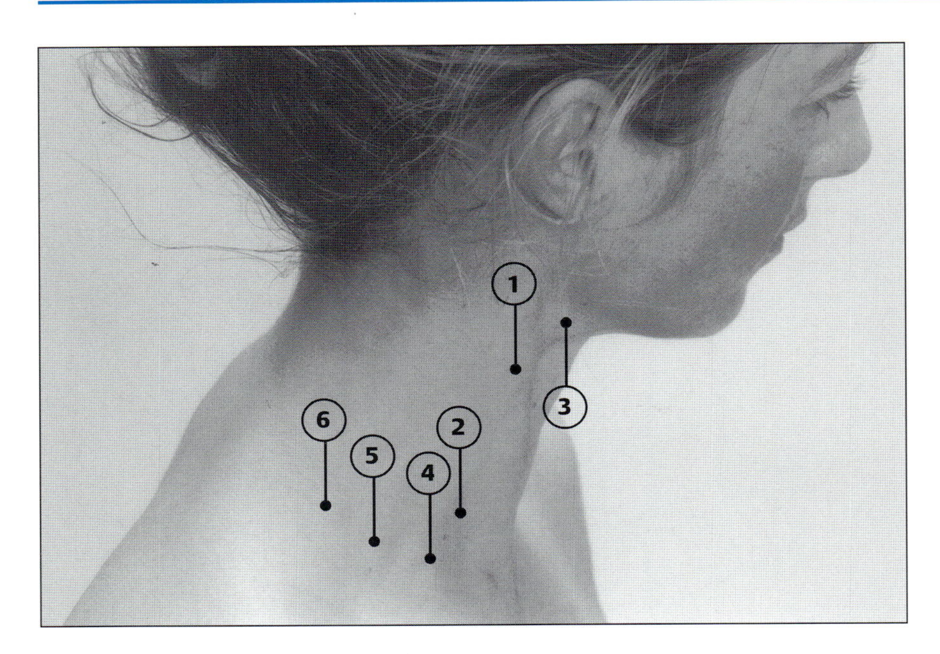


## Muskeln, Sehnen und Insertionen

1 M. sternocleidomastoideus, pars sternalis
2 M. sternocleidomastoideus, pars clavicularis
3 M. platysma
4 M. scalenus anterior
5 M. scalenus medius
6 M. scalenus posterior unter dem Bauch des M. levator scapulae

*Ausgangsstellung des Patienten:* Sitz, Halswirbelsäule in Mittelstellung.
*Ausgangsstellung des Untersuchers:* Stehend neben, oder hinter dem Patienten.
*Alternative Ausgangsstellung des Patienten:* Rückenlage.
*Alternative Ausgangsstellung des Untersuchers:* Stehend am Kopfende der Behandlungsliege oder neben dem Kopf des Patienten.

**1 M. sternocleidomastoideus, pars sternalis**

*Ursprung:* Manubrium sterni.
*Ansatz:* Processus mastoideus und Linea nuchae superior.
*Anspannung:* Obere Halswirbelsäule (Kopf): Extension, Lateralflexion und gegensinnige Rotation. Untere Halswirbelsäule: Flexion, Lateralflexion und gegensinnige Rotation.
*Faserverlauf:* Vom Manubrium sterni zum Processus mastoideus und der Linea nuchae superior.
*Palpation:* Mit einem Pinzettengriff und den Fingerkuppen, quer zum Faserverlauf des Muskels in entspanntem und angespanntem Zustand.

**2 M. sternocleidomastoideus, pars clavicularis**

*Ursprung:* Mediales Drittel der Klavikula.
*Ansatz:* Processus mastoideus und Linea nuchae superior.
*Anspannung:* Obere Halswirbelsäule (Kopf): Extension, Lateralflexion und gegensinnige Rotation; Untere Halswirbelsäule: Flexion, Lateralflexion und gegensinnige Rotation.
*Faserverlauf:* Vom medialen Drittel der Klavikula zum Processus mastoideus und der Linea nuchae superior.
*Palpation:* Mit einem Pinzettengriff und den Fingerkuppen, quer zum Faserverlauf des Muskels in entspanntem und angespanntem Zustand.

**3 M. platysma (Hautmuskel)**

*Ursprung:* Mandibula.
*Ansatz:* Oberflächliche ventrale Faszie des Thorax.
*Anspannung:* Zieht die Haut des Halses und des ventralen oberen Drittels des Thorax in kraniale Richtung.
*Faserverlauf:* Von der Mandibula zur oberflächlichen ventralen Faszie des Thorax.
*Palpation:* Mit den Fingerkuppen flächig, quer zum Faserverlauf des Muskels in entspanntem und angespanntem Zustand.

**4 M. scalenus anterior**

*Ursprung:* 1. Rippe.
*Ansatz:* Anteriore Tuberkel der Processus transversi C3 – C6.
*Anspannung:* Halswirbelsäule: Flexion, Lateralflexion und gegensinnige Rotation.
*Faserverlauf:* Von der 1. Rippe zu den anterioren Tuberkeln der Processus transversi C3 – C6.
*Palpation:* Mit den Fingerkuppen, quer zum Faserverlauf des Muskels in entspanntem und angespanntem Zustand. Der M. scalenus anterior wird, außer im kaudalsten Teil, vom M. sternocleidomastoideus bedeckt. Dieser muß bei der Palpation etwas nach ventral weggeschoben werden.

**5 M. scalenus medius**

*Ursprung:* 1. und 2. Rippe.

*Ansatz:* Anteriore Tuberkel der Processus transversi C2–C7.

*Anspannung:* Halswirbelsäule: Flexion, Lateralflexion und gegensinnige Rotation.

*Faserverlauf:* Von der 1. und 2. Rippe zu den anterioren Tuberkeln der Processus transversi C2–C7.

*Palpation:* Mit den Fingerkuppen, quer zum Faserverlauf des Muskels in entspanntem und angespanntem Zustand. Zwischen dem M. scalenus anterior und dem M. scalenus medius befindet sich die Skalenuslücke, durch welche der Plexus brachialis und die V. subclavia zieht.

**6 M. scalenus posterior**

*Ursprung:* 2. Rippe.

*Ansatz:* Anteriore Tuberkel der Processus transversi C5–C7.

*Anspannung:* Halswirbelsäule: Extension, Lateralflexion und gleichsinnige Rotation.

*Faserverlauf:* Von der 2. Rippe zu den anterioren Tuberkeln der Processus transversi C5–C7.

*Palpation:* Mit den Fingerkuppen, quer zum Faserverlauf des Muskels in entspanntem und angespanntem Zustand.

## 2.10.3 Weichteiltechniken

### Massagetechniken ohne Mitbewegung der Wirbelsäule

#### Massage des M. trapezius, pars descendens

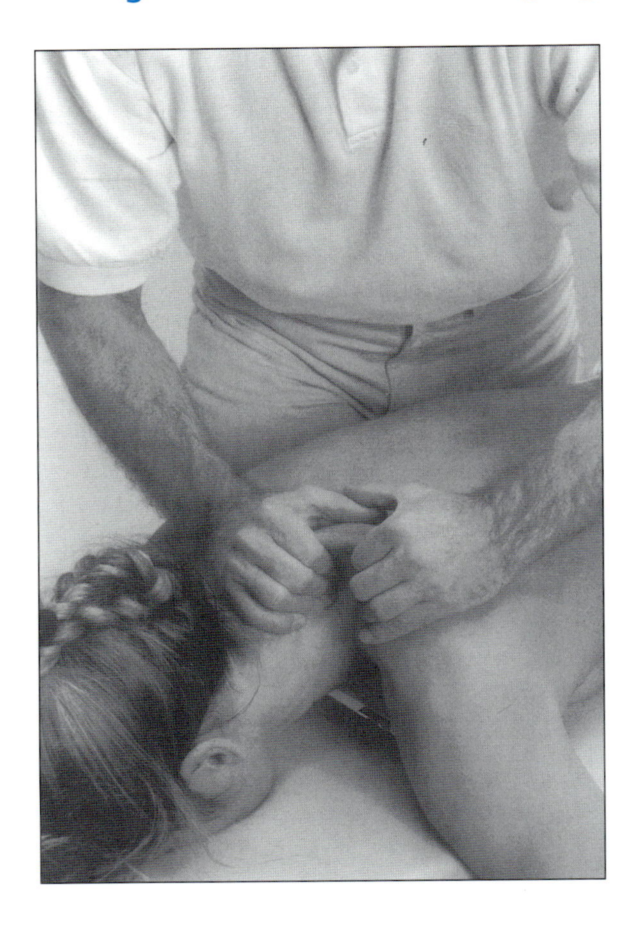

Ausgangsstellung

*Ausgangsstellung des Patienten:* Bauchlage, Arme im Schultergelenk 90° abduziert.

*Ausgangsstellung des Behandlers:* Stehend seitlich des Patienten auf Höhe des Schultergürtels.

*Kontakt:* Der Behandler faßt von ventral mit den Fingerspitzen beider Hände um den M. trapezius, pars descendens.

*Behandlungsrichtung:* Die beiden Hände werden nach dorsal und gleichzeitig auseinander gezogen.

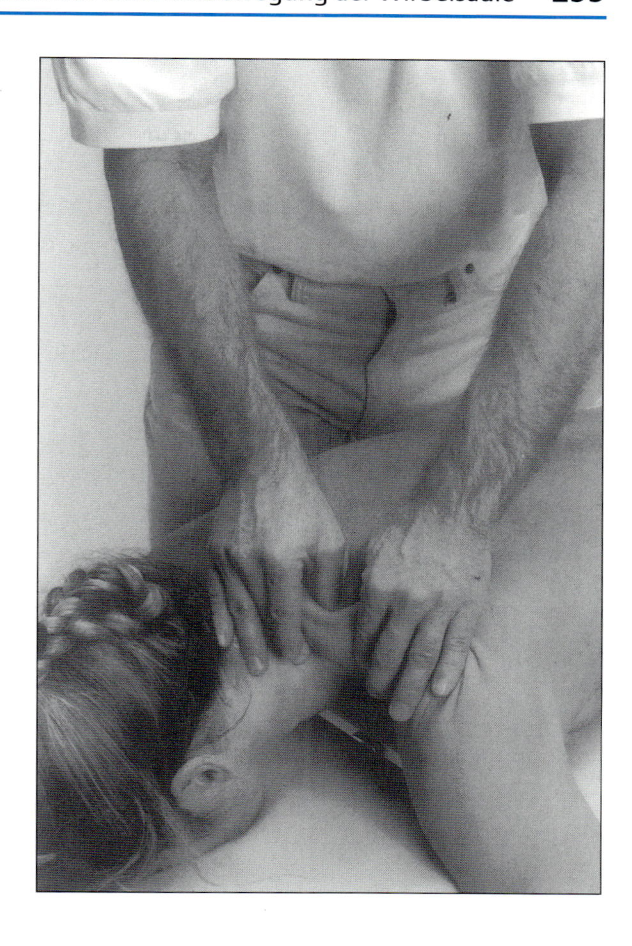

Endstellung

*Endstellung des Patienten:* Bauchlage, Arme im Schultergelenk 90° abduziert.

*Endstellung des Behandlers:* Stehend seitlich des Patienten auf Höhe des Schultergürtels.

*Kontakt:* Mit beiden Daumen von dorsal gegen den M. trapezius, pars descendens.

*Behandlungsrichtung:* Unter Beibehaltung der Position der Hände werden die Daumen zwischen den beiden Händen hindurch in ventrale Richtung gegen den M. trapezius, pars descendens gedrückt. Durch die Kombination der beiden Bewegungen – zuerst Hände nach dorsal und gleichzeitig auseinander, dann Daumen in ventrale Richtung zwischen den beiden Händen hindurch – wird der Muskel geknetet und verlängert.

## Funktionsmassagen

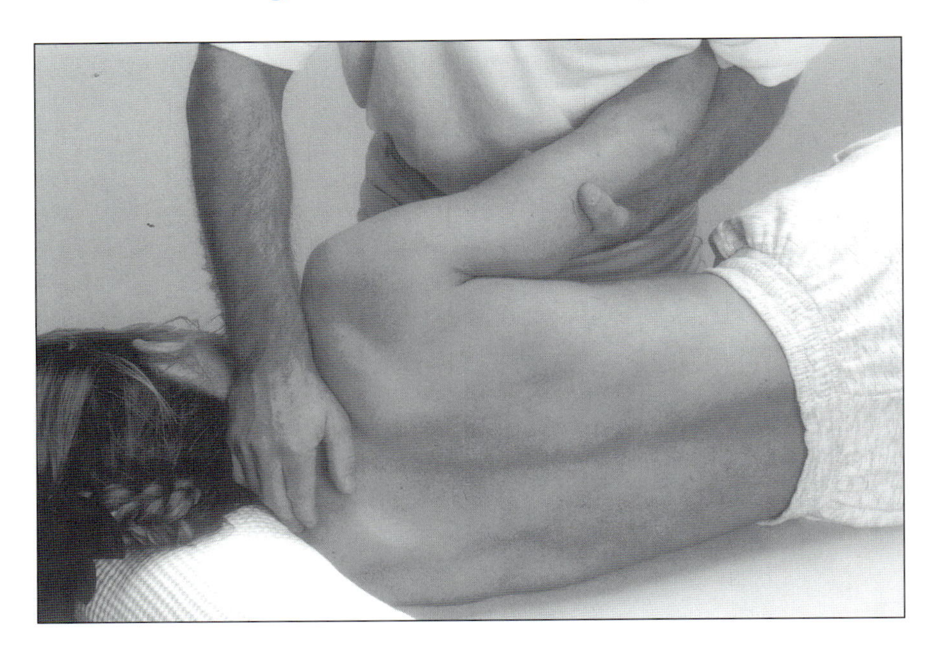

### Massage des M. levator scapulae

Verlängerung des Muskels durch Depression der Skapula

Ausgangsstellung

*Ausgangsstellung des Patienten:* Seitlage, der Kopf ruht auf einem Kissen, die Halswirbelsäule ist in Neutralstellung. Falls der Muskel während der Massage stark verlängert werden soll, muß das Kopfteil der Behandlungsliege etwas nach unten gestellt und der Kopf rotiert sein (hier nach links).

*Ausgangsstellung des Behandlers:* Stehend vor dem Patienten auf Höhe des Thorax, der Behandler ist leicht schräg zum Kopf des Patienten hin gewendet. Der Behandler umfaßt den Oberarm des Patienten von medial und klemmt den Unterarm des Patienten zwischen seinen eigenen Oberarm und Oberkörper und schiebt die Schulter des Patienten nach kranial. Dadurch wird der M. levator scapulae angenähert.

*Kontakt:* Der Behandler legt den Thenar oberhalb des Angulus superior scapulae gegen den M. levator scapulae.

*Behandlungsrichtung:* Parallel zur Faserrichtung des Muskels, hier von kaudal nach kranial.

*Verlängerung des Muskels:* Depression der rechten Schulter des Patienten. Durch die Bewegung der Schulter nach kaudal wird der M. levator scapulae verlängert und massiert.

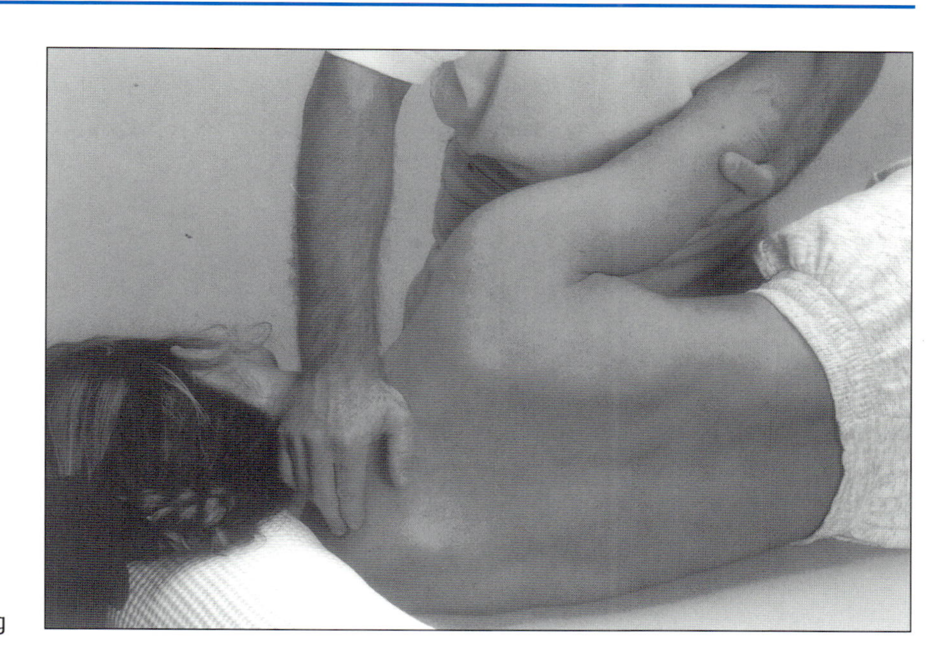

Endstellung

*Endstellung des Patienten:* Seitlage, der Kopf ruht auf einem Kissen, die Halswirbelsäule ist in Neutralstellung. Falls der Muskel während der Massage stark verlängert werden soll, muß das Kopfteil der Behandlungsliege etwas nach unten gestellt und der Kopf rotiert sein (hier nach links).

*Endstellung des Behandlers:* Stehend vor dem Patienten auf Höhe des Thorax, der Behandler ist leicht schräg zum Kopf des Patienten hin gewendet.

*Kontakt:* Die Kontakthand hält den Druck gegen den Muskel.

*Rückkehr zur Ausgangsstellung:* Zuerst verringert die Kontakthand den Druck gegen den Muskel. Danach wird die Schulter in kraniale Richtung bewegt. Der Muskel wird dadurch angenähert.

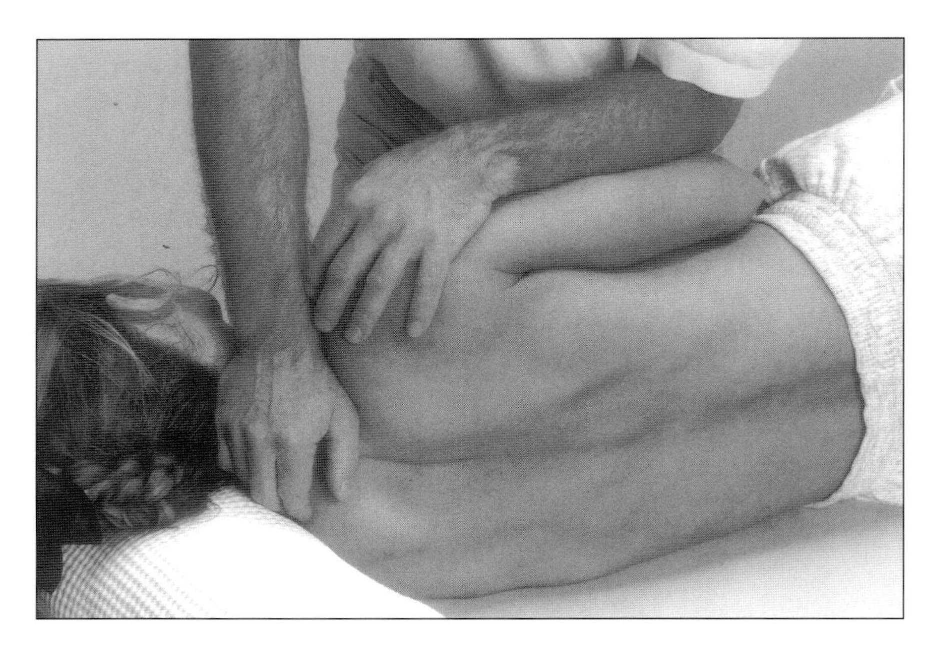

## Massage des M. levator scapulae

Alternative Fassung

Verlängerung des Muskels durch Depression der Skapula

Ausgangsstellung Seitlage

*Ausgangsstellung des Patienten:* Seitenlage, der Kopf ruht auf einem Kissen, die Halswirbelsäule ist in Neutralstellung (falls der Muskel während der Massage stark verlängert werden soll, muß das Kopfteil der Behandlungsliege etwas nach unten gestellt und der Kopf rotiert sein (hier nach links).

*Ausgangsstellung des Behandlers:* Stehend vor dem Patienten auf Höhe des Thorax, der Behandler ist leicht schräg zum Kopf des Patienten hin gewendet. Der Behandler umfaßt mit der Hand die Schulter des Patienten, legt seinen Unterarm auf den Oberarm des Patienten und schiebt die Schulter des Patienten nach kranial. Dadurch wird der M. levator scapulae angenähert.

*Kontakt:* Der Behandler legt den Thenar oberhalb des Angulus superior scapulae gegen den M. levator scapulae.

*Behandlungsrichtung:* Parallel zur Faserrichtung des Muskels, hier von kaudal nach kranial.

*Verlängerung des Muskels:* Depression der rechten Schulter des Patienten. Durch die Bewegung der Schulter nach kaudal wird der M. levator scapulae verlängert und massiert.

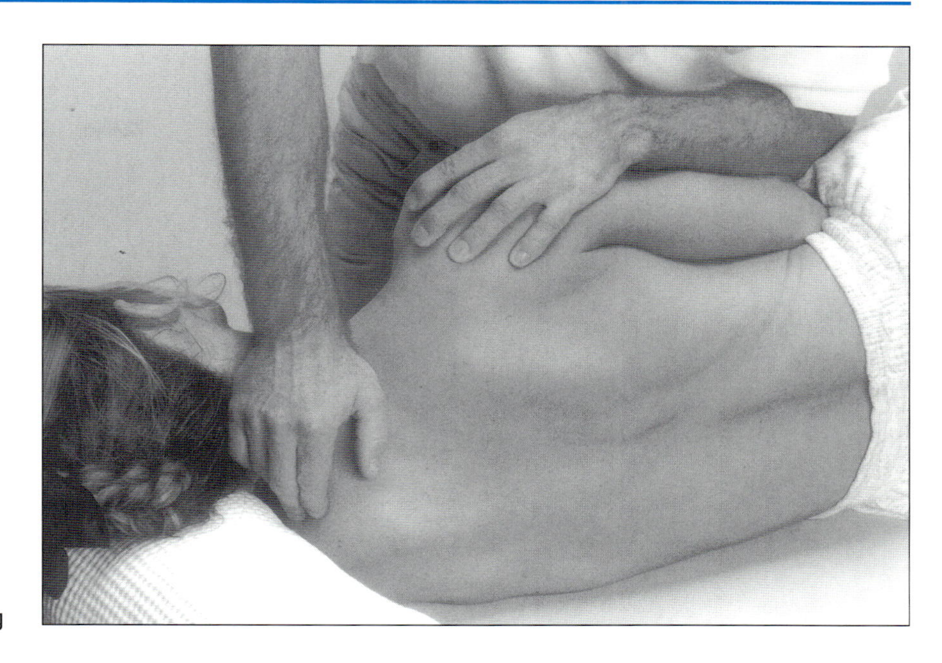

Endstellung

*Endstellung des Patienten:* Seitenlage, der Kopf ruht auf einem Kissen, die Halswirbelsäule ist in Neutralstellung (falls der Muskel während der Massage stark verlängert werden soll, muß das Kopfteil der Behandlungsliege etwas nach unten gestellt und der Kopf rotiert sein (hier nach links).

*Endstellung des Behandlers:* Stehend vor dem Patienten auf Höhe des Thorax, der Behandler ist leicht schräg zum Kopf des Patienten hin gewendet.

*Kontakt:* Die Kontakthand hält den Druck gegen den Muskel.

*Rückkehr zur Ausgangsstellung:* Zuerst verringert die Kontakthand den Druck gegen den Muskel. Danach wird die Schulter in kraniale Richtung bewegt. Der Muskel wird dadurch angenähert.

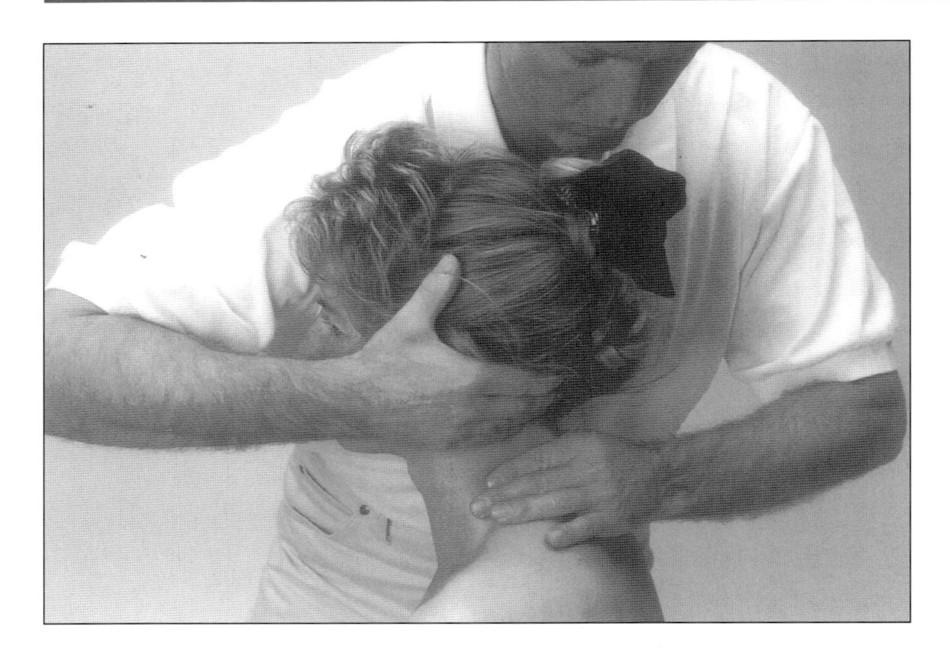

## Massage der Nacken-extensoren

Verlängerung des Muskels durch Flexion der Halswirbelsäule

Ausgangsstellung

*Ausgangsstellung des Patienten:* Sitz, die Halswirbelsäule ist in Neutralstellung.

*Ausgangsstellung des Behandlers:* Stehend seitlich und leicht vor dem Patienten, den Oberkörper leicht vorgeneigt, die Hüftgelenke und Knie leicht gebeugt. Der Behandler legt seine Hand gegen die kontralaterale Seite des Kopfes und seine Schulter gegen die Stirn des Patienten. Die Neutralstellung der Halswirbelsäule darf nicht verändert werden.

*Kontakt:* Der Behandler umfaßt mit der anderen Hand von dorsal her die Nackenextensoren des Patienten.

*Behandlungsrichtung:* Die Muskeln werden mit den Fingern und dem Daumen komprimiert und nach ventral kaudal gedrückt.

*Verlängerung des Muskels:* Die Halswirbelsäule des Patienten wird durch eine Körperbewegung des Behandlers (hier nach rechts, bei gleichzeitiger Flexion der Hüftgelenke und der Knie) ventralflektiert. Durch die Bewegung der Wirbelsäule unter der Kontakthand werden die Nackenextensoren massiert.

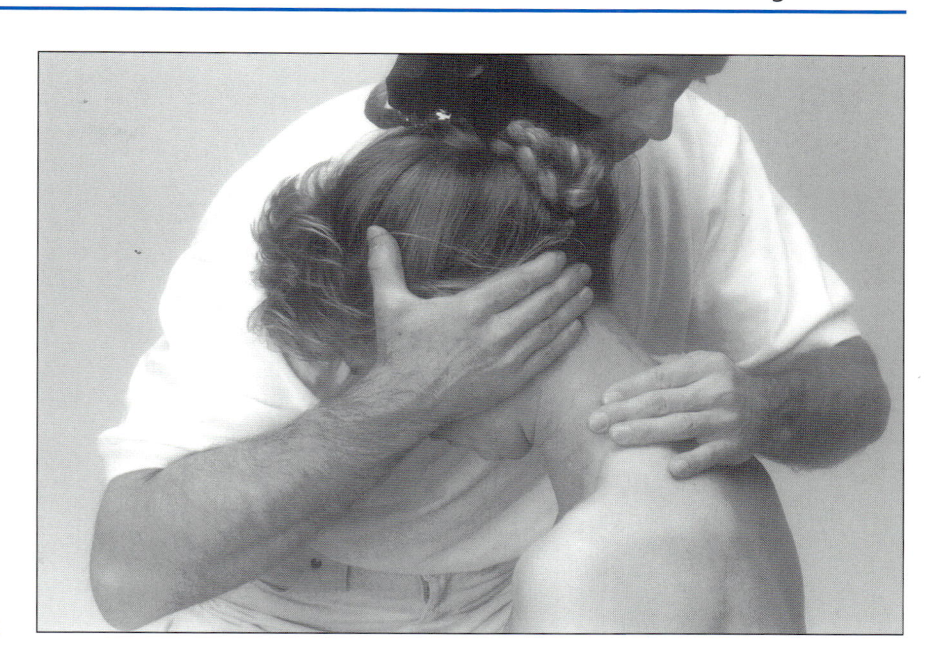
Endstellung

*Endstellung des Patienten:* Sitz, die Halswirbelsäule ist ventralflektiert.

*Endstellung des Behandlers:* Stehend seitlich und leicht vor dem Patienten. Er hält den Kopf des Patienten zwischen seiner Hand und seiner Schulter.

*Kontakt:* Die Kontakthand hält den Druck gegen die Muskeln.

*Rückkehr zur Ausgangsstellung:* Zuerst verringert die Kontakthand den Druck gegen die Muskeln. Danach wird die Halswirbelsäule durch eine Körperbewegung des Behandlers in Neutralstellung zurückgebracht.

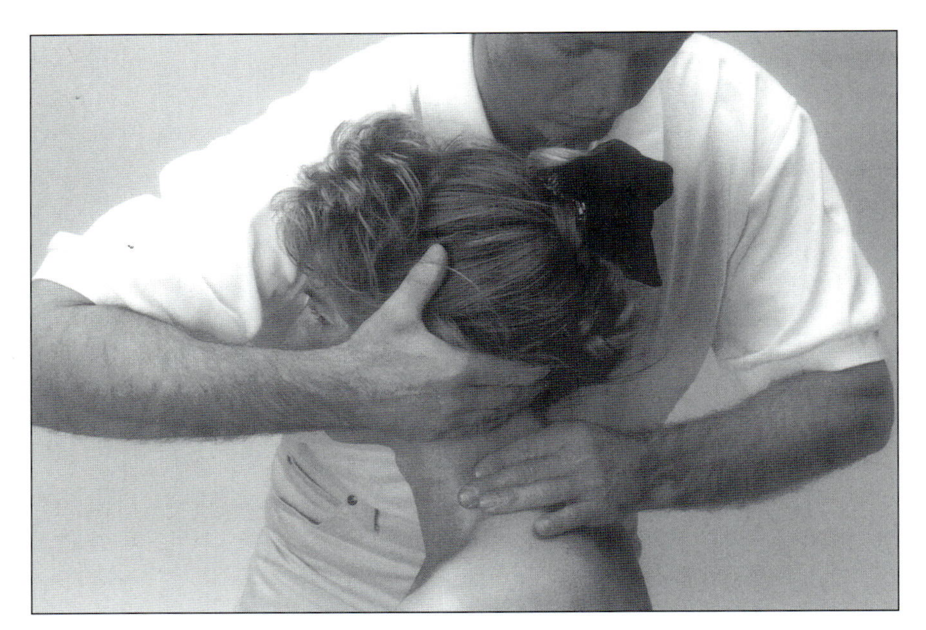

## Massage der Nackenextensoren

Gekoppelte Rotation in Flexion

Ausgangsstellung

*Ausgangsstellung des Patienten:* Sitz, die Halswirbelsäule ist in Neutralstellung.

*Ausgangsstellung des Behandlers:* Stehend seitlich und leicht vor dem Patienten, den Oberkörper leicht vorgeneigt, die Hüftgelenke und Knie leicht gebeugt. Der Behandler legt seine Hand gegen die kontralaterale Seite des Kopfes und seine Schulter gegen die Stirn des Patienten. Die Neutralstellung der Halswirbelsäule darf nicht verändert werden.

*Kontakt:* Der Behandler umfaßt mit der anderen Hand von dorsal her die Nackenextensoren des Patienten.

*Behandlungsrichtung:* Die Muskeln werden mit den Fingern und dem Daumen komprimiert und nach ventral kaudal gedrückt, währenddem die Halswirbelsäule des Patienten durch eine Körperbewegung des Behandlers (hier nach rechts und hinten, bei gleichzeitiger Flexion der Hüftgelenke und der Knie) ventralflektiert, rotiert und zur selben Seite lateralflektiert (hier nach rechts) wird. Durch die Bewegung der Wirbelsäule unter der Kontakthand werden die Nackenextensoren massiert.

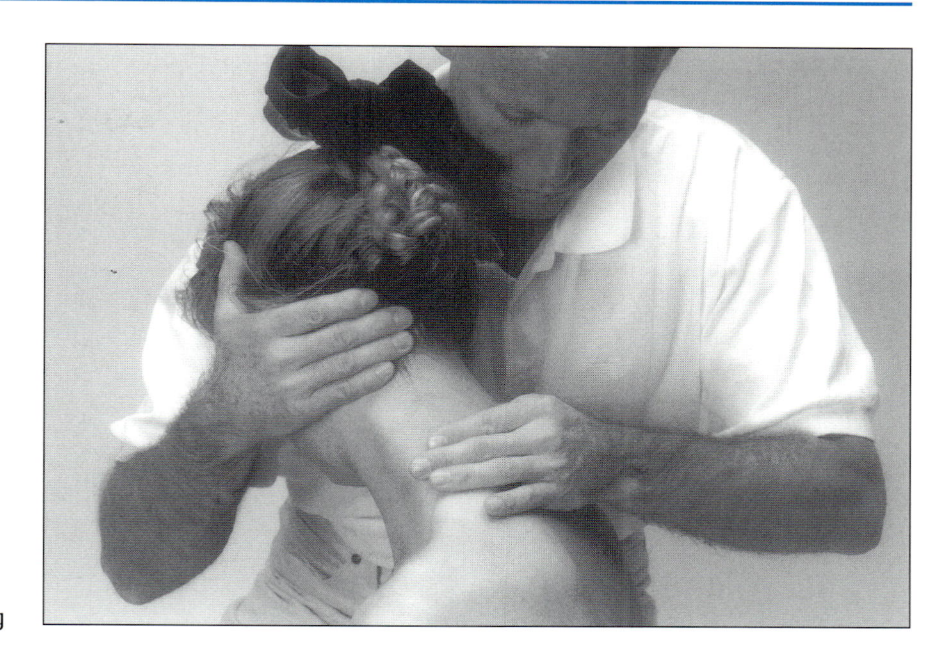

Endstellung

*Endstellung des Patienten:* Sitz, die Halswirbelsäule ist ventralflektiert, rotiert und zur selben Seite lateralflektiert (hier nach rechts).

*Endstellung des Behandlers:* Stehend seitlich und leicht vor dem Patienten. Er hält den Kopf des Patienten zwischen seiner Hand und seiner Schulter.

*Kontakt:* Die Kontakthand hält den Druck gegen die Muskeln.

*Rückkehr zur Ausgangsstellung:* Zuerst verringert die Kontakthand den Druck gegen die Muskeln. Danach wird die Halswirbelsäule durch eine Körperbewegung des Behandlers in Neutralstellung zurückgebracht.

## 2.10.4 Röntgenanatomie Halswirbelsäule

### Halswirbelsäule a.p.

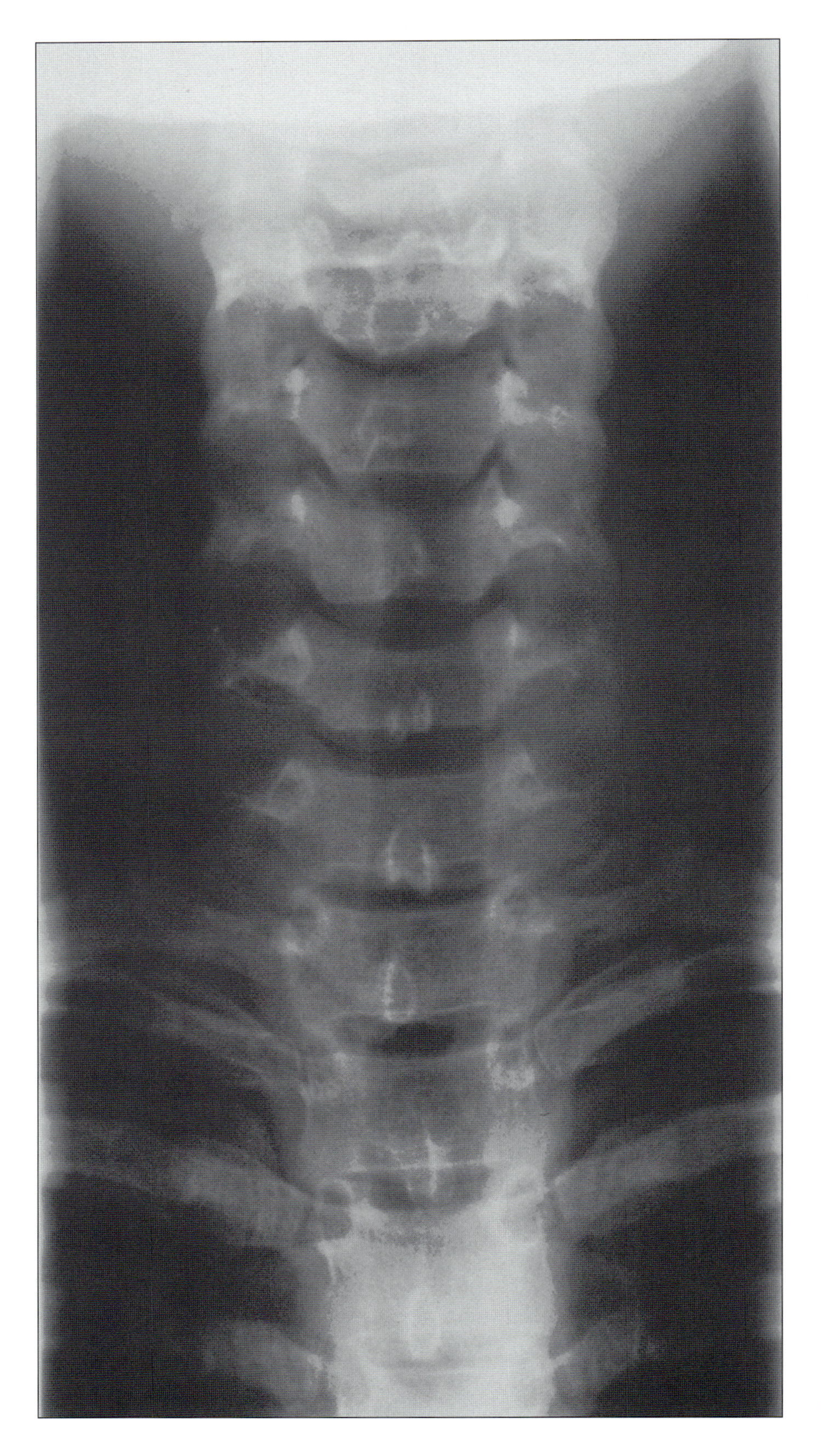

Nativröntgenbild

## Halswirbelsäule a.p.

**1** Wirbelkörper
**2** Oberer Rand des Wirbelkörpers
**3** Unterer Rand des Wirbelkörpers
**4** Processus articularis superior
**5** Processus articularis inferior
**6** Processus spinosus
**7** Processus uncinatus
**8** Bogenwurzel (Pediculus arcus vertebrae)

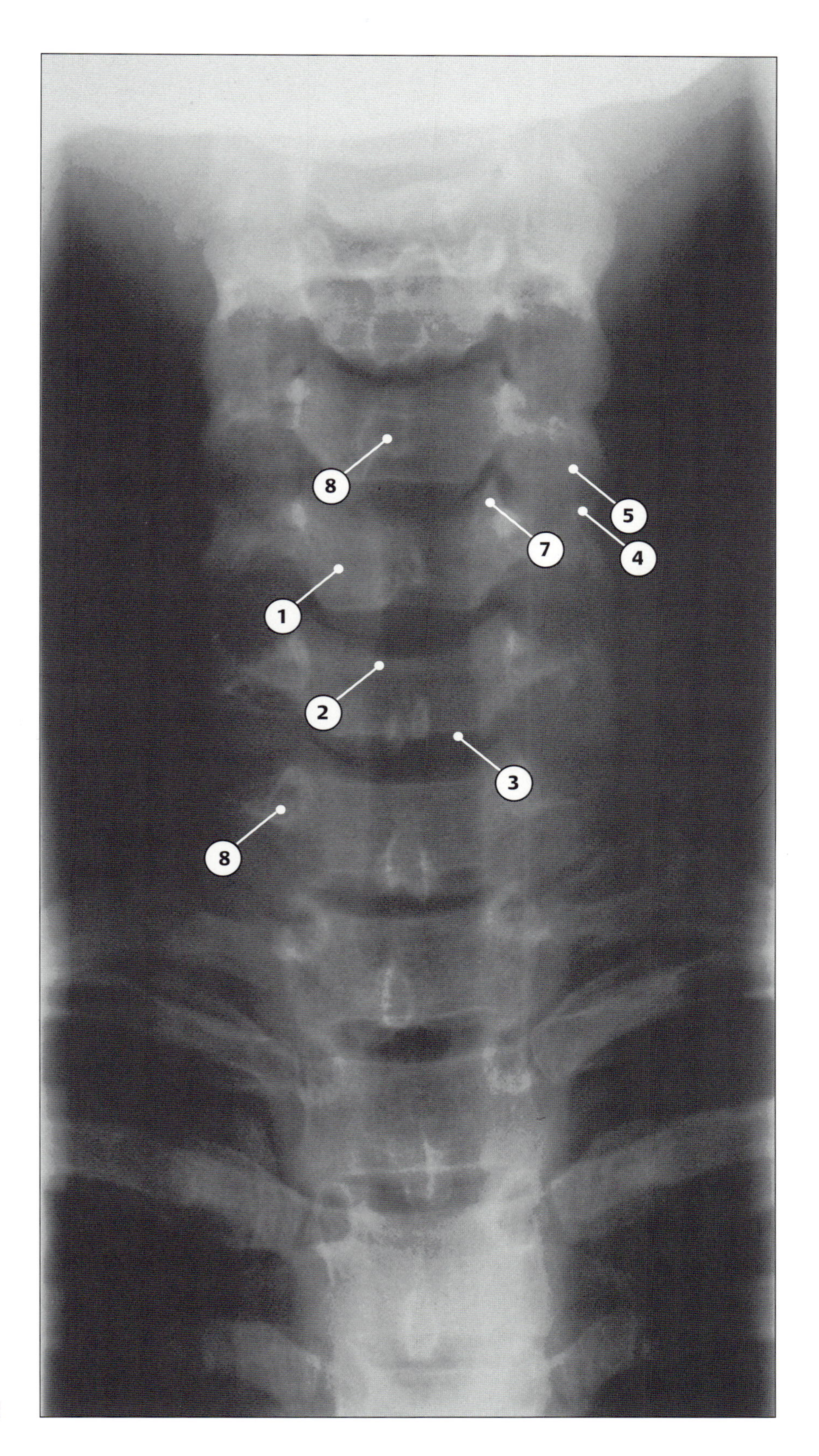


Nativröntgenbild

## Halswirbelsäule lateral

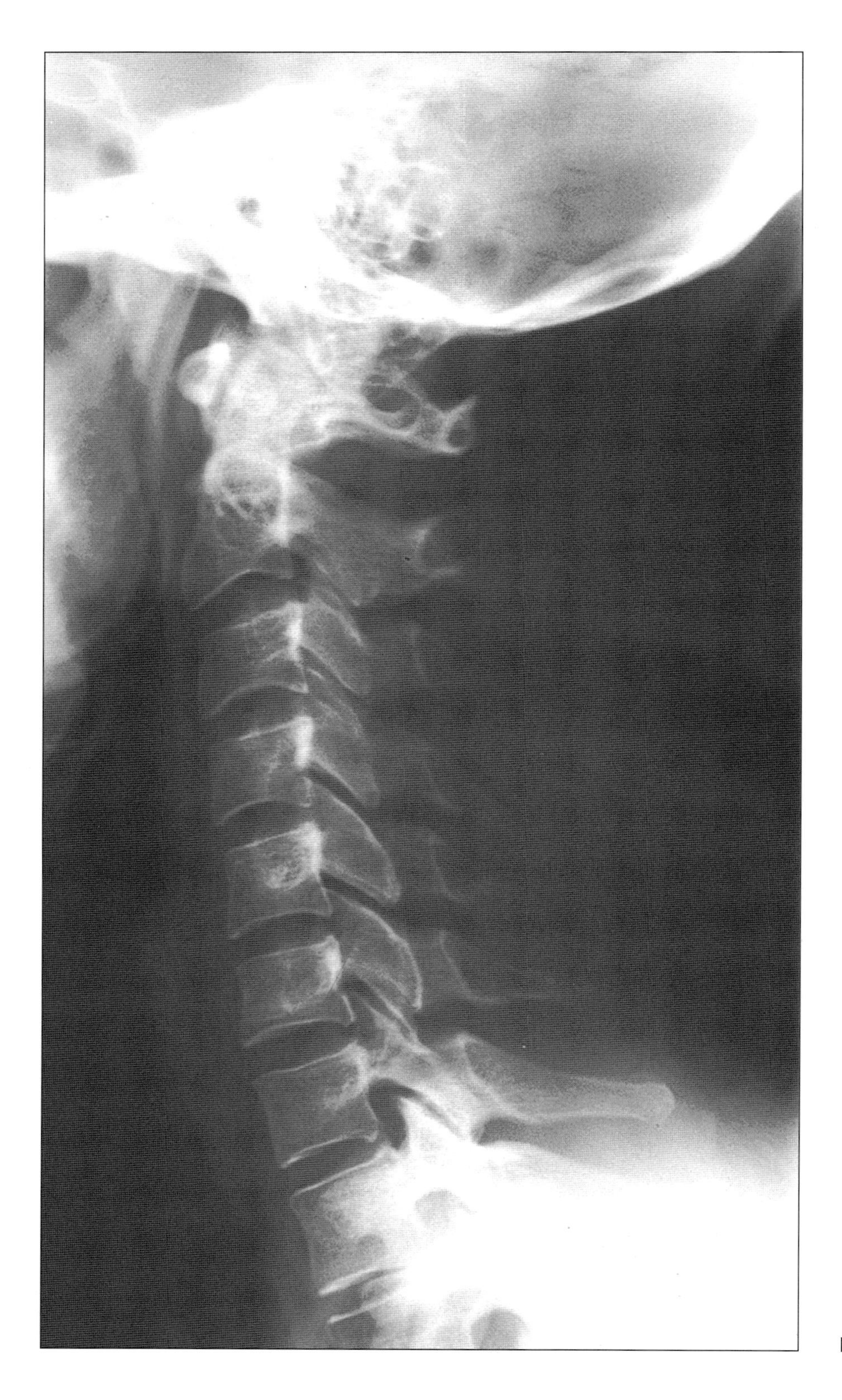

Nativröntgenbild

## Halswirbelsäule lateral

1 Wirbelkörper
2 Oberer Rand des Wirbelkörpers
3 Unterer Rand des Wirbelkörpers
4 Processus transversus
5 Processus articularis superior
6 Processus articularis inferior
7 Gelenkspalt des Facettengelenks
8 Processus spinosus
9 Sulcus nervi spinalis
10 Bandscheibe

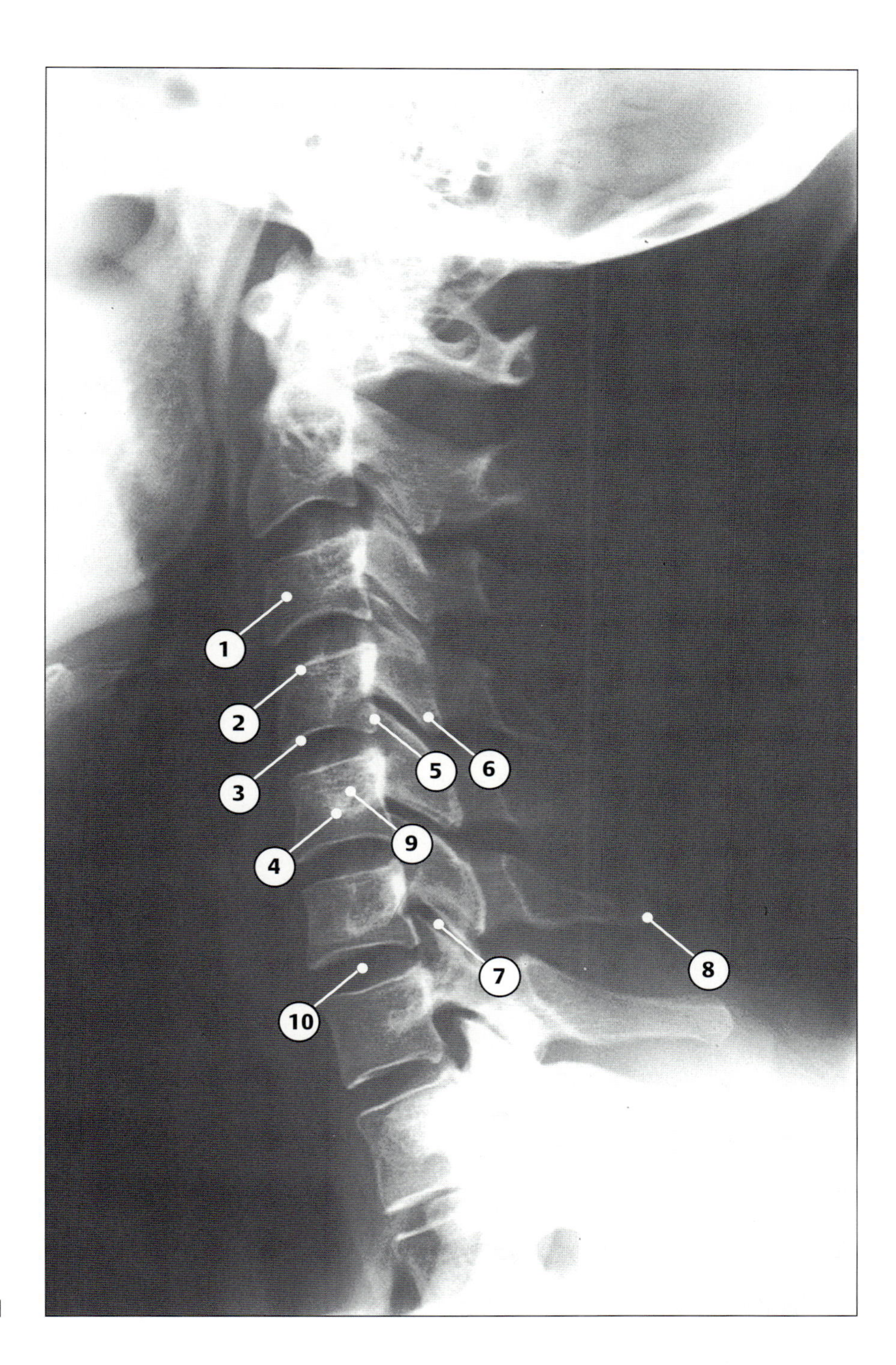


Nativröntgenbild

## Halswirbelsäule schräg

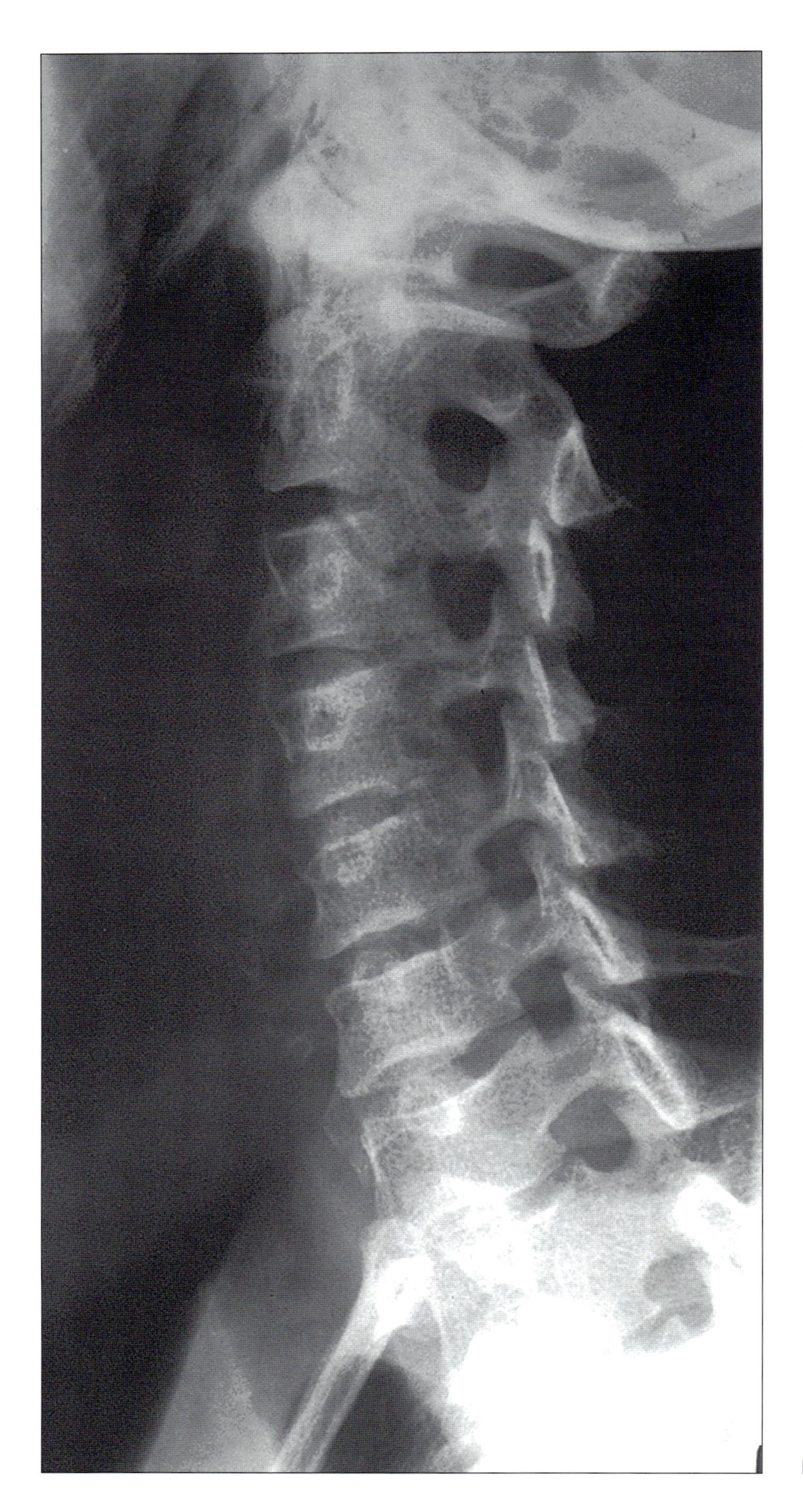

Nativröntgenbild

## Halswirbelsäule schräg

1 Wirbelkörper
2 Oberer Rand des Wirbelkörpers
3 Unterer Rand des Wirbelkörpers
4 Processus transversus
5 Processus articularis superior (röhrenseitig)
6 Processus articularis inferior (röhrenseitig)
7 Gelenkspalt des Facettengelenks (röhrenseitig)
8 Processus spinosus
9 Bandscheibe
10 Foramen intervertebrale (röhrenseitig)

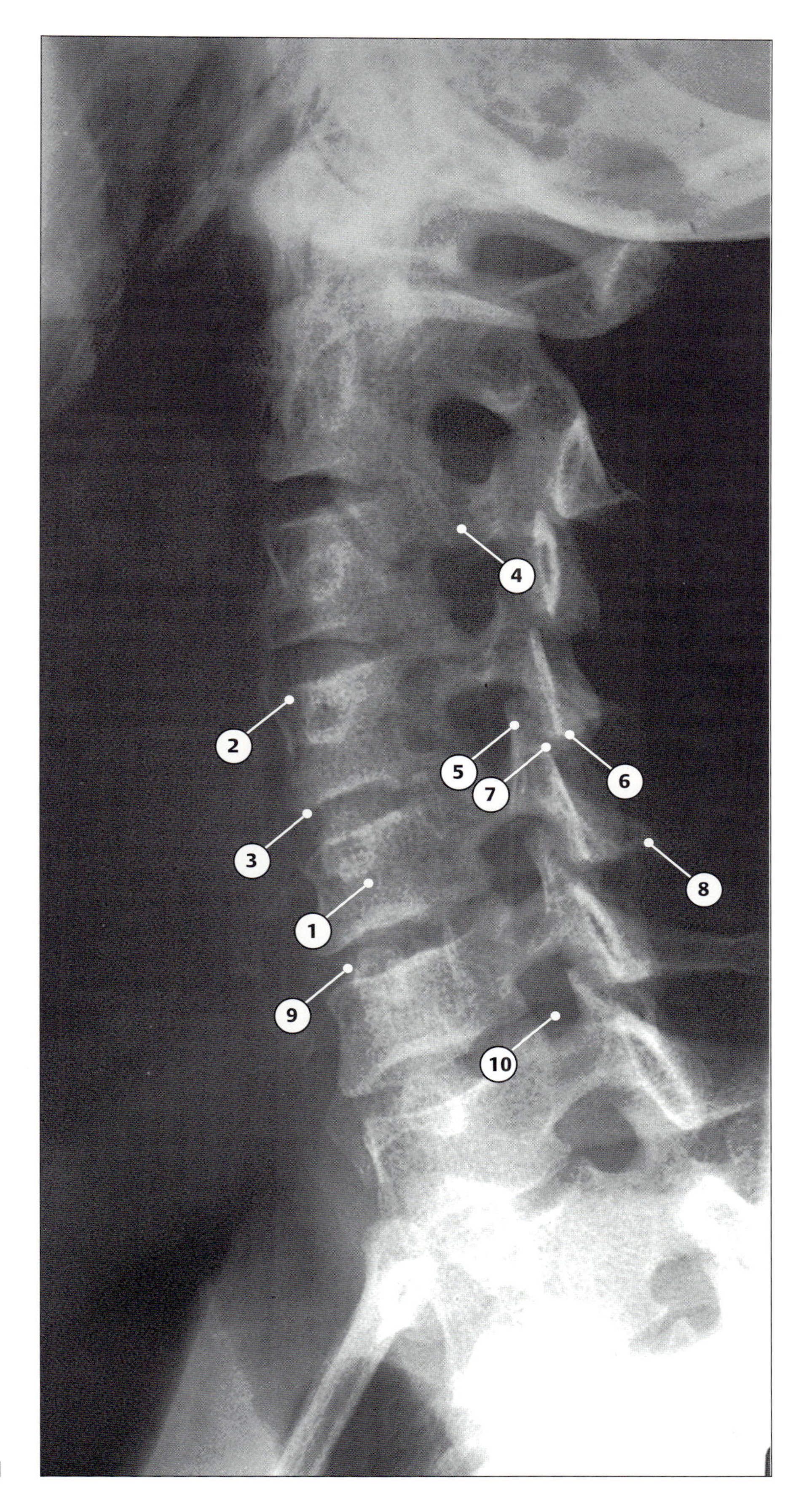


Nativröntgenbild

## Halswirbelsäule
## Schnittebene koronar durch C5

Computertomographie

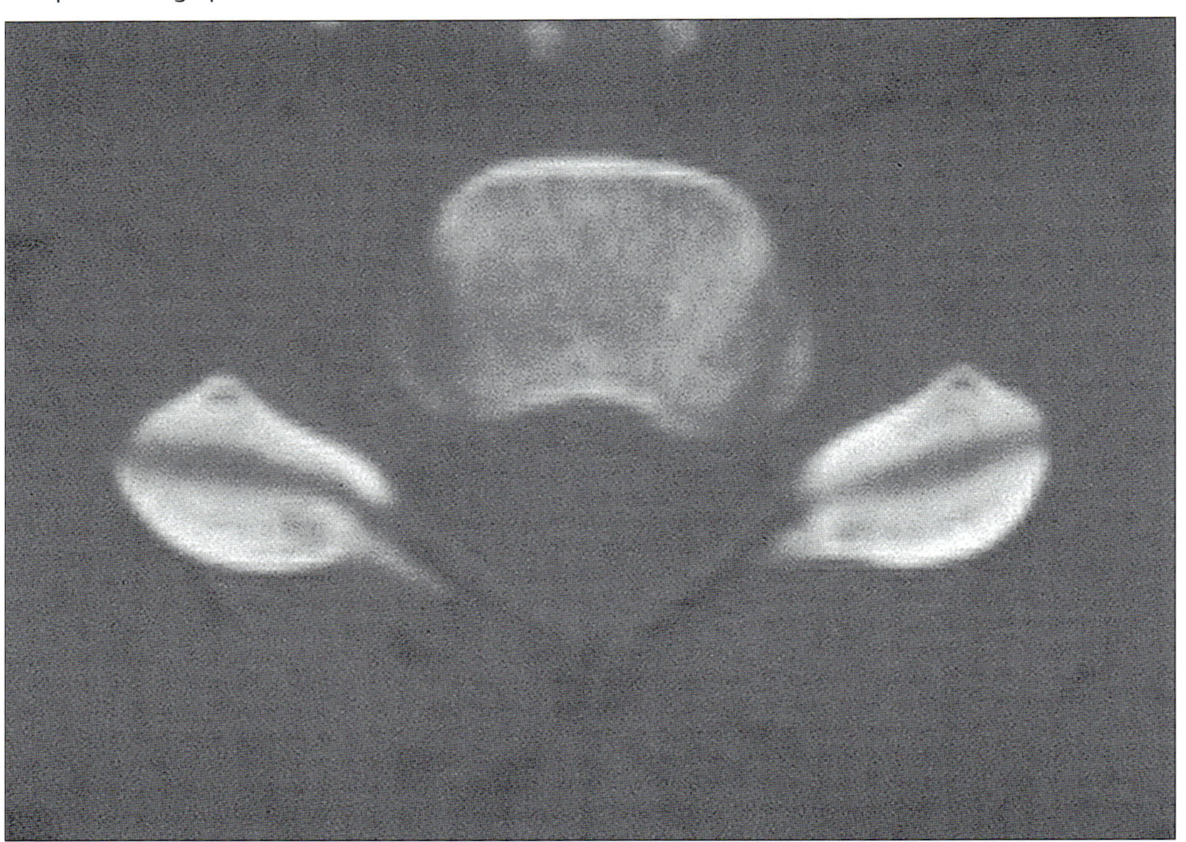

## Halswirbelsäule
## Schnittebene koronar durch C5

1 Wirbelkörper C5
2 Processus articularis superior C5
3 Processus articularis inferior C4
4 Facettengelenk C4/5
5 Processus uncinatus von C5
6 Spinalkanal
7 Querschnitt durch den M. erector spinae

Computertomographie

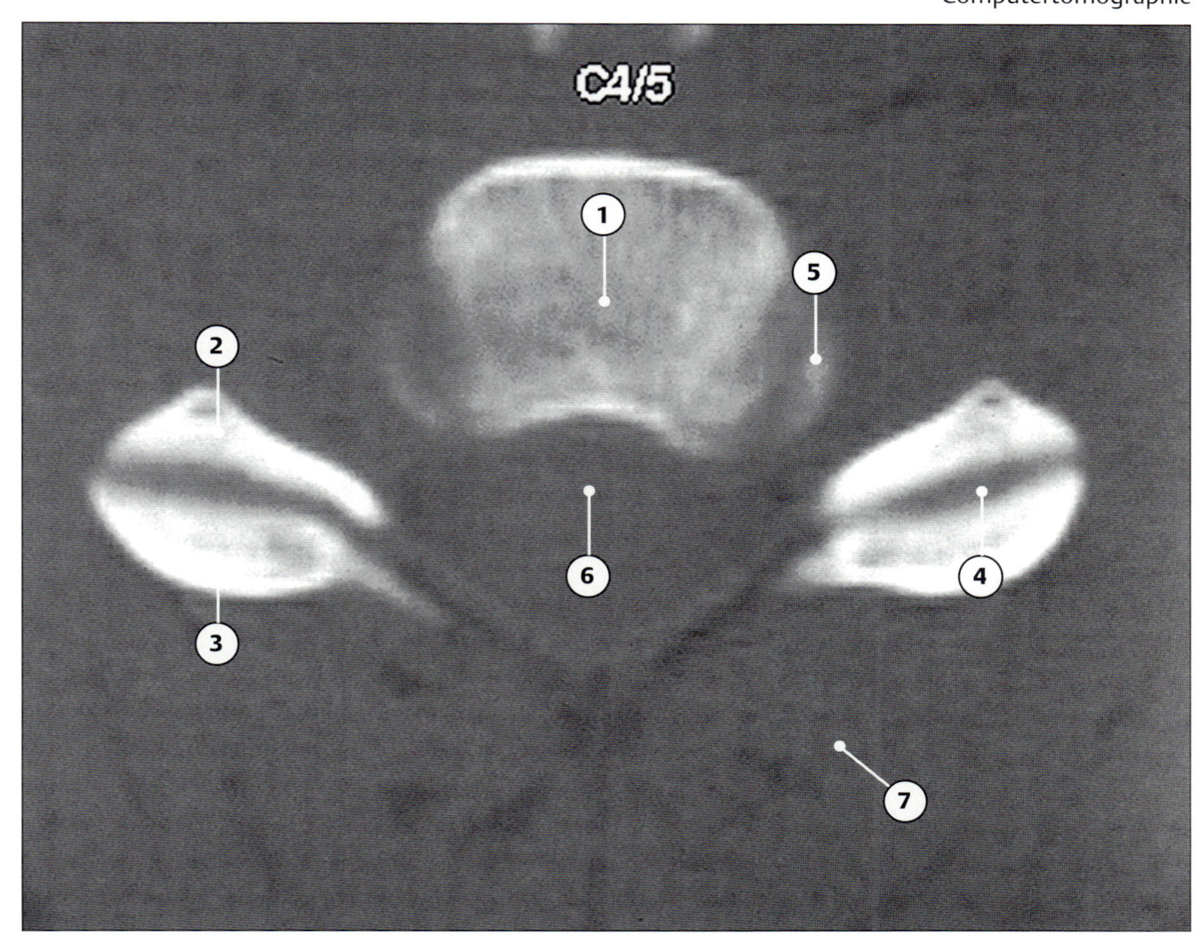

## Halswirbelsäule
## Schnittebene koronar

Computertomographie

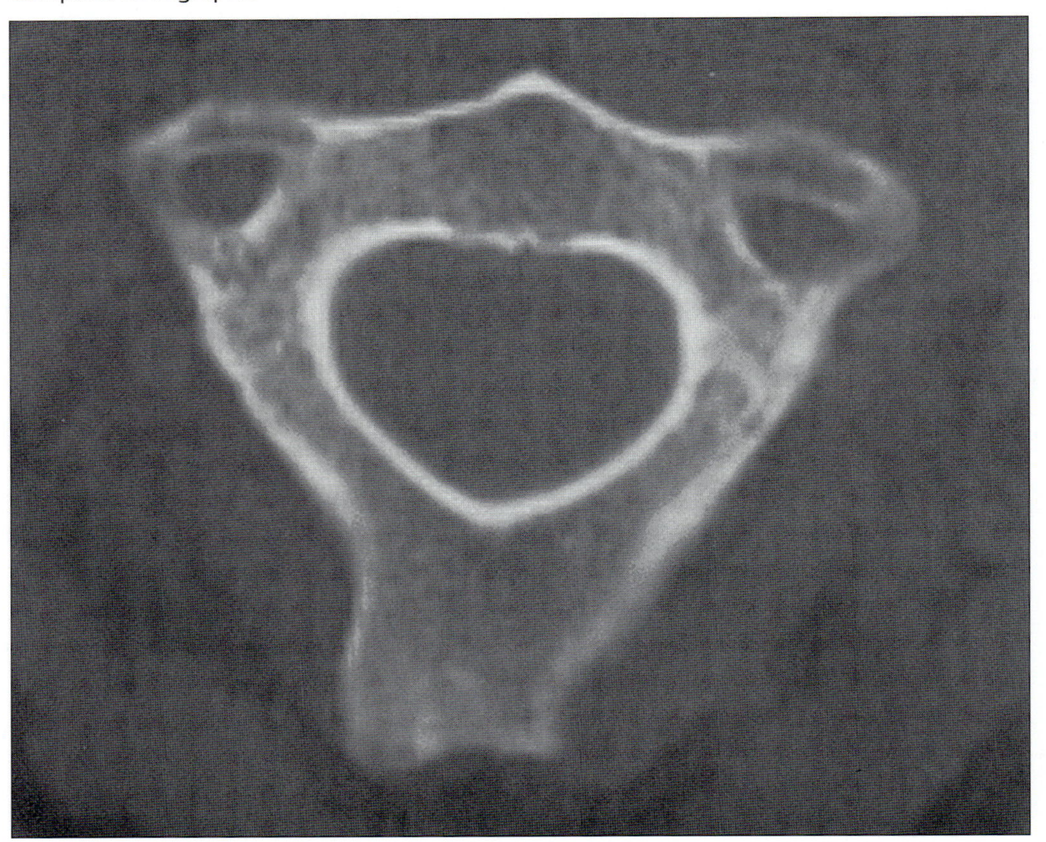

## Halswirbelsäule
## Schnittebene koronar

1 Wirbelkörper
2 Processus transversus
3 Foramen processus transversi
4 Bogenwurzel (Pediculus arcus vertebrae)
5 Lamina
6 Processus spinosus
7 Spinalkanal

Computertomographie

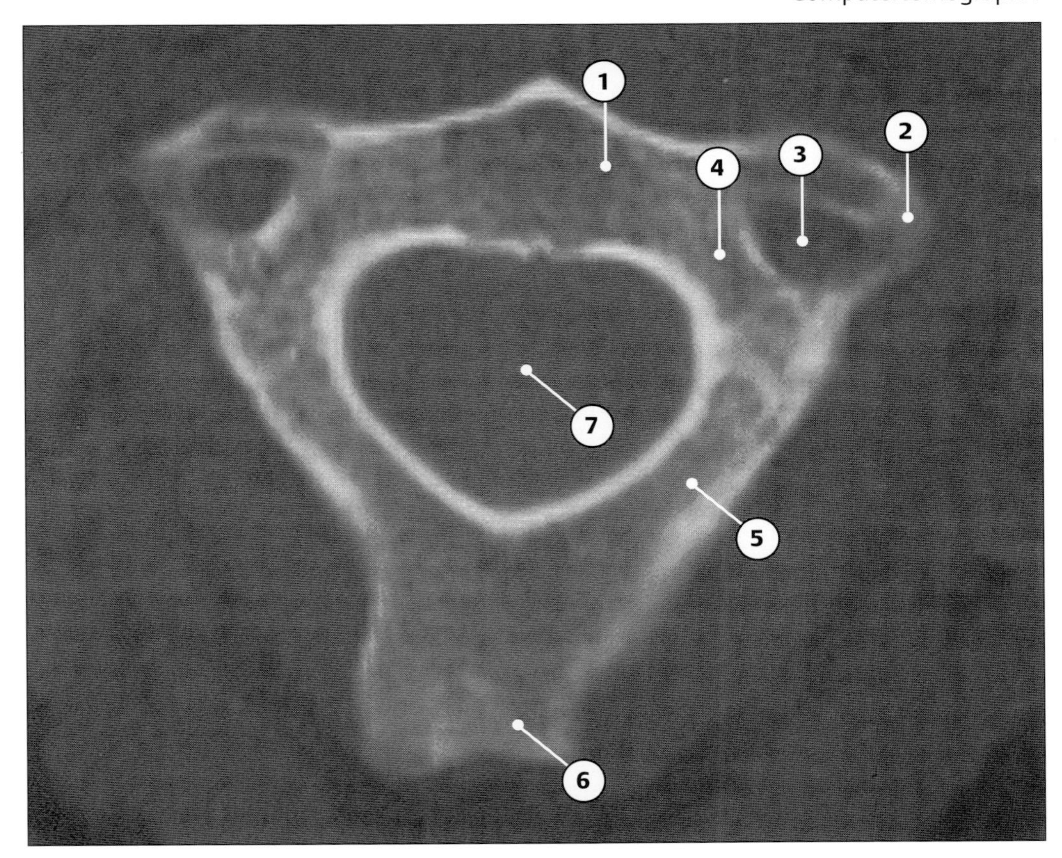

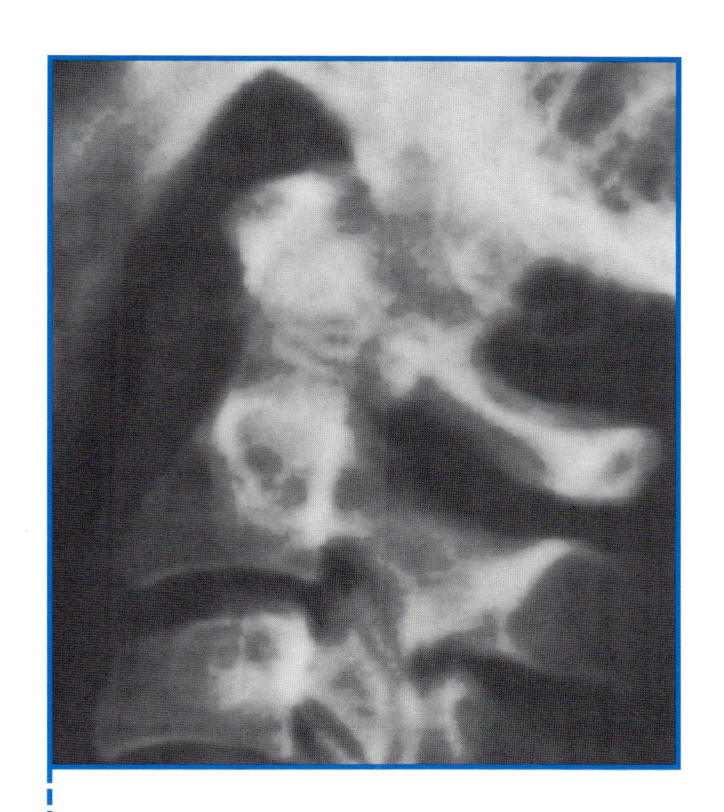

## 2.11 Obere Halswirbelsäule

# 2.11 Obere Halswirbelsäule

## 2.11.1 Übersicht: Anatomie und Funktion

Die obere Halswirbelsäule besteht funktionell aus Okziput, Atlas und Axis. Zwischen Okziput und Atlas sowie zwischen Atlas und Axis gibt es keine Bandscheibe. Um den Kopf unabhängig von der Stellung der unteren Halswirbelsäule in jeder beliebigen Position einstellen zu können, ist ein Drehwirbelkomplex entstanden, der ein Höchstmaß an Rotation erlaubt.

### Okziput

Auf der Unterseite des Okziput, lateral des Foramen (occipitale) magnum liegen die Okziputcondylen (Condylii occipitales). Auf ihnen befinden sich ovale konvexe Gelenkflächen, die mit den oberen Gelenkflächen des Atlas artikulieren. Lateral der Okziputcondylen befindet sich das Foramen jugulare, durch welches die Vena jugularis interna und die Nn. glossopharyngeus, vagus und accessorius ziehen. Vor dem Foramen jugulare liegt die Apertura externa canalis carotici. Lateral dieser Foramina schließt sich das Os temporale mit dem Processus styloideus, der Incisura mastoidea und dem Processus mastoideus an. Lateral und kranial des Processus styloideus befindet sich der äußere Gehörgang (Porus acusticus externus) und vor ihm die Fossa mandibularis mit dem sie ventral begrenzenden Tuberculum articulare.

### Atlas

Der ringförmige Atlas besteht aus zwei Massae laterales, die durch einen vorderen und einen hinteren Bogen (Arcus anterior und posterior) miteinander verbunden sind. Die Atlasbogen haben in ihrer Mitte je einen Tuberkel (Tuberculum anterius bzw. posterius). Der vordere Atlasbogen trägt in der Mitte seiner Dorsalseite eine Gelenkfläche (Fovea dentis), die mit dem Dens axis artikuliert. Auf der Kranialseite der Massae laterales befinden sich ovale konkave Gelenkflächen (Foveae articulares superiores), die mit den Gelenkflächen auf den Okziputkondylen artikulieren. Auf der Kaudalseite der Massae laterales befinden sich die fast runden, flachen bis leicht konvexen unteren Gelenkflächen (Foveae articulares inferiores), die mit den oberen Gelenkflächen des Axis artikulieren. An der Medialseite der Massae laterales bilden je ein rauher Höcker die Befestigungsstelle für das Lig. transversum, welches hinter dem Dens axis verläuft und diesen in Kontakt mit dem vorderen Atlasbogen hält. Lateral der Massae laterales befinden sich die Querfortsätze (Processus transversi atlantis) mit je einem Foramen processus transversi, durch welches die Arteria vertebralis zieht.

### Axis

Der Axis trägt auf seinem Wirbelkörper den zylindrisch bis konisch geformten Dens, der in einer Seitenansicht ventral leicht konvex, dorsal leicht konkav gekrümmt ist. An seiner Vorderfläche hat er eine Gelenkfläche (Facies articularis anterior) für die Fovea dentis des Atlas, an seiner Rückseite die Facies articularis posterior für den Kontakt mit dem Lig. transversum. Die Processus articulares superiores sind flach, liegen neben dem Wirbelkörper und Dens und fallen nach lateral leicht ab. Lateral davon befindet sich der nach lateral kaudal geneigte Processus transversus mit dem Foramen processus transversi. Die Kaudalseite des Axis sieht aus wie die Kaudalseite aller anderen Halswirbel. Der Processus articularis inferior trägt eine runde flache Gelenkfläche, die nach ventral kaudal geneigt ist. Der Dornfortsatz des Axis ist kräftig und lang. Seine Spitze ist zweigeteilt und trägt an jedem Ende einen kleinen Höcker.
Anatomische Normvarianten und Anomalien sind in der atlantookzipitalen Übergangsregion häufig.

### Gelenkbau

#### Atlantookzipitalgelenk (auch oberes Kopfgelenk)

Die ovalen Gelenkflächen auf den Okziputkondylen sind sagittal und frontal konvex gekrümmt. Ihre Längsachsen konvergieren gegen anterior. In einer frontalen Ansicht liegt der mediale Rand der Gelenkflächen tiefer als der laterale Rand. Sie artikulieren mit den ebenfalls ovalen Gelenkflächen auf dem Atlas. Diese Gelenkflächen sind sagittal und frontal konkav. Ihr medialer Rand liegt in einer frontalen Ansicht tiefer als der laterale Rand. Sie können in ihrer Mitte quergeteilt sein. Ihre Längsachse verläuft wie die der Gelenkflächen auf den Okziputkondylen von dorsal lateral nach ventral medial. Die Konstruktion der Atlantookzipitalgelenke ermöglicht relativ große Bewegungen um eine frontale Achse (Flexion–Extension) und um eine sagittale Achse (Lateralflexion nach rechts und links). Bewegungen um die Vertikalachse (Rotation) sind trotz weiter Gelenkkapseln nur in geringem Ausmaß möglich.

#### Atlantoaxialgelenk (auch unteres Kopfgelenk)

Das Atlantoaxialgelenk besteht aus der Articulatio atlantoaxialis mediana und den Articulationes atlantoaxiales laterales.

Die Articulatio atlantoaxialis mediana besteht aus einer vorderen und einer hinteren Abteilung. Es artikulieren die bikonvexe Facies articularis anterior des Dens mit der bikonkaven Fovea dentis des vorderen Atlasbogens und die Facies articularis posterior des Dens mit der überknorpelten ventralen Fläche des Lig. transversum. Die Gelenkkapseln sind zart und schlaff. Die Articulationes atlantoaxiales laterales werden gebildet durch die Fovea articularis atlantis inferior und der Facies articularis superior des Axis.
In einer frontalen Ansicht liegen die lateralen Ränder dieser Gelenkflächen etwas kaudaler als die medialen Ränder. In der Seitenansicht sind sowohl die Foveae articulares atlantis inferiores als auch die Facies articulares superiores des Axis konvex ausgebildet. Es sind also ausnahmsweise zwei konvexe Gelenkpartner miteinander gelenkig verbunden. In Neutralstellung berühren sie sich nur gerade in der Mitte. Der Gelenkspalt vorne und hinten klafft und die Gelenkkapseln sind schlaff und weit. Die Gelenkkonstruktion ermöglicht relativ große Bewegungen um eine frontale Achse (Flexion–Extension) und sehr große Bewegungen um eine vertikale Achse (Rotation). Bewegungen um eine sagittale Achse (Lateralflexion) sind praktisch nicht möglich.

**Kapsel-Bandapparat**

- ⇨ Membrana atlantooccipitalis anterior
- ⇨ Lig. longitudinale anterius
- ⇨ Lig. apicis dentis
- ⇨ Ligg. alaria
- ⇨ Lig. cruciforme
  - Lig. transversum
  - oberer Faszikel
  - unterer Faszikel
- ⇨ Membrana tectoria
- ⇨ Lig. longitudinale posterius
- ⇨ Membrana atlantooccipitalis posterior
- ⇨ Lig. flavum
- ⇨ Lig. nuchae
- ⇨ Gelenkkapseln

**Anatomische Bewegungen im Atlantooccipitalgelenk**

- ⇨ Flexion–Extension um eine frontale Achse
- ⇨ Lateroflexion nach links und nach rechts um eine sagittale Achse. Reine Lateralflexion des Kopfes im Raum erzwingt eine Lateralflexion und Rotation des Axis auf C3 (und unter dem Atlas) in die Richtung der Lateralflexion des Kopfes
- ⇨ geringe Rotation nach links und nach rechts um eine vertikale Achse als gekoppelte Bewegung mit gegensinniger Lateralflexion
- ⇨ translatorische Bewegungen in alle Richtungen als akzessorische Bewegungen

**Anatomische Bewegungen im Atlantoaxialgelenk**

- ⇨ Flexion–Extension um eine frontale Achse
- ⇨ Rotation um eine vertikale Achse. Volle Rotation zwischen Atlas und Axis ist nur möglich bei Entspannung des kontralateralen Lig. alare durch gegensinnige Lateralflexion des Okziput zur Rotationsrichtung des Atlas

**Bedingungen für die freie Rotation des Atlas auf Axis**

1. Keine Bewegungseinschränkung von Axis auf C3.
2. Keine Bewegungseinschränkung (speziell Lateralflexion) von Okziput auf Atlas.
3. Keine Bewegungseinschränkung von Atlas auf Axis.

## Muskeln und Innervation

| *Muskeln* | *Segment. Innervation* | *Nerven* | *Segment. Ursprung* |
|---|---|---|---|
| Mm. suprahyoidales: | | | |
| M. mylohyoideus | N. mylohyoideus | N. mandibularis | N. trigeminus (V) |
| M. digastricus | | | |
| - venter anterior | N. mylohyoideus | N. mandibularis | N. trigeminus (V) |
| - venter posterior | | | N. facialis (VII) |
| M. stylohyoideus | | | N. facialis (VII) |
| M. platysma | | | N. facialis (VII) |
| M. sternocleidomastoideus | C1-C2 | | N. accessorius (XI) |
| M. trapezius | C2-C4 | | N. accessorius (XI) |
| M. rectus capitis lateralis | C1 | R. ventralis | C1 |
| M. rectus capitis anterior | C1 | R. ventralis | C1 |
| M. rectus capitis post. major | C1 | R. dorsalis | C1 |
| M. rectus capitis post. minor | C1 | R. dorsalis | C1 |
| M. obliquus capitis superior | C1 | R. dorsalis | C1 |
| M. obliquus capitis inferior | C2 | R. dorsalis | C2 |
| M. longus capitis | C1-C4 | Plexus cervicalis | C1-C4 |
| Mm. intertransversarii | C1-C6, L1-L4 | Rr. dorsales (ventrales) | |
| Mm. splenius capitis et splenius cervicis | C1-C8 | Rr. dorsales | |
| Mm. interspinales | C1-Th3, Th11-L5 | Rr. dorsales | |
| M. spinalis | C2-Th10 | Rr. dorsales | |
| M. longissimus | C2-L5 | Rr. dorsales | |
| Mm. semispinales | C3-Th6 | Rr. dorsales | |
| Mm. multifidi | C3-S4 | Rr. dorsales | |
| M. levator scapulae | C4-C5 | N. dorsalis scapulae | (C4), C5 |
| M. iliocostalis | C4-L3 | Rr. dorsales | |
| Mm. rotatores | segmental | Rr. dorsales | |

## 2.11.2 Oberflächenanatomie

### Dorsalseite

#### Knochen

1 Linea nuchae superior
2 Protuberantia occipitalis externa
3 Linea nuchae inferior
4 Processus mastoideus
5 Processus transversus atlantis
6 Processus spinosus axis

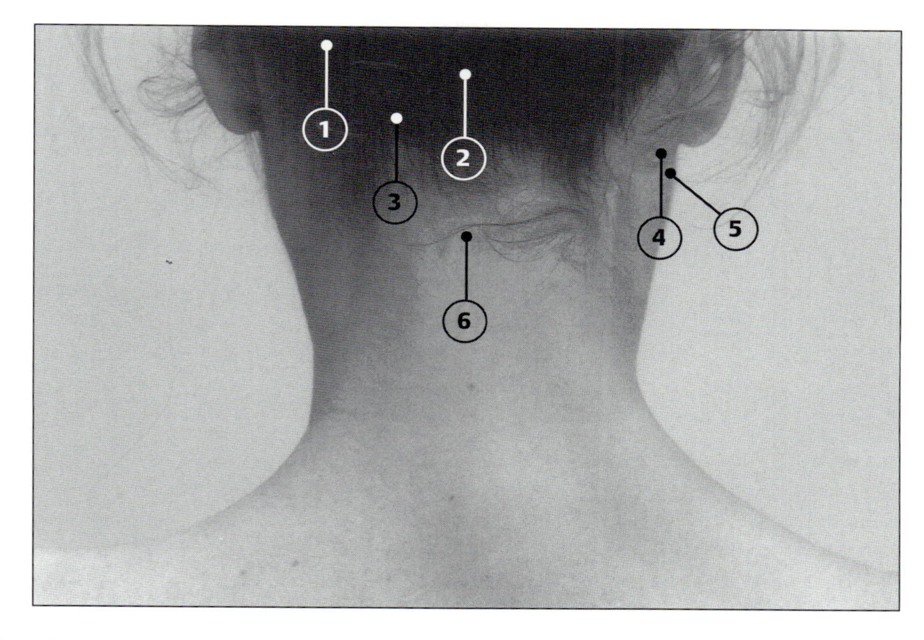


*Ausgangsstellung des Patienten:* Sitz, Halswirbelsäule in Mittelstellung.
*Ausgangsstellung des Untersuchers:* Stehend neben oder hinter dem Patienten.

**1 Linea nuchae superior**
Die Palpation erfolgt flächig mit den Fingerkuppen über die dorsolaterale Seite des Hinterkopfes in kraniale und kaudale Richtung. Dabei sind zwei querverlaufende Knochenleisten am Hinterkopf zu spüren: Die Linea nuchae superior (obere) und die Linea nuchae inferior (untere). Sie verlaufen bogenförmig, fast parallel zueinander, nach lateral absteigend.

**2 Protuberantia occipitalis externa**
Die Protuberantia occipitalis externa ist ein knöcherner Vorsprung, mehr oder weniger ausgeprägt, in der Mittellinie des Hinterhauptes und liegt zwischen der Linea nuchae superior und der Linea nuchae inferior.

**3 Linea nuchae inferior**
Palpation 2–3 Querfinger breit unterhalb der Linea nuchae superior über die dorsolaterale Seite des Hinterkopfes in kraniale und kaudale Richtung. Dabei ist die parallel zur Linea nuchae superior verlaufende Linea nuchae inferior zu spüren.

**4 Processus mastoideus**
Der Processus mastoideus ist der unterste knöcherne Vorsprung kaudal lateral am Okziput hinter dem Ohr. Die Palpation erfolgt flächig mit den Fingerkuppen von der dorsolateralen Seite des Hinterkopfes, direkt hinter der Ohrmuschel aus, in kaudale Richtung.

**5 Processus transversus atlantis**
Der Processus transversus atlantis lieg direkt unterhalb und meist etwas vor dem Processus mastoideus. Palpation vom Processus mastoideus aus nach kaudal und ventral. Durch aktive, leichte Verschiebung des Unterkiefers nach ventral wird der ventrale Anteil des Processus transversus atlantis leichter palpierbar.

**6 Processus spinosus axis**
Vom Hinterhaupt her erfolgt die Palpation in der Mittellinie des Hinterkopfs in kaudale Richtung der Halswirbelsäule entlang. Der erste große Knochenvorsprung, den man palpieren kann ist der Processus spinosus von C2. Die richtige Lokalisation wird geprüft durch Seitneigungsbewegungen des Kopfes nach links und rechts ohne gleichzeitige Rotation des Kopfes. Dabei bewegt sich der Processus spinosus von C2 sofort nach rechts und links.

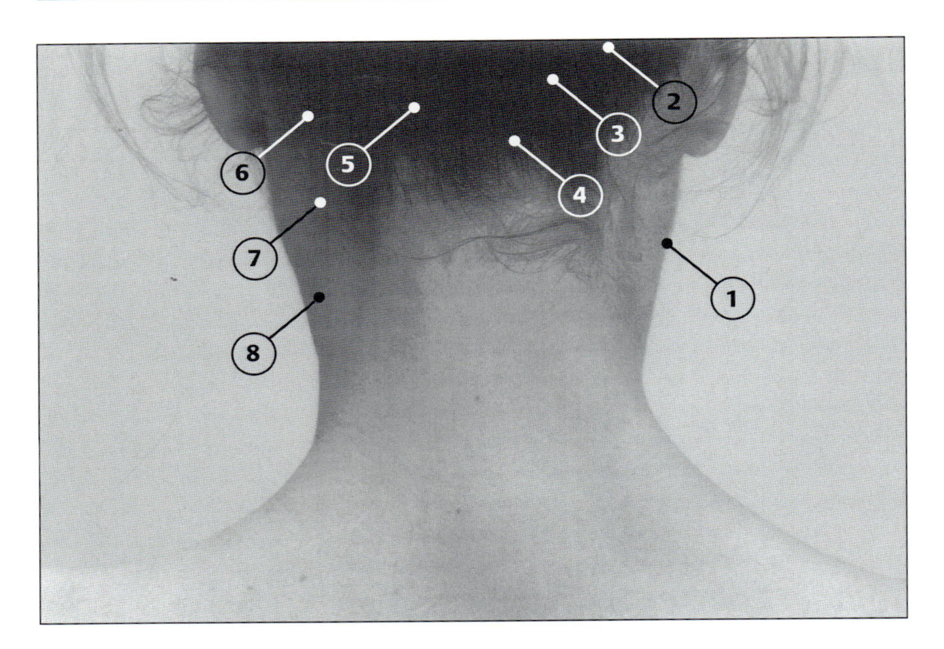


## Muskeln, Sehnen und Insertionen

**1** M. sternocleidomastoideus
**2** M. trapezius, pars descendens
**3** M. semispinalis capitis
**4** M. rectus capitis posterior minor
**5** M. rectus capitis posterior major
**6** M. obliquus capitis superior
**7** M. obliquus capitis inferior
**8** M. levator scapulae

*Ausgangsstellung des Patienten:* Sitz.
*Ausgangsstellung des Untersuchers:* Stehend neben oder hinter dem Patienten.

### 1 M. sternocleidomastoideus

*Ursprung:* Manubrium sterni und Klavikula.
*Ansatz:* Processus mastoideus und Linea nuchae superior.
*Anspannung:* Obere Halswirbelsäule (Kopf): Extension, Lateralflexion und gegensinnige Rotation. Untere Halswirbelsäule: Flexion, Lateralflexion und gegensinnige Rotation.
*Faserverlauf:* Vom Manubrium sterni und der Klavikula nach kranial lateral dorsal zum Processus mastoideus und der Linea nuchae superior.
*Palpation:* Mit einem Pinzettengriff und den Fingerkuppen, quer zum Faserverlauf des Muskels in entspanntem und angespanntem Zustand.

### 2 M. trapezius, pars descendens

*Ursprung:* Linea nuchae superior, Protuberantia occipitalis externa, Lig. nuchae.
*Ansatz:* Laterales Drittel der Klavikula.
*Anspannung:* Halswirbelsäule: Extension, Lateralflexion und gegensinnige Rotation. Schultergürtel: Elevation.
*Faserverlauf:* Von der Linea nuchae superior, der Protuberantia occipitalis externa und dem Lig. nuchae nach kaudal lateral zum lateralen Drittel der Klavikula.
*Palpation:* Mit einem Pinzettengriff und den Fingerkuppen, quer zum Faserverlauf des Muskels in entspanntem und angespanntem Zustand.

### 3 M. semispinalis capitis und cervicis

*Ursprung:* Processus transversi C2–Th7.
*Ansatz:* Zwischen Linea nuchae superior und inferior.
*Anspannung:* Halswirbelsäule: Extension.
*Faserverlauf:* Von den Processus transversi C2–Th7 nach kranial zum Ansatz zwischen Linea nuchae superior und inferior.
*Palpation:* Mit Pinzettengriff und den Fingerkuppen, quer zum Faserverlauf des Muskels in entspanntem und angespanntem Zustand.

### 4 M. rectus capitis posterior minor

*Ursprung:* Tuberculum posterius des Atlas.
*Ansatz:* Linea nuchae inferior.
*Anspannung:* Obere Halswirbelsäule: Extension.
*Faserverlauf:* Vom Tuberculum posterius atlantis nach kranial dorsal zur Linea nuchae inferior.
*Palpation:* Mit einer Fingerkuppe, quer zum Faserverlauf des Muskels. Der M. semispinalis capitis muß entspannt sein. Die Palpation erfolgt von kranial lateral des Processus spinosus C2 in kraniale dorsale Richtung. Der Palpationskontakt wird mit kleinen Bewegungen in kranial mediale und kaudal laterale Richtung mehr und mehr in die Tiefe bewegt, bis die querverlaufende Muskelstruktur zu fühlen ist. Im Bereich des Okziput kann der Muskel etwas gegen die knöcherne Unterlage gedrückt werden, wodurch er leichter zu lokalisieren ist.

**5 M. rectus capitis posterior major**

*Ursprung:* Processus spinosus des Axis.
*Ansatz:* Linea nuchae inferior.
*Anspannung:* Obere Halswirbelsäule: Extension, Lateralflexion.
*Faserverlauf:* Vom Processus spinosus Axis nach kranial dorsal lateral zur Linea nuchae inferior.
*Palpation:* Mit einer Fingerkuppe, quer zum Faserverlauf des Muskels. Der M. semispinalis capitis muß entspannt sein. Die Palpation erfolgt vom Processus spinosus C2 aus in kraniale dorsale laterale Richtung. Der Palpationskontakt wird mit kleinen Bewegungen in kranial mediale und kaudal laterale Richtung mehr und mehr in die Tiefe bewegt, bis die querverlaufende Muskelstruktur zu fühlen ist. Im Bereich des Okziput kann der Muskel etwas gegen die knöcherne Unterlage gedrückt werden, wodurch er leichter zu lokalisieren ist. Er verläuft lateral und parallel zum M. rectus capitis posterior minor.

**6 M. obliquus capitis superior**

*Ursprung:* Processus transversus des Atlas.
*Ansatz:* Zwischen Linea nuchae superior und inferior, mittlerer Teil.
*Anspannung:* Obere Halswirbelsäule: Extension, Lateralflexion und gegensinnige Rotation.
*Faserverlauf:* Vom Processus transversus atlantis nach kranial dorsal zum Ansatz zwischen Linea nuchae superior und inferior.
*Palpation:* Mit einer Fingerkuppe, quer zum Faserverlauf des Muskels. Die Palpation erfolgt von dorsal und etwas kranial des Processus transversus des Atlas in kraniale dorsale Richtung. Der Palpationskontakt wird mit kleinen Bewegungen in mediale und laterale Richtung mehr und mehr in die Tiefe bewegt, bis die querverlaufende Muskelstruktur zu fühlen ist. Im Bereich des Okziput kann der Muskel etwas gegen die knöcherne Unterlage gedrückt werden, wodurch er leichter zu lokalisieren ist.

**7 M. obliquus capitis inferior**

*Ursprung:* Processus spinosus des Axis.
*Ansatz:* Processus transversus des Atlas.
*Anspannung:* Obere Halswirbelsäule: Rotation.
*Faserverlauf:* Vom Processus spinosus Axis nach lateral ventral zum Processus transversus des Atlas.
*Palpation:* Mit einer Fingerkuppe, quer zum Faserverlauf des Muskels. Die Palpation erfolgt vom Processus spinosus C2 aus in laterale ventrale Richtung zum Processus transversus atlantis. Der Palpationskontakt wird mit kleinen Bewegungen in kraniale und kaudale Richtung mehr und mehr in die Tiefe bewegt, bis die querverlaufende Muskelstruktur zu fühlen ist.

**8 M. levator scapulae**

*Ursprung:* Tubercula posteriora der Processus transversi C1–C4.
*Ansatz:* Angulus superior scapulae.
*Kontraktion:* Skapula: Elevation, Drehung des Angulus inferior nach dorsal medial. Halswirbelsäule: Extension, Lateralflexion und Rotation zur gleichen Seite.
*Faserverlauf:* Von den Tubercula posteriora der Processus transversi C1–C4 nach kaudal dorsal zum Angulus superior scapulae.
*Palpation:* Quer zum Faserverlauf des Muskels, in angespanntem und entspanntem Zustand.

## Lateralseite

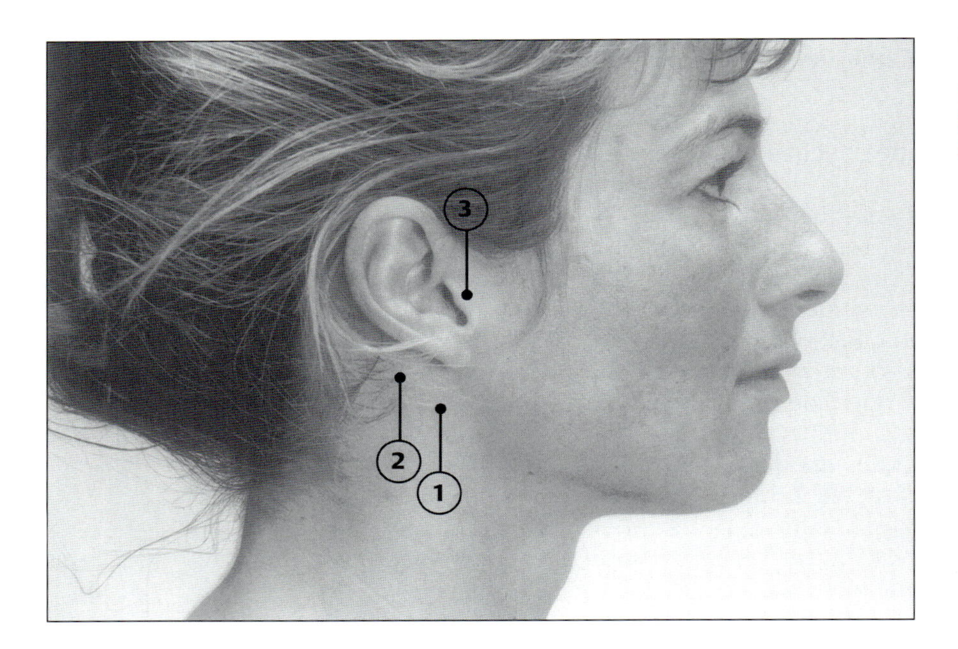


### Knochen

1 Processus transversus atlantis
2 Processus mastoideus
3 Meatus acusticus

*Ausgangsstellung des Patienten:* Sitz.
*Ausgangsstellung des Untersuchers:* Stehend neben oder hinter dem Patienten.

**1 Processus transversus atlantis**
Der Processus transversus atlantis liegt direkt unterhalb und meist etwas vor dem Processus mastoideus. Palpation vom Processus mastoideus aus nach kaudal und ventral. Durch aktive, leichte Verschiebung des Unterkiefers nach ventral wird der ventrale Anteil des Processus transversus atlantis leichter palpierbar.

**2 Processus mastoideus**
Der Processus mastoideus ist der unterste knöcherne Vorsprung kaudal lateral am Okziput hinter dem Ohr. Die Palpation erfolgt flächig mit den Fingerkuppen von der dorsolateralen Seite des Hinterkopfes, direkt hinter der Ohrmuschel aus, in kaudale Richtung.

**3 Meatus acusticus**
Äußerer Gehörgang.

## 2.11.3 Weichteiltechniken

### Friktionsmassagen

#### Friktionsmassage der subokzipitalen Muskulatur

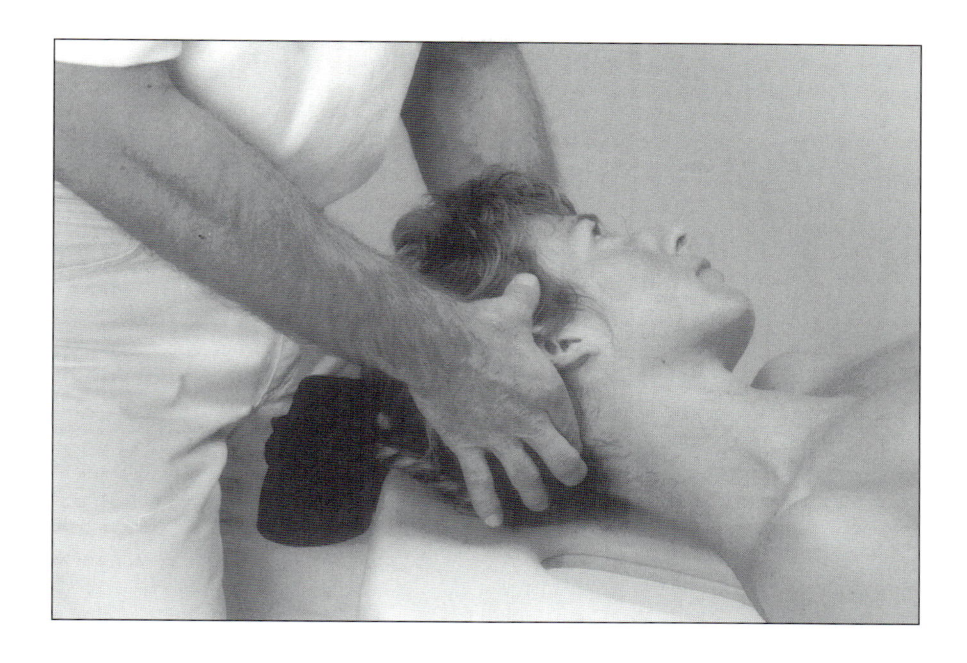

*Ausgangsstellung des Patienten:* Rückenlage.

*Ausgangsstellung des Behandlers:* Stehend am Kopfende der Behandlungsliege. Der Behandler stützt den Kopf des Patienten mit seiner linken Hand.

*Kontakt:* Die Fingerkuppe des Zeigefingers, verstärkt durch den Mittelfinger (siehe Bild), kontaktiert die verspannten subokzipitale Muskulatur. Der Daumen wird an der Seite des Kopfes abgestützt.

*Behandlungsrichtung:* Der Kontakt wird zusammen mit den dazwischenliegenden mobilen Gewebeschichten unter Druck in laterale Richtung gezogen, ohne über die Haut zu gleiten, und kehrt dann unter Nachlassen des Drucks in die Ausgangsposition zurück.

## Funktionsmassagen

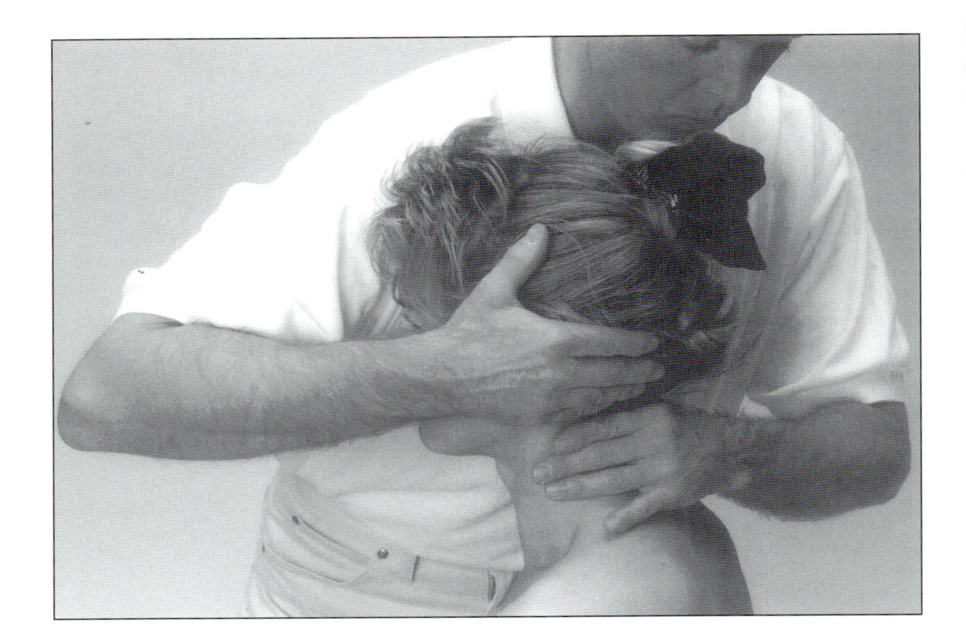

### Funktionsmassage der subokzipitalen Muskeln durch Flexion der oberen HWS

Verlängerung des Muskels durch Flexion der oberen Halswirbelsäule

Ausgangsstellung

*Ausgangsstellung des Patienten:* Sitz, die Halswirbelsäule ist in Neutralstellung.

*Ausgangsstellung des Behandlers:* Stehend seitlich und leicht vor dem Patienten, den Oberkörper leicht vorgeneigt, die Hüftgelenke und Knie leicht gebeugt. Der Behandler legt seine Hand gegen die kontralaterale Seite des Kopfes und seine Schulter von oben gegen die Stirn des Patienten. Die Neutralstellung der Halswirbelsäule darf nicht verändert werden.

*Kontakt:* Der Behandler umfaßt mit der anderen Hand von dorsal her die Muskeln der oberen Halswirbelsäule des Patienten.

*Behandlungsrichtung:* Die Muskeln werden mit den Fingern und dem Daumen komprimiert und nach ventral kaudal gedrückt.

*Verlängerung des Muskels:* Die obere Halswirbelsäule des Patienten wird durch eine Körperbewegung des Behandlers (hier Druck der Schulter des Behandlers in kaudale und dorsale Richtung, bei gleichzeitigem Schub der Hand, die den Kopf umfaßt nach dorsal) ventralflektiert. Durch die Bewegung der Wirbelsäule unter der Kontakthand werden die Nackenextensoren massiert.

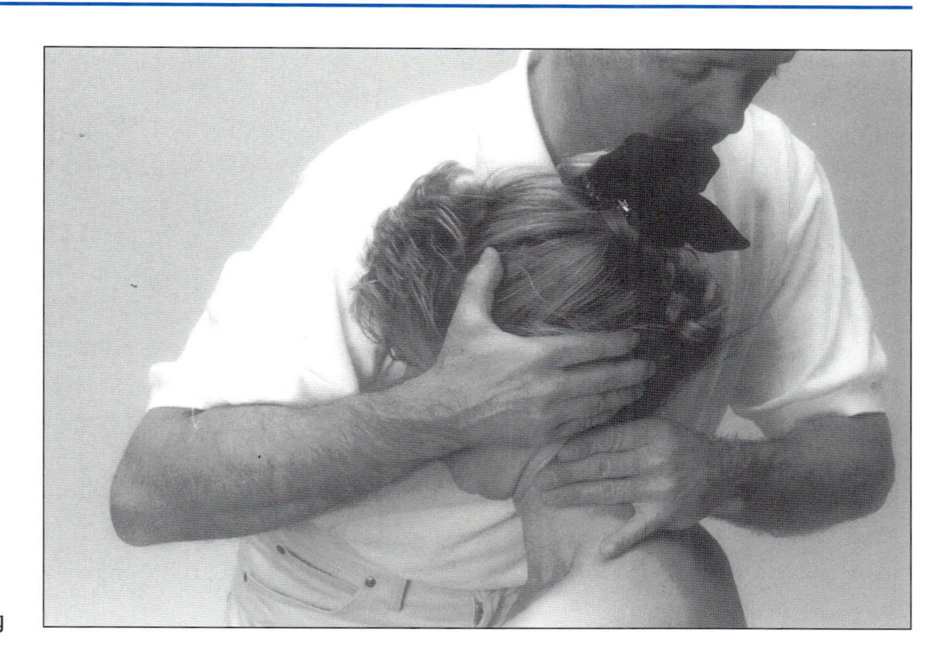

Endstellung

*Endstellung des Patienten:* Sitz, die obere Halswirbelsäule ist ventralflektiert.

*Endstellung des Behandlers:* Stehend seitlich und leicht vor dem Patienten. Er hält den Kopf des Patienten zwischen seiner Hand und seiner Schulter.

*Kontakt:* Die Kontakthand hält den Druck gegen die Muskeln.

*Rückkehr zur Ausgangsstellung:* Zuerst verringert die Kontakthand den Druck gegen die Muskeln. Danach wird die obere Halswirbelsäule durch eine Körperbewegung des Behandlers in Neutralstellung zurückgebracht.

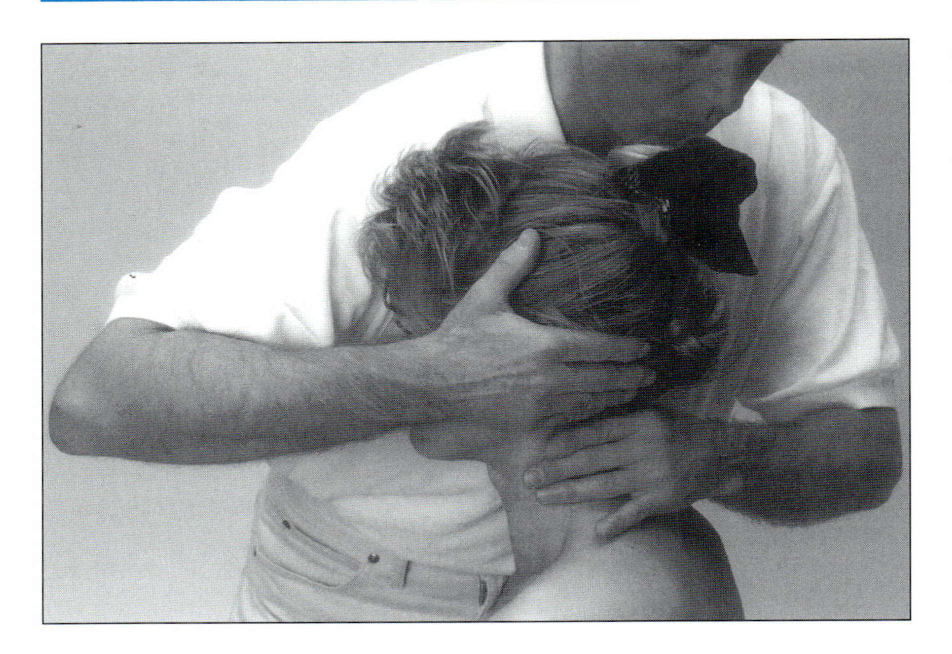

## Funktionsmassage der subokzipitalen Muskeln

Verlängerung des Muskels durch Extension und Rotation mit gegensinnigem Seitneigen von Okziput (gekoppelte Bewegung)

Ausgangsstellung

*Ausgangsstellung des Patienten:* Sitz, die Halswirbelsäule ist in Neutralstellung.

*Ausgangsstellung des Behandlers:* Stehend seitlich und leicht vor dem Patienten, den Oberkörper leicht vorgeneigt, die Hüftgelenke und Knie leicht gebeugt. Der Behandler legt seine Hand gegen die kontralaterale Seite des Kopfes und seine Schulter gegen die Stirn des Patienten. Die Neutralstellung der Halswirbelsäule darf nicht verändert werden.

*Kontakt:* Der Behandler umfaßt mit der anderen Hand von dorsal her die Muskeln der oberen Halswirbelsäule des Patienten.

*Behandlungsrichtung:* Die Muskeln werden mit den Fingern und dem Daumen komprimiert und nach ventral gedrückt, währenddem die obere Halswirbelsäule des Patienten durch eine Körperbewegung des Behandlers (hier Drehung nach rechts, bei gleichzeitiger Extension der Hüftgelenke und der Knie) extendiert, rotiert und zur Gegenseite (hier nach links) lateralflektiert wird. Durch die Bewegung der Wirbelsäule unter der Kontakthand werden die Nackenextensoren massiert.

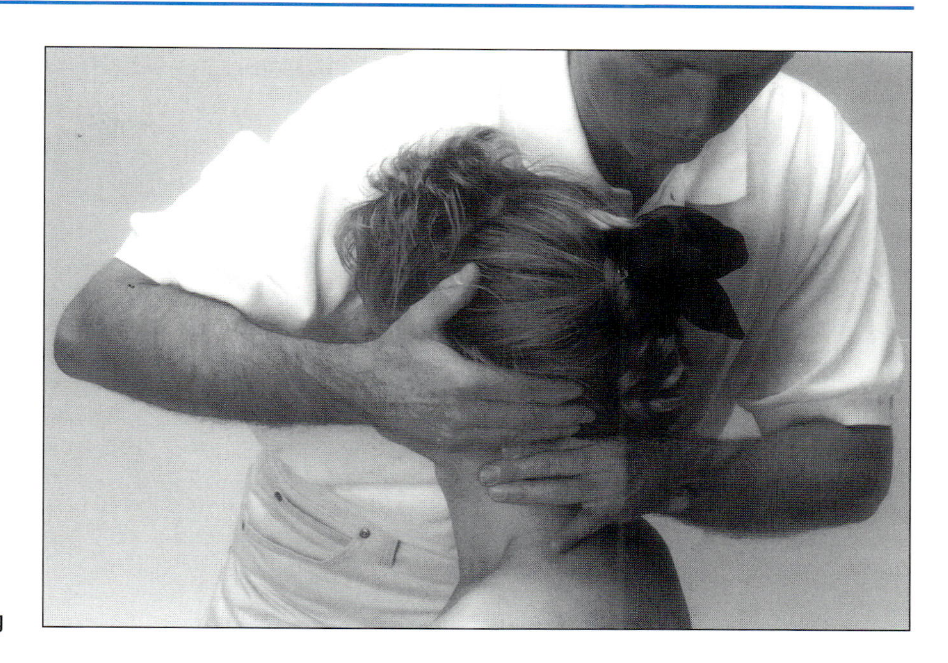

Endstellung

*Endstellung des Patienten:* Sitz, die Halswirbelsäule ist ventralflektiert, rotiert und zur selben Seite lateralflektiert (hier nach rechts).

*Endstellung des Behandlers:* Stehend seitlich und leicht vor dem Patienten. Er hält den Kopf des Patienten zwischen seiner Hand und seiner Schulter.

*Kontakt:* Die Kontakthand hält den Druck gegen die Muskeln.

*Rückkehr zur Ausgangsstellung:* Zuerst verringert die Kontakthand den Druck gegen die Muskeln. Danach wird die Halswirbelsäule durch eine Körperbewegung des Behandlers in Neutralstellung zurückgebracht.

## 2.11.4 Röntgenanatomie Obere Halswirbelsäule

### Obere Halswirbelsäule durch den Mund

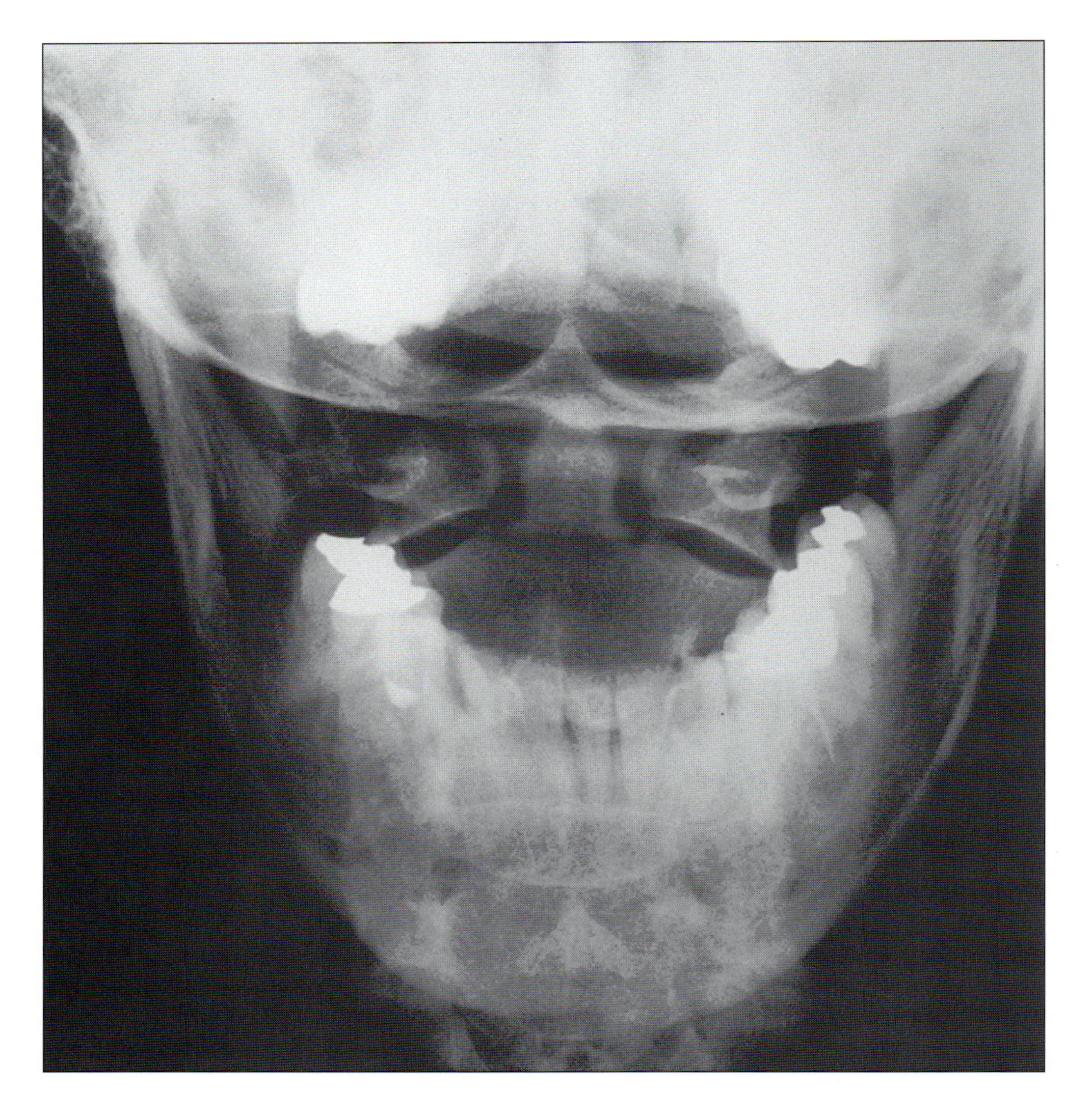

Nativröntgenbild

## Obere Halswirbelsäule durch den offenen Mund

**1** Okziput
**2** Massa lateralis atlantis
**3** Fovea articularis inferior atlantis
**4** Processus transversus atlantis
**5** Fovea articularis superior atlantis
**6** Condylus occipitalis
**7** Atlantookzipitalgelenk
**8** Dens axis
**9** Corpus axis
**10** Facies articularis lateralis axis
**11** Processus spinosus axis
**12** Atlantoaxialgelenk

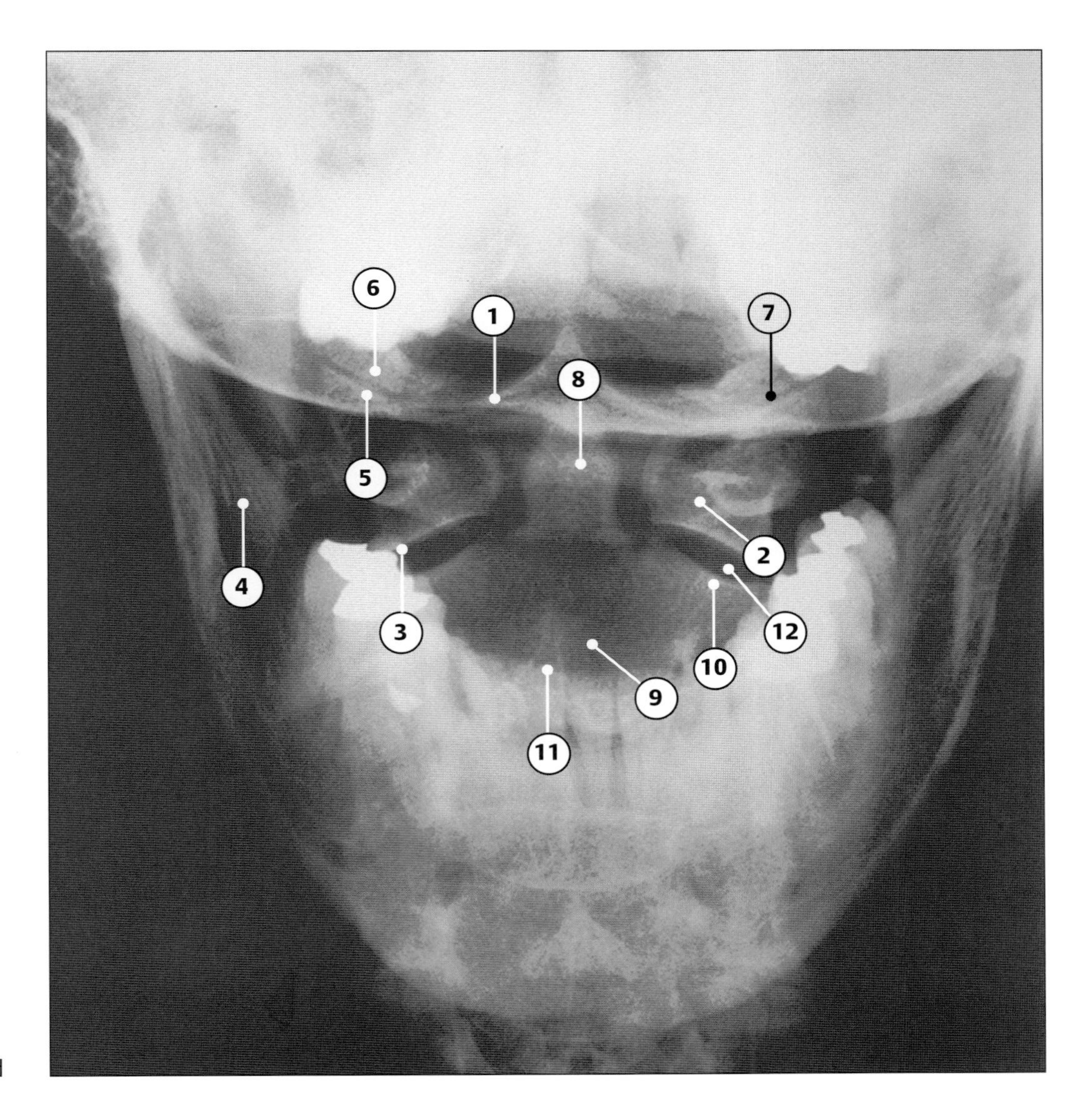


Nativröntgenbild

## Obere Halswirbelsäule lateral

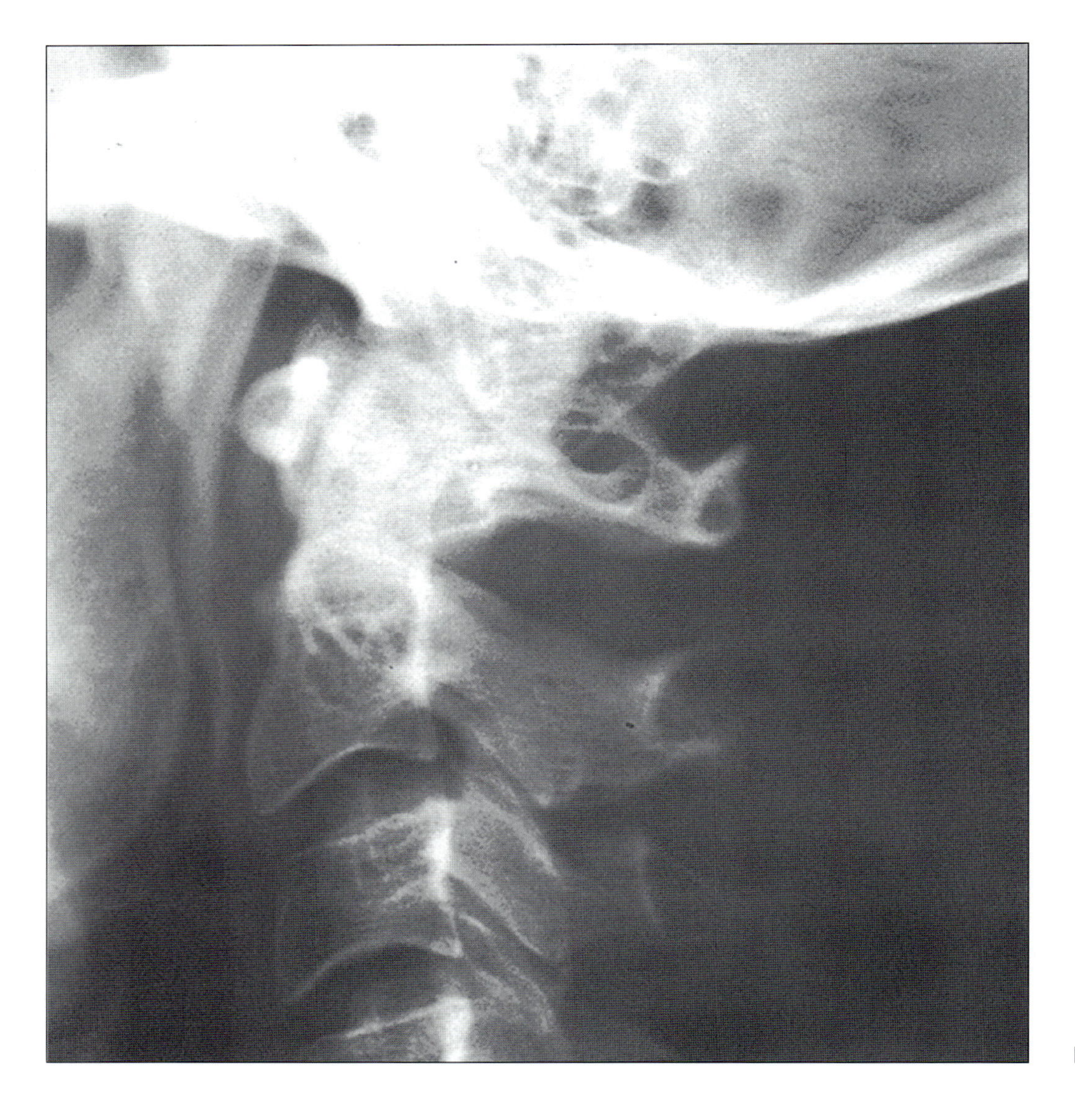

Nativröntgenbild

## Obere Halswirbelsäule lateral

**1** Condyli occipitales
**2** Fovea articularis superior atlantis
**3** Arcus anterior atlantis
**4** Arcus posterior atlantis
**5** Dens axis
**6** Atlantodentales Intervall (ADI)
**7** Fovea articularis inferior atlantis
**8** Facies articularis lateralis axis
**9** Lamina axis
**10** Processus spinosus axis

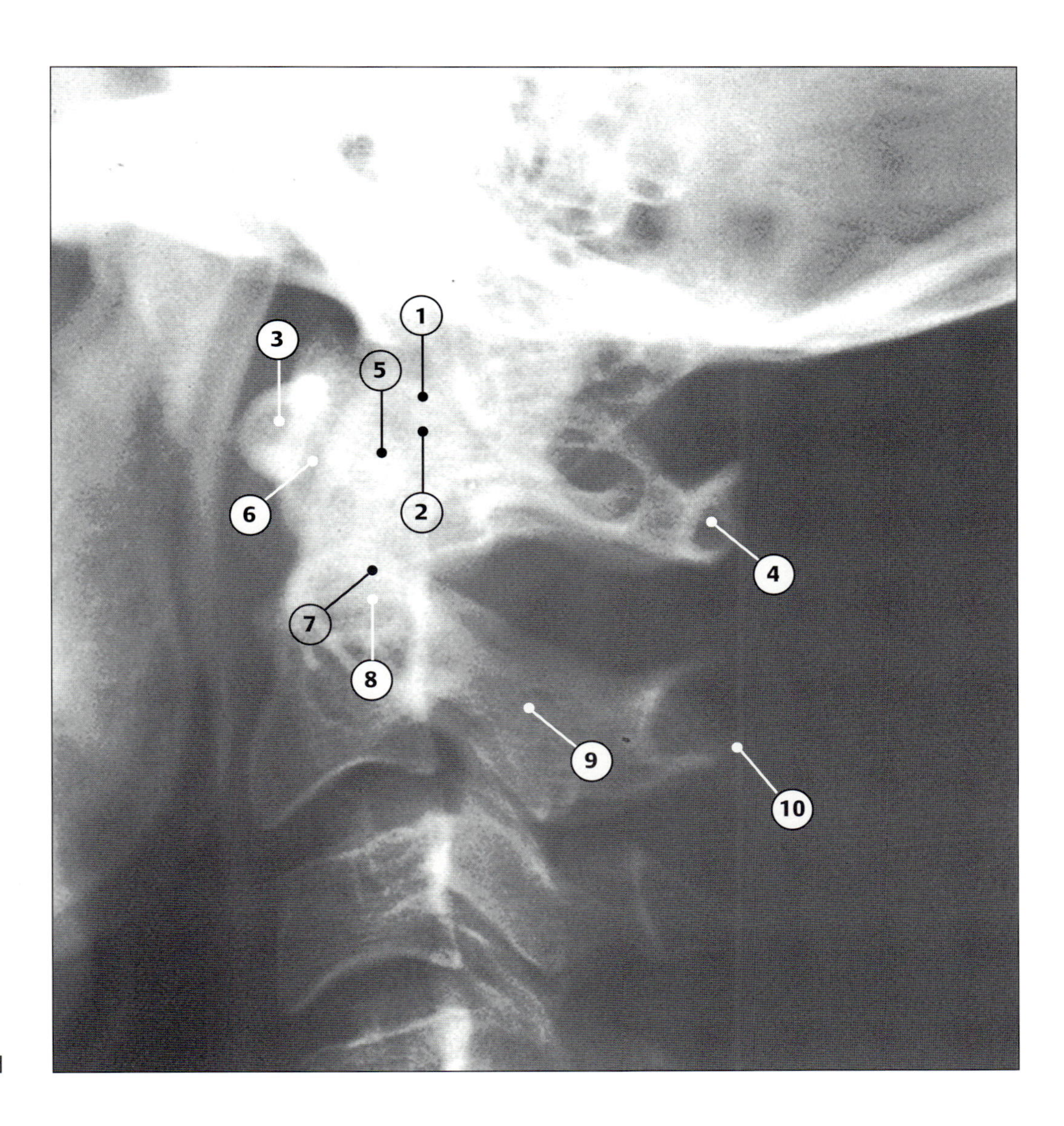


Nativröntgenbild

## Halswirbelsäule
## Schnittebene koronar durch den Axis

Computertomographie

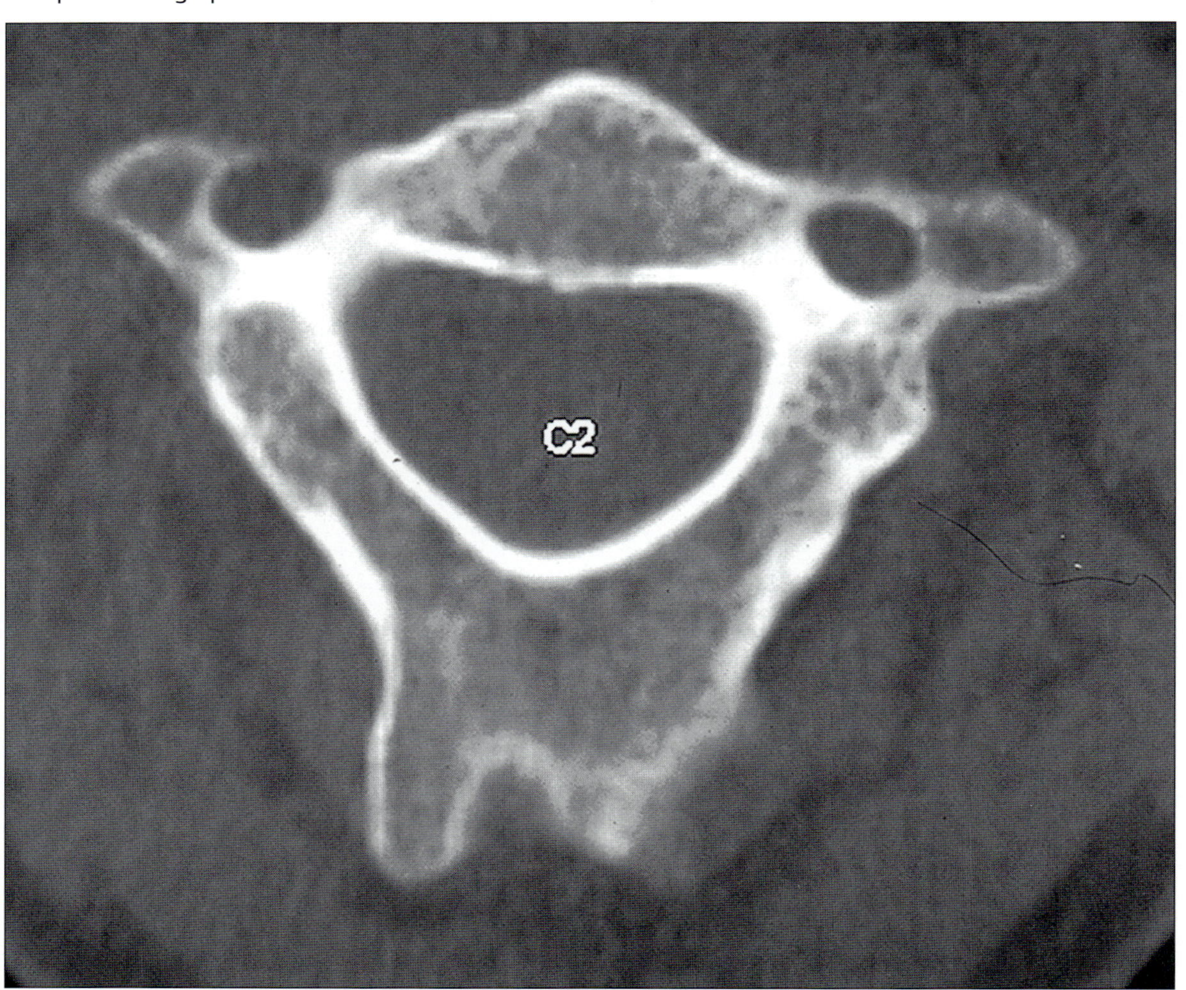

## Halswirbelsäule
## Schnittebene koronar durch den Axis

1 Wirbelkörper von C2
2 Bogenwurzel (Pediculus arcus vertebrae)
3 Processus transversus
4 Foramen processus transversi
5 Lamina
6 Processus spinosus
7 Spinalkanal
8 Querschnitt durch den M. erector spinae

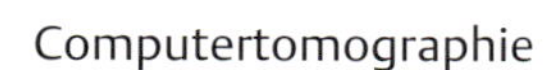
Computertomographie

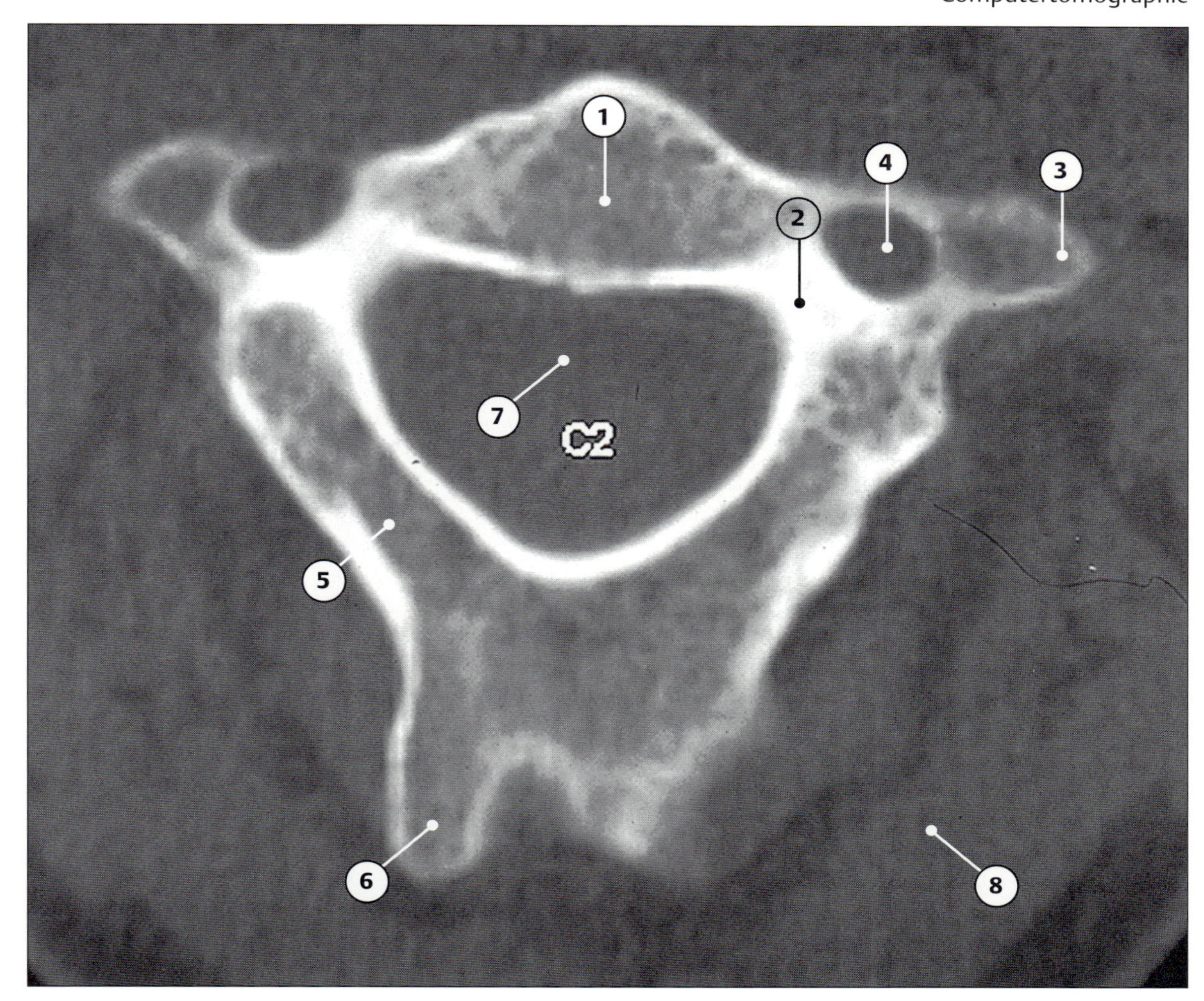

## Halswirbelsäule
## Schnittebene koronar durch den Atlas

Computertomographie

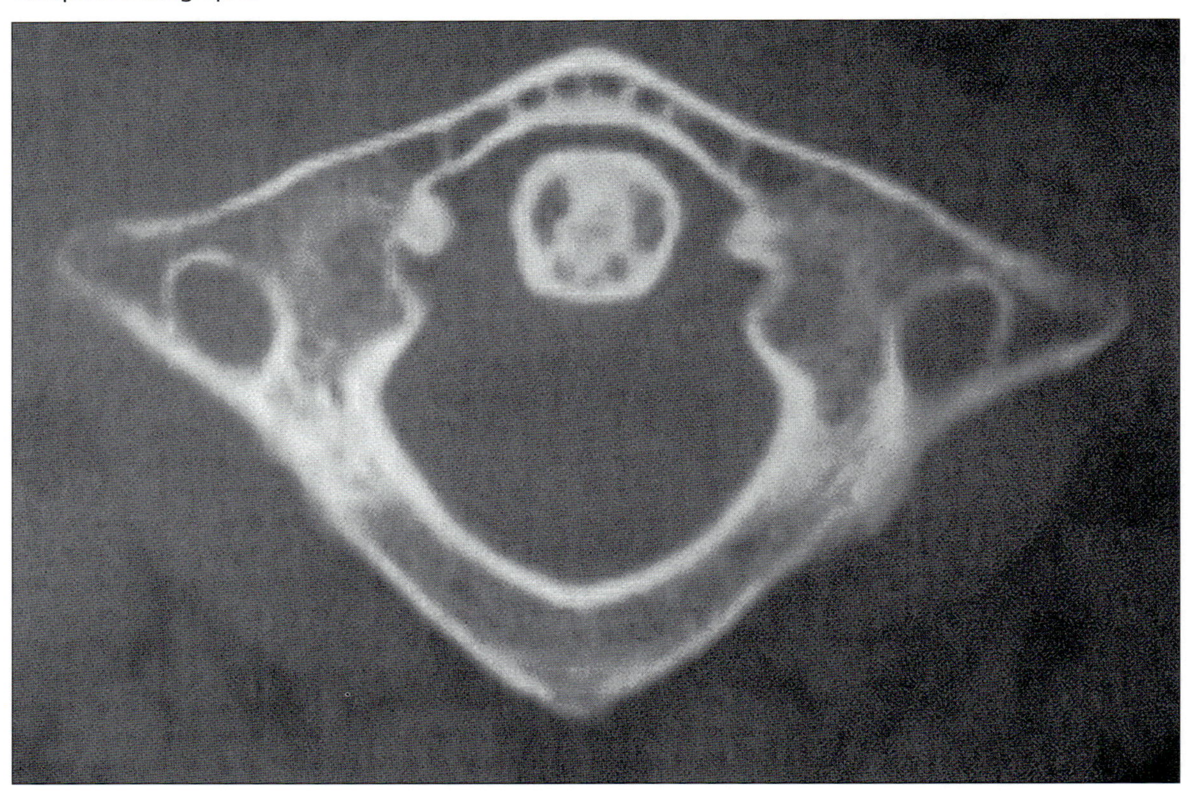

## Halswirbelsäule
## Schnittebene koronar durch den Atlas

1 Tuberculum anterius atlantis
2 Vorderer Atlasbogen
3 Massa lateralis atlantis
4 Processus transversus atlantis
5 Foramen processus transversi
6 Dens axis
7 Tuberculum posterior atlantis
8 Hinterer Atlasbogen
9 Mediales Atlantoaxialgelenk
10 Spinalkanal

Computertomographie

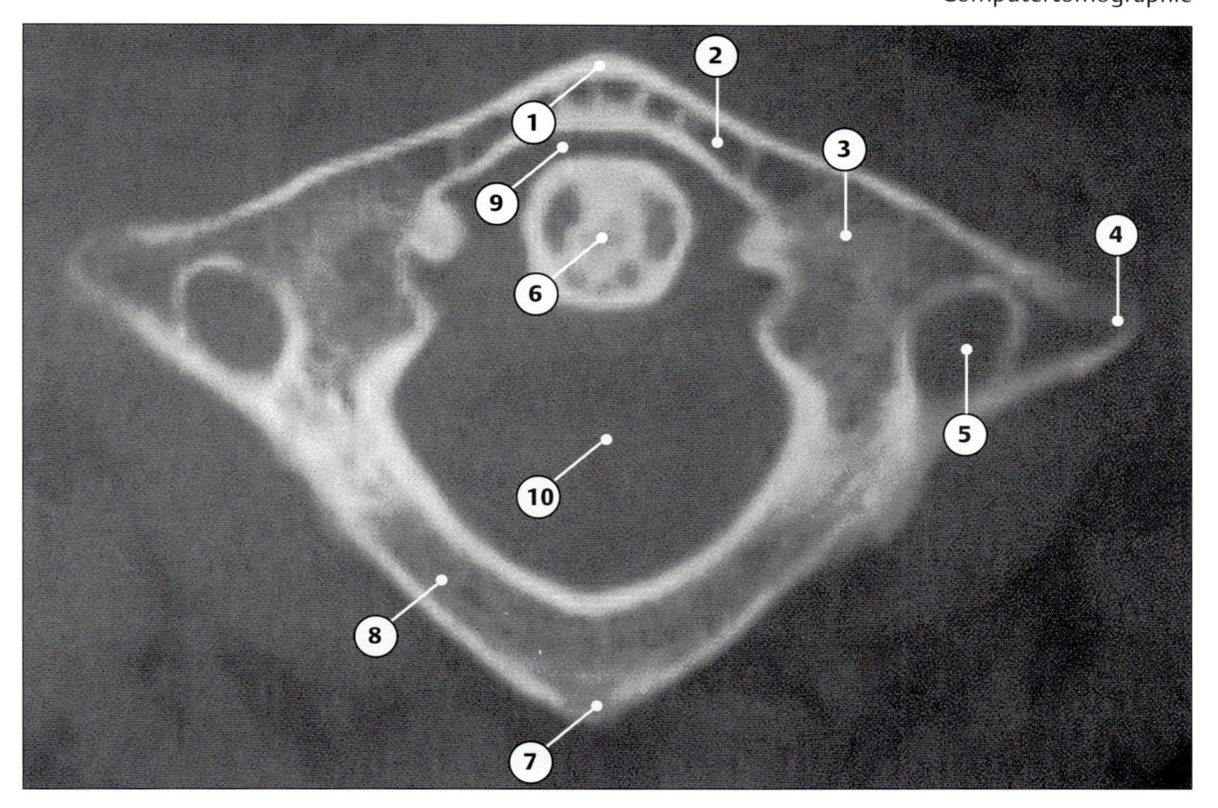

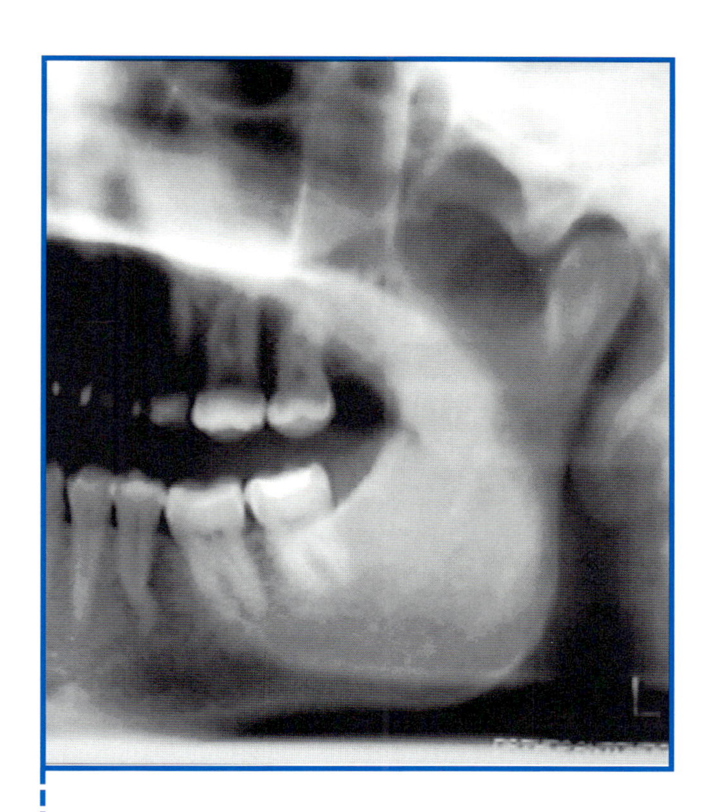

## 2.12 Kiefergelenke

# 2.12 Kiefergelenke

## 2.12.1 Übersicht: Anatomie und Funktion

Die Kiefergelenke sind Teil des Kauapparates, wie die Kieferknochen und die Kaumuskeln mit ihren Nerven und Gefäßen, die Zähne und der Zahnhalteapparat. Der Kauapparat ist eine funktionelle mechanische Einheit. Die einzelnen Bestandteile beeinflussen sich gegenseitig, Störungen haben Auswirkungen auf das gesamte System. Die Kiefergelenke dienen primär zur Nahrungsaufnahme, speziell zur Zerkleinerung der Nahrung. Weiter ermöglichen die Bewegungen der Kiefergelenke zusammen mit Zunge, Zähnen und Gaumen das Artikulieren beim Sprechen und Singen. Klinisch sind die mechanischen und neuralen Interaktionen mit der Halswirbelsäule von Bedeutung.

### Gelenkbau

Im Kiefergelenk artikulieren das Caput mandibulae mit der Fossa mandibularis und dem Tuberculum articulare des Os temporale. Die beiden Gelenkflächen sind von Faserknorpel bedeckt. Die Gelenkfläche des Caput mandibulae liegt auf der Vorderseite des Caput und ist in der Frontalebene und der Sagittalebene konvex. Die in der Frontal- und in der Sagittalebene konkave Gelenkfläche der Fossa mandibularis ist zwei- bis dreimal größer als die Gelenkfläche des Caput mandibulae und geht kontinuierlich in die Gelenkfläche des Tuberculum articulare über. Dort ist die Gelenkfläche sattelförmig, in der Frontalebene konkav und in der Sagittalebene konvex.

**Kapsel-Bandapparat und Diskus**

Der oval geformte Discus articularis besteht aus Bindegewebe und aus Faserknorpel. Er ist auf allen Seiten mit der Gelenkkapsel verwachsen und trennt die Gelenkhöhle in zwei Kammern. Er kann in drei Abschnitte geteilt werden:
- vorderes Band,
- hinteres Band,
- intermediäre Zone.

Das vordere und das hintere Band bestehen beide aus straffem Bindegewebe, in das Knorpelzellen eingelagert sind. Der Anteil des hinteren Bandes, der mit dem Caput mandibulae bei Okklusion in Kontakt kommt, besteht aus Faserknorpel. Die intermediäre Zone besteht aus straffem Bindegewebe.
Der Discus articularis verformt sich bei den Bewegungen des Kiefergelenks und paßt sich der Form der beiden Gelenkpartner an. Er schafft optimale Gleitverhältnisse für die beiden inkongruenten Gelenkpartner. Gleichzeitig ist er beweglich und bildet eine „transportable Gelenkfläche", die die Rotation des Caput mandibulae bei der Kau- und Mahlbewegung ermöglicht. Bei Okklusion bedeckt das hintere Band des Diskus das Caput mandibulae, bei Mundöffnung steht das Caput mandibulae vor dem vorderen Band des Diskus.
Die Kapsel des Kiefergelenks ist oberhalb des Diskus weit, unterhalb des Diskus aber straff und eng. Sie wird auf der Medial- und der Lateralseite von den Ligg. mediale und laterale verstärkt. Das Lig. sphenomandibulare auf der Medialseite des Gelenks ist extrakapsulär und begrenzt die Mundöffnung. Das Lig. stylomandibulare begrenzt die Protraktion der Mandibula. Die Kapsel wird von den Nn. auriculotemporalis, massetericus und temporales profundi innerviert.

**Anatomische Bewegungen**

⇨ Depression, auch Abduktion (Mundöffnung)
⇨ Elevation, auch Adduktion (Mundschluß)
⇨ Okklusion (Mundschluß mit Zahnkontakt)
⇨ Protrusion
⇨ Retrusion

Bei Mundöffnung gleitet das Caput mandibulae in der unteren Kammer des Gelenks auf dem Diskus nach vorn und rotiert gleichzeitig um eine frontale Achse.
In der oberen Kammer gleitet der Diskus in der Fossa mandibularis nach vorne an die Rückfläche des Tuberculum articulare.
Bei der Mahlbewegung des Unterkiefers beim Kauen rotiert das Caput auf einer Seite um eine vertikale Achse, auf der anderen Seite bewegt sich das Caput annähernd translatorisch nach vorne unten.

## Muskeln und Innervation

### Von den Hirnnerven innervierte Muskeln

| *Muskeln* | *Innervation* | *Ursprung der Innervation* | *Hirnnerv* |
|---|---|---|---|
| M. masseter | N. massetericus | N. mandibularis | N. trigeminus (V) |
| M. temporalis | Nn. temporales prof. | N. mandibularis | N. trigeminus (V) |
| M. pterygoideus lat. | N. pterygoideus lat. | N. mandibularis | N. trigeminus (V) |
| M. pterygoideus med. | N. pterygoideus med. | N. mandibularis | N. trigeminus (V) |
| Mm. suprahyoidales: | | | |
| M. mylohyoideus | N. mylohyoideus | N. mandibularis | N. trigeminus (V) |
| M. digastricus | | | |
| - venter anterior | N. mylohyoideus | N. mandibularis | N. trigeminus (V) |
| - venter posterior | | | N. facialis (VII) |
| M. stylohyoideus | | | N. facialis (VII) |

### Vom Plexus cervicalis innervierte Muskeln

| *Muskeln* | *Segment. Innervation* | *Nerven* | *Segment. Ursprung* |
|---|---|---|---|
| M. geniohyoideus | C 1, 2 | Nn. cervikales | Plexus cervicalis C1-C4 |
| Mm infrahyoidales: | | | |
| M. sternohyoideus | Ansa cervicalis C1-C4 | Nn. cervicales | Plexus cervicalis C1-C4 |
| M. omohyoideus | Ansa cervicalis C1-C4 | Nn. cervicales | Plexus cervicalis C1-C4 |
| M. sternothyroideus | Ansa cervicalis C1-C4 | Nn. cervicales | Plexus cervicalis C1-C4 |
| M. thyreohyoideus | Ansa cervicalis C1-C4 | Nn. cervicales | Plexus cervicalis C1-C4 |

## 2.12.2 Oberflächenanatomie

### Lateralseite

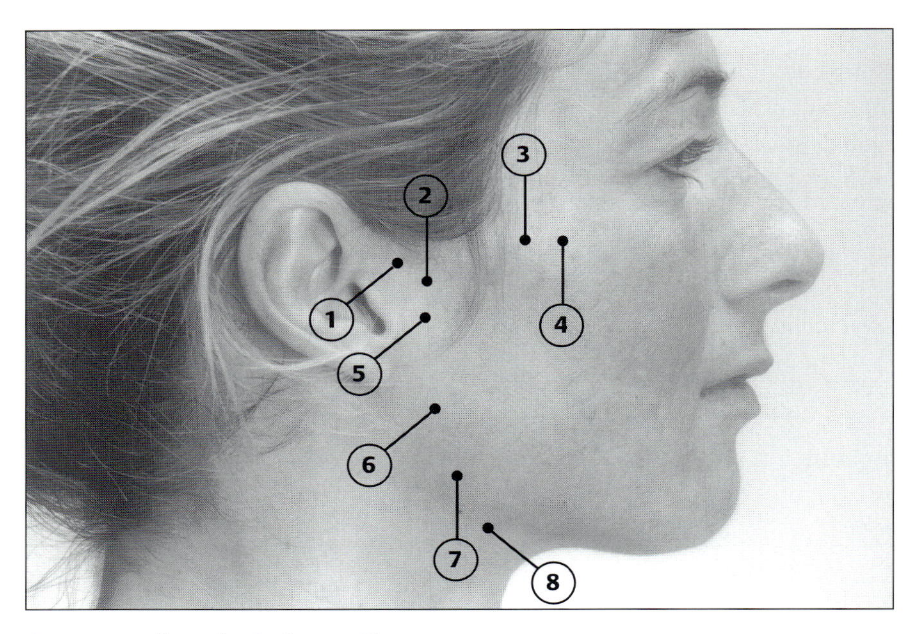


**Knochen**

1 Fossa mandibularis
2 Tuberculum articulare
3 Arcus zygomaticus
4 Processus coronoideus mandibulae
5 Processus condylaris mandibulae
6 Ramus mandibulae
7 Angulus mandibulae
8 Os hyoideum

*Ausgangsstellung des Patienten:* Sitz.
*Ausgangsstellung des Untersuchers:* Stehend neben oder hinter dem Patienten.
*Alternative Ausgangsstellung des Patienten:* Rückenlage.
*Alternative Ausgangsstellung des Untersuchers:* Stehend am Kopfende der Behandlungsliege.

**1 Fossa mandibularis**
Die Palpation erfolgt flächig mit einer Fingerkuppe vor (ventral) dem äußeren Gehörgang. Durch die maximale Kieferöffnung bewegt sich das Caput mandibulae nach ventral kaudal und gibt den dorsalen Teil der Fossa mandibularis für die Palpation frei. Der Palpationsfinger bewegt sich nun in kraniale Richtung und kontaktiert die laterale Begrenzung der Fossa mandibularis.

**2 Tuberculum articulare**
Der Palpationskontakt folgt bei maximal geöffnetem Kiefer der lateralen Begrenzung der Fossa mandibularis in ventrale kaudale Richtung bis zum Kontakt mit dem Caput mandibulae. Dann wird der Kiefer geschlossen und der laterale kaudale Teil des Tuberculum articulare wird vor dem Caput mandibulae nach kranial palpierbar.

**3 Arcus zygomaticus**
Die Palpation erfolgt flächig mit drei Fingerkuppen von der Schläfe aus in kaudale Richtung bis zu der deutlich vorspringenden Knochenleiste des Arcus zygomaticus. Palpation von kranial und von kaudal.

**4 Processus coronoideus mandibulae**
Drei Fingerkuppen werden in einer Reihe unter den Arcus zygomaticus gelegt. Durch maximale Kieferöffnung wird der Processus coronoideus mandibulae spürbar gegen die Fingerkuppen bewegt. Palpation bei geöffnetem Kiefer von allen Seiten um den Processus coronoideus mandibulae herum.

**5 Processus condylaris mandibulae (Caput mandibulae)**
Die Palpation erfolgt flächig mit einer Fingerkuppe vor (ventral) dem äußeren Gehörgang. Durch Öffnung und Schließen des Kiefers wird das Caput mandibulae unter dem Palpationskontakt durchbewegt. Der dorsolaterale Anteil des Caput mandibulae kann bei maximal geöffnetem Kiefer palpiert werden.
Die Bewegung des Caput mandibulae beim Öffnen und Schließen des Kiefers kann mit einem Finger (Fingerkuppe in ventrale Richtung) im äußeren Gehörgang palpiert werden.

**6 Ramus mandibulae**
Die Palpation erfolgt vom Caput mandibulae der Lateral- und Dorsalseite der Mandibula entlang in kaudale Richtung bis zu der Stelle, an der sich die Mandibula nach ventral kaudal abwinkelt.

**7 Angulus mandibulae**
Die Stelle, an der sich die Mandibula nach ventral kaudal abwinkelt, wird als Angulus mandibulae bezeichnet. Die Palpation erfolgt von dorsal, medial und lateral.

**8 Os hyoideum**
Palpation von der Spitze des Kehlkopfs aus weiter in kraniale dorsale Richtung bis zum Kontakt mit dem Os hyoideum. Von dort aus mit einem Pinzettengriff weiter dem linken und rechten Schenkel des hufeisenförmigen Os hyoideum entlang.

## Ligamente, Bursen, Nerven und Gefäße

1. Gelenkkapsel des Temporomandibulargelenks
2. A. temporalis superficalis
3. Lig. stylomandibulare
4. Ramus frontalis der A. temporalis superficalis
5. Parotis

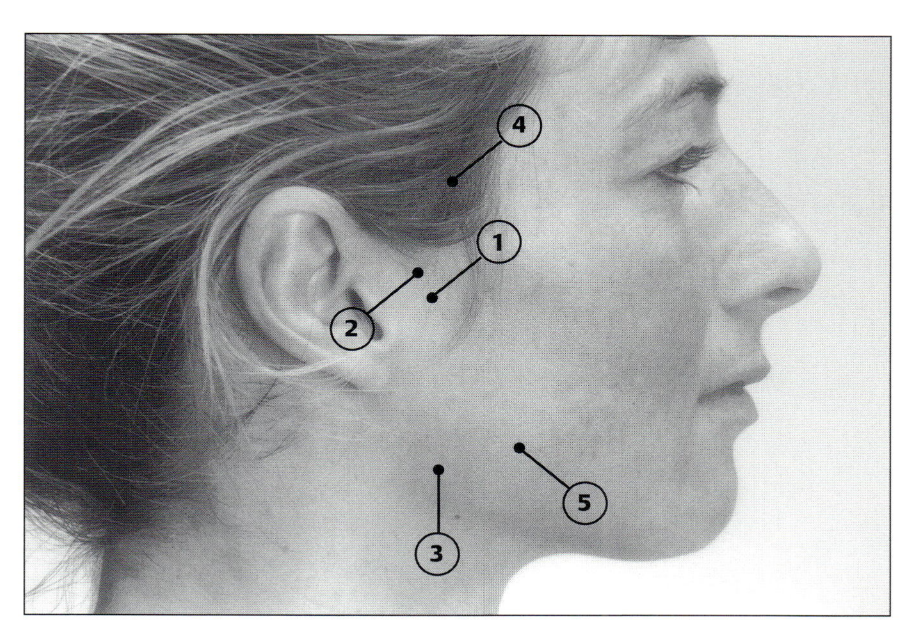


*Ausgangsstellung des Patienten:* Sitz.
*Ausgangsstellung des Untersuchers:* Stehend neben oder hinter dem Patienten.
*Alternative Ausgangsstellung des Patienten:* Rückenlage.
*Alternative Ausgangsstellung des Untersuchers:* Stehend am Kopfende der Behandlungsliege.

### 1 Gelenkkapsel des Temporomandibulargelenks
Die Palpation erfolgt flächig mit einer Fingerkuppe vor (ventral) dem äußeren Gehörgang. Durch Öffnung und Schließen des Kiefers wird das Caput mandibulae unter dem Palpationskontakt durchbewegt. Palpation der Gelenkkapsel an der Lateralseite über dem Kiefergelenk.

### 2 A. temporalis superficialis
Palpation des Pulses der A. temporalis superficialis mit einer Fingerkuppe mit sehr leichtem Druck kranial des Kiefergelenks.

### 3 Lig. stylomandibulare
Das Ligament verläuft vom Os styloideum zur Innenseite des Angulus mandibulae. Die Palpation erfolgt mit einer Fingerkuppe an der Innenseite des Angulus mandibulae währenddem der Kiefer nach vorne geschoben wird.

### 4 Ramus frontalis der A. temporalis superficialis
Der Puls des Ramus frontalis der A. temporalis superficialis wird mit drei Fingerkuppen an der Schläfe palpiert.

### 5 Parotis (Glandula parotis)
Die Ohrspeicheldrüse liegt dem dorsalen Anteil des M. masseter auf und füllt die Fossa retromandibularis. Palpation flächig mit den Fingerkuppen.

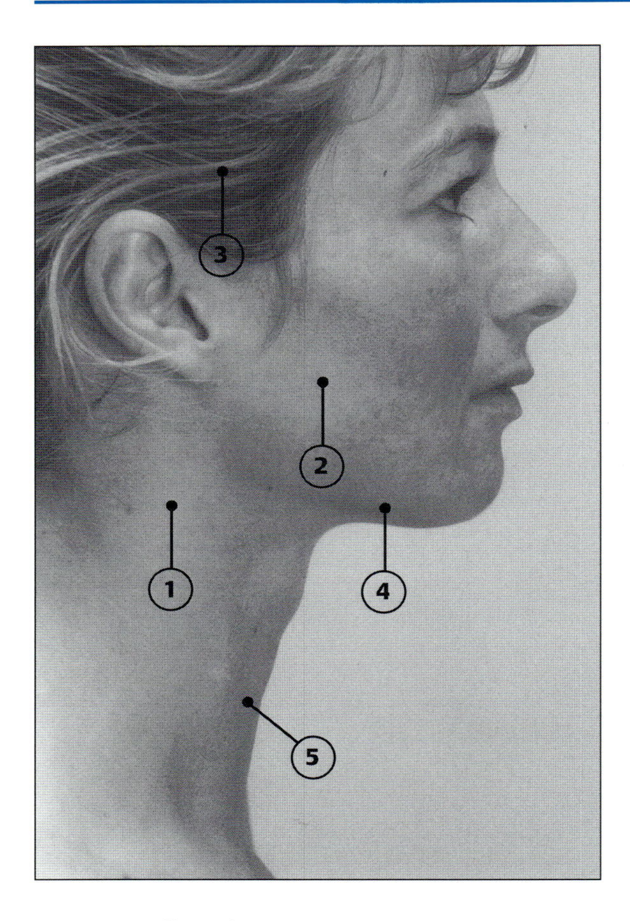


## Muskeln, Sehnen und Insertionen

1 M. sternocleidomastoideus
2 M. masseter
3 M. temporalis
4 Suprahyoidale Muskulatur
- M. hyoglossus
- M. geniohyoideus
- M. stylohyoideus
- M. mylohyoideus
- M. digaster (Venter anterior)
- M. digaster (Venter posterior)

5 Infrahyoidale Muskulatur
- M. sternohyoideus
- M. omohyoideus
- M. sternothyrohyoideus
- M. thyrohyoideus

*Ausgangsstellung des Patienten:* Sitz.
*Ausgangsstellung des Untersuchers:* Stehend neben oder hinter dem Patienten.
*Alternative Ausgangsstellung des Patienten:* Rückenlage.
*Alternative Ausgangsstellung des Untersuchers:* Stehend am Kopfende der Behandlungsliege.

### 1 M. sternocleidomastoideus

*Ursprung:* Manubrium sterni und Klavikula.
*Ansatz:* Processus mastoideus und Linea nuchae superior.
*Anspannung:* Obere Halswirbelsäule (Kopf): Extension, Lateralflexion und gegensinnige Rotation.
Untere Halswirbelsäule: Flexion, Lateralflexion und gegensinnige Rotation.
*Faserverlauf:* Vom Manubrium sterni und der Klavikula nach kranial lateral dorsal zum Processus mastoideus und der Linea nuchae superior.
*Palpation:* Mit einem Pinzettengriff und den Fingerkuppen, quer zum Faserverlauf des Muskels in entspanntem und angespanntem Zustand.

### 2 M. masseter

*Ursprung:* Arcus zygomaticus.
*Ansatz:* Angulus mandibulae.
*Anspannung:* Kiefergelenk: Schließen, Zähne zusammenbeißen.
*Faserverlauf:* Vom Arcus zygomaticus zum Angulus mandibulae.
*Palpation:* Mit einem Pinzettengriff (Daumen an der Wangeninnenseite im Mund, Fingerkuppen an der Außenseite der Wange) und den Fingerkuppen, quer zum Faserverlauf des Muskels in entspanntem und angespanntem Zustand.

### 3 M. temporalis

*Ursprung:* Planum temporale und Fascia temporalis.
*Ansatz:* Processus coronoideus mandibulae.
*Anspannung:* Kiefergelenk: Schließen, Zähne zusammenbeißen.
*Faserverlauf:* Vom Planum temporale und der Fascia temporalis zum Processus coronoideus mandibulae.
*Palpation:* Mit den Fingerkuppen, quer zum Faserverlauf des Muskels in entspanntem und angespanntem Zustand.

**4 Suprahyoidale Muskulatur**
Verschiedene kleine Muskeln, die vom Os hyoideum zur Mandibula und dem Processus mastoideus und styloideus ziehen und unter anderem den Zungenboden bilden.

*Ursprung:* Os hyoideum.
*Ansatz:* Mandibula, Processus styloideus, Processus mastoideus.
*Anspannung:* Kiefergelenk: Öffnen, Schlucken.
*Faserverlauf:* Vom Os hyoideum zur Mandibula, dem Processus styloideus und Processus mastoideus.
*Palpation:* Mit den Fingerkuppen, quer zum Faserverlauf des Muskels in entspanntem und angespanntem Zustand.

**5 Infrahyoidale Muskulatur**
Verschiedene kleine Muskeln zwischen dem Os hyoideum, dem Sternum der Skapula und dem Schildknorpel.

*Ursprung:* Os hyoideum.
*Ansatz:* Sternum, Scapula, Schildknorpel.
*Anspannung:* Kiefergelenk: Öffnen.
*Faserverlauf:* Vom Os hyoideum zum Sternum und der Skapula.
*Palpation:* Mit den Fingerkuppen, quer zum Faserverlauf des Muskels in entspanntem und angespanntem Zustand.

## 2.12.3 Weichteiltechniken

### Friktionsmassagen

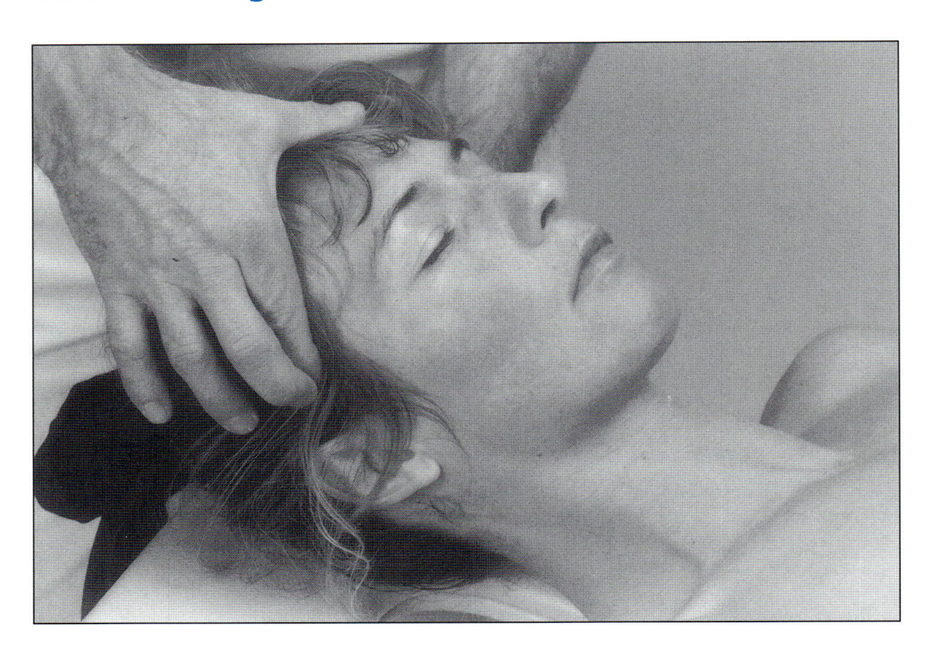

**Friktionsmassage des M. temporalis**

| | |
|---|---|
| *Ausgangsstellung des Patienten:* | Rückenlage. |
| *Ausgangsstellung des Behandlers:* | Stehend am Kopfende der Behandlungsliege. Der Behandler stützt den Kopf des Patienten mit seiner linken Hand. |
| *Kontakt:* | Die Fingerkuppe des rechten Zeigefingers, verstärkt durch den Mittelfinger (siehe Bild), kontaktiert die verspannten Fasern des M. temporalis. Der Daumen wird am Kopf abgestützt. |
| *Behandlungsrichtung:* | Der Kontakt wird zusammen mit den dazwischenliegenden mobilen Gewebeschichten unter Druck in kraniale Richtung gezogen, ohne über die Haut zu gleiten, und kehrt dann unter Nachlassen des Drucks in die Ausgangsposition zurück. Es ist darauf zu achten, nicht über den Ramus frontalis der A. temporalis superficialis zu massieren. |

→

| | |
|---|---|
| *Endstellung des Patienten:* | Rückenlage, Kiefer geöffnet. |
| *Endstellung des Behandlers:* | Stehend am Kopfende der Behandlungsliege. Der Behandler stützt den Kopf des Patienten mit seiner linken Hand. |
| *Kontakt:* | Die Kontakthand hält den Druck gegen die Muskeln. |
| *Rückkehr zur Ausgangsstellung:* | Zuerst verringert die Kontakthand den Druck gegen die Muskeln. Danach schließt der Patient aktiv seinen Kiefer. |

## Funktionsmassagen

### Funktionsmassage des M. temporalis

Verlängerung des Muskels durch Öffnung des Mundes

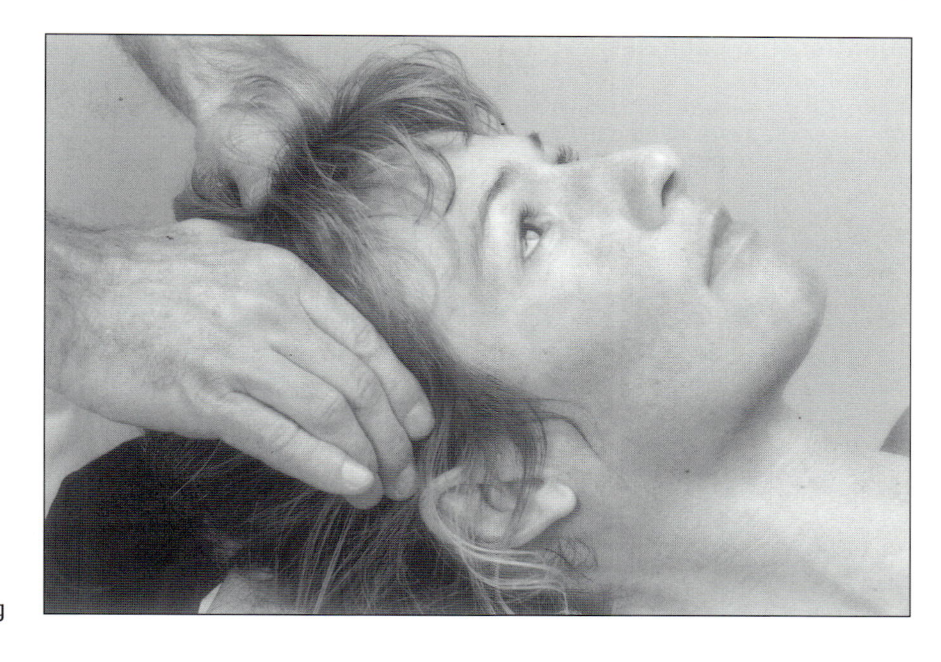

Ausgangsstellung

*Ausgangsstellung des Patienten:* Rückenlage, Kiefer geschlossen.

*Ausgangsstellung des Behandlers:* Stehend am Kopfende der Behandlungsliege. Der Behandler stützt den Kopf des Patienten mit seiner linken Hand.

*Kontakt:* Die Fingerkuppe und Radialseite des rechten Zeigefingers kontaktiert großflächig die verspannten Fasern des M. temporalis. Der Daumen wird am Kopf abgestützt.

*Behandlungsrichtung:* Der Muskel wird mit dem Kontakt komprimiert und nach dorsal gedrückt.

*Verlängerung des Muskels:* Der Patient öffnet aktiv seinen Kiefer.

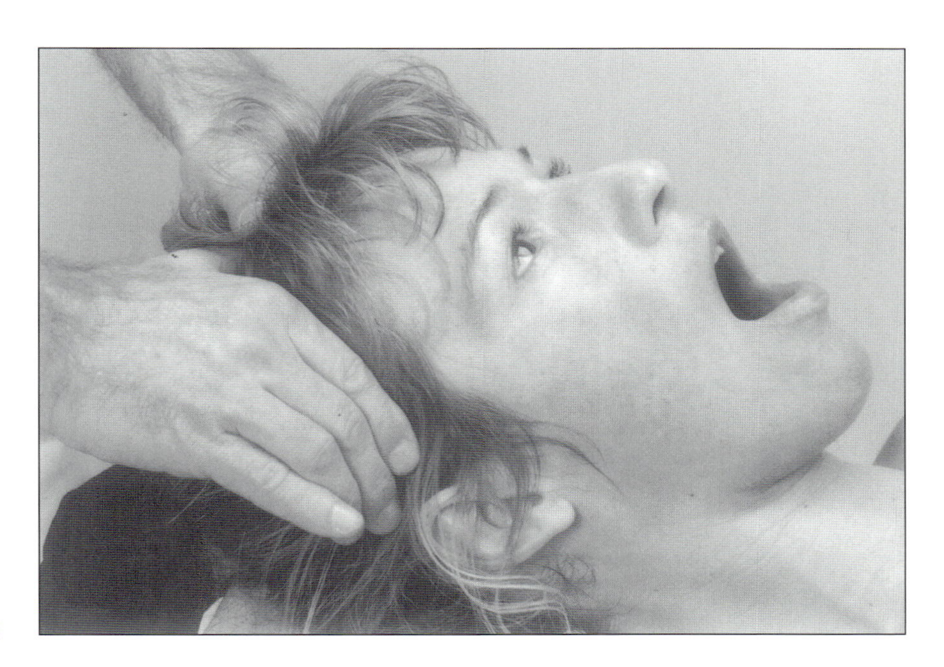

Endstellung

## Funktionsmassage des M. masseter

Verlängerung des Muskels durch Öffnung des Mundes

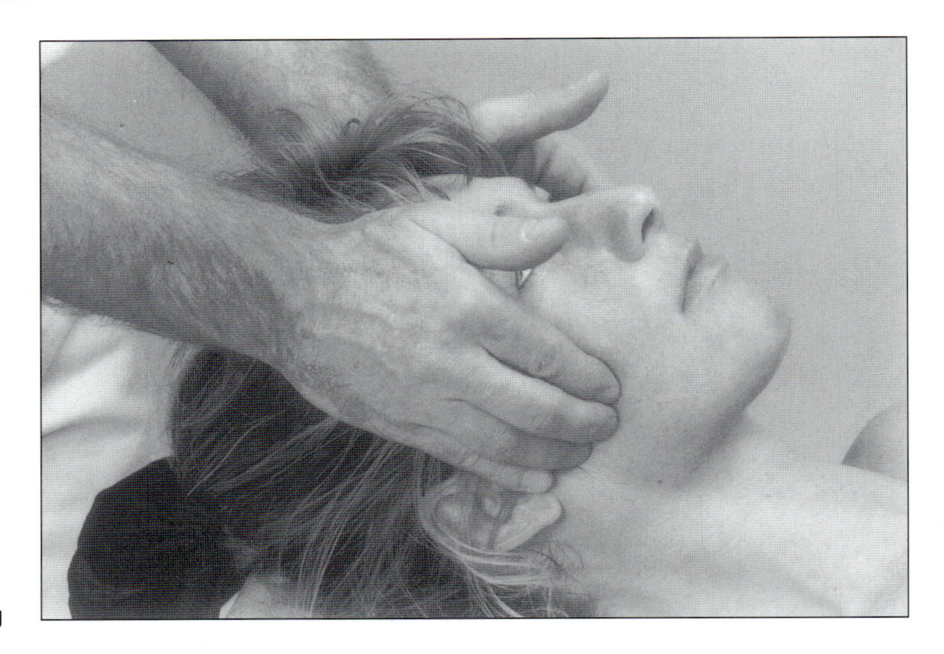

Ausgangsstellung

| | |
|---|---|
| *Ausgangsstellung des Patienten:* | Rückenlage, Kiefer geschlossen. |
| *Ausgangsstellung des Behandlers:* | Stehend am Kopfende der Behandlungsliege. |
| *Kontakt:* | Die Fingerkuppen beider Hände kontaktieren großflächig die verspannten Fasern des M. masseter links und rechts. Der Thenar beider Hände wird am Kopf abgestützt. |
| *Behandlungsrichtung:* | Der Muskel wird mit den Fingerkuppen komprimiert und nach kranial gedrückt. |
| *Verlängerung des Muskels:* | Der Patient öffnet aktiv seinen Kiefer. |

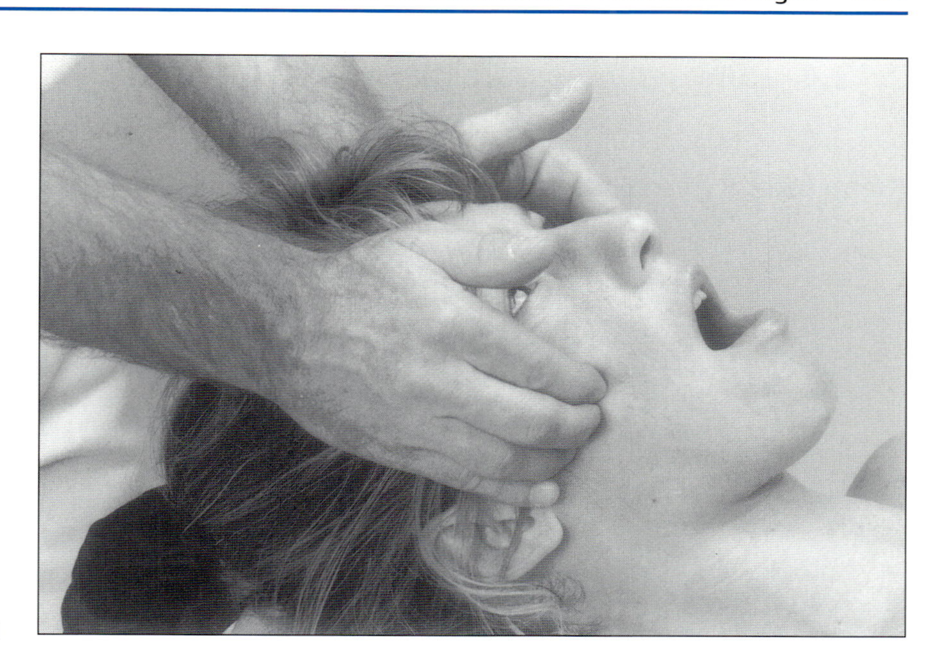
Endstellung

*Endstellung des Patienten:* Rückenlage, Kiefer geöffnet.

*Endstellung des Behandlers:* Stehend am Kopfende der Behandlungsliege.

*Kontakt:* Die Kontakthände halten den Druck gegen die Muskeln.

*Rückkehr zur Ausgangsstellung:* Zuerst verringern die Kontakthände den Druck gegen die Muskeln. Danach schließt der Patient aktiv seinen Kiefer.

## 2.12.4 Röntgenanatomie Kiefer

### Kiefer lateral geschlossen

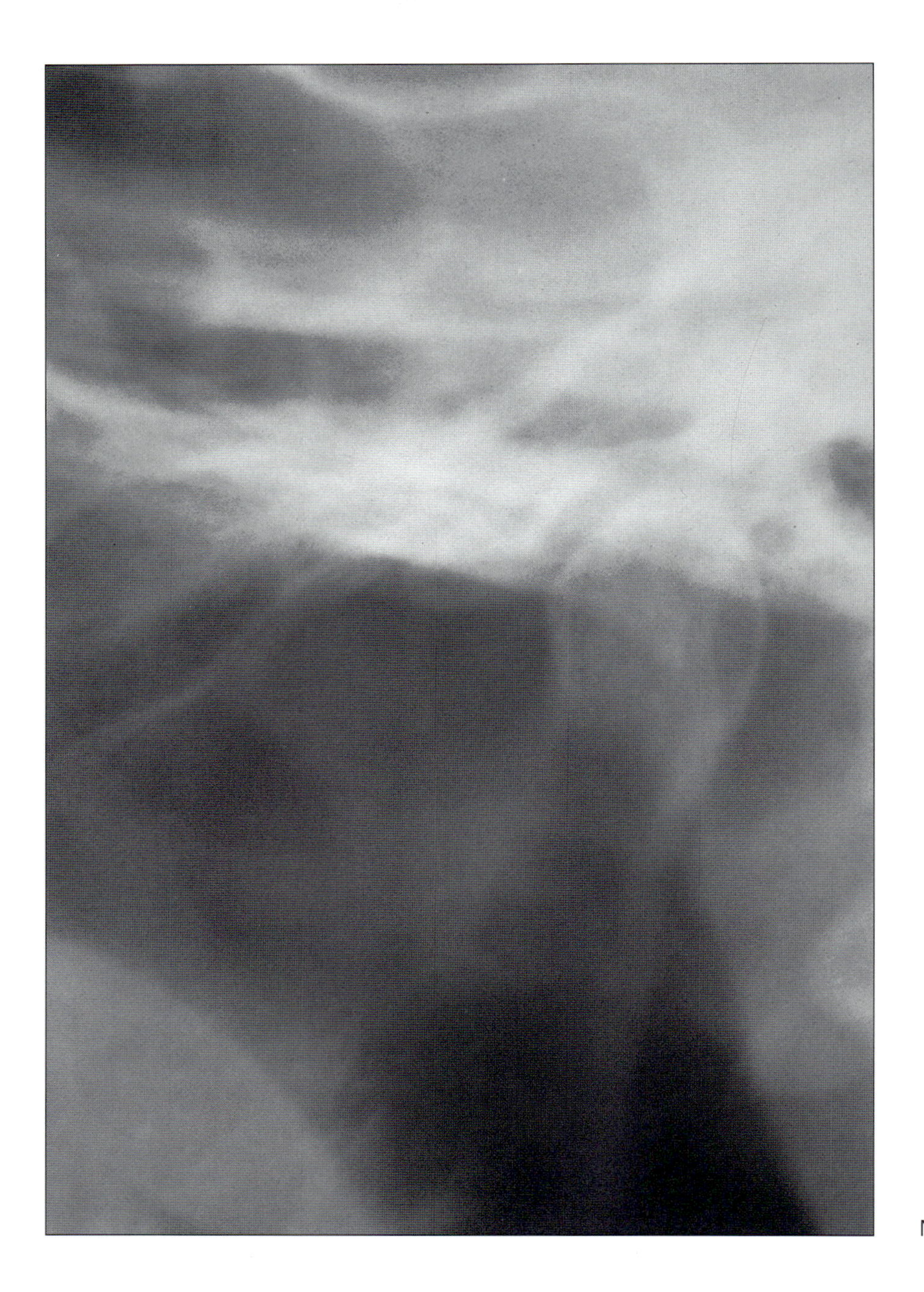

Nativröntgenbild

## Kiefergelenk lateral geschlossen

**1** Caput mandibulae
**2** Collum mandibulae
**3** Fossa mandibularis
**4** Tuberculum articulare
**5** Arcus zygomaticus

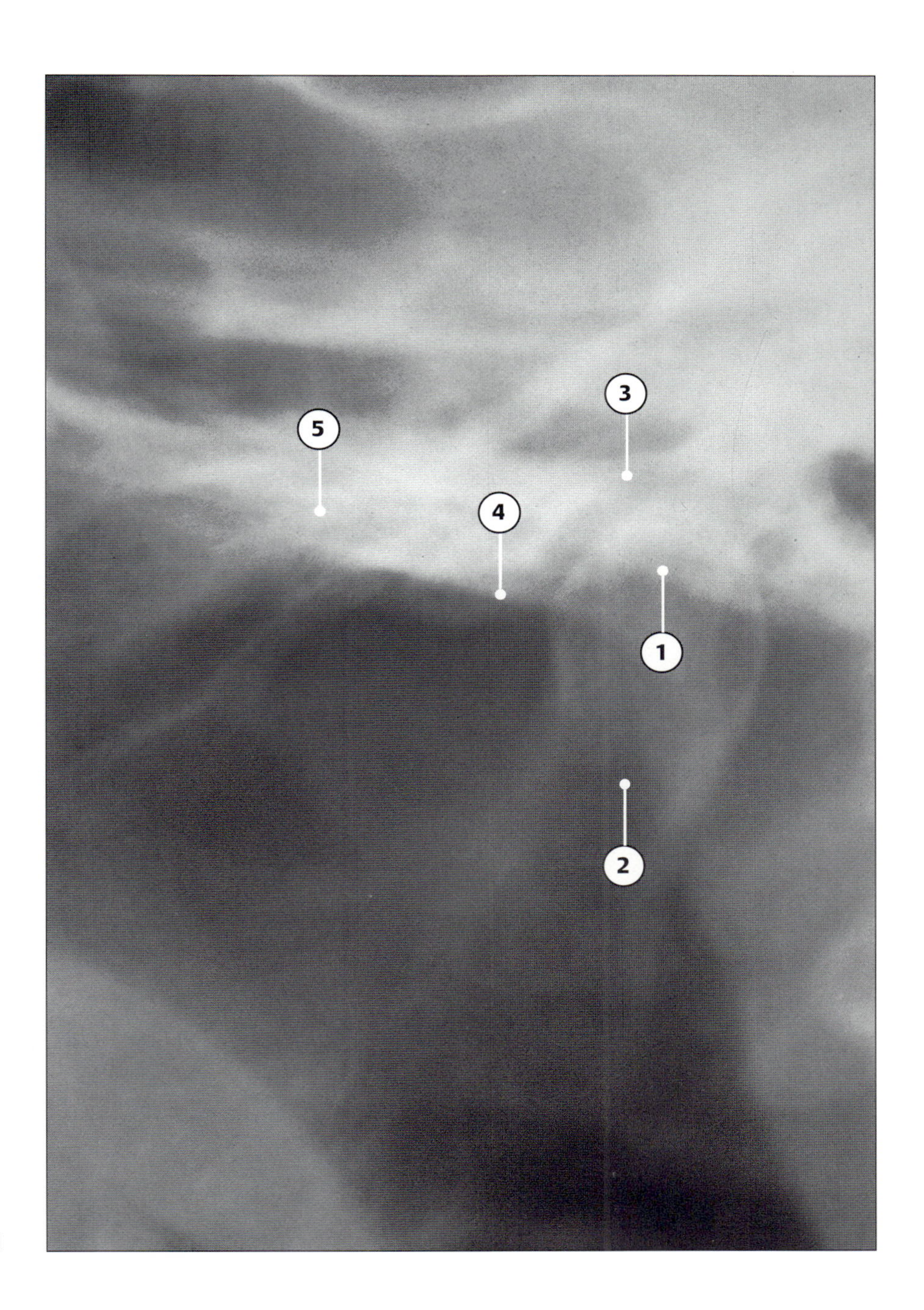


Nativröntgenbild

## Kiefer lateral leicht geöffnet

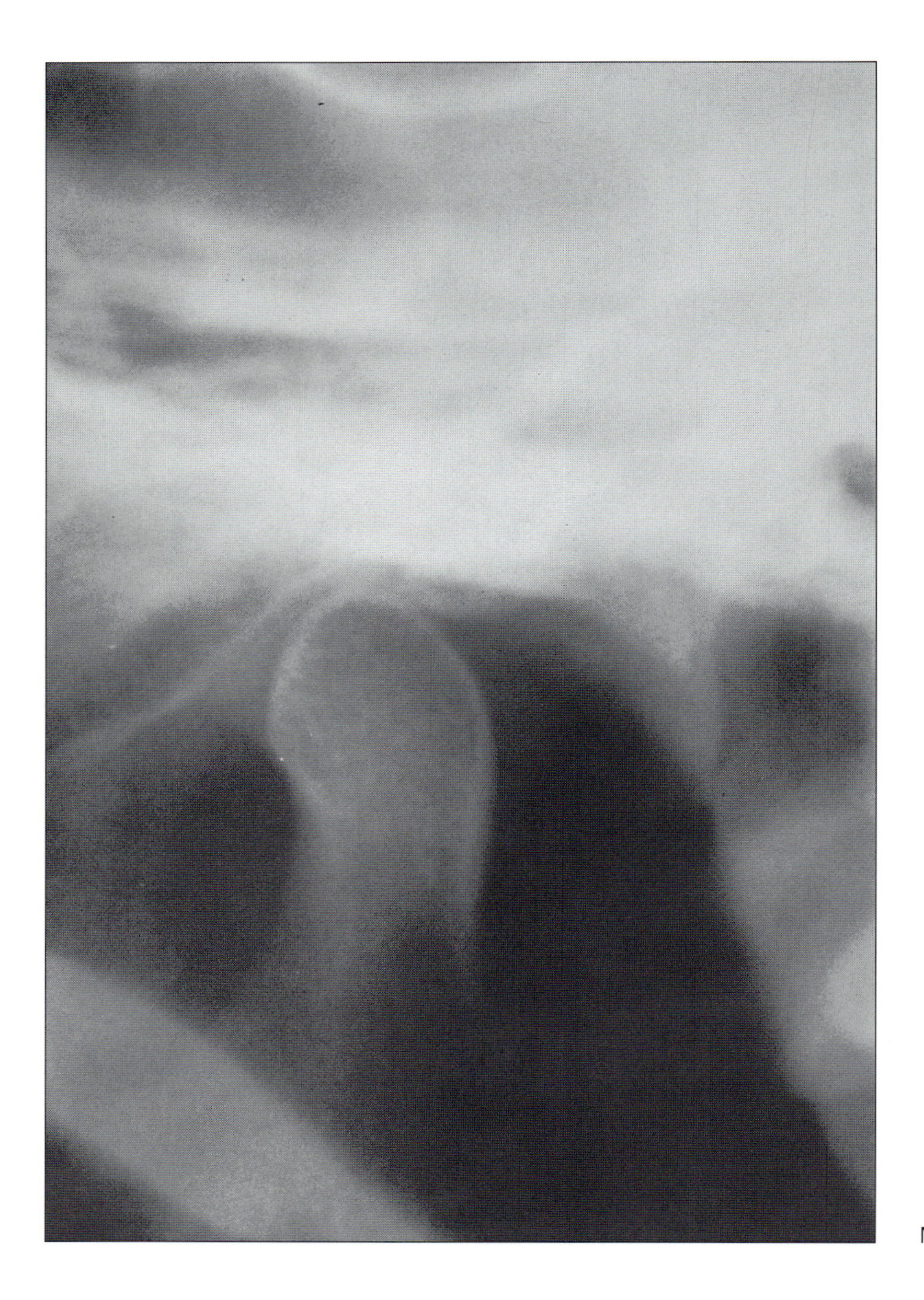

Nativröntgenbild

## Kiefer lateral leicht geöffnet

1 Caput mandibulae
2 Collum mandibulae
3 Fossa mandibularis
4 Tuberculum articulare
5 Arcus zygomaticus

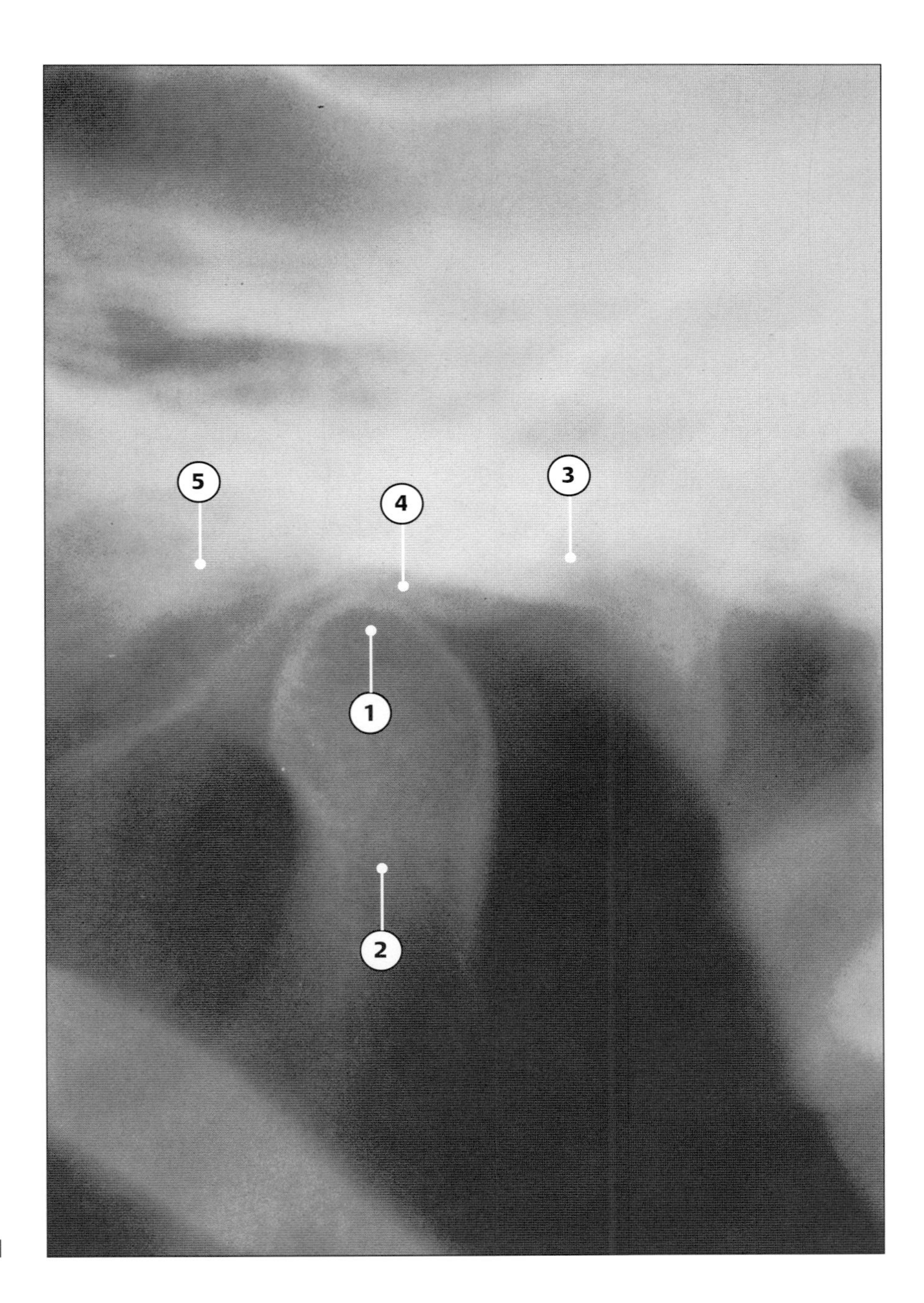


Nativröntgenbild

# Literatur


1. Boline, P.D., et al.: Interexaminer reliability of eight evaluative dimensions of lumbar segmental abnormality, part II, J Manipulative Physiol Ther 1993: 16: 363-374
2. Cyriax, J.: Textbook of orthopedic medicine, vol. 1: Diagnosis of soft tissue lesions, 8th ed. Baillière Tindall, London, 1982
3. Kessler, R. M., D. Hertling: Management of common musculoskeletal disorders. Harper and Row, Philadelphia, 1983
4. Melzack, R., P. D. Wall: Pain mechanisms: A new theory. Science 150 (1965), 971
5. Frisch, H.: Programmierte Untersuchung des Bewegungsapparates. Springer, Berlin, 1983
6. Bowers L.J.: The patient´s story, Top Clin Chiro 1995; 2 (1): 1-12
7. Barak, T., et al.: Mobility: Passive orthopedic manual therapy. In: Orthopedic and Sports physical therapy. Gould, J. A. III, G. J. Davies (eds.). C. V. Mosby Co., St. Louis, 1985
8. Evjenth, O. , Gloeck, C.: Symptomlokalisation an der Wirbelsäule, DFZ Mainz, 1995
9. Kaltenborn, F. M.: Manuelle Therapie der Extremitätengelenke, 7. Aufl. Olaf Norlis Bokhandel, Oslo, 1985
10. Kirkaldy-Willis, Zu H.: Managing low back pain. Churchill Livingstone, New York, 1983
11. Butler, D.: Mobilisation of the nervous system, Churchill Livingstone, Melbourne, 1991
12. Jones M.: Clinical reasoning, in Butler, D.: Mobilisation of the nervous system, Churchill Livingstone, Melbourne, 1991, p 91–106
13. Sutter M.: Diagnostische Weichteilpalpation des Bewegungsapparates, 1983
14. Caillet R.: Low Back Pain Syndrome, F.A.Davis Company, Philadelphia, p 33, 1968
15. J.G.Travell, D. Simons: The Trigger Point Manual p. 62, Williams & Wilkins, Baltimore, 1983
16. Van den Berg, F., R. Pfund: Physiologie im Rahmen der Manuellen Therapie, DFZ Mainz, 1994


## Quellen


Rauber-Kopsch (1987): Anatomie des Menschen, Band 1, Thieme, Stuttgart
Kapandji I.A. (1974): The Physiology of the Joints, Vol III, Churchill Livingstone, Edinburgh
Platzer W. (1979): Taschenatlas der Anatomie, Band 1: Bewegungsapparat, Thieme, Stuttgart
Williams, P.L., R. Warwick (1980): Gray's Anatomy, 36th edition, WB Saunders, Philadelphia
Gutmann, G., zitiert in Levit, K. (1977): Manuelle Medizin, J.A. Barth, Leibzig